医学伦理学基础

杜治政 著

东南大学出版社
SOUTHEAST UNIVERSITY PRESS
·南京·

图书在版编目（CIP）数据

医学伦理学基础 / 杜治政著. -- 南京：东南大学
出版社，2025. 7. -- ISBN 978-7-5766-2239-3

Ⅰ. R-052

中国国家版本馆 CIP 数据核字第 2025MC7574 号

医学伦理学基础

Yixue Lunlixue Jichu

著　　者：杜治政
出版发行：东南大学出版社
出 版 人：白云飞
社　　址：南京四牌楼 2 号　邮编：210096
网　　址：http://www.seupress.com
经　　销：全国各地新华书店
印　　刷：广东虎彩云印刷有限公司
开　　本：700 mm×1000 mm　1/16
印　　张：35
字　　数：686 千字
版　　次：2025 年 7 月第 1 版
印　　次：2025 年 7 月第 1 次印刷
书　　号：ISBN 978 - 7 - 5766 - 2239 - 3
定　　价：118.00 元

本社图书若有印装质量问题，请直接与营销部联系。电话：025 - 83791830。

责任编辑：刘庆楚　　责任校对：张万莹　　封面设计：颜庆婷　　责任印制：周荣虎

前　言

- - - - - - - - -

迄今为止,环顾医学伦理学学者和其他医学人文学者所做的工作,大体上不外乎以下三种情况:一是思考医学发展进程中发生的种种伦理、社会问题的现实,思考医学伦理学以往走过的历程中的经验和教训,其中包括对某些理论性、概念性问题认识不深或认识偏颇,对现实情况或问题认识不清、不深刻,甚或判断有误;对医疗保健卫生事业面临的问题解决之伦理人文思路引导有无不当,对现实发展的未来是否缺乏深思熟虑的思考等。二是探索未来。当今世界是一个充满生机和发展快速的世界,对未来的医学和生物技术,人们寄予很大的希望,憧憬它的未来,期盼某些困难和挫折能在未来的发展中得到解决,许多伦理学者和人文学者围绕靶向治疗、精准医学、基因编辑、人体干细胞、胚胎、人造生命、智能技术、脑机对接等所做的伦理、社会等方面的研究,大都属于对未来的探索。三是创造学术业绩。这方面的学者往往从本人的爱好或特长出发,选定一定的课题,这些课题也许是历史上的,也许是现实生活中的,也许是本人构想出来的,尽管这种研究可能有益于现实或未来,但他们的主要目标不是盯住现实或未来的某种情况或问题如何处理,而是创造学术业绩,写出惊世的学术著作。对照以上三种学术思路,本书是属于思考现实性质的。

由于某种偶然原因,笔者从 20 世纪 70 年代后期起,就开始接触医学伦理学、医学哲学等人文医学这方面的问题,算起来已有四十几年的时光。现在垂垂老矣,但却时常想起过去的一些事,想起对过去和现实的那些事和问题的认识,哪些是正确的,哪些不对或不全对,哪些值得深思和应当反省的,有哪些需要引起同行们关注。事情是从以往讲过的话和写过的文章做起的。第一次尝试是将那些文章和有记录的讲话稿搜集在一起,做了个目录,送给友人,征求他们的意见。他们说这些问题有现实意义,但需要加工,需要进一步思考。笔者遵从他们的意见,经过反复琢磨,历时两年多,使本书形成了现在这个目录,共计三篇十二章,其中的四章是对过去文章的重新改写,另外八章是针对当今现实新补写的。

第一篇"境遇：新形势 新任务"，设置两章，第一章是资本、技术、权力与医学。主旨是说明当前医学伦理学处于和20世纪七八十年代完全不同的情况，医学伦理学面临的课题远不是单纯技术观点、技术异化这类问题，而是资本与医学的联盟，是医学的宗旨让位于资本的追求，是资本的主体化；在技术方面，则是从单纯技术观点发展到技术主体化，技术发展的自主性，追求的目标是谋求更高更新的技术优化诊断，以便在提高生命与健康服务效力的同时，谋取更大的资本和权力；更为重要的是权力越来越介入医学，越来越管控医学，而当今的医学也需要权力，但权力和政治介入的效应也是双重的，特别是当资本、技术、权力组合成为一种力量时，给医学及医学伦理带来一系列问题。第二章是医学新质技术群的崛起与应对方略。自21世纪以来，生命前沿技术朝着更深、更广的方向前进，出现了诸如异种移植、基因编辑、芯片植入人脑等诸多医学新质技术，这些技术不像传统医学技术那样将矛头对准疾病局部病变，修复受折磨的人体创伤，而是更多地通过制造、合成、再生、增强等手段大举向人类身体进军，开启了一波生命技术的新高潮，从而将医学技术推向一个崭新的阶段，一个三种医学范式并存的医学格局的阶段，它给一些危、重、难之类疾病的诊治带来希望，给生命和健康注入新的活力，使医疗保健服务技术更加完善，但同时也提出了许多问题，使医学和医学伦理学面临一种崭新的情况，向医学界提出了守卫医学新质技术伦理底线的诸多任务。

第二篇"理念：充实与创新"，共五章。第三章的主题是利益伦理，以往似乎对此不甚明确。提出思考的问题涉及以下几个方面：利益的调节与平衡是医学伦理学的核心；利益分析的要点；医患间的利益冲突是医疗保健服务体系中最主要的冲突；医患利益冲突呈现一系列特点；调节利益冲突应遵循的基本原则。第四章的主题是要规范，也要美德。其主旨是讨论规范伦理与美德伦理相互结合和相互补充的关系。医学伦理学犹如一座大厦，美德伦理犹如地基，是基础，规范伦理犹如大厦的四梁八柱。促进美德伦理与规范伦理结合，是我国医学伦理学大厦建设的正确选项，同时本章就美德伦理的可行性、构成要素等做了探索。第五章的主题是关于医学伦理学的基本原则，本书将"将患者利益置于首位"列为医学伦理学的首要原则，吸纳了生命伦理学的自主、公正、不伤害原则，补充了友善原则，共五项原则，以适应医学伦理学主体内涵的特点，区别生命伦理学的四项原则；同时就将患者利益置于首位原则的内涵及其与相关概念的关系做了讨论；患者自主是医学伦理学发展史上重大思想变革，而几十年的实践表明，患者自主有诸多问题有待探讨：需要进一步认清尊重患者自主权的性质、范围、标准、条件等，明确患者自主权的定位，结合当前的现实，澄清了这方面的一些误解，探讨了知情同意原则实践中一些现实问题及其应对办法；应当将知情不同意视为知情同意原则的重要补充；为克服知情同意原则的短板，应将知情同意引向医患共同决策，实现医患同心合力的医疗目的，破解当前实施患者自主面临的困境。第六章的主题是聚集基本伦理准则，关照多元，走向全球，旨在阐明一元与多元各自适应的场域。医学伦理学的主要注意力应放在聚焦基本价值理念上，而不是主要张扬多元，但要重视多元，发挥多元在适宜领域内的独特作用。过重突出多元而不是一元的观点弊多利少。一支大型乐队如果只是各吹各的调，没有强有力的指挥将各种乐器组成一个有意义的主调，那只能是毫无价值的大杂音；应当构建具有中国特色而不是本土化的医学伦理学；应当在发扬传统的同时弘扬全人类共同价值、超越文明隔阂。从适应全球化和推进人类命运共同体构建的需要出发，医学伦理学需重视全球医学伦理学基本价值观念的建设，为推动全球医学伦理学和全球生命伦理学做出贡献。第七章"医师专业精神与医学伦理学"，强调了医师专业精神不应背离社会公德。医师专业精神与医学伦理学有着共同的历史渊源，医学和医学伦理是两者的共同基础，但两者的内涵也存在差异。医师专业精神在形成、发展的长期过程中呈现出不同阶段的特点，这是一个从自发到自觉、从个人操守到医疗干预伦理、从个体伦理到群体伦理又到个体伦理、从业务单元到业务多元的过程，是一个不断发展和丰富、不断从感性上升为理性的过程。在这一过程中，医师职业化和医师职业组织的出现给医师专业精神带来积极作用的同时也产生消极影响，甚或在某些情况下出现了医师专业精神与医学伦理学的碰撞与冲突，发生了医师专业精神背离医学伦理学的情况。医学伦理学重在"立言"，医师专业精神重在"立行"。"言"需要有"行"的保证，"言"才能产生实效。医学伦理学与医师专业精神的关系，实质上是"言"与"行"的关系。医学有赖于以医师专业精神武装的好医生的支撑。

　　第三篇"实践：全覆盖，落地生根"，主要探讨医学伦理学如何走进医疗实践中的一些问题。医学伦理学要接地气，但如果只是接触医疗实际，点到为止，很可能会是"事过境迁"一阵风。因此，医学伦理学不仅要接地气，还要落地生根，要深深扎根到医疗实践中。为此，本书设有五章，就此开展探索。第八章"境遇、情感与伦理决策"，这是伦理学落地生根必须首先解决的问题。境遇不产生伦理道德的原则、规范。伦理道德的原则、规范是智慧，是知识，是人类理性的积累。

但境遇是伦理道德原则、规范的生存条件,境遇选择伦理道德的原则、规范。伦理道德的原则、规范如果要在医学落地生根,就必须从探索伦理道德生存的境遇着手。同样,情感不决定伦理道德的原则、规范,但伦理道德的原则、规范不能没有情感。失去情感的伦理道德的原则、规范,是干枯的、冰冷的、没有生气的,正如学界对原则主义批评的那样。在道德原则、规范与医学伦理学、生命科学之间架构"情境"这座桥梁,可能免除原则主义的许多弊端,消除人们对医学伦理学、生命伦理学的诸多忧虑。第九章是"制度伦理、机构伦理与伦理实践范式的转变"。当今这个时代是一个市场经济社会的时代,是一个陌生人的时代,是一个全球化的时代,人们相互间的正常关系主要依靠一定的伦理规范维持,当然,规范的落实有赖于人们的德行。在这种情况下,社会道德关系的维持和道德水平的提高,首先需要形成各种类别的制度伦理,以制度的规矩约束个人行为,而不能像古代城邦制的熟人社会那样,可以依靠个人的美德影响整体人群的道德水平,故而制度伦理应优先于个人伦理,是制度伦理而不是个人伦理促进整体社会伦理道德水平的提高。但制度伦理离不开机构,制度伦理要有一定的机构制定并以一定的机构为载体进行承接和维系。通过制度伦理、机构伦理推动整体伦理的形成,这是当代伦理实践范式的重大转变。医学伦理建设必须考虑这种现实。第十章是"伦理效应与伦理责任"。观察当前的现实,可以发现伦理学者们大多在忙于探讨现实中的种种伦理问题,为此制定相应的伦理规约或伦理对策,这当然是重要的,但忘记或者忽略了这些伦理规约或对策究竟产生了什么效应,有没有效应,是好效应还是不太好的效应。医学伦理学是一门实践性的学科,是为促使医学更好地造福于公众健康服务的,它不应当停留在教研室、课堂、文本中,它的价值在于对医学产生的效应。如果没有效应,或者起不好的作用,医学伦理学就失去了它存在的意义了。要研究伦理效应,就必须关注伦理责任。伦理责任或责任伦理,可作多种理解。本章讨论的伦理责任是从某种伦理原则、规约实施后的实际效果来考虑责任的,正如现在党政机关追究其工作人员的行政、执法责任一样,追究、检查各种法纪、政策的实际效应的同时,也应追究工作人员在执行政策、法纪实际工作中有没有尽到责任,结合实践、行动考察责任。我们现在要重视的是此种情况下的伦理责任,即联系伦理效应判定伦理责任,只有这样判别伦理责任才有意义。比如,知情同意是我们奉行多年的重要的伦理原则,但这个原则执行的效果究竟如何?有没有达到原先预定的目的?出现问题的原因是什么?要不要修正?美国伦理学家伦克的责任伦理思想把这两种情况都讲了，但时下更应重视的是结合伦理原则实施后的伦理效应来检查伦理责任，包括伦理责任的不同性质和类型，以及如何构筑伦理实施的完整秩序。第十一章的主题是论述医疗实践中的伦理冲突。伦理冲突不同于道德悖论，与道德冲突和道德困境相近但亦有不同，伦理冲突是就伦理实践中的现实冲突而言的，它是伦理实践中的必然现象。几乎所有伦理学家论证他/她要确立的伦理原则时都是从设定的某种特定情境和目标出发的，但现实中任何伦理问题往往处于复杂的情境中，一个伦理问题往往面临多种选择。比如某患者右下肢溃烂，需行截肢术，患者面临的是保持肢体完美与牺牲生命两种选择，不伤害与生命至上的原则发生了冲突，这种冲突不会发生于这两个原则的论证中，只能发生于伦理原则的实践中。伦理冲突是伦理实践中的常发而非偶然现象。伦理冲突有多种类型，可以列出几十种不同的伦理冲突现象，且具有若干共同特点。医学伦理冲突的实质都是价值冲突，但价值有道德价值与功利价值的不同。历史逻辑指明，根据明智、融贯主义、反思平衡和审慎原则，从不同冲突的具体情况出发，可以排出一个可操作调节伦理冲突的先后顺序以适应处理冲突的需要。第十二章的主题是让医学伦理遍布临床。我国医院年诊疗疾病的人次达84.2亿人次（2022年的统计）之多，这让医学伦理遍布临床具有十分重要的意义，而临床伦理存在广阔空间，诸如临床伦理的基本原则、生与死的伦理、医疗干预伦理、手术伦理、急诊救治伦理、医院管理制度伦理、医院和科室伦理等，还有一些具有普遍的伦理难题，如出现医疗差错要不要告知患者，一些危重患者有救治成功的希望但却面临风险如何办，医生在何种情况下可以拒绝患者等，都是迫切需要解决和处理的伦理问题。我们决不能满足于两难和高新技术伦理的处理，那只是冰山一角。医学伦理如何遍布临床，也是迫切需要认真探索的课题。

　　关于医学伦理学是应用伦理学的命题，笔者在写作本书的过程中有过反复的思考。笔者认为不宜将医学伦理学理解为一般伦理原则在医疗情境中的应用，这样容易引起一些误解。正如不宜将外科学视为是安德烈·维萨里（Andreas Vesalius）的解剖学的运用一样。医学伦理学一开始就是以医疗实践为基础的，医疗实践中每每出现了新问题，医学伦理学紧跟着作出问答，为医学技术的应用开辟伦理通道，医学伦理学就是这样一步一步地积累与完善起来的，如辅助生殖技术、脑死亡标准、基因编辑伦理等，都是根据人类的根本性与长远性的利害关系和各种实际情况反复权衡确定的，很难说是某种伦理原则的具体应用。一些伦理学者做学问、写文章、发表著作，可能吸收了一般伦理学的某些成果论证他们想要论证的问题,但医学伦理学绝不是一般伦理学应用的结果。综合大学哲学系的学者,从他们的习惯思维出发,视医学伦理学为应用伦理学,也是未尝不可的;但作为在医学院校工作的伦理学工作者,是立足于医学看待医学伦理学的,认为医学伦理学是与医学相伴而生的。医学伦理学是医学的组成部分,医学伦理内在于医学,寓于医学之中;它绝不是从外面引进来的,它的历史比一般伦理学更古老;它是直接为培养医学人才服务的。

本书不是对医学现实中的种种具体伦理问题的回答,而是就这些问题的性质、渊源、解决途径中较为深层的理论和实践的思考,是笔者对以往经历的回顾与反省。医学伦理学需要适时根据面临的新情况和新任务,在以往经历的基础上开启新的征程,故以"医学伦理学基础"命名本书。虽然本书各章都送请专家审阅,他们也提出了很多好意见,但由于个人学识和水平所限,不当和错误之处可能仍有不少。回想起来,自己后半生几乎是与医学伦理学、医学哲学及医学人文学相伴而行的,有着剪不断、理不清的情结。逝者如斯乎,而今时日不多矣!此书也算是向曾经与我同在这个屋檐下工作和对话的朋友们的诉说和共勉吧!

杜治政

2024 年 12 月 4 日

致　谢

————————●———————————————————●—————

　　本书大多是从现实情况出发就医学伦理学面临的一些基础性问题发表的意见，可能由于笔者的认识水平有限而出现不当或错误，在初稿完成后，分别送请一些专家审阅，他们或者指出书中某些论述和用语不当需要斟酌之处，或者建议增加某些章节的内容或删节几处重复之处，或者提议对某些现实性和针对性较强的问题加大、加深阐述，或者就某些问题草拟了具体修改意见，或者为作者提供可参阅的文献，等等。专家们提出来的意见，大多是正确和有价值的，其中很多在第二稿中已作了修改，未曾注意到的方面在收到专家们的意见后，均作了补充或改写，但限于书稿篇幅不宜过长，某些专家建议加深论述和补充的内容，未能尊愿；笔者深感同仁们的坦诚、爱护与切磋治学风尚之宝贵，几位专家对书中提出的某些问题做了精彩的论述，以及个别专家勇于发表独特而笔者不敢苟同的见解，均在"致谢"中按原文刊印，以飨读者。对专家们的诚挚帮助和因此付出的辛勤劳动，笔者致以衷心的感谢。

　　以下按专家姓氏拼音顺序排列其见解，除个别文字校正外，一般不作其他修改，以存原貌。

　　边　林　河北医科大学教授

　　审阅了第六、七、十章

　　"第六章 聚焦核心价值"，建议：①本部分能否在注意价值多元化的同时，关注以下中国本土价值观的核心及其现代性嬗变。譬如，首先可以从中国传统哲学与医学哲学的相关性中论证：中国传统哲学与西方意识哲学有着本质的区别，这体现在中国传统哲学的内在价值框架中，隐含着医学哲学发展的原始逻辑。这部分可以参见：张再林《作为身体哲学的中国古代哲学》（中国书籍出版社，2018：8-9页）一书，书中张再林先生提出，唯有中国哲学里"世道"无异于"医术"，如孙思邈言"不知易者，不足以言太医""不为良相，则为良医"，并引用大量的证据证明：中国哲学的特殊性在于其医学属性。同时，此类观点还见于：余新忠、杜丽红主编的《医疗、社会与文化读本》,该书中,《医生与病人——明代的医病关系与医疗风习》(邱仲麟)、《医疗史与中国"现代性"问题》(梁其姿)等几篇文章,也阐述了中国哲学与医学哲学的历史渊源。同时,我(边林)在撰写《从自然辩证法到医学辩证法再到医学哲学》一文时,也隐约感到我国医学哲学学科的开创者们,始终关注中国传统哲学与中医哲学问题、医学辩证法、医学哲学的关系。当然,这只是中国传统哲学,或者说医学哲学众多观点中的一种,理论是否还需进一步论证,内容是否适合加入本书,请思考。②可以从我国现代多元文化的冲突与融合中,辩证地认识现代西方思潮与中国现代文化之间、中国传统文化与中国现代文化之间、中国本土情境中陌生人与熟人社会之间、精神世界与生活世界之间等几个方面的冲突与融合。譬如,威廉·科克汉姆在其《医疗与社会——我们时代的病与痛》一书中,阐述了西方医学的民主、平等与资本主义的自治性问题,即西方公民思维体系内部的内聚力(民主需求、平等诉求)和资本逻辑的一致性。以此观之,中国医学哲学理论的构建,如果单纯地依据"民主和平等",也许会走向以资本为中心的医学实践,进而迷失在西方医学发展的现实路径之中。所以,如果中国医学发展想借鉴民主、平等的价值导向,又该如何理解中国医学哲学、医学伦理的自治性问题?在与西方医学伦理价值核心对话的过程中,中国式现代医学伦理的价值核心是什么?理论渊源和现实土壤是什么?这一系列的宏大问题,需要学界共同发力。对于中国社会的理解以及中国人的主体关系的关注,可以借鉴社会学中的"熟人社会""陌生人社会"以及发轫于此的"关系文化"等传统观点,借此进一步讨论"关系就医""红包行为"等负面现象背后的文化逻辑,以小见大,提取其合理的内核(譬如,黄光国、胡先缙等《人情与面子——中国人的权力游戏》和翟学伟等老师对人情社会的解读)。但这里涉及的内容可能更微观,且面临更大的现实诘难。以上意见,正如书中在讨论医学普世文化中所述,"今日之医学伦理学、生命伦理学,必须适应两种情况,即必须适应同质文化,并扎根于同质文化中,同时又必须在一些方面适应异质文化,并学会与异质文化相处并达成某些共识,以满足全球化现实对道德的需求"。③紧接着一个问题,在全球视野和医学普世伦理的论述中,能否集中围绕共同体理论,进一步讨论"医学伦理共同体/医学道德共同体"的特定意义,供学者们参与讨论。譬如,斐迪南·滕尼斯(Ferdinand Tönnies,《共同体与社会:纯粹社会学的基本概念》)、齐格蒙特·鲍曼(Zygmunt Bauman,《共同体:在一个不确定的世界中寻找安全》)、黛博拉·乐普顿(Deborah Lupton,《医学的文化研究:疾病与身体》)以及罗塞林·雷伊(Roselyne Rey,《疼痛的历史》)等学者的观点,不仅从社会共在的角度,还从医学文化的角度,讨论过生物/生命共同体、意识共同体、身体共同体、疼痛共同体等。④能否借鉴一些疾病/健康社会学中的观点,补充证明文化冲突与秩序重建,进而说明医学伦理的全球化和多样化问题、多元主义和相对主义?

关于第七章 医师专业精神与医学伦理学涉及社会化、专业化、职业化、医学化等诸多问题。首先,这些概念之间的关系,是不是存在这样的关系:职业化是社会化的结果,而专业化是职业化的结果。进一步说,从社会功能的角度来看,医师职业化是社会赋予医师主体的一种社会身份,使其承担起构建、维护、保证社会成员处理疾病与健康问题,回归社会化的过程,强调社会系统的统一性;从职业化属性来看,专业化主要通过知识、技能等方式,形成不同于其他一般组织的某种特性的过程,其结果是强化职业的差异性,强调社会角色的差异性。也就是说,医师职业道德要求医生关注个体生命与社会系统的平衡;医师的专业精神要求医生关注个体生命的、学科的、角色的、社会功能的差异性。其次,除论证专业化与专业精神的积极作用,能否辩证地讨论一些专业化的负面作用。譬如,医师职业化是专业化的结果,即一定程度上坚持专业化、强调专业主义,切实有效地促进了医学的进步;但过度地张扬医学研究、医师身份的特殊性,甚至不顾社会发展、社会伦理道德的批判,执拗于纯粹的医学科学技术主义,会让医师的专业化脱离医生职业化发展,进而违背社会公共道德,譬如医学官僚化、基因编码婴儿等负面现象。

在"2. 主旨和内涵"这部分中,特别是"医师专业精神"的内涵上,能否吸收借鉴其他学科,诸如心理学、社会学、人类学的研究方法。在"2. 技术伦理挑战"这部分中,在医学化的背景下,是否存在其他的技术形式、技术结果间接地影响到医学伦理?特别是看似不是医学领域的技术突破,但却影响医学实践的技术?在"4. 医师个人心态面临的挑战"这部分中,能否从"特殊道德"或者"私德"的角度论述,形成公共道德、特殊道德、私德三层或更多层关系。

关于"第十章 伦理效应与伦理责任"。这部分内容既有作者的观点,也有作者的期待。譬如,伦理效应这部分,作者提出了一些思考,更多的像是在"抛砖引玉",所以感觉意犹未尽。能否再多些笔墨,着重谈谈伦理效应如何来估值、测量?伦理效应既有正效应,又有负效应,能否提出一些原则或价值,帮助评价?

丛亚丽　北京大学医学人文学院教授

审阅了第一、五、七章

分别就三章原文中某些问题作了一些注释,并就资本的逻辑与医学伦理学、医学伦理学的基本原则、医师专业精神与医学伦理学的一致与不同等问题多次与笔者交换意见。

作为医学伦理学基本原则之一,"友善"的表述比"团结"更切合伦理学的特点;职业作为一种特殊社会现象不仅引起历史学家的兴趣,而且也是社会学持续数十年的历史话题。对此颇有影响的是英国学者埃米尔·涂尔干(Émile Durkheim),他描绘了职业作为将所有价值的社会力量集中在一起的实体,具有英美社会背景的社会学家以"权力方法"致力于解释医学专业如何在各种背景下获得自主权并发展出对其他职业的主导地位。"权力方法"的支持者通常强调专业人员对其独特服务的垄断地位。另一位学者艾略特·弗雷德森(Eliot Freidson)认为,专业精神既不能由市场主导,也不能靠政府官僚的体制主导,而是走"第三条道路",即专业精神自律的道路;行业自律和对工作的专业判断及自由裁量权(会逐渐发展为行业垄断)都不可缺少,即行业自律是专业精神的核心要素之一。根据各自国家的国情,专业组织对拥有管理医学课程、专业准入、专业高级培训的结构、对患者及同事的责任、广告许可等的权力等做出具体安排。一般认为,其中许多问题只有具有适当科学知识、实践技能和经验的专家才能有效解决。当然,在那些超出了专业范围而且在触及受社会主观价值承载的一些问题的情况下,职业的自律是无力的。专业精神很大程度上要受到政治、经济等因素影响。在这种情况下,作为更有普适性的哲学、伦理学,有助于解决仅靠自律难以解决的问题,这类问题可以通过纳入哲学、伦理学的评价,进行调整并加以解决。以上历史学和社会学对专业精神的简略考察,进一步揭示了专业精神的历史学与社会学的独特渊源,同时也从更深层次上说明了它与医学伦理学的不同。

陈　化　南方医科大学教授

审阅了第三、五章

利益的平衡与调节:利益是医患关系的基础,在现代视域下,冲突是医患关系常见和特殊的表现形式。利益冲突是医患冲突的核心表达方式,尤其是在医疗卫生体制改革框架下。在这个意义上,医疗卫生体制改革是医患利益的博弈和平衡,从医患利益视角审视我国医疗卫生体制改革,具有特别的价值。作者聚焦医患利益冲突,为我们理解医患关系和利益冲突提供了理论视野和实践框架。具体而言,利益伦理一章,具有如下宽广的理论视野、历史的研究方法、浓郁的现实关怀等特点,个人以为也存在可商榷之处:

如何确定医患利益冲突的边界? ①文中提出"过度医疗、防御性医疗滥用、放宽医疗标准、收受回扣和红包",我认为,需要明确划分的标准。在阐述医患利益冲突普遍时,引用了暴力伤医数据。在此,有一问题:暴力伤医是否属于利益冲突? 同时,在讨论医患利益冲突时因涉及卫生体制、医院管理、医疗保险等,甚至涉及政府,故我们应该明确医患利益冲突讨论的语境和边界。建议明确医患利益冲突的层级,从而避免资料引证重复的现象。②对于医患利益冲突的特点需要明确标准。作者列举了医患利益冲突的十几个特点,具有其合理性。但是我们应该明确其核心特点,如果缺乏明确标准而列举则会导致特点之间的交叉。该章认为,利益的核心是"经济利益",虽有合理性,但在医疗领域,弱化了"患者的健康利益"。③将医患利益冲突的特点和规律放在一起欠妥。特点和规律应该是有区别的,规律是客观的,特点更多的是表象。某些特点的讨论意义值得商榷,如医生和中低收入群体。关于利益冲突中"黑社会性质"引用的资料过于陈旧。这种现象近来已大大减少。④全书的理论梳理还有待提升,部分数据过于陈旧。论文需要吸纳更新和权威的文献资料。

关于医学伦理学基本原则一章的观点:作者阐述了患者利益首位的原则和自主原则。按照标题应该阐述相关的每一个基本原则,目前看内容和标题之间存在出入。尤其是,如果加入共济(solidarity)或团结,或友善,需要重点论证其合理性与具体要求,而且这种论证更多需要在理论层面。

关于患者利益首要原则:将患者利益置于首位,如何理解? 诠释不够。何谓患者利益? 包含哪些内容? 谁将患者利益放在首位? 几种质疑,应该说明有哪几种质疑? 这几种质疑的依据是什么? 如何批判这几种质疑? 在层次性方面还需要进一步梳理。"以患者为中心"(patient-centered)的合理性在哪里? 参照的是"以疾病为中心"(illness-centered)模式。

关于将患者利益优先与四原则的关系,作者过于强调与四原则的不同,而忽视了四原则本身就是汤姆·比彻姆(Tom L. Beauchamp)和詹姆士·邱卓思(James F. Childress)研究古代医学到近现代医学变迁而形成的思想。如不伤害患者和有利于患者,来源于《希波克拉底誓言》"我之唯一目的就是为病家谋幸福"。作者的分析是实践中存在的问题,实践存在的问题并不是证明患者利益第一原则的合理性。因为患者利益第一作为一个原则,首先是一个理念对于不伤害和有利原则的超越性。同时,患者利益第一原则也会带来困境,即家长主义是否合理的问题。

关于患者自主权。同意与自主的关系需要概括,不能将同意等同于自主权。关于自主权的定位,建议区分自主(性)与自主权,更应该凸显自主的权利意蕴,这也是医学伦理学现代转向的客观要求。其实,这里就涉及患者利益的理解,传统的患者利益和现代的患者利益。关于生命权和自主权的冲突问题,一定要强调"紧急情况",否则很容易引起误读。同时,即便违背患者的自主意愿,依然需要履行一定的程序;自主权的性质、范围、标准和条件这部分的内容与标题并不完全契合。引言"在近十年实践患者自主过程中发生一些偏差,首先是由于对患者自主的认识未能准确到位引起的"。下面的部分内容与这句话存在矛盾,如第一点强调自主权作为思想变革,第二点"厘清患者自主权的定位"的表述比较中立,与引言中"认识未能准确到位"不吻合;关于自主权的异化,应该放在自主权条件的后面。因为异化必然是在"本然"基础上发生的。同时,我们应该梳理知情同意和知情同意书二者的关系。对于同意六个环节的阐释过于简单;对于关系自主(relational autonomy)的阐释不够清楚;应该将知情同意的异化放在功能背后来阐释比较顺畅。

关于告知难点,建议明确为"告知什么? 告知多少? 如何告知"几个层面来确定其难点。

关于家属代理问题,需要区分家长主义和家庭主义。在此应该是家庭主义,而不是家长主义。

关于"7.弃权和知情不同意问题"只有一段,放在此处,感觉如同"阑尾",建议切除。后面专门阐述了知情同意不同意问题。

关于知情不同意作为知情同意的重要补充。个人以为,需要阐释"何谓知情不同意? 是否具有合理性? 如何面对知情不同意?"三个问题即可。关于知情同意的历史进程、现实问题,前面已经涉及,在此不建议赘述,简单介绍即可。第二部分从整体上看,在框架上还需要进一步梳理清楚。

曹永福　山东大学基础医学院教授

审阅了第四、八章

对原文提了某些"修订"建议。同时还特别注明,敬请作者注意道德品质(德性)与道德规范之间的辩证关系:某种德性是一个人长期一贯遵循此种规范而形成的具有稳定性的道德人格。例如，"'对患者生命的敬畏与尊重'的品德"是一个人一贯遵循"应该敬畏与尊重患者生命"的结果。从这个意义上看，道德规范是道德品质的基础，而非"德性是规范的基础"。因此，尽管从一般意义上看，一个更有品德的人比一般的人更容易遵循道德规范，但相对于品德，道德规范更为基础。这是因为，现代伦理学的逻辑是：元伦理（伦理规范确证方法）—规范伦理（确定道德规范：提出和确证）—美德伦理（社会道德规范在每个人身上得以实现：养成美德）。

认为书稿中"规范伦理没有为情感留下充分空间"的表述值得商榷。例如，"应该尊重、关爱、同情患者，应该对患者富有同情心，即应该具有道德情感"也是一个重要的道德规范！怎么能够说规范伦理不讲情感呢？只不过道德规范是社会制定或认可的，是社会的，而道德情感是一个人的道德行为问题，行为引发于情感，是个人的。

认为"德性伦理的兴起与衰落"部分没有区分"德性伦理"与"美德伦理"，甚至等同了两者。这可能是因为人们一般研究和推崇德性中的美德。但从逻辑上看，德性既包括美德又包括恶德：恶德是一个人长期违背某种道德规范而形成的稳定的道德人格，如残忍就是恶德。那么，为什么要研究恶德？这是为了避免人们养成恶德。故建议作者予以说明，如"本书的德性伦理主要研究美德伦理"。

认为书稿中"医院不像先前那样仅仅视为一种慈善事业，但医院是一种买卖、一种商业吗？"的表述不够准确，且"医院是事业"也不搭配。一般应该表述为：医疗卫生事业是一项政府实行一定福利政策的社会公益事业，公立医院是该项事业的重要组成部分。故应该表述如下："公立医院是公益性的机构，医疗服务是一种商品，需要购买"。

认为书稿中所提"伦理风险"应该改为"科技活动风险"。"伦理风险"一词表述模糊和不严谨。这是因为"伦理风险或道德风险"的本意是因行为者的不道德行为而导致的风险。例如，车险投保者利用发生事故时的信息不对称，谎报事故情节，保险公司因无法证伪而不得不理赔的情况，就属于道德风险。保险业存在着这个经营风险，是客观的，这是所谓的"伦理风险或道德风险"的已有涵义，故建议直接称"科技活动风险"。其实使用"科技活动风险"就准确表达了这个概念。

认为书中"美德高于法与伦理规范"的观点值得商榷：美德是伦理规范在人们身上的内化，是一个人长期遵循伦理规范而形成的道德人格，怎么能跟法律规范和道德规范进行高低比较呢？其实，"遵纪守法、恪守道德"也是一种道德要求,由此也能形成"遵纪守法、恪守道德"的美德。

认为书稿中"情感主义要不得"的观点值得商榷:其实,"情感主义"是一种元伦理学学说,是一种关于"应该"的产生和推导过程的元伦理学确证理论,是一种关于"应该"能否从"是"产生和推导出来的伦理学确证理论。其基本思想是价值判定的本质在于表达主体的情感,而不是客体的事实属性,只能从主体而不可能从事实推导出来。

冯泽永　重庆医科大学教授

审阅了第九、十章

关于制度伦理,特别强调,制度伦理研究制度的内容,就是要揭示和论证制度的内容是否具有道德上的合理性,分析一定社会共同体对其公共生活领域的自我组织方式或者有关社会整体运行模式的规定及安排是否合理。由于其道德合理性的根据不能来自外在的规定,而只能由公共生活领域的本质所决定,因此归根到底,制度伦理就是对公共生活领域所进行的伦理考量。

就人的生活整体而言,它包括两部分:其一是私人生活,其二是公共生活。这两种生活是个人应该同时享有的。人的这两种生活决定了同一社会共同体中存在着两种层面的道德:私人生活领域的道德即个体道德;公共生活领域的道德即制度伦理。这两种道德是有区别的,如莱茵霍尔德·尼布尔(Reinhold Niebuhr)认为,它们"一个集中点存在于个人的内在生活中,另一个集中点存在于维持人类社会生活的必要性中。从社会角度看,最高的道德理想是公正;从个人角度看,最高的道德理想则是无私"。

制度伦理的主体只是普遍自我,可以称之为"公共主体";它在其存在形态上并非"我",而是"我们",是确立并依循制度伦理的内容而进行活动的主体。公共主体则是公共生活领域所要求的主体,它使生活于其中的人们构成"共有的理解共同体",并确立其用以范示和引导公共生活领域的公共性。

作为特定社会共同体所形成的道德,制度伦理是必须被实现的,因而需要有其实现的机制。这种实现机制就是马克思所说的"人类精神的自律"。由于人的自我包括"特殊自我"与"普遍自我"两个方面,所以人的自律并非只有与"特殊自我"相联系的个人自律,还有与"普遍自我"相联系的公共自律:前者是人在私人生活领域的自律,后者是人在公共生活领域的自律。这就是说,制度伦理有着与个体道德不同的自律方式或者实现机制。如果说,人在私人生活领域的自律是良心自律的话,那么,人在公共生活领域的自律就是制度自律。

制度伦理具有独特的主旨,这就是使公共生活合理化。制度伦理通过对公共生活领域的道德把握,一方面探寻合理的公共生活样式,提出范示和引导公共生活的道德要求,另一方面避免使社会生活"碎片化"的私人生活领域因素、违背公共生活领域的本质要求的"潜规则"及规避责任的行为对公共生活的不利影响。这两方面的努力,并非只是为了建立规范公共生活领域的具有道德合理性的制度,更为重要的是将一定社会共同体塑造成为道德共同体,使公共生活领域面临的问题转变成有效的共同行为,从而塑造公共生活,实现共同利益和人在公共生活领域的自由。

关于伦理效应,大众欢迎和喜爱只是对效应的主观评价,而且只是当时的评价。效应还应该有客观标准,还要有长周期评价。关于构筑伦理管理,我以为可以按管理学的理论进行细分,委员会制的管理方式应该集体承担责任,首长负责制的管理方式应该由"首长"承担主要责任。这一章是否可以对这两点加以说明。

刘　虹　南京医科大学副教授

审阅了全书各章。贯穿着作者写作过程,前后近 20 多个晚间审阅了各章,多次用电话和微信沟通。

第一章:本书原稿提出了对技术和资本进行管控,一共十二条,涉及不同的方面。如果能有效实施,是能够解决一些问题的。但是,中国医学伦理学学者揭露、批判资本侵害医学产生严重后果已经二三十年了,情况未见好转反而愈演愈烈,这是为什么?我有三点建议:现在的医学资本主义在中国既不讲理,又不讲法。资本在医学领域中以利润为唯一要义,背弃医学人文的本质,在伦理学上是通不过的。要有效管控资本在医疗卫生领域的行为,最有效的办法是对医学资本运营进行审计。运用现代审计方法,将资本在医疗行业中的各种活动进行审计,如医疗价格审计、医院利润审计、医院管理规约审计、医疗反腐审计、医院资金流动审计。中国的医院作为社会公益性事业、作为巨大的经济体,其审计过程还应该置于社会公众的监督之下。

"医疗资本"是一个重要的概念,需要在学理上再高一些、再强化一点、集中一点。建议对"医疗资本"的概念做专门的论述,揭示其内涵本质、主体特征、表现形式、运行方式、存在条件、对医学发展的影响等六个方面,有一个理论阐述。医疗资本的内涵本质:以利润最大化为目的,本质是反公益性质的;主体特征:医疗资本集团,不仅是某一个院长、某一个领导,而是包括医疗机构全体员工、与医疗活动利益相关的各个组织在内的社会性的利益集团,特征是社会化的联盟;表现形式:过度医疗、药品暴利等;运行方式:医务人员的收入与其工作量直接挂钩;存在条件:决策者思路不清、认识局限、医改政策遇到抵抗而政府有意识无意识地放任……对医学发展的影响:彻底改变中国医学公益性的性质……以上我对医疗资本一些不成熟的想法,提出来供您参考。

作者认为当前医学面临的新情况,除资本、技术与权力外,根据作者最近的思考与学界的讨论,认为医学新质技术群的崛起,是当代医学应当关注的课题,故将第二章内容更新为"医学新质技术群的崛起与应对方略"。作者认为,当前出现在人们面前的诸多医学新技术,是一个相互密切关联的庞大技术群,它和近20年前的技术大不相同,不是以药物、手术等方法治疗被细菌、病毒或外力致伤的脏器和组织,而主要采用制造、合成、再生、增强的相应组织和器官,替代那些已失去原有功能的组织和器官,因而增添了医学的诊治范式,将医学引入一个新的阶段,形成了经验的临床医学、以实验和循证为依据的证据医学和以制造、合成、再生和增强为主要特征的新质技术三种医学诊治范式的医学新格局。

作者对医学新质技术出现的背景、内涵、特征做了分析,认为新质医学的重要价值可能为遗传性疾病等那些危、重、难的疾病带来希望,走出这类疾病目前所处的困局,也可能为全民健康增添新的途径,但同时也带来了诸多深远的问题和影响,需要深入研究和探索应对的方略。

作者认为,人工自然与原生自然的关系,是新质医学能否站住脚的核心。人工自然能否等同和替代原生的自然,人工感知和自然感知有无区别,以及国外"超人类"学派主张的去人的自然化、形态自由、主动进化等观点能否成立,都是需要认真研究的。作者提出应为新质医学设置四条伦理底线,主张在这四条伦理底线前提下,大力支持和鼓励科学技术专家的创造热情,为人类健康造福。总之,这一章提出的问题很多、很重要,值得广泛开展研究。

第三章,在"医患利益冲突的主要表现"一目中,关于医者的利益是否可以提出"正当利益"和"不当利益"(如红包、回扣等)这一对概念?

第四章,标题"要规范,也要美德",可否改为"论规范伦理与美德伦理",学术意蕴也深厚一些。关于美德,建议就以下三个问题进一步分析:①医者的美德是如何形成的?②影响或者制约医者美德的因素是哪些?③我们对医者美德的彰显能够做什么?

第五章医学伦理学的原则,书中将患者利益置于首位、自主、不伤害、公正、团结互助设定为五原则，前面四个站得住脚，尤其是患者利益置于首位原则，凸显出医学伦理学的最高纲领，太重要了！"团结原则"，书稿中也称"友善原则"。增加这一条原则很有必要。在表述上，"友善"比"团结"合适，但我个人认为"共济"比"友善"更合适。在书稿中，您指出了"共济"实际上和团结互助是完全一致的。这个说法是正确的。"共济"一般的含义是共同挽救、共同度过、共同成事。放在医学伦理学的语境中，"共济"中不仅含有医者群体之间的团结互助，还含有医本仁术、医患身体主体间性、医学人文关怀的意蕴。总之，"共济原则"的学术内涵更深厚。

如何面对患者自主权在实践中的问题很重要，的确应该好好总结清理。这一部分文字深刻地剖析了临床实践中患者自主权的问题，对临床实践中的现实问题针对性很强。一个普通的整形手术，风险很小，可是手术同意书上有"术中可能误伤相邻脏器"的条款，患者阅后不敢签字，不同意手术。后经了解，同意书中的那样的风险概率极低，告知反而增加患者心理压力，而按有关规定，即使发生了，医生也不能有告知在先而免责。类似履行知情同意这样的问题，天天在医院发生，的确需要认真的总结。

第六章 聚焦全球基本伦理准则关照多元。这章研究医学伦理学的若干形而上的理论问题，也都是很受学术界关注或驾驭难度大的问题。本土化、多元文化与全球化的关系、道德宽容的条件性、全球化与地缘政治、全球化与伦理共识、跨文化伦理学与普适伦理、多元主义与相对主义等等，这是一幅具有鲜明时代特征的医学伦理学理论问题图式，值得学者们深度思考。普适伦理，也即普遍适用的伦理，是一个极其重要的问题，建议从身体异体同质的具身性角度再强调一下普适伦理存在的基础。这章内容多，抽象程度高，一些问题有深入研究的价值。

第七章 医师专业精神与医学伦理学，这一章从职业与专业、社会公德与职业道德及专业精神的关系出发，较为系统地回顾医师专业精神形成发展的历程及其与医学伦理学的关系，特别是专业精神与医学伦理学的关系，既有同一性，也有矛盾性。书稿中"当代医师专业精神面临的伦理挑战"一节提出来的四方面的挑战，都是很值得研究的现实问题。

第八章 境遇、情感与伦理决策，讨论在一定的境遇和情感状态中的伦理决策问题。文章中对约瑟夫·弗莱彻（Joseph Flecher）和他的境遇伦理学，做了详尽的介绍，我理解这部分文字是一项关于伦理决策复杂性的研究，它具有非常大的现实意义。因为临床实践中的伦理问题，都是发生在一定情境中的问题；或者说,任何伦理原则的实施,都不能离开特定的情境条件。伦理决策可以依循的伦理原则有4~5条之多。但在一定的情境下,最根本的伦理决策是以生态整体观的全局观引领决策思路,依据的是具体的情境,这是伦理决策的要义。

第九章 制度伦理、机构伦理与伦理实践范式的转变。制度伦理和机构伦理的理论,尤其是对医疗机构种种违反伦理的行为的批判,很有现实意义。由这一章的内容,我想到了一个问题,即伦理学理论的结构问题,或者叫作伦理学理论图式。在您的书中,是否可以将伦理学理论图式作为一节,起到提纲挈领的效果。

第十章 伦理效应、伦理责任与伦理实践。责任伦理与伦理效应的理论中,涉及伦理冲突和道德悖论这个难题。伦理冲突和道德悖论反映了医学实践中的一个不可忽略的事实:在复杂的身体活动境遇中,在多元价值诉求之下医学伦理规范应对伦理冲突和道德悖论力不从心,从而显现出越来越多的局限性。我们要告诉读者,医学伦理学中一切悖论体现的是人类自身生存的现状和无奈,伦理学在悖论情景下甚至无法提供选择的方案(否则就不是悖论),但人类又正是通过对这些悖论的认识和克服来实现人之作为伦理存在的一种本质。这一点不讲清楚,读者会产生认识的迷茫。教学中,讲"电车悖论"的时候,几乎所有学生关注的都是——那电车的选择到底是什么?马丁·海德格尔(Martin Heidegger)揭示了社会生活日常性对身体的控制。伦理是社会生活对身体的控制,悖论是身体存在境遇中无法避免的场景,伦理怎么可能不遭遇悖论?把这个问题讲清楚,读者对人的世界、对伦理、对法律、对医学的认识,就会更深刻一些。

第十一章 医学中的伦理冲突,首先将"伦理冲突"和"哲学悖论或逻辑悖论"的关系厘清,继而,将"道德悖论"与"道德冲突"的关系厘清,然后进一步厘清"伦理冲突"和"道德冲突"的关系。反复思量"伦理冲突"内涵的四个特质后,我觉得意犹未尽。觉得似乎有第五点:道德悖论是一种无法在实践中获得符合现有规范之答案的理论操演,其认识论意义是对身体处于无奈境遇的反思;伦理冲突是一种在实践中可以通过调解得到缓和,甚至解决或者彻底爆发的现实问题,其伦理学意义是利益主体间性的调整。这一章的结尾,引用史密兰斯基《10个道德悖论》中几段话,是意味深长的。

第十二章,医学伦理遍布临床,建议增加职业关怀伦理,如耐心、专注、解释、微笑,不耐心、不倾听、不解释,是患者反响最强烈的临床伦理。对待无可救治的临终患者,应尊重生命自然规律,为了不压床,促其早死是不伦理的,也是违法的。如何对待医疗差错很重要,原稿花了很多文字,值得。目前医学界大多出于维护公众对医学的信誉而不勇于承认,这是表面理由,实质上是以人为本的理念不到位,也反映了维护利益集团的需要,建议就如何对待彼此间的医疗差错,医院应从制度上做出规定,这是对患者生命负责的需要,也是发展完善医学的需要,同时建议学界加强这方面的研究,建议《医学与哲学》杂志全文发表本书就此主题所作的论文。

刘俊荣　广州医科大学教授

审阅了第一、十一章

就这两章原文的某些内容作了修改注释。

母　双　北京大学第一人民医院教授

审阅了第十二章

就该章原文的某些处作了修改注释。

何权瀛　北京大学人民医院教授

审阅了第十二章

就该章原文的某些处作了修改注释。

孟小捷　健康报社原人文文化编辑部主任、高级记者

审阅了第一、七章

在这个资本主导医学的时代,医学伦理学、生命伦理学应当研究资本的逻辑,要研究如何超越资本逻辑,要研究利益伦理,要确定利益限度与利益边界,研究医学和保健服务各方关系的利益边界和利益限度……这个针对学界的倡导非常有价值。一直以来,国内医学伦理学的研究总给人以回避关键问题"顾左右而言他"之感,我想我们的很多学者未必没有认识到当代现实中挑战医学伦理学的本质核心问题是什么,只是因为各种能说的及不能说的原因,不愿、不能触碰这个课题,就像搁浅的利益冲突研究一样。

对于如此严重的困扰医学发展、关乎众多民众医疗健康生命安危的话题,我想,如果学者不发声、媒体不报道、公众不讨论,面对医药领域种种乱象,既无内在自律,又无外在有效监督(运行监督机制、自我纠错机制、规范落实机制、长效监管机制均缺失),其后果会是怎样可想而知! 更可怕的是,在资本的大举入侵之下,与医药相关的各个领域都有可能成为利益链条上的一个环节,这些环节相互抱团咬合,名为共赢,实为共谋、利益均沾,深层次损害的无疑是广大患者的利

益。此种情形下,谁也不愿意发声,谁也不愿意说出真相,或许只有"闷声"才能"发大财"。要知道人文医学学者可贵之处在于讲真话。

文中谈道:"当今资本逻辑的特点之一,就是集体无意识。在这种集体无意识的情况下,出现了有组织的不负责任。当今医疗资本的消极影响特别是大医院的盲目扩张,是一种典型的有组织的无意识的不负责任"。我想,要突破可怕的集体无意识,就要将资本的这种逻辑引入意识层面,捅破这层窗户纸,不仅要能公开提出这个话题,而且能够公开讨论、研究,只有全行业、全社会能理性直面资本、技术、权力纠结起来不受抵抗地对医学、医疗、医生进行侵蚀的严峻现实,才有可能真正认识到问题的本质,认识到其可能带来的巨大灾难性后果,并在警醒中自觉地给予积极防范、约束和规范,唯其如此,书中第一章提出的12点切中肯綮的政策建议也才有可能变成具体可行的实践变革举措,否则,如果我们这个行业还是有意识地选择"集体无意识",未来面临的或许是无路可走的困境。

任 茚 大连医科大学教授

审阅第一、三章

就两章中一些问题的表述、特别是就医疗卫生体制改革中的利益关系、医疗资本的界定提出了意见。

孙福川 哈尔滨医科大学教授

审阅了第四章

意见如下:①对关涉全章的一些基本概念,例如,美德、德性、美德伦理、德性伦理、美德论、医生(学)美德论以及伦理、道德、规范伦理等,均应有作者的精准界定和学术贡献,且应厘清它们之间纷繁复杂的关系,具体讨论时应进一步明确其区别与坚守各自界限。例如,依本人愚见,美德同行为主体个人直接相关,主要由个人体现、实现、确证,因此讨论医学美德,就是讨论医者个人美德及在此基础上的医者群体美德,离开个体,美德就成无本之木,但也会由相应道德规范加以反映并支撑;道德(包括医德)规范主要反映了社会、群体对个人养成德性、美德的外在要求,即别人让我做什么(外在规范)或他律,但无疑也吸纳了美德的理念,而且,道德规范明显不同于法律法规(医德尤其应该如此),它也强调内在要求(不转化为个人自我内在要求,作为外在要求的道德规范最终无意义),即我自己要做什么、愿意做什么(自我规范)或自律——至于现实中道德规范为什么被完全外在化、医德被虚无化,正如书中所论,则有着极其复杂的社会—医疗机构运作机制等原因群、原因链,个人美德、德性伦理缺位只是其中原因之一,甚至可以说不是其主要或关键原因。②就全文架构看,可能因为本书是以往研究成果的总成而不是一气呵成等缘故,我拜读时感到一些内容或表述等有明显的重复现象,例如,言说重建美德伦理、医学美德、医学美德论等必要性的文字比比皆是,但论及其现实性、可行性等问题时,其具体行文就欠充实、充分,有的甚至论着论着又去论必要性了。③有些比较关键之处的论证仅运用了极端现象的特例,感觉在普遍性上似乎缺乏说服力。例如,对情感主义盛行与道德危机、医德危机之间关系的讨论就显得有些简单化、线性化。④拜读时还感觉到有些论断似应全面些、辩证些,尤其是对多因一果、一因多果、多因多果等复杂现象,且应注意保持观点及其表述的前后自洽。⑤建议对全章的各级标题再仔细推敲、琢磨,以解决一看标题就会感到有重复和我在首条建议所提出的问题等。

陶贵周　大连医科大学附属第一医院特聘教授

审阅了第十二章

对原文一些内容以注释方式注明了修改意见。

王洪奇　山西医科大学教授

审阅了第七、八、十二章

对原文一些内容以注释方式注明了修改意见。

张锦英　锦州医科大学附属第一医院主任医师

审阅了第五章

关于医学伦理学的基本原则,医学伦理学与生命伦理学的同与异,从概念上进行了精准的区分,明确指出:①医学伦理学与临床及与临床相关的情境直接相连,临床情境是其主战场;②医学伦理学以医疗实践保健服务中的伦理问题为主要领域;③医学伦理学是以临床问题和医患关系为主体内容;④将患者利益置于首位对医学伦理学来说是至关重要的;⑤医学伦理学更需要医师的美德;⑥医学伦理学的主体对象是从事医疗保健服务的医务人员;⑦医学伦理学以提高医疗服务的质量、维护患者的身心健康为目标等,让我感受深刻,真正感到临床医生也是伦理研究的重要组成部分,以前一直认为,医学伦理是伦理专业的事,医生对伦理研究是外行了,总感觉自己非伦理专业出身,很多伦理术语不懂,思路不清,写文章也只是就临床工作做点论述而已,本书对概念的分析,对临床医学走进医学人文具有推动意义。

关于医学伦理基本原则补充:将患者利益置于首位、自主、不伤害、公正、团结互助(抑或友善共济)五原则。就所探讨问题,我感觉"团结互助"比较合适。理由:依据医学伦理学概念,它体现了在患者利益首位的前提下,医疗服务群体各部分之间的关系,团结一心、相互协助,共同为患者健康而努力。正如书中所述"医学伦理学的主体对象是从事医疗保健服务的医务人员",要"体现医务人员的美德",妥善处理医务人员之间的关系,因此,作为医学伦理原则,"团结互助"更适合、更具体、更接地气;"友善共济"似更偏重医患之间的合作关系,体现医患共同参与,医患是同一条船上的人,同舟共济。或者说是整个社会各方面的协调关系,包括患者与医生、医院、管理机构,等等,医疗群体与患者群体需要相互友善、共同努力;而医学伦理原则主要是对医疗服务群体,不是针对患者群体的,因此,团结互助好一点。

关于临床实践中的伦理问题这章,论述一针见血,点到实处,击中要害,反映了临床实践中的诸多问题,讲得一点都不过分。实际上,临床实际问题更是有过之而无不及,有些大医院逐利趋势严重,将医疗作为商品,甚至买卖患者,比如,给我介绍一个患者住院了就给介绍人辛苦费500~1 000元不等,救护车给我送患者也给司机钱,急诊科给我收患者也给钱等,现在不仅仅是患者给医生"红包",而且医生也给帮他做买卖的人"红包",这钱从哪里出已是显而易见了,肯定不是"问心无愧的利益",真是有点过分了。书中提出"将患者利益置于首位"的原则很恰当,但是实践中,很多为自身利益的行为都是打着为了患者或科学的旗号进行的,真是"伦理、法律、条例已难以控制医生的真实心理活动",因此,美德、良心很重要,但需举国之力而为之。

具体概括起来,有如下几点:①对医学伦理学的概念及内涵,本人觉得还需进一步明确。②当今医学的目标让位于资本,这种提法虽然直接,但是国家已经认识到这一点,已经出台检查和治疗不与效益挂钩以及个人奖金挂钩等政策,医疗卫生行业反腐也在进行,间接表明国家也在对这方面进行整改。③有关医患关系方面,"医患之间的利益冲突是最主要的冲突"这种提法个人认为有些欠缺,因为目前医患之间的冲突主要由社会原因(比如之前提到的资本利益优先),医患之间看待问题的角度与沟通不佳等造成。大多数医生并不把利益放在首位。

我退休后在锦州医科大学附属第一医院延聘、返聘了6年,2022年应邀在锦州爱心医院工作。这是一家非公立性三级医院,主要是妇科、产科、儿科,还有点外科,一年多来感觉这里的临床人文气氛很浓,比大医院的关怀更多、照顾更周到,"用爱尊重、用心服务"是医院的理念,建立完善的、有温度的、不一样的客户体验系统是 2023 年的工作重点,提到"客户体验"常常想到商业服务,其实在医疗行业也同样适用,不管你宣传得多好,服务项目多全面,最终反映医疗服务质量的关键指标是"客户体验",患者满意说明好,患者不满意,不论你说什么做什么都是不好,这个评价指标很客观、很公正,值得借鉴。为了更好服务患者,医院开展很多服务活动,如有温度的医疗、头等舱服务、用"妈妈的眼睛"看患者,用心发现患者的需求并给予解决,而且很多服务项目是免费的,这也体现了"将患者利益置于首位"的伦理原则,尽管医院服务也是为增加效益,但最起码也属于"问心无愧的利益",患者满意、心情舒畅就是对医疗质量的最终评价。各大医院也是如此,不管你打着什么样的旗号,不管你喊什么样的口号,最终也是要用"患者体验"的感觉好与坏、满意与不满意进行考量。

赵明杰　大连医科大学教授,《医学与哲学》杂志主编

审阅了全书的部分章节,提出一些修改意见,为本书出版提供了支持。

孔祥金　大连医科大学教授

审阅了全书的部分章节,提出一些修改意见。

邹明明　大连医科大学讲师、博士,《医学与哲学》杂志编辑部副主任

对全书各章节提出了一些意见,对文字及相关资料进行了多次审核、补充、修正,付出了大量辛勤劳动。

邹明明、刘利丹、姜莹参与本书的校对,《医学与哲学》杂志的其他同事也提供了支持和帮助。

目　录

第一篇

境遇：新形势 新任务

第一章　资本、技术、权力与医学

与医学发展相伴的医学伦理学,其根本宗旨及使命是始终如一的,但不同时期面临的境遇则大不相同,而这种不同境遇使得医学伦理学经常面临新的伦理挑战和独特的伦理问题,同时赋予不同时期医学伦理学不同的特点和某些独特的表现形式。

中国春秋战国时期和古希腊时期的医学,刚刚脱离巫术的束缚走上主要依赖医生个人经验的阶段,医学具有十分简朴的特质,医学技术与医生的个人经验融为一体,医学伦理就是伴随着医生为病家医好疾病、消除患者的痛苦而逐渐生成的。医生收取病家出自内心的简朴酬谢以维持个人及家庭的生活。在医生心中少有追逐钱财的动机。医学作为一种权力也就无从谈起。

稍后一段时期,医学技术有了一定程度的进步,在长期行医经验积累的基础上,出现了一些延伸医生眼、耳、手等器官功能的器具,医学技术开始与医生个人机体功能逐渐分离而独立存在,但这时的医学技术设施由于其简陋、原始的特点,只需医生自己制作或由工匠简单加工,无需资本的助力,而这些简陋技术设施也紧紧地与医治疾病融为一体,为治病而生,也可以因其无用而自然淘汰;同时,由于医学的规模小,与社会经济发展的关系微弱,与个人及国家权力运作更无关联,因而医学的作用和自身的发展,仅限于医学自身,远未涉及资本与权力。

但是,当社会发展进入工业和资本时代以后,医学的境遇发生了显著变化。一方面,由于物理学、化学、生物学等科学的进步,医学诊治疾病需要的药物和技术手段依赖工匠或手工加工已不可能,需要近代工业制作,医学诊疗器具从医生个人经验中游离出来而成为由独立的部门研究、加工和生产,而这就需要资本。而医学技术的种种特点,常常能够为资本带来丰厚的回报,医学技术与资本开始结缘了。

20世纪以后,特别是21世纪以来,生命和健康已成为基本人权。为本国人民提供防治疾病和促进健康,用先进的技术装备医疗卫生保健部门,不仅是社会公众的期盼,同时也是各国政府的重要职责。公众的热切期盼,政府的高度重视,医学技术需求的刚性、发展需求的无限性、利润稳定性等特点,给资本以极大的诱惑。在如此众多因素助推的情势下,医学技术领域逐渐发展成为国家经济重要的组成部分,其中领衔的生物技术被公认为是当今世界的前沿技术之一,医疗技术因此成为当代资本的重要载体,医学技术由仅作为医疗诊病的手段游离出来成为资本角逐的场域,医学技术也因此逐渐由服务于治病健身的客体演变为医学的主体,医学技术与资本结缘并逐渐主体化了。特别是由于当代技术具有自我生长、自我发展、自我繁衍的特点,医学技术从完全服从疾病诊治的需求中逐渐游离出来而成为自我生长的自主力量,并构成医学异化不可抗拒的客观趋势。所有这一切,无不向医学伦理学提出了重大挑战。

医学技术的异化,还因社会力量各方控制技术权力的需求而更加突出。鉴于健康的重要性,医疗保健的名声越来越响亮,国家需要掌控医学技术并通过技术满足公众对健康的需求,同时也赢得公众对政府的支持。但当今某些国家对医疗技术掌控动机存在"名"与"实"的区别;一些经营、使用医疗技术的机构,如医疗保健机构、医药开发经营企业,不惜一切代价争取医疗技术的领衔权。因为谁掌控了医疗技术,谁就能在本行业中独占鳌头,获得公众的更多支持,同时也能给自身带来更大的利益;在医生群体中,许多人也很重视对医学技术的掌控,据此提高自身的服务能力,同时也为自己声望的提高增添砝码。只有拥有他人不能或难以掌控的技术,才能成为科室的领导,才能在机构中有更大的发言权。培根"知识就是力量"的名言,在某些情况下演变为"技术就是权力"。

技术、资本、权力,都是当今促进医学发挥治病健身不可缺少的力量,但同时也可能是消解医学治疗疾病、促进健康根本宗旨的重要因素,当然也可能侵蚀医学伦理。这就是当今医学伦理学面临的境遇。医学伦理学问题均因此而生,而医学伦理学的价值正在于破解这些难题而获得自身的存在。

一、资本的逻辑与医学伦理学

医学与资本的关系,堪称理解当代医学伦理学许多问题的纽结,也是医学伦理治理的重要关卡。医学伦理诸多问题的产生,是伴随医学技术的发展不断出现的,过去、现在、未来可能都是如此,但这种因技术进步单一因素带来伦理问题是医学伦理问题早期萌生的形态。当今的情况与先前不同,催生医学伦理问题的因素又增添了极为重要的一项,即资本。特别是资本与技术的结合,是当代诸多医学伦理问题的重要根源。

1. 医学对资本的呼唤

"一个时代有一个时代的发展主题与方向,一个时代有一个时代的生存困境与难题,因而,一个时代也有一个时代的医学伦理主题与道德建设。"①因而每一个时代的伦理学都具有自身的特质。在当今全球走向市场,构建密切且难以分割的经济网络,世界不同文明相互对接,资本、利益已成为现代许多问题衍生的关键词。医学伦理学应当把握现代伦理学这个特殊性和这个特殊性给医学伦理学带来的特殊问题。

当代医学伦理学,和以往的医学伦理学相比,面临着一个完全不同的环境。过去的伦理轴心,是对以低下的生产力为基础的人与人之间的血缘关系与地缘关系的直接依赖,而现时的伦理特点则是以对物为依赖的独立性,而导致这种伦理特性的深层原因,就是现今时代的资本主体化。所谓资本主体化,就是马克思所讲的"物化"和"商品化",就是资本成为社会生产方式和社会意识形态的核心,就是资本拜物教,即资本逻辑对社会全部生活,包括医疗保健在内的全面渗入和垄断。在现时,资本已经取代中世纪的"上帝",成为现实世界"物化"的上帝②。

当代医学伦理学的软肋,就是在我们研究医学伦理学的种种问题时,未能深刻揭示当代医学伦理学的时代特殊性,即资本主体化引发的种种伦理问题这个深层次的根。

当代医学和20世纪以前的医学相比,处于一个完全不同的环境中。20世纪以前的医学,除不断吸收物理学、化学等自然科学的成果丰富自身的诊治手段外,相对于社会来说还是较为独立、封闭、自理的系统。许多医生作为自由职业者从事医疗诊治活动,大规模的医院(医疗中心)虽已出现,但并未成为医疗行业的主体;医生行医的(包括医院)装备还处于采用听诊器、血压计、体温计、X光机等较为简单的形态,电子化、自动化、分子化的诊疗设备远未提上日程;医学科研对于更多的医生来说是一项业余和个人爱好,而且大多是以医生个人总结自身经验形式出现的。以科研为主体任务的研究机构虽有出现,但规模化的、医药企业与医院联盟式的研究体制尚未形成;医学的诊疗效果尚处于较低的水平,能治愈的疾病不多,多数疾病治疗主要是为患者提供帮助和安慰。医学诊治的经济耗费也不高,因而20世纪50年代前的医学对资本的需求并不迫切,医学与资本

---

① 唐代兴.利益伦理[M].北京:北京大学出版社,2002:绪论1.
② 陈忠.走向资本批判的深层发展伦理学[J].自然辩证法研究,2006(7):9-13.

的联姻远未形成。但是,进入 20 世纪 50 年代后,尤其是 21 世纪以来,这种情况发生了翻天覆地的变化,具体原因如下:

● 人均寿命的延长和老龄人口不断增多,消耗的医疗资金越来越多。1960—2000 年,美国、日本及欧洲的人口平均寿命提高了 7～13 年,65 岁以上的老年人平均活到 83～85 岁;在同一时期,中国人均寿命差不多翻了近一番,从 36 岁提高到了 70 岁[①],到 2021 年已超过 78 岁;联合国的《2023 年世界社会报告》称,2021 年全球 65 岁及以上人口为 7.61 亿。中国《2021 年度国家老龄事业发展公报》显示,中国 2021 年 60 岁以上的老年人口为 2.67 亿。其中人均寿命延长对拉动医疗开支增长更为显著。在美国,人均寿命从 65～69 岁增到 75～79 岁,个人医疗开支随之增长 70%;80 岁以后再增加 35%。而 65～69 岁的日本人,个人医疗开销会比之前增加 62%;德国为 39%;英国为 37%。2010—2020 年,日本 75 岁老年人在总人口中的比例是 15%,德国是 12%,法国是 10%,英国是 8%,美国是 6.4%,而年龄愈高,则愈容易罹患心脏病、癌症等消耗医疗资源较多的疾病[②]。

● 科学技术的迅速进步和新的治疗流程的出现,极大地推动了医疗费用的飙升。由于电子、原子、生物基因技术一系列成果的出现,特别是电子计算机技术的登场及其带来的影像、显微、内窥、微创、智能技术的出现,给医疗诊治方法带来了革命性的变化,同时也极大地提高了医疗费用的开支。诊疗新方法的出现,如磁共振成像、CT 扫描、主动脉成型、消融技术的出现,更是费用飙升的助力。据凯泽基金会提供的资料,2015 年美国的医疗支出高达 4 万亿美元(人均开销为 12 200 美元),而 2020 年增至 5.7 万亿美元。据《2022 年中国卫生健康事业发展公报》称,我国卫生事业总费用支出为 84 846.7 亿元,占 GDP 的 7.0%,而 2018 年才 5.91 万亿,占国家 GDP 的 6.57%。2021 年全球最贵的药物,治疗脊髓性肌萎缩症基因疗法药物 Zolgensma 单次治疗的价格以 212.5 万美元高居榜首,而新获批抗早衰新药 Zokinvy 及抗肿瘤新药 Danyelza 则成功入榜,并分别以 103.2 万美元、97.76 万美元的年度使用费位居榜单第二、第三位[③]。各类医学技术的开发、生产、销售永无止境,需要愈来愈多的资金,资本的投入成为医学发展不可缺少的重要条件。

---

① 夏皮罗.下一轮全球趋势:将决定你未来 15 年的世界[M].刘纯毅,译.北京:中信出版社,2009:7.
② 夏皮罗.下一轮全球趋势:将决定你未来 15 年的世界[M].刘纯毅,译.北京:中信出版社,2009:289.
③ 健康界.全球最贵药物 TOP10:年度使用费均突破百万元[EB/OL].(2021-03-15)[2024-01-23].https://www.cn-healthcare.com/articlewm/20210315/content-1199215.html.

● 医学技术的进步把许多致命性疾病转变为慢性病,患者存活和弥留的时间大大延长,因而耗费的资金越来越多。众所周知,像心脑血管疾病、肿瘤、糖尿病、慢性阻塞性肺气肿这类疾病,20 世纪六七十年代前,存活时间很短,死亡率极高,而现在随着医疗技术的进步,这类疾病的死亡率降低了,患者存活时间延长了。如《纽约时报》刊登的一篇报告提到一项涉及 200 多万心房颤动患者的新疗法,报告提到 10 年前,这种病通常不需治疗,但后来科学家研究发现该病可能导致中风,甚至出现心脏坏死,随后一种称为导管消融的新疗法产生了,采用这种方法费用为 25 000～50 000 美元①。

● 医疗机构规模的急速扩张与膨胀需要资本的支持。据 2009 年《中国卫生统计年鉴》和 2022 年《我国卫生健康事业发展统计公报》,我国的医院从 2009 年的 20 291 家增至 2022 年的 36 976 家,床位数 2022 年为 974.993 3 万张,其中公立医院的床位数 2022 年为 5 363 364 张;2010 年公立三级医院有 1 284 家,而2022 年公立三级医院增至 3 523 家。据估计,一家 800 张床位的医院,一般需28.9 亿元的资金周转,3 523 家公立医院 7 662 429 张床位,共需多少资金可想而知。

● 对健康的重视及相随形成的健康主义思潮,促使身体成为医学资本逐利的目标,以健康为主题的身体消费成为当今流行的时尚,其中包括逐渐控制个体整个生命过程中名目繁多的各种保健服务,如体检、健体、强身、美容、延缓衰老等各种各样的保健品、药物、健身器材。"当身体工业将少数人能达到的美学标准合法化和普遍化时,就是将一种关于身体的强制规范转化为无数个体的内心需求,只有这样身体的美才有可能缔造一个潜力巨大的消费市场。"②早在 2015年,全球大健康产业支出就达到 79 876 亿美元之多,而今这方面的资本消费可能大大超出 2015 年的水平了。

● 规模空前的全球医疗市场的形成助推了医疗资本的发展与扩张。在全球化与科学技术进步双重力量推动下,价格昂贵的新兴医药产品和医疗服务种类逐年增多,因此形成有史以来规模空前的全球潜在的医疗市场。在全球医疗市场的推动下,医疗资本急速膨胀,并迅速推动医疗资本化,进而垄断包括医药产品的产销、医疗保健服务在内的一切,因而出现了完全不同于早先的那种医疗服务,即现在是以资本营运为主体的医疗保健服务。

---

① 夏皮罗.下一轮全球趋势[M].刘纯毅,译.北京:中信出版社,2009:291.
② 周宪.读图,身体,意识形态[M]//汪民安.身体的文化政治学.郑州:河南大学出版社,2004:142.

2. 大医院是医疗资本运作的适宜土壤

资本之所以青睐医疗保健服务,还因医疗保健服务存在诸多吸引和诱惑资本的特点:

● 医疗保健服务涉及每一个人的生命和健康,而生命和健康对于任何人来说都是最重要、最宝贵的,没有生命,没有健康,就没有了一切,因而人们对于生命和健康的消费从来都是舍得花钱的。

● 人的寿命不断延长,随着生命的延长罹患的疾病可能越多和越来越重,还有一些病的发病年龄不断前移,为应对这些情况,对医药产品的需求也越来越大,医学对资本的渴求永无止境,并始终呈急速上升趋势,故而形成了医疗市场永不疲软、少有衰竭的特点。

● 医疗市场具有始终以卖方市场为主导的特性,在使用医药产品时,患者少有发言权,一切由医生开具的处方说了算。医疗需求对患者来说是刚性的,少有采用与否和讨价还价的余地。医药产品的消费需要专业指导,消费者的需求可能由掌握医学专业知识者掌控和制造,医生可能为患者诱导需求,提供不必要的医疗服务,而患者常难以拒绝。有学者于 1959 年发现:床位的供给创造了对床位的需求,即"有床位就有患者住",这一现象被称为罗默法则[①]。

● 医药产品的需求对患者来说是刚性的,但对医方来说则是柔性的,处于时刻可变的状态中。许多疾病的诊治标准,几乎每几年就有新指南出台,某些指南的更新,在某种意义上说扩大了诊治范围,降低了标准,采用愈来愈昂贵的药物和手术。如 2017 年美国心脏协会和心脏病协会联合发布新版高血压指南,将高血压的诊断标准从原来的收缩压≥140 mmHg 和舒张压≥90 mmHg 下调为收缩压≥130 mmHg 和舒张压≥80 mmHg。这一变化意味着更多的人将被诊断为高血压。中国心血管中心与美国耶鲁大学教授为首的美国专家团队合作,以45~75 岁的人群为研究对象进行研究得出的结论是,中国高血压的患病率将由38%上升至 55%,患病的绝对人口增加 8 270 万,其中需要药物治疗的新增人数5 530 万人,降压达标率则由 58.6%降至 23.8%;美国的患病率则由 49.7%升至 63.0%,绝对人口增加约 1 480 万,新增 750 万人需药物治疗,降压达标率由76.0%降至 45.6%[②]。医疗服务对患者的刚性和对医者的柔性的特点是资本运

---

① 吕国营.罗默法则的政策指向性[J].财政研究,2009(3):22-24.
② 中国疾病预防控制中心. BMJ 刊发国家心血管中心与美国耶鲁大学合作研究:若使用美国高血压指南新定义,中美卫生系统都将不堪重负,难以为继[EB/OL].(2018-07-19)[2024-01-22]. https://m. chinacdc. cn/xwzx/gwxx/201807/t20180719_188956. html.

作的良好土壤。

医药产品和医疗服务所有这些特点,使得医药产品可以获得稳定的高于平均利润率以上的高额利润,医药产品利润的回报率一般高于其他产品。据一份研究报告显示,以标准普尔 500 指数中的企业为样本,从 2000—2018 年,制药企业的年净利润中位数为 13.8%,而其他非制药企业样本为 7.7%[①],制药业利润远高于非制药业。这促成了医学对资本的呼唤和资本拥入医学的热潮。美国的医疗开销 2006 年为 2.1 万亿美元,到 2015 年,支出是 3.24 万亿美元,人均9 900 美元,占 GDP 的 17.8%,2021 年美国的医疗支出费用为 4.3 万亿美元,占GDP 的 18%[②]。根据我国历年卫生事业发展统计公报的数据,中国 2006 年医疗总费用为 9 843.34 亿元,2008 年为 13 216 亿元,2009 年为 16 119 亿元,到2022 年已经增加到 8 万亿元。德国 2021 年卫生费用总支出 4 660 亿欧元,也再创新高[③]。根据世界卫生组织数据,2020 年全球医疗卫生支出占全球 GDP 的10.8%[④]。如此规模的经济总量为资本提供了广阔的活动空间,这是以往未曾有过的。

当然,医疗保健服务业是复杂的,不能一概都视为医疗资本。其中公共卫生、预防、基本医疗无疑是一项公益性的事业,大多数一、二级医院,所能够做的也只能维持简单的再生产,谈不上有多少厚利可图,因而它们不是医疗资本青睐的对象。医疗资本的适宜土壤主要是拥有先进技术和高端人才的大医院。事实上,正是这些大医院,吸收了那些需要迫切治疗的广大患者,消耗了能够构成医疗资本的资本。

● 一些医院实际上形成了以利取向的经营目标。正如美国学者文森特·帕里罗(Vincent N. Parrillo)等一针见血地指出:"尽管自称有拯救生灵的崇高目的,但医疗保健机制实际上是一种追求利润的商业活动。"[⑤]"医疗保健不仅是一

① 佚名.药企挣得过多?:揭秘新药研发的成本和利润率[EB/OL].(2020-04-08)[2023-02-12]. https://news. yaozh. com/archive/29319. html.
② 佚名.全年医疗支出占 GDP 超 18%,美国人均花费 9 万元花在哪儿了[EB/OL].(2022-12-22) [2023-07-27]. https://new. qq. com/rain/a/20221222A03J4R00.
③ 中德商务通.折合 3.3 万亿人民币! 德国 2021 公共卫生支出创历史记录[EB/OL].(2022-04-08)[2024-01-12]. https://mp. weixin. qq. com/s? __biz = MzI2NTYxMTI0OA = = &mid = 2247503419&idx = 3&sn = ee92f90bb9d7d5820a985f6ece9cdab7&chksm = ea983ca4ddefb5b2168b6bfa457b07b28a08b8b89a 8e176accb8fd029b4ba2be2f0792f3a7ad&scene = 27.
④ World Health Organization. Global spending on health rising to the pandemic's challenges[EB/OL]. [2023-07-27]. https://apps. who. int/nha/database/DocumentationCentre/Index/zh.
⑤ 文森特·帕里罗.当代社会问题[M].周兵,译.北京:华夏出版社,2002:395.

个有利可图的行业,而且是一项垄断行业,它全面操纵价格,通过限制医生数量维持对医生较高需求,并有效地抵制来自外界的规范。"①当代大医院和20世纪80年代以前大医院的最大不同之处是它们注重经营收入的多少,不再仅仅以降低死亡率、延长生存期限、减少并发症等为目标。

● 医疗保健服务已经成为现代社会重要的经济载体。药物、器械、各种保健消费,已构成居民消费支出的重要组成部分。事实上,现今的医院,在以市场为导向的国家,已经成为资本聚集的新桥头堡。这些国家的医院正在不同程度地演变为追逐利润的组织。正是在这种情况下,产生了一种令人费解的现象:医疗保健服务本是为减少疾病和患者而努力的,但时下的医院却期盼满满的门诊量、满满的住院患者和重危患者。

● 目前中国几乎所有的大医院,完全仿效企业的管理办法,普遍实行科室二级核算制度,实行业务量与报酬、奖励挂钩,按医务人员创收的多少核发绩效工资。谁的药开得多、开的贵,谁手术做得多,谁就能多得绩效工资。这种核算分配制度体现了按劳分配原则,也有利于调动医护人员的积极性,但医务劳动的特点似乎不宜照搬企业的按劳分配原则,不宜将医疗服务这样一种需要从多方面衡量效绩的崇高事业简化为简单的"货币量",将医疗服务变成商品交换。

● 从医生、医院与医药开发商的关系看,一些医生和医院正在逐步成为医药开发商的推销员,医药开发商、医院、医生和医生的行业组织,已经连接成为一条利益链,相互协作,相互支持。以美国为例,全美药业每年支付120亿～150亿美元用于营销,平均到每位医生8 000美元～15 000美元,最高可达8万美元②。2001年,美国有9万名医药代表,每4.7名医生就对应有一名医药代表③。在中国,据不完全统计,制药企业每年至少拿出7.72亿元人民币支付给医生作佣金④。医生接受药业贿赂的主要后果是:影响医生决策的客观性;厂商直接干预治疗指南,通过治疗指南直接推销药品和器械,加重患者负担。美国每年支付1 600亿～2 000亿美元用于处方药,结果处方药每年增加15%,即210亿美元;助长医学研究造假,一些厂家直接干预实验数据⑤。德国科学家兼记者尤格·布雷希(Jorg Blech)在其出版的《发明疾病的人》一书中,列举了制药公司为了获

① 文森特·帕里罗.当代社会问题[M].周兵,译.北京:华夏出版社,2002:413.
② BLUMENTHAL D. Doctors and drug companies[J]. NEJM,2004,351(18):1885-1890.
③ 张忠鲁,徐立新.医生与药业的关系:利益冲突重要根源[J].医学与哲学 2007,28(7):7-8.
④ 麦肯齐,菲利.商业贿赂败坏大陆医疗行业声誉[N].参考消息,2008-07-18(15).
⑤ 张忠鲁,徐立新.医生与药业的关系:利益冲突重要根源[J].医学与哲学 2007,28(7):7-8.

取利润,甚至不惜制造疾病的种种行为①。鉴于此种侵害健康行为的严重性,美国 150 所医学院校的 6 万名学生于 2005 年奔赴全国各地,向 4 万名医生发出呼吁,要求他们抵制医药企业的贿赂②。在资本全面入侵医学的情况下,医学在异化,医生的角色也在发生转换。

● 医院经营集团的出现,从另一侧面反映了医疗资本的资本特征。为适应医院市场竞争的需要,在国外,特别是美国,通过收购和有组织的调整,医院的兼并与重组正在一些地区出现。医院经营集团的出现,有利于充分利用医疗资源,充分发挥医疗资源的潜力;有利于在激烈的竞争中占据优势,淘汰经营落后的医院,也有利于医疗技术进步。当然,它也无疑地促进了医疗资本的扩展,是医疗资本市场的发展与完善的表现。

当然,资本对医疗的呼唤和运作,在医疗保健领域的情况是不同的。就药品、医疗器械等物质产品的开发、生产、销售而言,一般都是按资本营运模式进行的,和其他产品没有多大的不同,这是无可厚非的;但在保健服务领域,全球各类国家的情况是不同的。在采用计划调节的国家,医疗保健服务费用的主要部分,一般由国家财政支持,市场的作用是微弱的,如古巴、朝鲜就是如此。在国家对保健服务的投入不足的国家,也有不同情况:一类是国家投入严重不足,医疗费用除基本医疗和公共卫生等公共产品,以及军人和退伍军人医疗服务由国家承担外,其他医疗服务均依赖市场调节,如美国等国家就是如此。这些以市场机制经营医疗保健服务的国家,资本对医疗保健服务的掌控是全面和深度的。另一类国家医疗保健服务的费用,主要由国家投入的医疗保险承担,但他们目前也深感国家财政难以满足不断增长的需求,正在探索如何从资本市场寻求支持,但资本营运也只是医疗服务的补充部分,如欧洲的许多国家和亚洲的少数国家就是属于这种类型。

这既是当今医学所面临的背景,也是医学伦理学面临的现实。

3. 资本与医疗保健服务特质的不相容性

医疗保健服务与资本存在天然的不相容性。基本的医疗卫生保健服务,就其根本属性而言,它不是用于彼此交换的商品,不是具有交换价值与使用价值统一的一般意义上的商品,它是属于社会公共产品,即为保证社会正常运行的需要为广大社会公众无偿提供而无需购买的服务。类同公务员、军人、警察、教师、国

---

① 布雷希. 发明疾病的人[M]. 张志成,译. 台北:左岸,2009:37-41.
② 麦克唐纳. 同礼物进行斗争[N]. 美国时代周刊,2005-11-14.

家举办的医院、科研机构工作人员的服务,都不是通过购买途径提供给社会公众的,不能认为是商品。医疗服务中涉及医药器材的研发、生产和销售,这些物质产品和其他物质产品一样,是通过市场交换进入医疗领域的,与其他物质产品没有大的区别。但这些产品须经由医生开具处方,给患者使用,在现今大多数国家,则是依据医疗保险相关法规的规定,由国家统一购买,通过各个国家医疗保险确定的医保水平为公民提供服务,尽管公民在诊治疾病中需要办理付费手续,但其费用是来自医疗保险而非个人的实际支出。由于现今医疗服务的范围十分广阔,国家提供的服务一般只限于那些维护生命和健康的基本部分和公共卫生费用的部分。因为只有这样才能为所有人群,特别是为低收入人群提供维持生命和健康的保障,保证生命权、健康权等基本人权的实现。因此,世界各国的经济学界将基本医疗服务划为公共产品,不进入市场也不经由市场分配提供给社会公众。

为何这类产品不能进入市场并按市场法则进行分配? 资本与基本的医疗保健服务的不相容性是什么? 主要原因如下:

● 医疗保健服务的直接目标是挽救生命,维护人的健康,而人的生命和健康是不能用货币价值形态来表现的;资本营运的前提是其对象必须是商品,不是商品的基本医疗保健服务与资本营运是不相容的。劳动力可以成为商品,但生命与劳动力是两个不同的概念,生命是劳动力的前提,但生命不等于劳动力,生命不是商品。

● 医疗卫生保健服务的基本任务是消除和减少疾病,促进人类健康,追求的是社会效益,而非经济效益。世界各国经济学界从来都认为医疗卫生保健服务部门不是经济部门,是非营利事业单位,不能要求医疗卫生服务部门为国家提供积累,基本的医疗保健服务费用不能主要依赖收取患者费用解决,因为这必然导致对社会基层和贫困人群生命权和健康权的剥夺。只有那些满足特殊人群的特殊服务可以进入市场。

● 医疗保健服务的经济效益与社会效益是有矛盾的。医疗卫生保健的经济效益必须以患者多和病情重为条件,只有源源不断的患者涌进医院,以及重病患者永不衰竭且日益增多才能保证医疗保健服务的经营丰收。而医疗保健服务的目标正好与此相反,不断降低发病率,将病患控制在早期、萌芽阶段,实现人人健康,才是医疗服务成功的根本目标。如果听任资本在医疗保健服务中肆意滥行,很可能给人类健康带来毁灭性的后果。

● 正常市场机制的资本营运，必须以买卖双方、竞争双方的平等为前提，否则就不会有真正的市场竞争，难以维持促进经济繁荣的资本流通。但在医疗领域，特别是基本医疗领域，医生与患者之间在地位、知识掌握方面是不平等的，特别是在身体处于衰弱状态的具体情境下，患者不具备商品交换双方所必须具备的平等条件，不能成为市场主体的另一方。

● 市场机制在医疗市场是失灵的。以价值规律为核心的市场机制，是通过市场各要素，如价格、供求、利率等相互作用而形成的自控系统，调节生产者与消费者的利益，调节供与求的平衡关系，配置社会资源，淘汰那些耗费大、产品劣、成本高的生产和经营。但是，在医疗市场中，我们看不到市场机制各要素如价格、供求、利率的相互作用。在这里，没有看不到的手，价格、供求、利率等因素，均由交换的一方掌控。在这里，只有按市场规则的某些管理机制如以科室为基础的经济核算的分配，没有价值与价格的波动，没有供求关系的调节。我国目前展现的医疗市场化，实际上是扭曲的市场化，正因为它是扭曲的伪市场化，所以才出现一系列后果。

4. 相互矛盾的双重效用

资本是有双重效用的。有学者认为，资本并不是非道德的，而是与伦理密切相关的。它具有不容忽视的正负效应。资本的正效应是发展生产力，发展社会关系，创造高一级的道德形态并为其提供新的精神特质；其负效应是腐蚀公共善，加剧人的异化，妨碍和谐，造成自然异化[①]。资本的发展与应用产生的效应是双重的。资本主义社会的出现，大大推进了社会进步和生产力的发展，造就了人类社会前所未有的文明，这是谁都无法否定的事实；但是，资本主义社会在其发展过程中，同样出现了许多消极面，展示了它的腐朽没落的一面。但是，对于资本是否具有伦理的正效应，学者们有着不同的认识。我国一些经济学、伦理学界的学者不同意资本具有伦理正效应的观点。他们认为，资本属于非道德范畴，不能进行伦理评价。经济学家成思危发表文章，提出"中国不能容忍资本无道德"。2007 年，《解放日报》曾就"资本道德"来自何方开展讨论，该报的评论认为，"资本的无道德"更多的只是一种现象，而不是本质——是其他更本质性的因素形成一种逆向性淘汰机制，这才让"资本无道德"大行其道。评论指出，资本的无道德首先是来自"规则的无道德"；"资本的无道德"也是一种"监管无道德"和

---

① 龚天平.资本的伦理效应[J].北京大学学报：哲学社会科学版，2014，51（1）：58-67.

"官僚无道德"。"现阶段资本道德只能是基于规则和政府力量的形式道德。"①资本本性是谋求自身增值的,是唯利是图的。谋求自身增值,在客观上促进了生产发展和社会进步,无疑是有其伦理正效应的,但资本的资本主义应用,资本唯利是图的应用,则不能产生伦理的正效应,这也是无数事实证明了的。资本的应用能否产生伦理的正效应,与资本应用的场域、应用的体制、应用的规则、应用的监管是否完善密切相关。

对资本进入医疗保健领域的评价也是如此。资本对医学的渗透并非都是坏事。现今的医学已经发展成为一个庞大的社会体系,它的发展和维持需要雄厚的人力资源,需要从头到尾的技术装备,需要源源不断的物质补充。医学科学的发展,医学教育的支撑,以及和医学相关的事业,无疑也需要资本。在当今的社会条件下,医学不可能没有资本,医学不能也不应拒绝资本。从我国 20 世纪 90 年代起资本进入医疗保健领域的实际情况看,其绩效也是有目共睹的。其中令人瞩目的主要绩效如下:

● 在政府财政力量不足的情况下,借助资本的积累,装备了我国数以千计的现代化的大医院,拯救了大量生命垂危的患者。目前我国一些大医院的装备与国外一些著名医院相比,已经毫不逊色。

● 吸引资本参与医学科研,加速了我国医学科研的进步,使我国医学科研水平在较短时期内赶上了一些国家的先进水平,在某些方面甚或走在时代的前沿。

● 患者的住院环境和生活条件得到了较好的改善,先前那种病房拥挤、脏乱不堪的医院环境大为改观。

● 改善了医药卫生技术人员薪酬待遇,使得他们能有体面的收入,当前我国大型医院员工的基本工资加绩效工资,已经逐步接近一些发达国家医院员工的工资水平。这无疑是伦理的善。

但是,我国医疗资本进入医疗保健领域,其负面作用也是极为突出的,具体表现如下:

● 偏离或改变了医学宗旨。由于将包括基本医疗在内的整个医疗服务事业当作资本营运的场域,因而违背了或者改变了医疗服务不以谋利为目的的根本宗旨。自古以来,医学界和社会一直认为,医学的宗旨和医生的首要职责是增进患者的健康和福祉,不是谋取自身的利益。当今医疗保健则被提升为公众应当

---

① 舒圣祥."资本道德"来自何方?［J］.管理与财富,2007(2):67.

享有的健康权和生命权的体现,医院和医生是履行这一职责的主要角色;将医疗保健服务当作资本营运的工具,是与医学的根本宗旨完全背离的,同时也践踏了人人应当享有的生命权和健康权。

● 资本营运医药卫生事业,导致过度医疗、无效医疗、防御性医疗成为医疗中的常态,并因此而衍生炫耀性医疗、开发性医疗种种怪异现象,不仅造成社会资源的极大浪费,同时也伤害了公众的身体,有悖于人们的身体健康。

● 由于资本营运医疗保健事业是以大医院、高技术、亚专科的手段实现的,这就必然导致医疗资源更加向大城市、大医院集中,必然破坏医疗资源的合理布局,干扰基层卫生保健体系的成长和壮大,并且严重影响人人享有保健和全民健康目标的实现。资本营运医疗保健,与全民健康目标是背向而行的。

● 资本营运医疗卫生保健事业,为医疗腐败的滋生提供了土壤。从历史发展的脉络看,医疗保健事业长期是一片净土。中国历代许多名医均以能救生命于危难中为最大的乐事,杏林春暖、悬壶济世是历代流传的佳话。但近几年揭露出来的医疗腐败现象却令人触目惊心,这当然与制度规范不严和监管不力相关,但也与因资本营运医疗保健事业提供了可供贪污腐败的土壤密切相关。"龙腾虎跃迎新年,手术室里尽是钱"这样的对联让人心惊胆战。

应当指出,资本营运医疗保健事业的双重效应是相互矛盾、相互背反的。资本营运医院越成功,获利越多,背离医学宗旨就越远,有悖于医疗宗旨的现象就越多,离全民健康目标的距离就会越远,医疗腐败的根子就会越粗。从近期看,医疗保健服务的资本营运的效应是立竿见影的,因而容易为医疗业界人士赞许和张扬,而其长远的严重后患相对迟发,常为他们忽视,甚或避而不闻。但是,人无远虑,必有近忧。如果长时期坚持资本营运医院的方针,将医疗保健的重点放在大医院、高技术和亚专科建设的基点上,以积蓄壮大资本为目标,而置健康促进、健康管理这一策略于不顾,则我国慢性病蔓延的时间必然大大延长,人民群众免受慢性病折磨的期望的实现将会遥遥无期,对医疗资源的消耗将会无限扩大。眼前的资本获利和人们随慢性病的长期消耗,是呈正比例上升的。只顾眼前医疗资本获利而不考虑逐步控制慢性病,不考虑全民健康所带来的诸多经济和社会效益,那将是最大的失策。我们应当跳出增加医院收入的小圈圈,注重慢性病防控和全民健康目标实现大局带来的全民安康。

众所周知,资本有追求利润最大化的本性。资本在资本主义运用时必然不顾一切地实现利润的最大化,将付不起钱的患者拒之门外,因患者无法付钱眼睁睁看着患者在地上来回翻滚医院也不予救治,内部则将没有完成经济指标的科室关闭,这些都是资本的逻辑和本性的体现。作为人的医学,当前面临的困境与危机的焦点在于医疗资本的主体化,将追逐资本作为主要目标。我们在看到医疗资本的积极作用的同时,还要充分看到医疗资本的负面影响:看到由于医疗资本对利润追求所要求的集约化、规模化经营对卫生资源合理分配的干扰和破坏;看到医疗资本集约化、规模化经营对基本医疗和初级保健的挤压;看到医疗资本对利润的渴望希望有更多更重的患者而对预防与公共卫生则予以削弱与忽视;看到医疗资本主体化与技术主体化的交互作用带来的医疗费用的高速增长,使医疗保障的实际效果大为削弱,使得国家逐步提高医疗保险标准的努力的实际效应被减弱和稀释,并且严重伤及医疗的可及性与公平性。要知道,医疗保健服务不是越集中、规模越大、消费越高就越好。为适应广大人民群众的医疗需求,必须提供与疾病治疗需要相称的集中与分散、规模的大与小、消费的高与低相结合的服务体系,而不是反其道而行之。

当今医院经营资本无规则的运行,也与国家对公立医院投入不足直接相关;起初并非医院管理者的自觉追求,而是一种出于谋求医院生存的集体无意识的博弈。在这种集体无意识博弈的情况下,出现了有组织的不负责任①。当今医疗资本经营出现的消极影响,是一种典型的有组织的无意识的不负责任。正是医院的盲目扩张,扰乱了医疗资源的合理分配,削弱了社区医疗和基层医疗,弱化了预防和公共卫生,严重影响了医疗的公平性和可及性。资本的运营者们只对本医院的收入负责,而置这么多的严重社会后果于不顾。有组织的不负责任,来自资本的逻辑。资本的唯一目的是逐利。资本逻辑的天然本质是整体运行的无规则。医疗资源的资本化和资本对医疗资源的垄断,必然导致医疗整体秩序的混乱,导致医疗资源分布头重脚轻,导致医疗问题的尖锐化。这正是当今一切医学伦理问题产生的根源,也是医疗改革多种难题处于进退两难结局的根源。

5. 突破口在于非营利性医院与营利性医院的区分

当前资本在医疗领域应用的困局在哪里?一方面,当代的医学需要资本,单靠国家的财政支持和社会的慈善赞助难以为继;另一方面,资本又侵蚀医学的本真,危及人人享有保健的医学使命和宗旨。因维护医学的人道本真而拒绝资本进入医学,或者是牺牲医学的人道本真而放开资本在医学领域的纵横,似乎都不

---

① 陈忠.走向资本批判的深层发展伦理学[J].自然辩证法研究,2006(7):9-13.

可取,出路在于找到两者的结合与平衡,找到在人道功利主义原则指导下管控资本的消极面、发挥其积极面的路子。这就是"人道功利主义"的观点。医学人道功利主义主张人道在先,同时也考虑功利,在人道主义的前提下考虑功利,寻求两者的结合和妥协。"医学人道功利主义,首先是人道的,它以整个社会人群的健康利益为考虑问题的出发点,它在处理个体与群体健康利益的关系时,仍应要坚持人道主义精神,反对那种以功利的观点看待生命,但同时又区别那种只从人道主义感情出发,而不考实际效果,不考虑医疗行为对广大人群和整个社会的利害,因而吸收了功利主义的长处,以广大人群健康的利与害为基准来衡量医疗行业的道德水平。"①

根据世界上许多国家的经验,将医院区分为非营利性医院和营利性医院,是谋求人道主义与功利主义的平衡,保证公立医院的公益性,同时又允许和发展营利性医院,以发挥资本的积极作用的一种较好的选择。其中非营利性医院主要由国家和其他方提供经济支持,保证医院的公益性,而营利性医院则可有条件地放开资本营运,从市场吸取经济支持。非营利性医院是指为社会公众利益服务而设立和运营的不以营利为目的的医疗机构,其中包括政府举办的公立医疗机构和其他相关部门举办的非营利性医疗机构两类。前者主要提供基本医疗服务并完成政府交办的其他任务,后者主要提供基本医疗服务。二者均可提供少量的非基本医疗服务。将医院区分为非营利性医院和营利性医院,就是人道功利主义具体实践的一种尝试。从一些国家实践的经验看,非营利性公立医院的特点如下:

● 以社会效益为经营目标。国家举办的公立医院的性质是具有一定福利政策性的社会公益事业,以追求社会效益、满足群众效益最大化为最终目标,而非追求经济效益。

● 国家举办的非营利性公立医院主要提供基本医疗服务,并承担重大灾害、事故、疫情的紧急救治等公共卫生任务,履行国家赋予的职责。

● 收支结余的不可分配性。国家举办的公立医院运行过程中的收支结余,任何组织或个人都没有索取剩余权;非营利性医院经营运转过程中产生的结余只能用于自身发展,不能用于提高员工的工资和其他福利。

● 接受政府价格管制。医疗卫生服务具有高度的信息不对称性,为保证患者的合法权益,非营利性医院必须执行政府规定的医疗服务指导价。

---

① 杜治政.医学伦理学探新[M].郑州:河南医科大学出版社,2000:87.

● 享受国家免税等优惠政策,享有免征经营所得税、增值税等优惠政策。

营利性医院的特点如下:属于以提供私人产品为主的医疗企业,完全是市场化的经营方式,服务价格放开,以获得最大利润为主要目标,以向它们的所有者或股东提供回报;但营利性医院也会顾及医学宗旨,见死不救也要受到社会谴责。

当今世界上一些国家非营利性的公立医院和营利性的私立医院的比重、公益性程度、国家管控政策等都有各自的特点。英国、澳大利亚、加拿大、北欧的一些国家采用的是以公立非营利性为主的医疗卫生服务体系。在英国,公立医院占全国医院总数的 95% 以上;澳大利亚公立医院约占 72%,私立医院占 28%,在私立医院中约有 42% 为非营利性医院。美国、日本、印度等国,其医疗卫生服务体系以私立医院为主,美国政府主办的公立医院仅占 23%,绝大部分为民营医院,但民营的私立医院中约 40% 为非营利性医院。另一类国家是国有公立医院和私立民营医院都不占绝对多数,如德国的公立医院、宗教慈善团体或各种基金捐款的非营利性医院、由私人资本创办的营利性医院各占 1/3;还有一些国家,如日本、荷兰,在医疗法中,明确规定禁止设立私立营利性的医院①。因为公立医院的财政支持来自国家,几乎所有各国的公立医院,都强调医院的公益性,强调公立医院不以营利为目的,强调为社会全体人群提供最基本的医疗服务,特别是要保障为没有支付能力的弱势人群提供必要的、基本的医疗服务,不断提高全民的医疗福利水平,扩大卫生福利的覆盖面。日本的公立医院还特别强调"政策性服务",即为艾滋病、麻风病、结核病等特殊患者的服务,强调"无医地区"的服务。在功能定位上,是否强调法定的、强制性的公益性,是公立医院和私立医院最显著的区别。但是,这些国家在维护和坚持国家公立医院的公益性方面遇到程度不同的困难,特别是资金不足的困难②。

在中国,1949 年以后,由于实行社会主义计划经济体制,强调卫生事业的福利性质,国家通过政府举办和公私合营的方式使所有医院都变成了政府办的非营利医院。20 世纪 80 年代改革开放以后,作为卫生产品提供者的一种补充的私人诊所出现了,随后国家鼓励、支持和引导社会资本进入医疗卫生领域,形成投资主体多元化和投资方式多样化的新格局,营利性医疗机构应运而生。2000

---

① 刘权.国外公立医院从分布到管理有这些不同,你都知道吗? [EB/OL]. (2019-03-12)[2024-01-12]. https://news.zhuyitai.com/19/0312/0918233fd0344b03b8d227aa416c3c4f.html? fromback=1.
② 刘权.扫描国外公立医院管理策略[N].健康报,2018-02-05(7).

年,国家八部委公布实施《城镇医药卫生体制改革的指导意见》,国家对医疗机构开始实施营利性与非营利性的分类经营管理。营利性医院和非营利性医院都得到了发展,但在发展中出现两者相互交错和相互混淆等诸多实际问题,具体如下:

● 非营利性的国有公立医院出现明显的趋利性。由于国家财政投入严重不足,驱使公立医院以市场取向经营医院,逐渐衍变为营利性医院。国有公立医院的公益性变得有名无实,并因此饱受社会抨击。公立医院回归非营利性本位,落实非营利性医院与营利性医院相关政策等问题亟待解决。

● 如何处理非营利性医院与市场的关系。非营利性医院由国家财政提供支持,一般不与市场发生关系,但由于国家财政支持不到位,我国的公立医院需要从市场获取经费支持,但公立医院进入市场必然突破不营利的界限;当公立医院财政支持基本到位,公立医院可否适当应用市场机制? 这些都是当前不以营利为目的的中国公立医院面临的现实问题。

● 非营利性医院国家财政补偿如何到位。非营利性医院不以营利为目的,是以国家提供的财政支持为条件的。加大国家对公立医院的投入,或者将部分公立医院转变为有国家入股的民营医院,以减轻国家财政负担,这是解决公立医院财政支持如何到位亟须探讨的问题。

● 国家对营利性医院的政策和管理不到位。营利性医院在发展空间、融资渠道、公平待遇、政策支持等方面,面临诸多困难,它的发展和作用发挥受到了约束。

● 一些国家的经验表明,民营医院亦有营利性和非营利性的区别。鼓励社会团体和慈善组织等兴办非营利性的民营医院,也不失为发展我国医疗卫生事业的一种选择。

● 加强对营利性医院的管控。作为营利性医院的民营医院,存在弄虚作假、医疗质量没有保障、社会诚信度不足等问题亟待解决。

在中国,如何理顺非营利性医院与营利性医院的关系,让两类医院回归本位,还有很长的路要走。

6. 以制度管控和道德约束规范资本在医学中的合理应用

2022 年 4 月 29 日,习近平总书记在中共中央政治局集体学习时强调,要依法规范和引导我国资本健康发展。他指出,资本具有逐利性,如果不加以规范和约束,就会给经济社会发展带来不可估量的危害。这一指示对于当前我国医疗卫生事业尤其重要。

将医院区分为非营利性和营利性医院,以维护医学的宗旨,同时为发挥资本的积极效应,还需要超越资本逻辑,给资本以制度管控和道德约束,控制资本逻辑的作用范围,削弱其消极影响,避免资本背离医学和保健服务的价值准则,引导资本朝着科学、理性的方向发展。

要知道,市场经济不能自发地产生人文精神。认为随着市场经济的完善,人文道德精神可以自然而然地得到弘扬,这只是一些人的愿望,或者是有意编造出来的神话①。应当指出,当今道德沦丧的种种现象,并不是贫穷的产物。回想 20 世纪五六十年代,尽管国家和个人都穷,但遵守道德仍是蔚然成风。一些人将当今医疗领域中发生的一些非道德行为,完全归罪于国家医疗投入不够,这种分析有失公允,这是有意为自身的非道德行为辩护。

资本营运医院相互矛盾的双重效应也是不能通过其自身的发展能解决的。有人认为,发展是天然合理的,发展可以自然而然地化解医疗资本的负面影响,这也是不切实际的幻想。发展是天然合理的观念来源于达尔文的进化论。达尔文的进化论取代了循环论和机械论,因而发展被视为天然合理的。发展天然合理论的生存基础是在近代文明的早期阶段,同时也与近代理性主义哲学相关。但是,在社会获得如此高速发展的今天,当科学技术看来无所不能的时候,发展天然合理论的缺点就日益暴露无遗了。发展天然合理论的最大缺陷,是排除了对发展本身进行价值评判的可能性与必要性。发展天然合理论忽略了"发展为了什么"和"什么才是最好的发展"这个目的论和价值论的问题②。正如美国学者威利斯·哈曼(Willis Harman)博士所说:我们唯一最严重的危机主要是工业社会意义上的危机。我们在解决"如何一类问题是相当成功的","但在解决为什么这种具有价值含义的问题越来越糊涂。在这种情况下,我们发展越快,就越严重威胁着人类这个物种的可能持续的生存"③。医学是当前发展最快的学科之一,但并非所有的发展都是合理的,发展中出现的伦理社会问题更不是能通过发展自然而然地得到解决。"科学需要控制和引导"④,控制和引导科学所以必要,就是应对来自资本的威胁。医学伦理学、生命伦理学应当借助发展伦理学的理论,研究当代生物技术发展的种种伦理问题,推进医学伦理学的深入发展,从而促进医学的科学发展。

----

① 葛剑雄.市场经济不会自发产生人文精神[N].报刊文摘,2007-10-22(2).
② 孙莉颖.发展伦理学的哲学基础[J].自然辩证法研究,2005(3):6-8.
③ 孙莉颖.发展伦理学的哲学基础[J].自然辩证法研究,2005(3):6-8.
④ 路甬祥.科学需要控制和引导[J].自然辩证法研究,2006,6(22):103.

在这个市场经济席卷一切的时代,以医学伦理学审视医学,不仅要重视个体本位,也要重视人类群体的本位;不仅要重视生存,同时也要重视生存质量;不仅要重视现实,也要预见未来,实现从现实主义到未来主义的调整。患者利益第一、公正、不伤害、自主、有利,这些当然是医学伦理学的信条和不可逾越的边界,但这还不够。在这个资本主导医学的时代,医学伦理学、生命伦理学应当研究资本的逻辑,探寻超越的资本办法。为此,医学伦理学、生命伦理学要在以下三个方面实现新的超越:一是要研究利益伦理,利益的欲望是无穷的,但利益是有限度的,要确定利益限度与利益的边界,研究医学和保健服务各方关系的利益边界和利益限度;二是要研究生态伦理,研究生态的伦理环境,研究人体生态环境及其伦理;三是要引进发展伦理,研究医学发展的伦理问题,把握现代医学发展中的种种时代特征和伦理特性。

为此,在区分非营利性医院与营利性医院过程中,必须同时加强对资本进行管制,不能让资本成为医疗卫生服务的追逐目标,肆意泛滥。其中甚为重要的有如下一些工作:

● 依法认真履行国家关于医疗卫生事业性质公益性的规定。《中华人民共和国基本医疗卫生与健康促进法》第三条规定,医疗卫生与健康事业应当坚持以人民为中心,为人民健康服务;医疗卫生事业应当坚持公益性原则。第三十九条规定,国家卫生服务体系坚持以非营利性医疗机构为主体、营利性医疗机构为补充;政府举办非营利性医疗机构,在医疗卫生事业中发挥主导作用,保障基本医疗卫生服务公平可及。第四十条规定,政府举办的医疗机构应当坚持公益性质,所有收支纳入预算管理,按照医疗卫生体系规划合理设置并控制规模。第五十五条规定,国家建立、健全符合医疗卫生行业特点的薪酬、奖励制度,体现医疗卫生人员职业特点和技术劳动价值。对照目前我国公立医院,特别是某些三级医院的情况,实际上是奉行以追求利润为中心,与上述的国家相关规定背道而驰。建议全国的医疗卫生系统,在国家相关权威部门的统一部署下,对照国家相关法规,进行一次全面的检查和清理,纠正种种违法行为,对一些公然违背国家法律规定且屡教不改者给予认真追究,实行严惩;在当前党中央反复强调依法治国的形势下,纠正一些医院的违法行为,这也是医疗反腐的需要。

● 加大国家财政对国有公立医院的支持,保障国有公立医院的用房、主要设备和员工工资的供给,为公立医院履行公益性营运的职责免除后顾之忧。鉴于现有公立医院体量巨大,国家难以全部负担,可考虑将部分公立医院转制为国家控股的营利性医院。

● 组织相关专家,就国有公立医院如何坚持公益性质、衡量公益性的标准、公益性的管理制度,以及公益性、非营利性医院与营利性医院的区别进行研究,划清两者的界限,为国有公立医院的经营管理正本清源。

● 建议国家医药卫生管理部门,参考国外的可行经验,结合我国具体情况,就资本进入医疗卫生保健领域的范围、条件、允许度,以及在公共卫生、基本医疗、初级保健、预防和重危患者急救等方面,如何杜绝资本运作进行研究,提出具体的、可操作的办法,在适当的时机,提交全国人大立法,或由其他权威部门颁布相应的行政规章、制度;同时严禁医药企业以各种形式干预医药科研数据、治疗指南、成果发布的资本运作,从根本上改革医药代表制度,杜绝一切可能腐蚀医疗卫生队伍的行为,强化医药企业的社会责任意识。

● 规范医院、医生、医学研究机构与医药企业合作和接受资助的条件,实行资助金额公开制度,禁止医生、医院参与医药企业的股份与分红,制定医生和医药科技人员参与研究开发应得的合理劳务报酬制度。

● 管住医疗费用无序上涨和天价医疗,改革现有的医药器械招标、采购及医疗价格制度,制止暗箱操作和种种舞弊行为,对种种变相涨价的行为实行严厉打击,理性地控制医疗费用的无序上涨,保障医疗保险实实在在地惠及民生。

● 建立和坚持三甲医院年度审计制度,就医院的收费标准、资金流动、利润使用、医院扩张、员工分配等实行审计。同时为医院的营业额设置封顶线,超越封顶线以上的收入要上交国库或课以重税。

● 实行工作量、医疗质量、社会责任(医疗干预的长远后果)综合计分评奖的办法,改进医院依据开单多少、手术多少等绩效工资的分配制度,完善激励机制,废除现行科室核算、经济指标落实到人的经济营运制度。要把多劳多得、少劳少得的分配原则与医务劳动的特点相结合。医务人员长年累月付出了辛勤劳动,承担着守卫生命和健康的崇高职责,理应享有合理的报酬。

● 在满足基本医疗需求的前提下做好特殊人群的特需服务,在两者之间保持合理的平衡。医疗服务的主体应当是广大平民,医院的特需服务必须控制在一定的范围内,高端人才、高端设备要考虑广大患者的需求。富有阶层人群医疗服务的需求主要应由营利性的医院满足。

● 控制过度医疗与炫耀性医疗消费,对待某些特需人群的高端需求和炫耀性医疗要保持理性,不能一味地迎合和支持,避免给社会带来不良影响;打击欺骗性医疗,一旦发现,立即吊销行医资格与执照;动员医学家、伦理学家和经济学家研究过度医疗、无效医疗和非疾病性医疗等课题,剖析过度医疗、无效医疗和将正常生理现象作为疾病对待的危害与长远后果,守住医学的伦理道德疆界,逐步减少和杜绝过度医疗和无效医疗。过度医疗是当今医疗资本积累的主要途径,必须将它曝光于光天化日之下。它不仅浪费资金,助力资本的横行和资本暴发,更重要的是还伤害健康、伤害生命①。

● 切实加强医生、医院的道德和医师专业精神建设,弘扬尽心尽力为患者着想的医生的楷模言行,对那些打击、讽刺、嘲弄医师美德的言行必须给予批评、教育。医院领导要在这方面做出表率;建议卫生部门领导机关,组织相应的专家,在调查研究的基础上,制定医院的伦理道德规范,改变医院行业经营方针背离医师专业精神的状况。医师专业精神必须有医院行业的道德支撑,否则就是一句空话。应当坚信,道德良知在当前的境况只是被忽视而不是被根除,良知并未消失。尽管道德良知在权力、资本、技术面前显得有点苍白无力,但在遵守不作恶的道德命令中,它仍是可以承担其历史任务的。总之,要堵住资本与技术联盟无序进入医学的通道,严防资本挟持医生、医院而令患者和国家难堪局面的产生,在资本与患者、医生、医院的利益之间谋求合理的平衡。医生和医院坚守医疗职业操守,是保卫医学人文精神的根本坦途。清除和减轻技术和资本主体化负面效应,根本之道在于实现技术与资本的道德约束和制度管制。

医学的对象是人的生命和健康。医学应当是有节制和谨慎的医学,应当是个人和国家能够承受和可持续的医学,应当是正义和公平的医学,应当是尊重人的尊严的医学。实现医学的这一光荣目标,关键在于对医疗资本的节制,在于坚持以患者利益为前提,在医药资本、医生、医院、国家之间保持适当合理的张力,使各方的利益各得其所,引导医务人员谋求问心无愧的利益。这是医学发展的长远大计,也是维护医学人文、张扬医学人文精神的根本坦途。

二、医学技术的主体化

当代医学正处于技术主体化与资本主体化及其交互作用的进程中,在医学获得先进技术装备给人类带来希望的同时,人们恐惧医学的情绪却与日俱增。

---

① 张忠鲁,徐立新.医生与药业的关系:利益冲突重要根源[J].医学与哲学:人文社会医学版,2007,28(7):7-8.

医学的科学性与人文性日益失去平衡,医学愈来愈被淹没于资本主体化与技术主体化的状况,不能不引起人们的忧虑和思考。

1. 处于技术发展不同阶段的医学

人们习惯于将科学与技术相提并论,科学与技术也的确有许多相通之处。"科学和技术都是处理物理世界,使用相同种类的物质世界的知识,甚至借助相同的语汇,都要借助经验的方法"[1];有的学者还从建制、规范、方法和评价多方面论证了两者的相同之处[2]。但科学与技术的区别也是十分明确的。作为探求宇宙的科学是无限的,是无止境的,但作为改造客观世界手段的技术应用,则是有限或应当设限的。笔者《关于医学是什么的再思考》一文,从科学与技术的研究对象、追求目标、催生因素、关注重点、采用的方法等8个方面,论证了两者的区别[3]。作为科学的医学,关注对人体、生命、疾病的机理解释,追求的是真;而作为以科学知识和经验为基础的医学技术,则将技术视为手段,以实现某种目的和追求善为目标。医学与人文的统一,首先是医学技术与人文的统一而非科学与人文的统一,医学技术与医学的人文本质上并不是对立的。医学发展进程中出现的技术,挽救了大量生命垂危的患者,极大地增进了医学的人文性。没有医学技术,医学的人文性在相当程度上可能是一句空话。医学技术的出现虽然在一定程度上减少了医患间的直接接触,医患间的情感交流有所淡化,但总体上仍是增进了医学的人文精神。医学技术与医学人文的冲突不在于技术,而在于技术的不当应用,特别是在于医学技术的主体化。技术的主体化消解、淡化了医学人文。

从历史发展角度看,医学技术的发展,至少经历了如下几个不同阶段:

● 原始医学技术阶段。这是医学技术萌芽和起始阶段,其特点是治疗疾病出自人的自救本能,如出血时用手指压住出血点止血,用舌舔抚伤口促进伤口的愈合,敷湿布以降温,以及利用简单的器具治疗伤疾,当然也包括用某些巫术去除疾病的努力。

● 以经验、技巧为基础构建技术的阶段。包括从远古时代开始出现的石制的外科器械,以及用来固定骨折的夹板和许多药物。这是以原始社会、游牧和农耕文明为背景的技术,其特点是简单、外在、有形、层次浅,效用直接。

---

① CALDIN E F. The power and limit of science[M]. London:Chapma-Hall LTD, 1949.
② 李醒民.科学和技术异同论[J].自然辩证法通讯,2007(1):1-9.
③ 杜治政.关于医学是什么的再思考[J].自然辩证法研究,2008,26(6):18-20.

● 以人工设计为特点的工业制造技术阶段。由于一系列自然科学技术,特别是一系列医学科学成果的出现,人们对人体有了科学的认识,医生和科学家们根据人体生命运动的特点,按照医疗实际需要和主观设想,设计了许多医学器具和器械。如听诊器、血压计、体温计、X光机等,这些都是近代工业文明的产物。

● 以电子、原子、分子和信息科学为基础的现代医学技术阶段,其中具有代表性意义的是CT、磁共振、彩超、内窥镜、基因检测等新技术,其特点是能够从更深层次反映人体生命内在的变化,具有自动分析的性能。

● 当前正在兴起的人工智能医疗,如手术机器人、医疗服务人工智能、远程医疗等。

但是无论是古代或近现代的技术,都是作为医学客体为医学主体的人服务的,本质上都体现了医学对善的追求,技术是作为医学的工具和作为实现善的手段出现在医学舞台的。

2. 医学技术主体化的出现及其表征

在医学技术发展到现在的全程中,医学始终是作为手段服务于人类健康这一根本目的的。德国著名哲学家海德格尔认为,技术是合目的的工具。医学技术是实现医学目的的工具。医学技术是医学的最初始点,也是迄今为止医学存在的主要形式,但技术不是医学的全部,心理、社会、制度、组织与管理乃至关爱等,都是医学的构成要素,但在这些众多的构成要素中,技术无疑是医学存在的主体。尽管医学技术对于医学来说是十分重要的,但它的工具性特质没有也不能改变,医学的目的性和技术的手段性的位置不能互换和颠倒。但是,近半个世纪以来,医学技术发展进程中出现了一种医学技术主体化的现象,即技术成为目的而医学转变为手段的现象。众所周知,古代、近代、现代的医学技术,是为了治疗疾病这一根本目的而存在的,是作为实现医学目的的手段出现的,各种技术都是遵循这一目标而诞生的。技术处于可控范围,要寻找什么技术,技术采用与否,严格受制于医学目的的需要,以对治疗疾病是否有利取舍技术。古代、近代技术对人体生命的干预比较小,一般以恢复、维护和促进人体自然力为目标,少有致力于改造、取代、再生人体自然力的技术行为。古代、近代技术大多是针对当时人体患病的具体情况而发的,不涉及或很少涉及伤害人类生命的神圣与尊严。而当代技术常常面向未来,诸如克隆技术、胚胎早期干预、人兽混合胚胎技术、生命合成技术等,具有很大的不确定性,且常涉及人类生命的神圣与尊严。古代、近代技术常是依靠医疗实践中积累的经验而产生的,而现代技术主要依靠技术自身的潜能,一项技术常为另一技术的形成提供了可能。"古代技术和近代技术都有一个共同之处:那就是为达到人类某种目的去寻找手段,其动力是主体的欲望,技术始终处于人类的可控范围之内,现代技术则完全背叛了这个逻辑,它不再是单纯地被动地依赖新的发现,它更主要的依赖技术自身提供潜在的可能。换句话说,现代技术是为已有的工具寻找目的。"[1]

这就是说,当代医学技术在医学中的地位和古代、近代医学相比发生了变化,当代医学中许多技术在相当范围已经转化为主体地位,从手段转化为目的。当今技术主体化的主要表现如下:

● 技术已导致医学全面技术化,技术已经渗透医学的一切方面,技术就是医学,技术的发展一般被等同于医学的发展。医学被等同于技术,医学的其他方面,如医学的社会、心理、环境、人文因素均被排除于医学之外。

● 医学技术已成为一种独立的力量,具有独立于医学宗旨的自身逻辑的发展目标,它不再单纯是人类借以达到控制疾病、增进健康的工具。如同我们看到的制造、合成生命的技术,并非人类无法自然延续生命而需要探求合成生命的技术。这就是说,当代医学的技术,不是依从医学目的的自身需要,而是依从于技术自身想要做什么和能够做到什么,依从技术自身潜能能够实现的目标;技术因其发展而发展,技术进步的方式具有因果性而不是目标取向性。"由于社会中的人没有道德等参照点来判断和批判技术,于是一切都没有了本质的意义,只有技术应用才能为它赋予意义,于是,技术成了它们自己的合法性。"[2]

● 技术主宰医学,医院和其他许多医学建制视技术需要而设立,技术决定着它的规模、等级和走向;医学和医院的水平被简单地等同于技术装备的水平,医师们的个人经验也变得不那么具有举足轻重的意义了。

● 医学理性完全受制于技术,医学追逐的目标,医学对未来的期求,医院的管理与运转,医师们的专业理想与职责义务,完全受制于技术。医学的理想与情操,人类对健康的期求,都悄悄地被技术主体化消融和化解了。

● 技术逐渐演变为一种权力。现代医学技术通过其带来的种种物质利益,影响、控制医学的意识形态,控制、左右社会某些方面的发展和走向,成为一种政治权力,并发挥着巨大的政治效应。因而对技术的追求在一定意义上演变为对

---

[1] 曲用心,高剑平.现代技术的伦理困境与重建[J].自然辩证法研究,2010,26(8):25-29.
[2] 盛国荣.技术的道德化:现代技术问题的后现代解决之道[J].自然辩证法研究,2009,25(11):56-62.

权力与权威的追求,医学在追逐技术权力中迷失了自我,忘却了自我。

医学技术主体化在当前一些医院已经有充分的表现。如 2006 年发生上海某医院安置人工心脏事件,将技术主体化展示得淋漓尽致。这个医院的负责人为了展示本人和该院的技术先进,将未经国家药监局注册的由德国两个公司生产的 Berlin Heart 人工心脏辅助机和 Berlin Heart 人工心脏泵引入该院,先后为多名不具备心脏移植适应证的患者做人工心脏置换术。他们竭尽全力,其中包括为患者提供住房两间、承诺全家三个孩子从小学到大学的全部费用、每月补助全家 2 000 元的生活费,以这些条件的兑现要求他们配合好心肺联合移植手术后存活良好的宣传。尽管患者的生活能力大不如手术前,但在庆贺该项手术成功一周年新闻发布会上,有记者问该患者身体如何时,患者刚说出“生不如死”的感觉,医院护士就直接将患者带离会场。尽管该院在当时已做过此种手术的 9 个患者中有 7 人死于脑部并发症,其存活时间均在 1 周至 15 个月之间;在存活的 2 人中,一人呈植物人状态,但关于心肺联合移植术的论文照样发表,该院的宣传资料仍然称移植的 9 例患者获得成功,并获市级的医学科技进步二等奖,称该院正在向三级甲等医院进军。前几年医院出现的 SCI 热,也是手段与目的倒置的一种表现。所谓 SCI 热,是指一些大医院和教学院校,将本单位的医生、教师发表 SCI 论文多少作为评价其医疗水平和教学水平的主要标志,这就实际上将衡量医生和教师的业绩从为患者提供最好的治疗、为学生提供最好的教学转变为发表多少 SCI 论文。SCI 论文成为主体,成为医生和教师追逐的主要目标,而医治好患者和教好学生反而降为其次,降而为 SCI 服务。由此在医院和医学院校出现了一股医生、教师忙于搞项目、发论文的热潮,出现了轻医疗、轻教学的倾向,催生了一批不会看病的医生和不会教学的教师,严重干扰了医疗和教学工作。武汉某医院曾经有一位医生将未经过科学严格检验的以本人姓氏命名的肖氏弧,在没有经过临床试验的情况下,急忙申报科研成果,急忙推广应用,其“醉翁之意”不是患者的健康而是个人的功名。在这位医生的眼里,肖氏弧命名是主体、是目的,患者的治疗只不过是一种手段。类似这些事件的发生,表明技术主体化的确已经成为当代医学技术发展进程中不可忽视的逆流,它是比唯技术论更加危害患者利益的一种不良倾向,值得引起重视。

3. 技术主体化的成因

医学技术的主体化,是技术自身发展内部因素和外部因素两方面促成的,是现代技术内部与外部多种因素相互结合和彼此作用的结果。就技术发展内部因素而言,技术自主性催生并强化了技术的主体化,技术发展的自主性为技术主体化提供了条件。关于技术发展的自主性,本章的下一节有较为详细的讨论。

医学技术主体化形成的外部因素,首先是资本渗入医学及其与医学的结盟。现代医学在整个医学技术迅猛发展情势的推动下,不断吸收物理学、化学、工程学、材料学、生物学以及电子计算机技术、智能技术等各方面的成果,日益发展成为一门高度精密化和自动化的庞大技术系统,这个包括药物、医疗器械在内的研制、开发、生产,以及使用各种先进技术的医疗技术中心(医院)建造等,需要巨额资本的投入,而这些投入由于它的丰厚回报又受到资本的青睐,这样就形成了资本与医学的结合,而医学技术与资本的结合一旦形成,就势如破竹地推动医学逐渐转变为获取资本的工具,资本也就因此而成为医学追逐的目标,技术在资本的吸引下逐渐离开了以治病救人为本的这个初始的目标,并在资本的拥扶下主体化了。资本对技术主体化生成与扩展的作用,在当今我国医疗实践中显得十分耀眼。一些大型医院,每年为多少亿的收入而奔忙,然后再继续增加床位和扩大门诊量,而不断增加的收入又为下一轮扩展准备了条件。在这种一轮又一轮的扩展中,虽然客观上使更多的患者得到诊治,其中包括过度诊治,但其主观动机和首要的期待仍是技术与资本这个主体目标。没有这个主体目标的满足,他们不会竭尽所能地扩大医院的规模的。

技术发展成为一种独立自主的运动,也和权力有关。古典的权力理论把权力理解为由国家政府、政治党派和团体教会拥有和操纵,因而权力常发生在社会运动的选举、法庭斗争、制定和加强法规这类的政治活动中。但是,自现代技术获得了长足进步以来,技术与权力也挂上了钩。首先阐明这一问题的是马克思。马克思敏锐地发现,技术的使用使资本家的权力得到了加强,工人在工业资本主义的工厂中丧失了自由和平等,成为机器技术的奴隶,从而也成为资本的奴隶。当代一些人文学者也将权力范围扩展到技术领域,他们认为:"技术作为一种社会力量,不为某个资本家或某个特定的阶级所拥有,而是一种对社会发展起着重要作用的进步的或异己的力量。""技术的权力作用对象不仅仅是机械大工厂这一微型世界,而且涉及整个社会、社会的发展和社会制度的交替,从而形成一种技术权力世界。"[1]技术作为权力,在当今的医疗中也表现得十分清楚。在医院或其他医疗部门,我们可以看到,谁拥有最高的技术,谁就拥有最大的发言权,就具有无上的权威性;医生们的权威或权力,无不是从现代技术中获取的。一个医

---

① 刘郦.技术与权力:对马克思技术观的两种解读[J].自然辩证法研究,2008,24(2):39-44.

院,拥有最好的技术,就意味着它在社会上拥有更多的权力,在与政府谈判中,在与保险公司的讨价还价中,在与患者的关系中,它就有更多的发言权。华中地区某医院教授雇用打手伤害阻碍他实现院士梦的人,将技术权力欲表演得再清楚不过了。这也正是现代技术背离其最初宗旨走向独立的重要缘由。

当今社会,存在三个权力中心,即政治权力中心、资本权力中心和技术权力中心,三个权力中心的相互结合、相互促进,是现代社会权力结构及其运行的特点。技术权力的扩张,有利于政治权力和资本权力的扩张,并成为政治权力和资本权力的得力工具,而政治权力与资本权力无疑也推动了技术权力的扩张。现代社会权力结构的这种特点,也极大地促成了技术主体化。技术权力的扩张,极大地加重了技术对社会的影响和对人本主义的挤压。

国外学者对技术成为独立力量的解释是技术因其发展而发展,技术进步的方式具有因果性而不是目标取向。技术脱离道德判断,它只是在应用中赋予了意义,技术的应用就是它自身存在的合法性。技术的发展依靠自身的潜能而不是人类的需要,是为了已有的技术而寻找工具,为已有的工具寻找目的,而不是为了人类的某种目的寻找手段[①]。

技术主体化的实质在于使技术从工具性走向目的性,用工具至上的理性代替医学道德的理性,并造成医学价值目标的萎缩。在工具理性的支配下,医学脱离人文品格,工具理性与价值理性断裂,导致技术给人类生命、健康带来福祉的同时,也带来灾难和危机。医学技术主体化的实质是技术的资本主义应用,是对医学人性的奴役。

4. 技术主体化的负面后果

医学技术主体化虽然带来技术的迅猛发展,带来了医学教育、医学科研的繁荣,同时使医生们的创造性得到了前所未有的发挥;但技术主体化的负面后果是严重的,并且这种后果是难以逆转的。医学技术主体化至少带来了以下 7 个方面的负面后果:

● 医患关系的全面物化。在技术主体化的情势下,医生开始离开患者的床边,其精力更多地花在与各种技术打交道上,医生与患者的关系在一定程度上被医生与技术的关系取代。临床医学逐渐变为技术医学,患者的躯体成为医生与技术交流的客体,医生看病简化了详细询问病史、切实的床边检查、体验患者的

---

① 盛国荣. 技术的道德化:现代技术问题的后现代解决之道:齐格蒙特·鲍曼技术哲学思想研究[J]. 自然辩证法研究,2009,25(11):56-62.

情感和要求。患者看医生变成了单纯地接受各种物理的、化学的、生物学的检查及根据检查结果取药、行手术或接受其他各种治疗。技术成为主体,医生与患者的关系变成了医生与技术的关系,医患关系被异化了。

● 医方责任的模糊化。技术主体化使得医院成为由各种技术组合而成的一架庞大机器或技术共同体,所有医生只不过是这些机器(或共同体)上的一颗螺丝钉,医生对患者承担的个人责任逐渐由这架庞大的机器取代,医生对患者的责任模糊化和间接化了。"现代高科技的大规模的建制活动中,单个的个体行为所起的作用又是非常渺小的,即便有作用,也微不足道。因此,现代技术所引起的可怕后果的因果责任关系变得模糊起来,这就是现代技术活动中技术主体的困境。"①

● 医学目的与手段相互转换。越来越精密高效的技术给医生带来的巨大声誉与权威,不仅提高了社会对医生的敬畏,同时也引发了医生对技术的无限追求,医生的兴奋点由患者转向各种高精尖先进技术的探索,转向自然科学基金、各种奖励与荣誉。患者生命安危的理念在他们心中悄悄地淡漠了。正如医史家罗伊·波特(Roy Porter)所说:"医学有时似乎是由主要对发展它的技术能力感兴趣的精英领导,而很少考虑它的目的和价值,甚至个体的痛苦。患者被看作为'问题',导致活体检查和实验室化。"②一般来说,手段与目的尽管相互关联,但仍有着根本的不同。医学为解除患者痛苦寻求技术,技术是作为手段而服务于治病救人这一根本目的,这与为技术而技术是根本不同的。这一变化导致了手段与目的的换位,手段成为目的正是现代医学人性逐渐消失的重要根源。

● 由于对技术的崇拜进而无限制地对人体进行技术干预,医学处于人体生命的有限性与技术的无限性的矛盾中,人体生态环境遭遇严重破坏,人兽混合胚胎、克隆自我、工具胚胎、人造生命等医学新成果的出现,导致恐惧甚于希望的心情笼罩于当今人们的心目中,将人作为工具的医学使医学在某些领域一时善恶难分,并在无意识地将医学推向由善而恶的边缘,技术主体化使医学处于异化自身的进程中。

● 人体与生命的碎片化。技术万能论者相信技术带来的问题,一定能够通过新技术得到克服,但技术产生的问题越多,需要的新技术越多,而更新的技术

---

① 曲用心,高剑平.现代技术的伦理困境与重建[J].自然辩证法研究,2010,26(8):25-29.

② 波特.剑桥医学史[M].张大庆,译.长春:吉林人民出版社,2000:11-12.

又引起更多的问题,作为医学对象的人在此种情境下越来越碎片化,离整体的人越来越远,医学家们将这种越来越深化的研究亦即人的碎片化,视为自己最大的成就,而这种成就后面往往是医学人性的消失。"现代科学进步本想解放自身,结果却危险地失去了它的地球之根,人类社区之根,以及它的传统之根,并且,更重要的是,失去了它的宗教与神秘之根,它的能量从创造转向了破坏。"①

● 技术主体化将生物医学引向极端,愈来愈重视生物因素而对心理、社会等因素更加不屑一顾,使医学成为一种愈来愈畸形的、片面的医学。

● 技术主体化必然导致医学沿着愈来愈昂贵的方向发展,它无止境地处于以某种新技术克服已有技术缺点的不断循环中,而每一次技术循环都需要更大的投入,其产生的新技术成果总是比先前的更昂贵,这必然带动医疗费用飞速上涨,使得医疗费用在新技术源源不断、无休止的发展面前不断加码,从而给医学的公平与可持续带来更大的困难。

由上可以看出,医学技术主体化将医学原先的主体(人的生命与健康)变为客体,变为实现某种技术目标的手段,而原先的客体(技术)成为主体,这就必然造成对医学宗旨的异化,造成对整个医学的异化。在医学主体化的情势下,技术与道德发生了断裂,技术的应用失去了道德的指南,因而必然造成技术对医学人性的奴役。医学技术主体化的实质,在于使技术从工具性走向目的性,用工具至上的理性代替医学道德的理性,并造成医学价值目标的枯萎。在工具理性的绑架下,医学脱离人文品格,工具理性与价值理性发生断裂,导致技术给人类生命、健康带来福祉的同时,也带来灾难和危机。

5. 出路在于技术的道德化

医学不能没有技术,人类生命与健康的许多问题的解决,仍有待技术的进步,我们不应阻止也无法阻止技术的发展。面对技术越来越主宰人类社会的情况,正如齐格蒙特·鲍曼(Zygmunt Bauman)所指出的那样,我们只能寄希望于技术的道德化。在鲍曼看来,道德良知在当前的境遇只是被麻醉而不是被切除,良知并未被完全抛弃。我们没有别的选择,只能把赌注下在道德良知上。不管道德良知在政治权力、资本权力和技术权力面前是多么苍白无力,但在遵守不去作恶的道德命令中,它也可以单独承担起灌输道德责任的任务②,道德仍是可以

---

① 盛国荣.技术的道德化:现代技术问题的后现代解决之道:齐格蒙特·鲍曼技术哲学思想研究[J].自然辩证法研究,2009,25(11):56-62.

② 盛国荣.技术的道德化:现代技术问题的后现代解决之道:齐格蒙特·鲍曼技术哲学思想研究[J].自然辩证法研究,2009,25(11):56-62.

阻止恶的发生的重要力量。我们应当看到,现代性不仅是技术的时代、信息的时代,同时也不能不是伦理的时代。人们,包括许多医学科学家,终究会意识到,在物欲横飞、拜金主义泛滥的今天,人们更需要道德。尽管有些人可能是不自愿地、勉强地接受这种认知,但他们大多数仍是可以遵守道德的最低底线的。

当然,减少或者清除医学技术主体化带来的种种弊端,不仅需要道德舆论的化解,而且也需要道德规程与制度的约束。比如,前些年卫生行政部门出台的新技术进入临床的许可制,就是一种很好的制度约束;近几十年兴起和不断完善的伦理委员会,特别是临床研究伦理委员会,对一切应用于临床的生物医学研究,都进行严格的伦理审查。近两年,国家密集出台有关科技伦理治理的文件,如2022年中共中央办公厅国务院办公厅印发《关于加强科技伦理治理的意见》,2023年国家卫生健康委等4部委发布的《涉及人的生命科学和医学研究伦理审查办法》,2023科技部等10部门联合印发《科技伦理审查办法(试行)》,等等,都表明这一问题已经引起国家的重视。随着技术进步及技术主体化带来的种种问题,人们将可能寻求更多的防范办法,以应对医学技术主体化带来的种种风险。

当代医学的许多技术是针对未来的,是以未来作假设的,而未来必然带有不确定性——或者说带有不可预测性,现代技术的风险就根植于这种不确定性,"因现代技术压根就没有考虑到遥远的人类的整体的生存",因为现代技术的很多后果处于不确定的状态中。这就给传统伦理学带来困难。因此,鲍曼提出要建立一种新的伦理。"这种新伦理首要责任就是使科技事业的远期效果形象化。这种伦理必须受'关于恐惧的启发式论据'和'关于不确定性的原理'的指导,即悲观主义者和乐观主义者的观点恰好平衡,关于厄运的预言比关于幸福的预言更应受到注意。"①也就是说,鲍曼的所谓新伦理,就是要以那些针对未来的技术的远期可能出现的问题为伦理评价的根据。

构建工具理性与价值理性之间的平衡,坚持工具理性服从价值理性,并在两者间保持适当的张力,是扼制医学技术主体化负面后果的可选途径。从价值理性的角度看,一方面,不能墨守成规,要具有开放性,及时观察、分析、吸取技术前进中各种有益成果,探索各种新技术应用的道德边界,丰富道德内容,使道德具备不断进步的品质;从工具理性角度看,要坚持医学技术创新的从善目标,坚持技术创新可控性与可持续性的要求,坚持对人体生命的敬畏与崇敬,尊重人体的

---

① 盛国荣.技术的道德化:现代技术问题的后现代解决之道:齐格蒙特·鲍曼技术哲学思想研究[J].自然辩证法研究,2009,25(11):56-62.

生命自然法则,将技术创新控制在一定范围;同时在技术创新中尽可能地融入人性的关爱与呵护,尊重人的价值与尊严,始终记住医学技术是为人的生命与健康服务的这一根本准则。

三、医学技术发展的自主性与当代医学伦理学的困境

20世纪后半个世纪以来,医学与生命科学中出现了诸多如克隆羊、克隆人、合成生命、人畜混合胚胎、定制婴儿、三亲婴儿等一批新技术,并引起人类的忧虑与疑惑。这些技术是适应人类需要出现的吗? 是科学家们的随心所欲吗? 人们应该支持或阻止这些技术的发展吗? 20世纪中叶以来技术哲学界提出的技术自主论,也许能帮助我们解答这一问题。

1. 一个重要的技术哲学思想

技术是当代社会最重要的社会现象,影响和决定着社会、国家、个人的方方面面,当然也影响和决定着医学发展。如何解释当代技术的发展? 技术的发展动因是什么? 何处是它的归宿? 技术自主论是后现代哲学家对这些问题的回答,是后现代哲学关于技术哲学的重要思想,它不仅是哲学家,同时也是包括科学家和所有人文学者思考的课题。

技术自主论是指技术通过内部的固有的力量而增长,亦即技术的自我增长[1]。学者们揭示的技术发展的这种自主性,并不是说技术的发展脱离人,而是指技术发展的选择是由先前的技术所引导,为先前技术理性所规定。先前已经存在的技术目标、困难、问题、障碍,都会引发新的研究,技术增长的路线是技术系统的自身结构所决定的,这种发展没有选择的余地。"技术自主论"的主张首先是由法国学者雅克·埃吕尔(Jacques Ellul)提出的,他倾向于将技术视为自我封闭、自我决定的自主力量[2];他在《技术系统》《现在与未来》等著作中就此作了专门论述。他认为:"技术最终依赖于自己,它制定自己的路径,它是第一位的而不第二位的因素。""技术作为一个系统,遵循自身的法则,遵循自己的逻辑。"在埃吕尔看来,现代技术的这种自主性就表现为技术系统的自增性、技术前进的自动性和技术发展的无目标性[3]。法国学者让-弗朗索瓦·利奥塔(Jean-Francois Lyotard)把技术、科学与资本主义经济在近现代的互动作用视为技术自主的根

---

[1]　梅其君. 技术自主论的三个层次[J]. 自然辩证法研究,2008,24(9): 32-37.

[2]　吴致远. 技术的后现代诠释[D]. 沈阳: 东北大学,2005.

[3]　黄欣荣,王英. 埃吕尔的自主技术论[J]. 自然辩证法研究,1993(4): 41-47.

本机制,从而比较全面客观地反映了现代技术发展的真实情况;利奥塔在《非人——漫谈时间》一书中,对现代技术的这种自主性做了充分的论述。他认为:现代技术表现为一种不可抑制的、独立于其他社会因素的自足的力量,这种力量自我产生、自我决定,以一种独立于人类之外的自主运动性前进。"对于来自人类的需要的要求,它并不做出回应。"在利奥塔看来,"技术科学产生的自主运动性是在自身复杂的欲望支配下发生的,这种自主运动并不导向其他目的,复杂化的欲望本身就是其目的"①。马丁·海德格尔(Martin Heidegger)关于"座驾"的技术理论也是说明技术自主性的特点。"座驾的作用在于:人被坐落在此,被一股力量安排着、要求着,这股力量是在技术的本质中显现出来的,而又是人不能控制的力量(命运)。"②现代技术寻求自己的运用,假托某一问题需要解决。以前的"需要是发明之母"演变为现在的"发明已成为需要之母";技术在解决某一问题时实现了自己确定的目标,但同时引发了更多的问题,因而也就造就了需要更多的技术需求。正如在基因技术问世以来所看到的那样,基因的发现带动了人类基因组计划的庞大工程,而基因组计划的实现同时启动了大批基因的研究,如个人的基因测定、基因修饰、基因增强、基因诊断、基因治疗、基因早期干预等等,而这些技术后面又将是一大串新问题,这又必将引发一系列的技术需求。这样,"人们在这一不确定目标的追求过程中,往往会陷入一种永无止境的心理状态,对这种感觉的追求,处于一种永恒的自我监督、自我谴责和自我否定的状态,因而也是处于一种持续的焦虑和渴望的状态中"③。美国技术哲学家兰登·温纳(Langdon Winner)发表的《自主的技术》指出,技术主体化的形成,首先是技术自身发展逻辑必然所决定的④。20世纪中叶以来,面对现代技术毫无节制的发展及其对人类生活的"殖民"统治,西方人文学者越来越关注技术,不断地对其进行哲学和社会的反思。

可以将学术界对技术自主论的主要观点概括为以下六点:

● 现代技术是一种不可抑制的、独立于其他社会因素的自足力量,这种力量自我产生、自我决定,以一种独立人类自主运动性前进,对于来自人类的需要,它并不直接回应;

① 利奥塔.非人:漫谈时间[M].夏小燕,译.重庆:西南师范大学出版社,2019:i.
② 海德格尔.海德格尔选集[M].孙周兴,选编.上海:三联书店,1996:1307.
③ 盛国荣.技术的道德化:现代技术问题的后现代解决之道:齐格蒙特·鲍曼技术哲学思想研究[J].自然辩证法研究,2009,25(11):56-62.
④ 温纳.自主性技术:作为政治思想主题的失控技术[M].杨海燕,译.北京:北京大学出版社,2014.

● 技术发展的自主运动性是在自身复杂化欲望支配下发生的,这种自主运动并不导向其他目的,复杂化本身就是它的目的;

● 技术发展有其内在逻辑和规律,技术自主仅是它的第一层次,技术自主论的第二、三层次分别是社会的技术化和人的技术化生存;

● 技术自主论的核心观念是技术系统的自增性、技术前进的自动性和技术发展的无目标性;

● 技术自主源于三个条件:一是人们寻找技术发明的愿望,二是所有技术领域有组织的社会系统,三是经过改进的新的以之为基础的技术存在;

● 技术自主发展永无止境的复杂化使人们经受越来越大的压力、紧张与不安,现代人想通过不断发展技术恢复社会安宁是必然落空的①。

技术自主论的自主是相对的,它并不排除社会各种因素对技术的影响。在埃吕尔看来,技术发展乃是先前技术要素的组合,它本质上是先前技术内在逻辑的产物。只要具备同样的条件,发明可以在不同的地方同时产生;发明具有客观必然性和非人格性的特点。技术自主是就技术发展内在逻辑和规律而言的。一项技术先在某地出现,随后必然迟早会在其他地方出现,企图长期垄断和独霸某种新技术是不可能的。

埃吕尔、利奥塔和温纳的技术自主论为我们诠释当代医学与生命科学中出现的克隆技术、合成生命等新技术提供了启示,所有这些新技术是当代生物技术发展的必然,是其内在规律合乎逻辑的必然结果,也是当代医学与生命科学技术的自增性、自动性与无目标性反映,当然也是任何力量无法禁止和阻截的。基因技术为技术自主论提供了一个鲜明的案例:自提出人类基因组计划后,基因技术首先是为完成此计划而起始于遗传图、物理图、序列图、基因图,继而开展个体基因组学阶段,紧跟其后的是疾病基因组学,随后就是治疗基因组学的研究,包括基因修复、基因靶向技术、基因关闭、基因编辑等技术一一问世。基因研究的三次浪潮表明,基因技术的一次次进展,都是基因技术自主发展的结果,是基因技术自身发展的逻辑必然。

2. 技术发展自主论的三个层次

要全面理解后现代学者们关于技术自主论的主张,必须理解技术自主论的三个相互关联但又有区别的三个层次,即技术发展的内在逻辑与规则、社会的技术化、人的技术化生存②。

---

① 吴致远.技术的后现代诠释[D].沈阳:东北大学,2005.
② 梅其君.技术自主论的三个层次[J].自然辩证法研究,2008,24(9):32-37.

技术发展的内在逻辑与规则,是指技术系统的自增性,指技术通过内部的固有力量增长;技术前进的自动性,是技术通过自己路线选择自身,独立于人的力量和外在力量前进;技术发展的无目标性,指技术不是按照人们追求的目标而是根据自身业已存在的增长可能性发展和选择目标。

社会的技术化,是技术自主论的第二层次。社会是技术系统的环境,技术自主只有通过它与环境的关系,即通过与社会诸因素的关系才能表现出来,技术自主意味着社会诸因素以及社会作为一个整体都不能决定、支配、控制技术,而是社会诸方面为技术所控制、所影响。例如,政治越来越被技术所引导,并渗透到其一切方面,现代国家没有技术就不成为国家;科学越来越依附技术,逐渐沦为技术的工具,技术处于科学的核心;现代经济依赖于技术的发展,技术影响经济组织、规模与资本,经济的重要源泉之一来自技术;人们无法用可变的、不断定义的道德阻止技术的前进,技术不仅破坏了先前的道德,而且产生了适应其存在的新道德。

人的技术化生存是第三层次。面对整个社会的技术化,人除了适应,别无选择,任何人只能完全融入技术化的努力中;技术成为人所有愿望的满足和实现的唯一途径,它反过来调整人的愿望和需求;尽管人们能够判断、评价、选择和决定,但所有这些判断、评价都被技术系统所限制;技术不仅操纵物质世界的规律,而且操纵人类普遍的意向。技术进步的过程就是技术将异己的世界吸收、融化或毁灭的过程。

在讨论技术自主论时,有必要提及温纳的"反向适应论"。温纳的"反向适应论"是温纳根据技术实践中目的与手段的颠倒关系提出的。所谓反向适应,是指目的反过来适应手段,技术工具的引进导致的一系列变革,最终导致了目的的变化,目的被调整为迎合可用的手段。技术"反向适应论",为我们解释当前许多领域中技术背离人文主义准则提供了注释,前述上海东方医院人工心脏事件就是技术反向适应论的一个典型案例。

技术自主论并不否认外部条件对技术的影响。技术自主不是绝对的和形而上学的,技术在服从外部权力提供的条件前,是根据自身内部规律发展的。外部影响作为一种阻碍、指示或吸收,只能在内部过程中显现;技术自主论强调的是技术功能的社会定位是如此重要,以至于社会诸因素最终总会由技术左右,受技术支配。社会因素与技术的冲突最终都以技术胜利告终。

技术自主论为我们解析当代医学提供了新的视角,为认识技术与伦理的关系提供了许多启示。当代医学技术是按照其自身逻辑规律演进的,非人们的意志能够左右;当代医学及其服务已经完全被技术所浸透,从管理、组织、服务到教育,技术都是扮演最终决定者的角色;当代的医生已经是技术化的医生,患者也是技术化的患者,医患间的种种关系脱离不了技术这一中轴;某些特殊情况下医疗服务中患者只是为了适应技术的需求,正是技术反向适应论的表现。

3. 技术环境

法国学者埃吕尔提出的技术环境的观点,有助于我们进一步理解技术自主论和技术主体化的问题,也有助于观察、分析当代医学技术的种种现象。

什么是技术环境?埃吕尔所说的技术环境,不是指技术所处的具体环境,而是指一种发端于工业社会,以效率为终极目标,以现代技术为方法和物质工具,独立于人之外,全面接管现代人的生存条件和生活方式,并统摄现代人思维的社会建制。埃吕尔的技术环境是建立在一种形而上的,并定位为一种抽象的、普遍的方法,将技术作为整体的技术系统来思考。如果说技术自主论的主旨在于阐述技术脱离人的控制而自主发展,技术环境论则着眼于技术与技术之间的关系和技术与人的联系,主旨在于描绘技术自主所驰骋的疆域,而这种驰骋有利于技术自主的生成。

埃吕尔的技术环境论进一步揭示了技术自主性的内在原因。"技术环境的自主性,是指技术环境存在及其发展完全自立自理,摆脱了人类自由选择和驾驭。"[1]技术何以能自主自立?是因为技术形成了一种特殊的技术环境,这种技术环境成为技术发展的内部动力,历史上的技术就是现在和未来的技术进一步发展的基点。技术所以能够自我增长,就是因为技术环境内部各技术部门和组成要素之间的相互拉动,这种拉动表现为技术发展的自组性,技术环境这种自我促动造成了一种技术是进步的强迫。"它按自己特有的感觉来折射人类利用它的意志和人类为它计划的目标。"[2]技术环境的来临,标志着人类的生活完全陷入一个人所创造的把他自己完全包围起来的一整套环境中。对医学来说,医学技术环境的形成,意味着医学各个方面完全处于医学技术环境并受制于医学技术环境。技术环境的特征是技术环境有鲜明的人造性、强烈的自主性和自我增长性。

随着社会的发展,人类所处的环境也经历着巨大的变迁。埃吕尔据此认为

---

① 刘电光,王前.埃吕尔的技术环境观探析[J].自然辩证法研究,2009,25(9):64-68.
② 刘电光,王前.埃吕尔的技术环境观探析[J].自然辩证法研究,2009,25(9):64-68.

人类经历了如下环境的演进进程：首先是自然环境，人类社会早期，人与自然直接沟通；其次是社会环境，人类需要通过社会关系的纽带获得自身的存在；然后是技术环境，工业革命以来，人类社会的重心从社会转向技术，并造就了技术环境。在这三种环境中，技术环境成为自然与社会环境的中介，技术环境形成以后，技术环境将人与自然、社会隔离开来，人在很大程度上是通过技术了解自然、参与社会，人类生存环境演化为一种技术环境。正如埃吕尔所说：技术环境吸收着自然，就像水力电气设备吸收瀑布，使之流进管道沟渠一样。我们正在走进一个根本没有自在环境的时代[①]。同时，技术环境对社会产生重大影响，这种影响集中反映在社会意识形态领域，自然理性、社会理性的优势被技术环境大大削弱了；一切社会、政治关系被重新编排在技术环境的网络中，社会、政治关系产生、变化与衰退的周期都打上技术的烙印；技术的通用性与系统性推动经济的全球化，不是经济法则强加于技术，而是技术法则命令、定向和修正经济。

埃吕尔关于环境的理论，引发了我们对医学环境的思考。如同整个技术环境一样，医学环境也经历了从自然环境到社会环境和技术环境的演化。当代医学所处的技术环境与古代医学、近代医学所处的环境有根本的不同。当代医学已经形成了一种技术环境，医学处于技术环境的包围中；当代医学的全部过程中都打上技术的印记，技术已经成为各种医疗关系的中介；当代医学所处的技术环境，不仅统摄现代医学的一切方面，而且作为医学的技术意识形态，深入医学所有人甚至社会公众的心灵中；医学人文边缘化的重要原因来自医学技术环境，正是技术环境占用了人文的阵地。

4. 技术生态与技术的协同演化

迈克尔·哈南（Michael T. Hannan）和约翰·弗里曼（John Freeman）认为技术发展总是呈共生状态，单一的技术离不开技术生态系统[②]；国内有的学者也提出了技术生态学的课题。如吴彤提出的技术生态的概念，认为技术生态学是借助生态学的理论、方法，研究技术体系构成、技术活动内部过程及其合理关系的科学[③]。技术生态问题不仅有助于我们探索技术演进的规律，而且从另一方面揭示了技术自主性的客观必然性。

何谓技术生态？技术生态是指在一定的时空条件下，技术系统与环境之间，

---

① 刘电光，王前.埃吕尔的技术环境观探析[J].自然辩证法研究，2009，25(9)：64-68.

② HANNAN M T, FREEMAN J. The Population Ecology of Organizations[J]. AJS, 1977,82(5): 929-964.

③ 吴彤.技术生态学的若干问题[J].科学管理研究，1994，12(4)：55-59.

以及技术系统内部各种技术之间相互制约、相互依赖而形成的具有稳定结构和有机联系的统一整体①。技术生态与技术环境的区别在于技术环境是将技术作为一个整体与自然、社会环境相比较而言,技术生态是探索技术与环境、技术系统内部技术间相互关系,两者指向不同。

约翰·齐曼(John Ziman)关于技术生态的主要观点如下:技术是以"縻母"进行复制与繁殖的,由此形成一个技术生态系统,犹如生物生态系统,技术生态中不同规模、不同层次的各种技术形成的相互共生、寄生与竞争的生态关系,使得任何技术的生存和发展都不再是孤立的事件;技术生态可区分为技术内生态与技术外生态②。技术内生态是指技术系统内部各技术通过一定的方式相互匹配耦合,形成相互间的共生共荣关系;技术外生态是指技术系统与外部环境间的相互依存关系。环境是一种生境,每种技术都处于特定的生境中,任何技术不可能脱离一定的生境,技术与其生境必然构成一定的生态,即技术外生态。

技术生态具有特殊的规定性。任何一项技术都是以其他技术为条件的,新兴技术是建立在传统技术的基础上的;一项技术的发展可以带动其他技术的发展;功能相同的技术不能处于同一技术生态系统内,功能相同的强势技术必然取代弱势的技术,排他性与竞争是技术生态的特点之一。

从技术生态的视角观察医学,同样存在明显的医学技术生态:以简单器具为特征的古代医学技术生态;以解剖学、物理学、化学为支撑的实验医学技术生态;以计算机技术为中轴的信息医学技术生态;以生物技术为特点的生物医学技术生态;以 AI 为特点的技术生态。

这里还有一个技术生态、人体生态与生态医学关系的问题。近年来,学界对生态医学表现出兴趣,人们越来越认识到生命、健康与生态有着密切的关系,要求在医学模式的表述上加进生态的内容③,但医学如何介入生态、医学如何干预生态以增进健康,仍然是未知数。技术生态与人体生态如何平衡、协调?技术生态如何走进生态医学?技术生态的自主性与人体生态的固有性如何协调?这可能是探索生态医学的一个切入点,这些都是有待探索的课题。

技术生态还涉及技术协同演化的问题。技术协同演化,就是指两种或两种以上的技术以及它们赖以生存的环境在技术生态内彼此相互作用、共同发展的

①　毛荐其,刘娜.基于技术生态的技术协同演化机制研究[J].自然辩证法研究,2010,26(11):26-30.
②　毛荐其,刘娜.基于技术生态的技术协同演化机制研究[J].自然辩证法研究,2010,26(11):26-30.
③　刘典恩.面对生态危机的医学向何处去:生态医学模式建立的现实依据[J].医学与哲学,2013,35(2A):1-4.

过程;技术协同演化包括技术与环境(外生态)的协同演化;技术协同演化,往往表现为技术在外生态的环境下技术内生态的更新与发展,这既包括技术与环境(外生态)的协同演化,又包括技术与技术(内生态)的协同演化①。技术协同演化规律在医学技术的进步中有充分的表现。当代医学技术在外生态环境深刻而强劲的冲击下正在发生快速协同演化,比如基因技术、再生技术、移植技术、干细胞技术、生殖技术等,在外生态环境的推动下和内生态相互作用的条件下,正在协同演化的轨道上迅速前进,并将涌现出更多令人眼花缭乱的新技术。

技术协同演化的动力源自何处?技术协同演化的动因,从外表看来,其直接因素来自现有技术与社会需求之间的矛盾,来自制约技术发展的瓶颈;但从更深层次思考,在于技术发展的自主性与自增性,在于技术发展的自我扩张与对效率的无限追求。历史上和现在的许多情况表明,许多技术并非都是适应某种需要而是发端于技术的自增性。

在关注技术协同演化内源性动力时,不能忽略技术协同演化的外部推力。这种推力就是资本与权力。20世纪以来,资本与技术已经成为一对孪生兄弟。技术不能离开资本,但技术同时也营造资本、生产资本。对资本的追求,常表现为对技术协同演化的推进。权力也是外部推力的重要因素。马克思在《资本论》中论证了技术已成为资本家压榨工人的权力,使权力观超越了传统权力观的视野;现在技术权力已成为政府、政党和所有掌握技术人员的追求,而此种追求当然会成为技术协同演化的动力②。

5. 技术自主性与当代医学伦理的困境

研究技术自主性对于理解当代技术伦理有重要的启示,它从另一角度揭示了当代医学技术伦理面临的新课题。

从理论上说,技术不能超出人类的控制,但在实践上,技术本质上是一个独立的过程。技术的自主性表现为技术发展趋势的普遍性、独立性和规则性③。在技术发展这种普遍性规律作用下,技术的前进与发展不以人的意志为转移,技术发展自主性因而带来一系列的伦理困境:

● 技术手段与目的转换带来的伦理困境。技术发展自主性表明,技术发展是依照其自身的技术环境及其相应而生的技术生态选定技术目标,它不直接对

---

① 毛荐其,刘娜.基于技术生态的技术协同演化机制研究[J].自然辩证法研究,2010,26(11):26-30.

② 刘郦.技术与权力:对马克思技术观的两种解读[J].自然辩证法研究,2008,24(2):39-44.

③ 王豪,王伯鲁.技术的自主性何以可能?论拉普的"技术活动悖论"思想[J].自然辩证法研究,2013,29(12):41-46.

社会的需要做出回应。技术环境和技术生态孕育着某种可能的技术目标，引导技术一个接着一个地发展。以往的技术为新技术准备条件，而新产生的技术又催生了更新技术的出现，技术在自身发展的循环中不断为自己开辟道路，这就完全改变了先前那种为满足社会某种需求而寻找技术的模式。当然，技术最终仍是要落实到应用终点上来，只不过在技术自主发展的轨道上，不是应用寻求技术，而是技术寻求应用、开辟新的应用，甚或人为地制造应用。我们只要看看当今铁路交通技术的更新，就可一目了然地看到现代技术前进的轨迹。铁路交通时速 250 公里的速度，为时速 320 公里的列车准备了条件，而 320 公里速度的列车，则催生了 350 公里、420 公里或更高速的列车。是不是 250 公里的速度无法满足社会需求，强烈要求 320 公里或更高的时速呢？当然不能排除社会的这种需求，但更主要的是因为一些人，包括团体，期盼展示自身强大的能力，展示科技的重要地位。在这里，技术作为手段悄悄地转换为目的，而这种手段与目的的变换所带来的伦理后果，是完全难以预料的。

● 技术主体认定的困境。技术发展的自主性所依赖的条件是技术环境和技术生态的形成，一种新的技术的诞生，常是技术环境与技术生态涉及各种（各方）技术同时发力的结果。这就意味着现代技术的生成，常常有赖于连接各种（各方）技术的一种大规模的社会建制。在这种建制中，原先独立完成技术创新任务的工程师、科学家、管理人员，组成了某种技术共同体，所有参与某项技术创新的工程师、科学家、管理人员，都只不过是这个社会建制或共同体（表现为某公司、某组织或国家）中的一颗小螺丝钉。在这个矩阵中，任何个人都无法清晰地了解技术整体的后果，即使某一负责的工程师使尽浑身解数，也是无济于事的。正是这种前提，常常使得现代技术总是带有不可预测的成分，而这种预测又常常被分散、被溶解到技术活动的每一个环节、每一个个体上。技术发展的自主性，使得作为技术主体的人，为一个庞大的技术社会建制取代，从而技术作用的因果关系、责任关系、伦理关系，被掩藏于社会建制的矩阵中，技术主体究竟是谁，谁也难以做出明确的回答。正在兴起的智能医学，以及诸如精准医疗、大数据的应用等，都属于当今医学技术的矩阵，在这个矩阵中，谁是技术主体？矩阵中的因果关系、责任关系、伦理关系等如何认定，都是技术自主性带来的难题。

● 技术意志取代人的自由意志的伦理困境。伦理学是以尊重人的主体意志为前提的。没有人的主体意志，消解了人的主体意志，是没有任何伦理可言的。在技术自主发展运行中，某一技术创新的启动，种种技术问题的提出和解决，常常是已有的、现实技术所规定的,工程师和科学家都是依据技术自主发展进程中提出的课题探索解决方案,而种种破解方案的设立,也不能脱离现实技术所安排、所允许的条件。在此种情况下,人的主体意志、自由意志,极大地被束缚或者被消解了,而人一旦失去了主体意志、自由意志,不仅抑制了人的主动性和创造性,而且无法承担道德责任。在这种技术自主的情势下,人只知道按技术的命令行事,按事先规定了的程序行事,人的主动性和创造性就被扼杀了。例如,现在引起人们关注的智能医疗的确为医生带来了方便,特别在数据处理和分析方面,帮助医生摆脱了许多繁重的劳动,其对某些病情的分析比人脑更准确,但其同时也抹杀了医生在某些方面的主动性和判断力,而一个失去了主动性和判断力的医生,在面对心身统一的且时时事事处于变动状态的人这种特殊服务对象时,后果是不堪设想的。

● 技术发展的自主性强化了科层制和标准化带来的伦理困境。如前所述,技术发展的自主性,要求技术自主发展所处的环境和相应的生态布局,必须形成一种强大的社会建制,而这种社会建制必须以科层制和标准化为条件。没有结构合理的科层制,无法形成各种技术因素的相互协同与配合,而没有各种技术因素的协同与配合,技术自主发展则寸步难行。技术自主发展要求将所有相关技术,按其相互关联、作用大小、作用先后、作用调控等情况,设立合理的科层以发挥其相互配合与协调的功能。这样,在技术自主发展的情况下,科层制不仅从政治方面,而且从技术层面得到极大的充实和发展;但科层制是一种官僚体制,它以等级森严和服从命令为准则,体现了绝对权力的使用与服从关系,它虽然有其积极的方面,但同时也有其约束人的主动性与创造性的消极方面。技术发展自主性的另一特点是标准化。技术发展自主性所形成的庞大技术体系,必须以技术的标准化为前提。可以说,没有标准化,就没有技术发展的自主性,技术的自主发展几乎寸步难行。技术自主发展进程中,各技术因素之间的配合与衔接,各种技术备件的代替和更新,没有标准化是绝对不行的。在技术自主的推动下,技术的标准化得到极大的发展与扩张。科层制的强化与标准化的扩张,虽为技术自主发展创设了有利条件,但其消极作用也是很明显的。医学与其说需要标准化,毋宁说更需要个体化和人性化,无视医学的个体化与人性化,其消极作用是难以想象的。特别对于医学来说,相对于科层制和标准化而言,更需要的是个体化和人性化。科层制与标准化是对医学个体化和人性化的极大冲击。

● 技术自主更加深化了技术的效益扩张和伦理消解的矛盾。"人类从事技术活动,是一个追求价值观的过程"①,但是,事实恰好相反,现代技术对效益有着特别的偏爱,技术发展自主性的规律是以效用为基本着眼点的,技术的效益为技术自主的发展开辟了道路,获得了合法性的认可。现代技术为了最大限度地获得效益,只有将目光集中在技术的功能和效用上,而不思考其目的与价值。效益就是技术自主的座右铭,一切以效益定乾坤,无视技术应体现人的精神追求这一功能,甚至视经济增长为使用技术的唯一目标,全然不顾人与自然的和谐发展和人的内在精神需求,以"功利之心"代替了"是非之心""善恶之心",从而最终导致了工具理性与价值理性的分裂,导致技术给社会带来福祉的同时,也给社会带来灾难。在这种工具理性的支配下,人类为了谋取自身的利益,不顾一切地想方设法控制自然、征服自然,而其最终结果,必然是遭到自然的报复。在当今医学领域,一种征服欲,征服人体自然,控制人体的强烈意志,已经弥漫于医学界中。某外科专家宣称,"没有我开不了的刀",换句话说,就是没有手术刀解决不了的问题,手术刀是万能的。但是我们要问,手术刀能代替人体自然力吗?而人体却是时时刻刻处于自身的自然力的调控中;手术刀能满足患者的精神安抚、能提供医治疾病恢复健康时不能缺少的照料吗?要知道,尽管当今医学已经有了很大的进步,但能治愈的疾病仍是很有限的,安抚、帮助仍是当代医学不可缺少的,对于某些疾病来说仍是医学不可缺少的主要手段。在医学中,一刻也不能缺少价值理性的支撑,仅靠工具理性,只能是残缺不全的医学。

技术发展自主性,从另一角度揭示了包括医学伦理在内的医学人文缺失的根源。它表明,当代医学伦理、医学人文的消解,不仅来自资本的侵蚀,来自技术主体化,而且也来自现代技术发展的自主性。正是技术发展的自主性,侵吞了医学伦理和医学人文。恢复医学伦理和医学人文的合理存在,还应针对技术发展的自主特性对症下药。

6. 关于技术发展自主性的调节与控制

关于技术发展自主性可否调控的问题,有如下四种观点:技术乐观主义、技术无政府主义、技术恐怖主义、技术控制主义。其中,技术控制主义是前三者的综合,是当代学界被认可的一种如何对待技术的观点。

技术控制主义认为技术的可控性,可以从工程角度与人文角度来理解。关于工程视角的可控性,答案是肯定的,现代控制论已经做了全面的回答;哲学人文视角的可控性,是一个需要探索的问题。种种事实表明,在一定的条件下,控

---

① 曲用心,高剑平.现代技术的伦理困境与重建[J].自然辩证法研究,2010,26(8):25-29.

制基于一定目的和利益主体,运用一定的手段,根据控制对象反馈的信息进行决策调整,进而控制技术的未来走向,似乎是可能的。当然,这是一个较为复杂的问题,特别是在可行性方面,有待研究和探索。

技术的控制有绝对控制与相对控制之分。绝对控制是指从根本上杜绝、阻碍某一技术恶的产生。国家通过相关立法取缔或者禁止开发这类技术,如杜绝克隆人技术、干细胞生殖技术,但技术自主论认为,对技术的绝对控制是不可能的,因为它总是以改头换面的形式不断出现。相对控制是指通过各种手段对技术进行调控,减少其副作用,或者强化其有利的方面,使之朝有利于人类的方向发展。

对技术的控制只能是相对的,同时也有其复杂性。对技术的调控受制于条件的限制。任何技术的控制都是有条件的,历史、社会、人文背景、技术整体水平的不同,对技术控制所起的作用是不同的。一般来说,少有适合各种不同情况的技术控制标准和要求,同时对技术控制存在层次性的特点。对技术的控制常不是一刀切的控制,而是需要区分目的、应用、进程、阶段、后果的具体情况,针对不同情况对其需要控制的方面进行控制。技术控制的价值取向是多元性的,不同人群对同一技术的价值取向常有不同,因而对技术的控制也是不同的,如某一技术对青年人和老年人所起的作用不同,对其控制的程度也应有所差异。技术控制的主体也存在差异性。谁是技术控制的主体?是政府还是企业?是医生、医院还是患者?对技术控制的选择都是不同的。我们还可以列出一些方面说明技术控制的相对性与复杂性。目前对医学中某些技术的控制的复杂性和多样性可以充分说明这一点。

技术在一定条件下虽然是可以控制的,但控制的结果并不都是可预见的,控制的初衷与结果大相径庭的情况比比皆是。这是因为技术的不确定性是技术的固有属性。法国哲学家贝尔纳·斯蒂格勒(Bernard Stiegler)说:"不确定性是现代机器的固有属性,它体现了一切技术的本质。"[①]技术总是处于一定外在环境下,外在环境的变化也必然导致控制的不确定性。

在实践中,技术控制往往呈现无意识结果的现象。技术控制当然是希望技术按照控制者的意向发展,但其最终结果常出人意料,温纳将此称为"无意识结果"。如农药广泛应用所带来的山林静寂,反应停使用带来的妊娠中毒。尽管在

---

① 芦文龙,HOLBROOK J B, BRIGGLE A,等.技术行为的自主性原则:在预防在先原则和行动在先原则之间[J].科学技术哲学研究,2014,31(5):71-77.

技术演进中存在人的选择，人们也可对技术进行控制，但技术漂流（technological drift）、技术梦游（technological somanbulism）（温纳语）的技术本性[①]，仍难逃无意识结果。

因此，我们必须谨慎地对待医学技术的控制。当代医学涌现了许多闻所未闻而且令人不安的技术，如三亲婴儿、神经增强、智能医疗、合成生命、基因编辑等。如何面对医学发展进程中诸多光怪陆离的新技术控制？种种情况表明，对医学新技术的控制需要有谨慎而周密的思考。对技术控制大多源于对技术的双刃作用的考量，而双刃作用的估计是复杂的，如双刃效应主次的评估，双刃效应作用先后与长短的分析，耗费与收益的比较，且许多分析常是预测性而非现实的，但技术漂流与梦游的特点说明预测常是不确定的；现代许多生物技术的后果是需要长时间，甚至经历几代人才能检验的。如基因切换、基因增强治疗技术的后果，不仅要考虑现时的情况，还有待对后代人的观察，这也给技术控制带来了不确定性。不同价值观的干扰也是技术控制的难点。如对待干细胞研究的控制，布什主政时发布了禁令，贝拉克·侯赛因·奥巴马（Barack Hussein Obama）上台时否定了布什的主张，而德国与英国的态度也显然不同。这也是技术控制需要谨慎对待的原因。控制主体的差异，技术控制主体的不同，对技术控制的态度也有不同。科学家、技术人员、资本家、政府、社会团体、宗教信仰者，对某一特定技术的态度常不相同，这一切都是技术控制复杂之所在。

当代许多技术的开发与应用已经突破了国界，跨国性的技术开发公司比比皆是，开发与应用的全球性几乎已成为时代潮流，对其应用的调控也离不开国际合作，而全球行动与国家之间的利益常常发生矛盾与冲突，更是技术控制的难题。全球化的形势常要求对某些技术的调控要有全球行动，而这些行动常遇到国家利益的抵制。亨利·阿尔弗雷德·基辛格（Henry Alfred Kissinger）、埃里克·施密特（Eric Emerson Schmidt）和丹尼尔·胡滕洛赫尔（Daniel Huttenlocher）于2021年出版的《人工智能时代与人类未来》一书就人工智能发出警告，认为"人工智能不断增强的能力已在给有着数百年历史的国家安全和国家主权概念造成混乱……同样令人不安的是人工智能还将考验人类理智和理解力的外部极限，并且挑战人类身份和能动性的本质"[②]。事实上，人工智能、大数据等信息技术，

---

① 梅其君.温纳是技术自主论者吗：兼论温纳对埃吕尔的技术自主性思想的发展[J].自然辩证法研究，2007（5）：47-50.

② 佚名.人工智能是人类"最大敌人"[N].参考消息，2021-11-03（10）.

已经用于一国干预另一国的选举和盗窃军事、政治、科技情报的手段。对这些涉及全人类的技术的调控,没有国际合作是不可能的。而这种国际合作由于国与国之间的力量不平衡及由此产生对调控的态度是大不相同的,因而使得这方面的调控困难重重,但人类终究是要在地球上共处的,一些关涉全人类共同命运的技术的调控共识也并非没有可能。如近年安理会五个常任理事国就不使用核武器发表了联合声明,似乎使人们看到通过国际合作控制核武器的希望,但由于某些国家的利益诉求又使得达成共识的脆弱性令人不安。

7. 现代技术发展伦理的重建——关于非强权伦理学的构想

在探讨对技术发展自主性进行调控之后,有必要进一步思考如何重建技术伦理的课题。在这方面,埃吕尔提出的非强权伦理学和国内一些学者提出的重建技术伦理的思路,值得引起我们思考。埃吕尔提出解决这一问题的出路是规劝人们放弃将效率作为技术的唯一目标,放弃人们一味追求效率和强权。埃吕尔认为这是在当今技术环境情况下建构技术伦理学的首要问题[1]。国内学者关于重建技术的思想,概括起来主要是"充分认识技术的二重性及其应用限度""重建工具理性与价值理性的平衡,并在两者之间保持必要的张力"[2]。

众所周知,自从英国哲学家弗朗西斯·培根(Francis Bacon)在《新工具论》中提出"知识就是力量"的著名命题以来,科学作为一种知识表现出来的力量已经达到了登峰造极的程度。美国《名利场》杂志 2020 年 12 月号发表的《埃隆·马斯克非常糟糕、非常疯狂、非常魔幻、非常棒的一年》一文,描绘了埃隆·马斯克(Elon Musk)对未来构想的蓝图:2050 年,100 万人移居火星;2040 年,人工智能完全超越人类;2040 年,建设火星城市;2037 年,汽车不再有方向盘;2033 年,太阳能成为主要能源;2027 年,半数以上的新汽车是电动汽车;2025 年,人类登陆火星;2024 年,人工智能真正威胁人类[3]。我们且不说自 1968 年美国两名宇航员登上月球的 50 多年以来人类的航天活动究竟给世界带来多大变化,由此推测马斯克征服宇宙的构想有多大的现实性,仅就这种构想而论,人类应该如此疯狂地征服宇宙吗? 人类不惜如此重金和耗费追求某些离奇的目标究竟是为了什么? 技术发展的自主性将技术推向如此近乎幻境的这种现象,促使人们思考究竟应当如何面对技术永无止境的追求。埃吕尔出于技术自主的严重后果的忧

---

① HANNAN M T, FREEMAN J. The Population Ecology of Organizations[J]. AJS, 1977,82(5):929-964.

② 曲用心,高剑平. 现代技术的伦理困境与重建[J]. 自然辩证法研究,2010,26(8):25-29.

③ 比尔顿."疯狂"马斯克[N].参考消息,2021-01-12(7).

虑,提出非强权伦理学的设想。所谓非强权伦理学(ethics of non-power),是针对培根强权伦理学(ethics of power)而言的。正如埃吕尔所说:"非强权并不意味着放弃,而是在于选择,虽有能力去做但却要决意反对这样做。"①即使有能力这样做但并不意味着应当这样做,而是要对其进行选择,对其不合理性决意进行反对。埃吕尔的所谓非强权伦理学,旨在劝诫人类不要将技术理性视为生存的唯一依据和幸福生活的唯一标准,破除技术是未来幸福根本保证的臆测,进而消除或淡化对技术强权的绝对崇拜和迷信,在技术系统中增加人的主观能动性,增加人的价值内涵,重视回归自然和人性的生活情趣,从而丰富人的生活而不被技术完全吞食。国内也有学者研究认为,现代技术的伦理困境,根源在于工具理性与价值理性的断裂②,现代技术的伦理困境实际上是一个理性的悖论。人类的生活是丰富的而又全面的,既有物质享受,也有精神追求,只有物质方面的享受而精神贫困的生活,不是人类理想的生活。但是在工具理性这种"世界意识"支配下,工具理性驱除了价值理性,工具理性包揽了一切。走出理性悖论的扭结,唯一办法就是重建工具理性与价值理性的平衡,就是埃吕尔提出的"非强权伦理学"的主旨。

具体说来,实现技术工具理性与价值理性的平衡,或者说探索实现非强权伦理的途径,主要有以下几点:

● 充分认识技术的二重属性及其应用是有限度的。由于技术自身属性的特点,任何技术的应用都潜存着对自然和人性破坏的一面。在技术应用中,要权衡其二重性,当负作用超过正作用时,这种技术应用就是不当的。技术的应用应设置限度。在医学中,通过手术切除了病变,但同时也伤害了人体的自然结构和它的整体性,当技术应用弊大于利时,技术的应用就要止步。

● 为实现工具理性与价值理性的平衡,必须在时间和空间两个维度把握这对矛盾。在时间上,道德不能停步不前,不能死守陈规,应当积极发现技术前进的特质及其对人类生活的价值、意义,丰富道德的内容,使道德适应技术前进的步伐;就技术而言,技术也不能只顾开发和前进,要考虑技术"善"的作用,考虑出现"恶"的可能,适当调整节奏,设法弥合两者的断裂;在空间上,不能只关注原先早已被关注的目标的道德问题,为使人们获得大的自由,获得更大更多的善,应当十分重视种种先进技术为人类自由和善开辟的空间,扩大自由与善的空间领域;同时在空间和时间上不忘时时审视技术"善"的本质,技术

---

① 刘光电,王前.埃吕尔的技术环境观探析[J].自然辩证法研究,2009,25(9):64-68.
② 曲用心,高剑平.现代技术的伦理困境与重建[J].自然辩证法研究,2010,26(8):25-29.

超越和扩张不能丢弃技术的"善",不能因扩张而损害技术的"善",甚或需适当地收缩技术扩张空间以维护技术的"善",技术空间的扩张必须在价值规约下进行。

● 改变人类使用技术一味追求更省力、更省事的习惯。人类对技术的应用当然有减轻人类智能与体能过度消耗的目标。但是,如果人类一味地追求无需付出任何体力与脑力的生活,如果人类完全依赖智能化体系维持生活与生命的运转,其后果很可能是人体生命自身运转机制的衰退和整体智能的退化。因此要抑制那些过度的和非必要的更快、更高、更强的技术手段,尤其是要抑制那些极端"精益求精"的技术。老子关于"祸兮,福之所倚;福兮,祸之所伏",以及"圣人去甚,去奢,去泰"①的观点,在今天看来仍是有启示意义的。将人们的欲望控制在合理的范围内,抑制那些对人类生活和幸福根本不沾边,只是为了显示豪华、气派、奢侈、唯强权是问的技术。

● 大力提倡和发展绿色技术。所谓绿色技术,就是与自然和谐发展的技术,就是天人相应的技术。具体地说,就是节约的技术,能重新使用的技术,能够循环的技术,自身发展不损害他者的技术。不顾其他一切,只顾技术自身发展,不是人类理想的技术目标。

● 牢记人与自然和谐发展是人类社会福祉的源泉。老子提倡清静无为,顺其自然,主张无为而治,是当时生产力极度低下的一种哲学思考,但也包含着极为重要的人生哲理和生活理念。在当今这个技术化的社会、技术化的生活时代,似有重新思考和汲取合理内核的必要。试看,当今职场上的人们,终日忙忙碌碌,全天候地处于思考与焦虑之中,没有时间与妻儿老小交流与互动,没有时间品味人生的乐趣,没有时间睡一个安稳觉。如此等等,是人的最好期待吗? 人的一生,应当这样度过吗?

就医学而言,我们为解除和减轻疾病对人的折磨,积极推进医学技术的发展,完全是必要的,伦理学应当支持和欢呼技术进步给生命和健康带来的诸多益处。但是,在当前技术进步过程中出现的种种问题,也提醒我们,技术发展和进步应当是有限,应当是非强权的,应当是不以强权作为唯一取舍的。唯强权的伦理学是不可取的。对人体的医疗干预,应当是有限度的,应当以支持而不破坏人体自然力为条件,应当是医疗干预与人体自然力的协调发展;对人体的医疗干预,应尊重人的尊严、不伤害人格、承认人们有权利平等地享受医疗科技成果,一

① 老子[M].饶尚宽,译注.北京:中华书局,2006:74,140.

切有伤人类尊严和人格的技术,都是不可取的;对那些设想废弃人类生命自然繁衍的客观规律,企图开展克隆人、培育人畜混合胚胎、人造生命等另起生命炉灶等技术创新,应予禁止;对某些特殊人群因种种原因,人类自然繁衍中出了困难或故障,寻求技术支持,如辅助生殖、代孕、冷冻精子或卵子以备需求等,则可有条件地支持,但不能盲目地、无条件地任其泛滥和发展。从当前医学面临的种种新情况看,抑制强权伦理,无论是从维护人体生命和健康、节约资源、保持医学的可持续发展,还是坚守公平和正义原则等角度出发,都是必要的,听任技术强权伦理纵横人类社会,后果是不堪设想的。

应当看到,重构技术伦理,建设非强权伦理学,在当下是很困难的,特别是科技强国已上升成为一些国家的国家意识形态,甚至成为国家意志,在全世界,特别是在一些大国中,群雄竞技,万马奔腾,都在力争第一,都在力争压倒他方,谁都无意考究这些"第一"究竟能给庶民百姓造福多少,这在当今军备竞赛和航空航天技术开发中表现得淋漓尽致。也正因为如此,尽管埃吕尔的非强权伦理学可能有点片面,有点天真,但同时也的确是深刻的,是值得发人深省的①。可喜的是,在一些地区和国家的发展动态中,已经看到些非强权伦理学的曙光。他们在提倡慢节奏的生活,让生活富有情趣和欢乐;他们在提倡享受自然而非一味地改造自然,他们不是让高山低头、河水让路,而是尽可能地与自然和谐共生;他们不是一味地盖摩天大楼,而是保持历史原貌,乐于竹林山水,回归自然。据说,瑞典人有一种不急不躁、从容淡定的风格,但这并不意味他们效率低下和少作少为,而是意味着他们追求更高的生活质量和完美的人生;意味着重建家庭价值、朋友情谊;意味着普通人拥有更多的自由和闲暇②。这种发展轨迹是不是另一种时尚?是否代表了人类的未来?这一切有待历史做出裁判。

8. 结语

从初始意义上说,技术理性与人类理性是完全一致的,技术理性是作为实现人类理性的工具性而存在的,但由于技术发展的自主性及在资本与权力因素结合下形成的技术主体化,技术理性发生了蜕变,技术的工具性脱离了价值判断,技术的工具理性与价值理性发生了断裂,导致技术在给人类带来福祉的同时,也可能带来灾难。这是现代技术发展的必然逻辑,是为何需要向技术注入人文的缘由,也是人们需要重构技术伦理、探索非强权伦理学的缘由。我们

---

① 刘电光,王前.埃吕尔的技术环境观探析[J].自然辩证法研究,2009,25(9):64-68.
② 郑衍文.瑞典的"慢拍"文化[N].报刊文摘,2009-07-24(3).

有理由相信,人类终究是能够做出清醒明智的选择,尽管这一路途可能是曲折和漫长的。

四、医学技术权力及其权力的异化

医学技术作为一种权力及其在社会中的运作,是 20 世纪后半叶,特别是 21 世纪以来医学发展进程中出现的新问题。医学技术权力化是医学效应的广延和功能的进一步扩大,是医学技术对社会的深层渗透,同时也是医学嵌入政治领域并影响政治的起始,它不仅对医学自身而且将对社会和政治产生广泛的影响。

1. 医学技术权力的起源、建构与属性

技术就其最初的秉性而言,是与权力无缘的。什么是技术? 海德格尔给技术的定义是:"技术是合目的的工具,技术是人的行为。"①别尔嘉耶夫认为"技术就是花费最小的力量获取最大的结果"②。人们对技术的认识一般是从人与自然的关系的维度出发的,认为技术是为了解决人类生存面临的矛盾而产生和发展起来的。"在社会实践中,设法有效地实现层出不穷各类挑战性目标,是技术发明创造的基本任务。"学界认为技术定义有广义与狭义之分,上述定义是技术的狭义定义。广义的技术定义是"技术就是人们为了有效地实现目的而不断创造和应用的目的性活动序列、方式或机制"。广义的技术定义较之于狭义的技术定义而言,在于"广义技术概念涵盖了各类狭义技术形态,是对技术现象统一深刻的理解"③。但是,不论狭义还是广义的技术定义,技术一般仍是限定在"合目的的手段",实现人类满足生存需要的目的的范围,一般不与权力相连,因为人们一般将权力理解为"一个人或组织支配他人或他组织的力量,是主体意志的集中表现"④。权力与技术不同,技术体现的是主体与客体自然的关系,而权力的主体与客体都是人,表现为一种支配与制约的关系,表现一些人对另一些人的支配与制约的关系。《现代汉语词典》对权力的释义是:"政治上的强制力量;职责范围内的支配力量。"

技术作为一种权力,其渊源可追溯到英国哲学家培根关于"知识就是力量"

① 杨大春.反思的现代性与技术理性的解构:海德格尔和福柯论现代技术问题[J].自然辩证法研究,2003(2):48-53.
② 别尔嘉耶夫.人和机器:技术的社会学和形而上学问题[J].张百春,译.世界哲学,2002(6):45-55.
③ 王伯鲁.技术权力问题解析[J].科学技术哲学研究,2013,30(6):41-45.
④ 王伯鲁.技术权力问题解析[J].科学技术哲学研究,2013,30(6):41-45.

的论断。米歇尔·福柯（Michel Foucault）在论述权力时总是将它和知识联系起来，认为知识就是权力，权力制造知识。这与培根的观点是完全一致的。知识、技术表现为人类征服自然的力量，这种力量与政治学讨论的视"权力"为政治上的强制力量的内涵不同。但技术这种本属征服自然的力量，在一定的社会关系下可以被用于支配、辖治他人或组织。技术所有者掌握他控制的技术达到他所希望的结果，同时也可利用技术达到的结果以控制、支配他人，因而技术在事实上潜藏着转化为权力的可能。首先将技术与权力联系起来的是马克思。马克思在《资本论》一书中对此作了广泛而深入的论述。在马克思的眼中，有两种技术，一种是作为财富的技术，一种是作为劳动过程组织形式的技术。前者本身是非政治的，与权力无关；后者技术作为劳动过程的组织，由于机器（技术）的运用，缩短了劳动时间，但同时延长了工作日；机器的使用减轻了劳动力，但同时提高了劳动强度；机器的使用是人对自然的胜利，但同时也使工人受自然力的奴役；机器的使用增加了资本家的财富，同时也使生产者成为贫民，技术的使用使资本家的权力大大增加了。"随着人类愈益控制自然，个人却似乎愈益成为别人的奴隶或自身的卑劣行为的奴隶。"①在资本主义社会，资本家大力支持和发展技术，购买技术，从而获得技术的支配权，利用技术的效能，在实现技术支配权力的同时也实现技术权力化。随后，海德格尔、尤尔根·哈贝马斯（Jürgen Habermas）、福柯等都探讨过科学技术的意识形态和权力特征。福柯说："如果不拥有权力机器，就不可能发展资本主义的生产力。"资产阶级能够建立权力机构来保障利润的流通，而利润的流通又反过来强化和改造了权力②。大量事实表明，技术对自然的支配力，只是构成技术权力产生的基础，它不等同于技术权力。"只有当对自然事物的这种支配或控制进入社会场景，触及他人或他组织的利益时，才能转化为技术权力。"③

医学技术本是作为去除疾病的手段面世的，医学技术是如何转换成为权力的呢？最先将医学与权力联系起来、认为医学技术也是一种权力的是福柯。客观地说，福柯关于知识、权力与伦理的思想体系，主要是围绕身体-知识-权力的分析而不是围绕医学与权力展开的。在福柯的眼中，身体一贯是权力实施的对象。无论中外，在古代和中世纪，酷刑以及各种野蛮残酷的行刑，其对象都是人

① 马克思，恩格斯.马克思恩格斯选集：第二卷[M].中共中央马克思恩格斯列宁斯大林著作编译局，编译.北京：人民出版社，1972：79.
② 福柯.权力的眼睛[M].严锋，译.上海：上海人民出版社，2021：137,139.
③ 王伯鲁.技术权力问题解析[J].科学技术哲学研究，2013,30(6)：41-45.

的身体。19 世纪以后,欧洲将肉体作为刑罚的主要对象的现象基本消失,在一些方面放松了对肉体的控制,但对肉体的摆布并未停止。即使在今天,针对肉体施以痛苦的刑律并未真正消失,只是"被非肉体刑罚包裹起来了"①。与过去相比,权力与身体的关系并未转变,只不过是由过去那种给身体制造生理痛苦转变为剥夺身体的权力,转变为对心理精神的摧残。当然,福柯同时也指出身体不仅是权力奴役的对象,是权力刻画的对象,是权力的产物,同时也是自身生命权力的产物,身体存在颠覆权力的可能,尽管这方面福柯未有深入的论述,并因此而受到批评,但他提出了权力反抗的可能性仍是有意义的。

福柯在《临床医学的诞生》一书中,对现代医学的产生作了独到的分析,并借此阐述了他对医学权力的见解。他描述了 19 世纪以来医学经历的一系列变化,描述了医疗机构、医院记录方式、统计数据的诞生,以及包括"标准人"的界定及对疾病认知的变化,特别是对精神病患者的管理,揭示了医学空间对社会空间的渗透及两者的重合,使医生和患者"时时处处实施着一种连续不断的、机动的和区别的监控"中;对人类生命的管理,医学"采取了一种规范姿态,使它不仅有权对如何健康地生活给出各种忠告,而且还有权发布个人及生活以及社会在身体和道德关系方面的标准"②。福柯关于医学权力的思想可概括为如下几点:

● 医学技术权力是与医学知识交织在一起的,医学技术知识为医学权力提供了基础。医学技术权力来源于医学技术的价值,正是这种技术的实际价值赋予了医学权力的可能。"在我们的社会中,真理(知识)是如何被赋予价值,以至于把我们置于它的绝对控制之下的。"③

● 医学技术与权力的结合和交织,形成了一个技术体系,使得权力能够通过医学对人的身体及生命展开一种凝视,这种凝视形成于"医学和国家的联盟下、医疗实践的具体情境中、临床机构的空间内"④,在医院、监狱、精神病院等社会机构的联合下,成为一种对人进行个性规范和空间安排的全景监视,这时不仅患者受到权力的直接支配,医务工作者也同样处于知识规范及卫生机构的双重管控中。权力因而深入医疗的每一个角落。

● 医学技术权力已扩展成为参与现代刑法权力的辅助工具,从而使医学技

---

① 福柯.规训与惩罚[M].刘北成,杨远婴,译.北京:生活・读书・新知三联书店,2003:17.

② 夏天成,武元婧,汤先萍.身体及医学在福柯权力分析中的作用[J].医学与哲学,2016,37(1A):30-33.

③ 福柯.权力的眼睛[M].严锋,译.上海:上海人民出版社,2021:26.

④ ANDERSON I. Bodies, Disease and the Problem of Foucault [J]. Social Analysis, 1995(37):67-81.

术权力走向政治权力。法律为了实现对罪犯的管控,不仅管控犯罪,而且要进一步控制个人,控制他们的行为,控制他们现在的、将来的可能情况,并以此造成一种"肉体—武器、肉体—工具、肉体—机器"的复合体①,这就需要各种知识的支持,其中临床医学、精神病学、心理学等方面的支持十分重要。法官为了完成他的审判,需要有医生、精神病学家、心理分析家、教育工作者的辅助并参与审判,这些辅助者因提供医学技术等方面的支持而与法官分享合法的惩罚权力。

● 由于社会进步和经济发展,死亡对人的威胁远不同于先前经济贫困的年代,对人的身体管控已经不足以为权力的整体运行提供需要的支持,权力对人的管控需要转变为对生命的管控,转变为对人口的管控。权力为了实现这些新目标,先后建立了一整套包括人口学、生殖医学、经济学、环境学等在内并按照权力的需要将其纳入权力体系中,形成指导生命的规范和法规,同时体现了"权力的最高功能是从头到尾的控制生命"。"身体的流动性和非稳定性为权力刻画身体提供可能,而医学作为最终身体与生命的知识领域,为权力刻画和支配身体提供了重要的合理性支持,从而形成'身体—知识—权力体系'的结构关系"②,这些就是福柯关于医学权力的分析。

福柯对医学技术权力的分析,更多是批判性的,但他对此并不都持否定态度。他在批判过程中同时也肯定了权力的积极作用,只不过他的重点是批判而非赞扬技术(医学)的权力。这是因为,权力本身并不意味着罪恶,它不是罪恶的代名词,权力是调整人类行为的一种能力。自古以来,权力在很多情况下是社会得以正常运行不可缺少的调节力量,它将分散的、个体的人类行为聚合起来形成一种合力朝向一个目标,避免相互抵消而使人类获得更大的受益。知识、科学技术为权力所用。知识、技术扮演的角色绝不只是权力的帮凶或后台角色,在更多情况下是增大权力的正能量和效率。医学技术权力的积极作用表现如下:

● 当今医学技术成果的获得,与医学技术初创时期主要依靠个人的兴趣和个人能力孤军奋战的情况大不相同,几乎一切重大的技术创新和制造,都需要权力的组织和协调,舍此难有成效。

● 当今所有医学技术成果的应用和推广,无论对象的选择与安排、经费的筹措、场域和各种条件的提供,也有赖权力的支持。没有权力的运作,仅靠医学家

① 夏天成,武元婧,汤先萍.身体及医学在福柯权力分析中的作用[J].医学与哲学,2016,37(1A):30-33.

② 夏天成,武元婧,汤先萍.身体及医学在福柯权力分析中的作用[J].医学与哲学,2016,37(1A):30-33.

的个人努力是难以完成的。

● 当今许多医学技术应用,大多涉及与社会诸多方面的协调,没有这些方面的合作是难以成事的,当今医学技术的应用不可没有权力的支持。

● 任何医学技术的作用,都是双重的,即使是那些经过严格的科学试验和多方改进的科学技术,也并非都是有百利而无一害。而科学技术可能发生或在随后一段时间可能发生的副作用,都需要权力组织预测和精心安排予以应对。

福柯对知识权力—权力规范的讨论,宗旨不在于否定知识权力关系的构建,而在于知识—权力所构建的规范不应当过度地使用。医学技术权力和医学技术权力化是有所不同的,医学技术权力化是指权力渗入医学一切领域和深入全部医务人员之中,是指权力的过度应用。医学技术不能因权力化而使人的生命成为权力的牺牲品。技术权力化的消极作用也不能被低估,医学技术权力化也是如此,这方面的教训在历史上可以说是比比皆是,其消极后果主要来自技术的滥用和技术权力化后对技术原旨的背离,或者可统称为技术权力的异化。而这正是研究技术与权力关系的主旨。

2. 医学技术权力的运作:技术、资本、权力的联盟与互动

人们对权力的欲望早于对技术的追求。在原始社会部落首领的角逐中,就充分展示了人们对权力的渴望,并且伴随着时间的推移,人们积累了丰富的权力技术。中国和世界历代帝位宝座的争夺历史,实际上也是权力技术角逐的历史。司马光的《资治通鉴》可以说是集权力技术之大成之作。但权力技术与技术权力是两个不同的范畴。"权力技术是一种典型的社会技术形态,可以理解为权力的建构、获取与运作的流程和机制,俗称权术。"①权力与技术的互动与结盟,是技术发展至一定时期的产物。在原始社会,甚至到工场手工业时期,技术主要仍是作为满足人们物质需要而存在的,此时技术对权力的影响甚微。只是到了资本主义社会,技术有了较充分的发展,并越来越展示了征服自然的力量,资本家为了获得更多的利润,运用技术加强对工人的剥夺,资本通过技术强化了对工人控制的权力。"资本的积累是工业技术和全部权力机器共同实施的结果。"②

技术是如何吸引权力又如何被权力看中并如何成为权力的伴侣的呢?这是因为技术与权力双方都有益于对方力量的稳固和强化。

● 技术的充分发展,意味着掌控技术的人拥有日益强大的能力占有自然资

---

① 王伯鲁.技术权力问题解析[J].科学技术哲学研究,2013,30(6):41-45.

② 福柯.权力的眼睛[M].严锋,译.上海:上海人民出版社,2021:138-139.

源,当然也意味着掌控技术的人的权力的扩大,技术成为扩大权力的最有力的工具。"如果不拥有权力机器,就不可能发展资本主义的生产力。"①一个企业因掌控先进技术可以称雄于市场,一个国家因拥有先进和强大的技术可以发号施令于世界,并可任意运用它宰割弱小民族和弱小国家,当然也可为世界人民更好地造福。在当代,谁拥有先进的技术,就意味着谁拥有更大的权力。

● 技术,特别是许多先进、复杂、庞大的技术,其整体结构的严密性、各部分的制约与互动性、运作的高效性,十分有利于权力体系结构的建构,有益于权力体系的形成。当今许多权力结构,就是借鉴于技术结构而生成的。如军事权力体系的结构,很多就是来源于技术结构的机制。

● 技术的迅速和充分发展,特别是当今各种先进技术的发展,需要权力提供各种支持,包括资源的配置,场所的选定,技术的开发、应用与运转,社会各方的协调,都需要权力的参与。权力需要技术,技术也需要权力,两者的相互需要,为技术权力化奠定了基础。

技术与权力联盟,技术权力化,还因资本的加盟而变得更加迫切和牢固。技术、资本、权力三者的结盟与互动,是当今技术权力形成、发展与运作的基本形式。技术发展需要资本,资本借助技术可以更好地实现资本的增值,而权力则促进了技术与资本的结合,并使这种结合得到了制度、法律的认可,从而实现了三者的联盟。从历史展示三者结盟发展的逻辑轨迹来看,一个重要特点就是三者的相互作用是单向的,是一直向前而少有逆向轨迹的发生,即技术促进权力的提升和资本的扩大,同时也伴随着技术自身的进步和更新,三者因结盟而同时受益,三者各自都因结盟而得到迅速发展。因三者的结盟带来技术发展停滞、权力削弱和资本衰落的现象几乎未有发生。这也是三者能够自然亲和、接近进而结合的原因。医学也是如此。当今医学出现的一些困局,仅仅讲医学与资本的关系,还不够,还讲不清楚,还必须把权力的问题加进去,将技术、资本、权力三者结盟与互动的问题讲清楚,才能还医学以真实。

医学技术、资本、权力的联盟,首先是从资本与医学技术结盟开始的。20世纪,特别是20世纪60年代以来,医学技术有了飞速的发展。由于原子技术、分子技术、信息技术、AI技术以及与之相应的医疗器械、制药技术大量涌进并装备医学,将医学技术置于电子技术、分子技术以及AI技术发展前景之基础上,医疗技术最集中的场所——医院面貌发生根本性的变化,心脑血管疾

---

① 福柯.权力的眼睛[M].严锋,译.上海:上海人民出版社,2021:137.

病、呼吸系统疾病、某些传染性疾病的诊治,都取得了较大的进展,即使肿瘤这类由于多种病因导致的复杂性疾病,也有了治愈的希望。然而,如此规模庞大的医学快速进步,是以巨额资本投入为条件的。当然,医学技术吸纳资本,同时也给予了资本丰厚的回报。资本为医学技术的进步增添了翅膀,医学技术为资本开辟了新的领地。中国价格学会一项课题调查表明,2005年心脏起搏器零售价是出厂价的3.23倍,导管是2.65倍,支架是2.28倍,髋关节是3.49倍。医疗器械的销售环节很多,最后一级代理给医院的价格已经是出厂价格的10～20倍,相当多的大医院每采购一例人工关节,给主刀医生20%～30%的回扣①。说明医疗行业存在极大的资本营运空间,为医药开发商、医院和医生谋取利益提供了极好的条件。这一切都是医学与资本联盟的结果。

关于医学与权力的结合,福柯在《临床医学的诞生》一书以传染病的实例作了多方面的分析。他说:"流行病医学的存在,必须借助于一种警察力量。"因为流行病的防控,需要"对面包、酒类、肉类的销售进行监控,对屠宰场和染坊的活动进行监控,严格禁止不卫生的居住方式;在对全国情况做出详细研究后,应该制定一系列卫生法规"②,因为在这些事情上,单有医生的努力是无济于事的,需要权力的支持。他还进一步分析说:"对于流行病,需要对时间进行整合,对于分类疾病,需要确定等级体系中的位置。""一旦涉及疾病、医疗经验以及医生对社会结构的监控进行分配的这些第三级构型",就需要"确定医学的政治地位,建立国家层次的医学意识",而这些"医学的经常性任务,提供信息、监督和控制""既与医学本身有关,也同样与治安有关"③,医学又　次进入权力范围。福柯还引用1776年法国为防止该国东南部发生的一种侵袭牲畜的疾病对该地区经济的严重破坏,政府下令设置一个委员会,其任务是调查、研究、监督和指示。当时众人对这种传染病知之甚少。这个委员会由八名医生组成,政府的财政总监可以派遣他们到各省进行调查,并要求他们提交报告。福柯据此认为,这样医学就实现了它的双重控制:政治当局对医学实践的控制和特权医学机构对所有医务工作者的控制。这个委员会后来成为皇家医学会建立的起源。在这里,"学会不再限于聚集专门研究集体性疾病现象的医生,它变成为关于疾病现象的集体意识的官方机构"④,医学在这里既体现了外部权力对医学的干预,同时也体现了医

① 赵小剑."以械养医"何时了[N].南方周末,2006-08-10(10).
② 福柯.临床医学的诞生[M].刘北成,译.南京:译林出版社,2001:27.
③ 福柯.临床医学的诞生[M].刘北成,译.南京:译林出版社,2001:28.
④ 福柯.临床医学的诞生[M].刘北成,译.南京:译林出版社,2001:30.

学内部的权力架构。18世纪时,"医学知识相对地封闭在一个限定的空间里","医学在总体形式上它是包罗万象的和自我封闭的",而到18世纪以后,"它被各种开放的、无限扩展的表格所取代"①。因而在法国大革命时期,呼吁"各郡成立一个由挑选出来的医生组成的委员会,进行这种信息工作",甚或"在每一个大城镇设立一个'政治卫生中心',在巴黎设立一个'卫生法庭'"。福柯指出:"在这种运动中,医学意识就具有了双重性:它既存在于一种直接的层次,存在于原始观察的秩序里,又被提升到一个更高的层次。在这种更高层次上,它观察各种病质,与它们对质,然后,在返回到疾病的各种自发形式时,它就居高临下地宣布它的判决和知识。它变得集权化了。"②福柯借临床医学,特别是传染病发展过程的历史,解说了随着医学自身发展的进程,医学是如何分离出权力,以及医学权力是如何形成的。

福柯关于医学权力现象及对它的分析,在我们今日的医学现实中,可以说是比比皆是,当今医药卫生系统的种种权力结构可以从福柯的分析中得到理解。但今日医学技术权力远远超出了福柯那时的情况,当今医学权力有如下一些特点:

● 由于医学技术的迅速发展和空前进步,医学技术权力已经演变为一个庞大的权力体系,包括医药卫生资源的配置、布局与使用,医药产品的研究与开发,医疗保险体系的构成与运转,医学人才的培养,以及医药卫生知识的普及与推广等,无不是在一个构建严密的权力体系指挥下运转的。20世纪以前医疗卫生技术那种分散的、各自为政的、自发无序的局面有了根本的改变,权力已经渗入医疗卫生服务体系的每一个环节,当今的医药卫生技术已经权力化了。

● 医学技术权力已经扩展到医药卫生服务人员,医药卫生人员已经成为整个权力体系中的一个小螺丝钉,他们的医疗技术行为只能是在这个权力体系认可的范围内行事,为权力体系认可的目标服务。这种情况在近几年发生的抗击新冠疫情的公共卫生事件中表现得尤为明显。一个上千万人口城市,可以在几小时内组织数万名甚或更多的医务人员奔赴指定的地点,在一两天内完成百万、几百万人口或者更多的疫情筛查,如果没有权力的介入,是不可想象的。即使是日常的医疗服务,如医疗中心与基层医疗的分工、需要众多医疗力量配合行事的大型项目攻关、危重病患的抢救、大型器官的移植等,医疗卫生部门所有成员都

① 福柯.临床医学的诞生[M].刘北成,译.南京:译林出版社,2001:31.
② 福柯.临床医学的诞生[M].刘北成,译.南京:译林出版社,2001:33.

是在不同层次权力系统指挥下行动的。正如福柯所说：权力要求"更具有连续性和微观的渠道才能得到流通。能够直接贯彻到个人、他备受尊敬的身体、他们的姿态和日常行业"①。当今的医疗服务，逃不脱大大小小的权力的眼睛。

● 当今医学技术权力体系，是分层次的，高、中、基层和个人是技术权力体系的基本结构。高层次的医学技术权力，一般是指国家层面的权力体系，如国家的卫生部门、国家的医药事业管理局、国家疾病防控中心等，他们的权力首要的是制定政策，确定国家医学技术的任务和目标，划定可以和不可以的技术服务边界等。中层医学技术权力是省、市、县一级的权力体系，其任务目标是依据本地区的情况，执行最高技术权力机关制定的方略，解决执行过程中的问题，反映面临的种种实际困难等。基层医学技术权力在众多国家中，一般是由大的医疗中心（大型医院）和基层医疗卫生机构两部分构成；前者主要完成疑难杂症的诊治、攻关医学难题和接受国家临时指派应对突发公共卫生事件等任务，后者主要责任是为人民提供基础性的卫生技术服务。个人（医务人员）是医学技术权力的底层，是指在上述各级权力统领下医生个人行使的权力，包括诊断权、处方权、医疗资源微观分配权、健康管理权等。这些权力体系与国家其他权力体系不同，是以医学技术为基础的，是为使技术更好地发挥作用而行使权力，医学技术是它行使权力的出发点和归宿点，所以应当属于医学技术权力的范畴。

● 当今的医学技术权力结构，技术是基础，资本是动力，权力是枢纽。医学技术作为一种权力，是技术发展到一定历史时期的产物，"而且权力不断随着生产力的发展而得到改变"②。技术有其成为权力的禀性，但技术权力并不是与技术同生的。尽管现今技术权力的高层结构拥有对技术的各种权力，但仍是以技术为基础的；在这个权力系统运转中，资本是推动技术权力的动力源。如前所述，当今医学技术已经成为资本活动的重要领地，医学技术因为它的种种特性，早已深深吸引了资本，资本为了获得更多的利润，最有效的途径就是医学技术的权力化；就医学技术而言，也亟须获得资本支持进而扩大自己的规模和不断更新自身，并借此扩大技术权力，增值技术权力。资本驱动技术，技术回报资本，同时也促进技术权力的生长和扩大。在资本与技术往返互动与合作中，权力是它们生长的调节枢纽，是掌控技术与资本的指挥台。这样就形成了当代技术、资本、权力联盟与互动的局面。

---

① 福柯.临床医学的诞生[M].刘北成,译.南京：译林出版社,2001：131.
② 福柯.权力的眼睛[M].严锋,译.上海：上海人民出版社,2021：138.

● 医疗技术中心（大型医院）是医学技术权力体系的核心组成部分。这是因为，现代化的大型医院是由最先进的医疗技术构成的，医院几乎集当今所有医疗技术的大成，各种先进的医疗技术的研究、试验、推广、应用都离不开大型医院，即使是那些传染病、流行病的防控也离不开大型医院，如流行病传染源的寻找、流行传染路线追踪、样本的检测和筛选，乃至病患的诊治、药物和疫苗的研发等，都与动员起来的数以万计的医院工作人员的努力分不开；资本与技术的结合产生的各种医疗技术成果（包括药物），也是通过医院的临床试验最后完成的，技术带来的资本效应，也是由医院收治的患者并由患者支付和国家支付形成的；就医学技术权力结构体系而言，医院在这个权力体系中也处于十分重要的地位。顶层医学技术权力的行使，是以大型医院为基础的，各种技术权力的指令，大多需要医院执行或经过医院散发到其他医疗服务的各个角落。技术权力对医务人员的掌控，更需要经过医院才能落实，因为大部分医务人员一般集中于医院，经过医院这一核心组成部分，医学技术权力才实现支配每一个医务人员的目标。

● "疗治型国家"概念的出现。福柯在他的《临床医学的诞生》一书曾指出，由于死亡对人的直接威胁远不如前，对人的身体加以简单的威胁和控制，已经不能为满足权力整体运作提供足够的支撑，权力对生命的管理和调控需要寻找新的模式，寻找对生命的全程管控，寻找将对每一个人的管控转变为对全人口的管控，包括对人的生育、出生率、死亡率、健康、寿命和生命质量等，这样就出现了"疗治型国家"的概念。"疗治型国家"的概念，是奥尼尔在论证"医学身体"时提出的。"在奥尼尔看来，人的社会化首先是身体的社会化，身体的社会化作为人类社会化第一阶段，为具有医学性质的国家形式即'疗治型国家'的诞生奠定了基础。"所谓"疗治型国家"，就是"我们把生命的每一阶段……均置于职业化和官僚化中心的处置之下……这一进程的终极目标就是由国家医疗管理来掌管生命的诞生和死亡""疗治型国家则通过其权力网将具有职业性质的医疗纳入到国家公共管理体系中来""疗治型国家，是指在工业化主导的社会化进程中，人们的生命的整个历程全部由国家医疗管理"[①]。当人们接受了疗治型国家的概念时，人们无形中接受了医疗技术对自我身体的改造，医学也因此从"治愈身体"的初始形态异化成为国家"公共管理的工具"。"在这种异化的过程中，一方面，医院和医生的认识也发生了根本性的变化，医院以'国家公共权力'的形式治愈身体、鉴

---

① 赵旭，陈天.身体哲学视角下现代医学异化现象及意义[J].医学与哲学，2021，42(17)：7-12.

定身体、管理身体获得收入,而医生则以'知识赋权'的形式,将身体视为自我权力扩张的来源,甚至视为获得资本的工具。"①"疗治型国家"悄悄地异化了医生和医院的职业操守。

● 当今医学技术权力体系具有国际性的特点。疾病,特别是传染病、流行病是没有国界的。由于当今全球经济一体化和全球化,人员、信息、资本、物资全球性的流动,人们生活方式的逐渐趋同,导致了疾病的流动性和趋同性,几乎所有疾病结构的变化或某种传染病出现,很快或者迟早会在全球流行起来。这就要求对疾病的防控需要有全球行动,包括疾病病因的寻找、诊断标准的确定、治疗药物的开发和选择,尽管这些问题可能因国度、地区的不同有所区别,但仍然是需要共识的,需要在具有一定的共识基础上的共同行动,而这种共同行动特别是在传染病的防控中是绝对不可缺少的。事实上,第二次世界大战结束后诞生的世界卫生组织以及许多疾病防治的全球性专业组织的出现,就是医学技术权力体系国际性的标志。事实证明,全球性的医学技术权力体系,无论对哪一个国家(民族)、对哪一个国家的人民,都是十分有益的。

● 医学技术权力化的作用是双重的。医学技术的高速发展和它的迅速进步,需要权力提供支持,特别是重大公共卫生事件的处置,如组织大型流行病病源的调查,安排民众隔离,必要时暂停人员交往、交通中断和城市封闭等,将权力的作用展示得淋漓尽致。但是,医学技术权力的过度使用也有其消极面,特别是滥用权力或权力沦为某种政治势力的工具,无疑会给社会带来无穷的灾难。而此种医学技术权力的过度使用或权力异化,在当今社会中几乎是难以避免的。研究医学权力异化及其防治,是医学伦理学当今不可忽视的课题。

3. 关于医学技术权力的异化

医学技术权力的异化,是指将医学技术视为实现某种非医学宗旨目的的工具或资源,从而滥用权力,它可以从以下多个不同层次加以剖析:

● 医生个人权力层面的异化,即医生对患者管控权力的异化。医生掌握医学技术知识,患者只有接受医生根据医学知识安排的诊疗才能使自己恢复健康。这种情况可以有两种不同解释:一种是医生履行自身的职责,本着医生的使命也就是治病救人的原则,尽一切努力帮助患者恢复健康,医生在这种场合不是行使权力而是履行职责,忠诚于医学的使命,他们出自责任感、使命感,而不是权力感;另一种理解是因为医生掌握医学技术,患者必须服从医生的安排,医生有权

① 赵旭,陈天.身体哲学视角下现代医学异化现象及意义[J].医学与哲学,2021,42(17):7-12.

要求患者这么做那么做。威廉·J.古德(William Josiah Goode)指出,"一旦某个专业群体建立,它就开始通过形成各种社会关系来进一步强化它的权力,这些社会关系控制了职业人员与顾客、同事及职业外官方机构的互动"①。医生如此理解医学,必然导致权力欲的产生。医疗职业特点存在滋生医生权力欲的潜能,而这种现象在医生对职业特点不能正确理解时几乎是必然会出现的;特别由于资本对医学职业的渗透,医生行医往往是为了获得更多的钱财,在这种情况下医生必然会强化权力、垄断权力,从多方面迫使患者接受医生为获取更多的钱财而做出的各种安排(如过度医疗),令患者无法摆脱而必须就范;此外,医生还要接受上级权力的多种安排而强化其权力。这样就出现了医生权力的异化。应该指出,医生在诊疗中个人权力由于患者知情同意权的法律定位受到很大的限制。根据知情同意原则,患者可以拒绝医生的意旨,可以提出本人的要求,可以另找其他医生。当然,由于种种原因,在现实中患者并不能完全、有时甚或很难抵制医生权力的异化。"在医患双方主体博弈中,医生通过接管患者的身体而获得对患者身体的相对控制,而患者主动将身体控制权移交的过程,往往又会增加、巩固医方因专业知识所获得的权威,进而产生一种犹如权力的异化意识。"②

　　● 医院和医疗科室层面的异化。这是医学权力异化的重要环节,或者可视为医学技术异化的中心环节。一方面,国家的医疗保健方面的政策,在很大程度上仰仗医院落实和兑现;另一方面,医务人员的行为也在很大程度上接受医院的辖治,医务人员的薪酬、职称、流动等均受制于医院。现今的医院,兼是医疗、教学和科研中心,作为医院构成部分的各种科室,当然也必须随着这一转变而背离其先前的范式。以科室为基础的经济核算的体制,就是这种异化的标志物。近几年来,在我国一些地区的医院发生"异化"的抗争与冲突,如胡卫民、兰越峰、张煜、张曙等几位医生,因坚持不赞成过度医疗、开单提成的做法,和他们所在的科室发生了矛盾和冲突,实际上就是医学权力"异化"情况下发生的必然。医院和它的技术权力的性质蜕变,是已经发生或者还可能发生医生与他所在医院及其科室发生冲突的根本原因。令人遗憾的是,当今医学技术变异中,共同的善、正义、患者利益至上,抵不住权力特别是资本与权力结盟所形成的合力。在这两者的共谋下,大众期待的善、正义,在实践而不是在理论上,的确常是处于节节败退中。

---

① 科克汉姆.医学社会学[M].7版.杨辉,张拓红,译.北京:华夏出版社,2000:179.
② 赵旭,陈天.身体哲学视角下现代医学异化现象及意义[J].医学与哲学,2021,42(17):7-12.

● 医药卫生管理部门的异化。医院是受制于医药卫生管理部门的,各级医药卫生管理部门是公共权力机关,是代表社会大众而非仅代表某一单位或某部分群体的利益的。当某医疗机构、某部分群体损害公共利益时,理应站出来首先协调冲突进而维护社会大众的利益,而目前我国大多数地区的医药卫生部门也是这样做的。如天津市 1997 年 11 月的一场新闻发布会,公布对天津某肿瘤医院主任医师 W 某因索要红包而给予吊销医师执业证书、停止其医师执业活动的处理决定[①];辽宁省卫生厅医政处就省内若干大型医院收费相差悬殊的调查[②]……表明坚持公平正义原则的卫生管理部门仍是大量存在的。医药卫生管理部门作为国家行政管理机关,是公共权力的代表,其首要责任是维护公众利益,但因具有鲜明的行业特点,与构成该行业主体的大医院有着千丝万缕的联系,同时也要维护行业从业人员的正当利益。由于医疗机构拥有财力、物力、人力等方面的实力,许多有关医药卫生的方针政策有赖他们执行,在出现矛盾冲突时,一些卫生管理部门有时也自觉或不自觉地站在大型医院一边,为它们支招、出力和开脱,将公众利益置于次席。比如,尽管过度医疗为国内外社会和医学界认同的事实,为什么一旦落实到具体调查某些有良知的医生揭露的事实时就不复存在了呢? 这只能说明这些地区的医药卫生管理机构,运用其权力掩盖过度医疗的事实真相,明里暗里保护那些以过度医疗谋求高收入的医疗机构,实际上参与了权力与资本的联盟,助长了医学技术权力的异化。

● 国家层面医学技术权力的异化。应当说,国家层面的医学技术权力化,大多对医学技术的作用主要是正面的和积极的,它对促进医学技术的发展、充分发挥医学技术的作用、为全体人群提供公平和有效的服务、为贫困人群提供医疗卫生服务的保障,都是极为重要的。近几十年一些国家的实践表明,国家管理全体人群的健康,对于延长人均寿命、制服某些传染病泛滥、攻克疑难杂症诊治的难关,以及促进全体人群健康水平的提高,都起到了良好的作用。国家层面医学技术权力化,是社会经济发展的必然结果,同时也是社会文明进步与提高的重要标志。但是,国家层面医学技术权力化,也存在异化的可能。"当现代人无形中接受医疗技术对自我身体的改造时,发展医学的目的也就逐渐成为从'治愈身体'异化成国家'公共管理工具'"[③],在国家全面管理医学技术的层面下,医生成为

---

① 佚名.天津肿瘤医院就医生王旭东违规收礼事件做出回应:警告处分[EB/OL].(2017-05-24)[2022-02-12].http://www.muw.cn/news/shehui/1706314.html.
② 佚名.辽宁省卫生厅官员怒揭 医院灰色收入[N].大连晚报,2010-07-13(B1).
③ 赵旭,陈天.身体哲学视角下现代医学异化现象及意义[J].医学与哲学,2021,42(17):7-12.

国家的雇员,成为履行国家这一职责的工具,在医生常以"公共管理工具"的身影出现在患者面前时,医生昔日那种高尚、庄严、救死扶伤的荣誉感消失了,谦卑、忠诚、严谨的精神气质逐渐消退了,取而代之的是高高在上的"国家官僚习气",动辄训斥患者。我们应当注意并重视国家层面医学技术权力化给公立医院医务人员心理转变带来的影响。同时,实践也表明,国家层面医疗技术权力化的正面和积极作用,只有在国家管理层能够诚心诚意地为全体人群服务、履行生命第一、人民第一、秉承医学宗旨的理念前提下才有可能。如果国家领导层背离医学的宗旨,视医学与强权或政治、法制、经济干预的统治手段一样,则这种国家层面(疗治型国家)的医学技术权力无疑异化了。

关于国家层面医学技术权力的异化,美国总统唐纳德·特朗普(Donald Trump)无疑提供了一个典型案例。特朗普第一个任期恰逢新冠疫情流行期,为了巩固本人及共和党对政权的控制,抹黑与他相对立的政治势力,通过制造假信息和一些莫须有的事实,扰乱国内、国际正确而迫切需要的防疫工作,想方设法将应对防控疫情的种种科学措施政治化、污名化,煽动反科学主义、无政府主义、绝对自由主义和民族主义,威胁恐吓一些正直的科学家,掀起了一股反疫苗、反对戴口罩、反科学的歪风,将病毒溯源政治化,在各个方面倒行逆施,给美国造成了无可挽回的灾难性的后果。一个号称世界经济第一、科学技术走在前头的国家,其病患感染率和死亡率居然为世界之最,这给美国的防疫工作带来灾难,同时也给全世界的防疫造成极大的破坏。

4. 医学技术权力异化面临的国家、社会、伦理问题

医学技术权力异化对医学正常运行,对社会、经济、伦理道德的负面影响是多方面的:

● 医学技术权力异化,特别是国家层面的权力异化,极大地强化了医学技术非理性甚至是罪恶的应用,导致医学技术在政治领域的扩张,使医学沦为政治斗争和争权夺利的工具,给医学造成致命性、毁灭性的伤害。首先关注这一问题的是福柯,他在《规训与惩罚》一书中对精神病学家参与对精神病患者迫害做了无情的揭露:"精神病和心理分析专家,执行判决的法官,教育工作者,监狱服务人员。所有这些人都分享着合法的惩罚权力。""精神病专家在刑事领域里的角色是什么呢?他不是负有责任的专家,而是一个关于惩罚问题的顾问。"[1]1906—1930年,美国有近30个州通过优生绝育法,用限制婚姻、绝育、永远监禁身心有

---

[1] ANDERSON I. Bodies, Disease and the Problem of Foucault [J]. Social Analysis, 1995(37): 67-81.

缺陷的人终止遗传"退化者"生育,而所谓的遗传"退化者"包括癫痫病患者、罪犯、妓女、乞丐、低能者、性反常者、瘾君子等;1921 年和 1924 年,美国还两次通过移民限制法,限制南欧、东欧人移民美国,理由是他们是在生物学上的"低等人",美国的优生学因此一度变成美国政府惩罚和遗弃那些社会边缘和弱势人群及患者和种族歧视的工具[①];第二次世界大战期间,纳粹德国阿道夫·希特勒(Adolf Hitler)利用国家掌控医学的权力,大量开展活体试验,杀害数以百万计的犹太人、吉卜赛人和不同政见者。第二次世界大战结束后的纽伦堡审判中,受审的医学方面的战犯计 23 人,其中 7 人被判处死刑[②]。而日本在中国哈尔滨市平房区设置的对外称为"关东军防疫给水部"(代号为 731 部队),从 1933 年创建至 1945 年灭亡期间,一直从事人体试验秘密研究和生物战,在这个"食人魔窟"里至少有 1 500 名受害者,通过活体解剖、细菌感染、冻伤试验等方式被残害致死,是日本法西斯利用国家掌控医学的权力,开展惨无人道的医学试验的铁证[③];当今一些国家违反世界公约,利用医学开发、制造生物和化学武器,也是医学技术国家层面异化的表现,亟须引起世界各国人民的警惕,并加以揭露和谴责。

● 医学技术的权力异化,极大地张扬了医学技术的工具性,扩大了医学技术工具性与理性的裂痕,在医学技术权力化影响下,医学技术理性进一步矮化和边缘化。技术,包括医学技术在内,从来是合目的的工具。医学技术从它问世以来走过的几千年的历程中,从来都是服务于治病救人这一根本目的,而正是这一崇高的目的保证了医学技术健康而迅速的发展。但是,20 世纪以来,特别是近四五十年来,医学技术逐渐被某些人视为目的而非工具。在某些人看来,谁占领了技术高地,谁拥有先进和第一流的技术,就意味着谁拥有更大的权力,就拥有更大的竞争资本,就拥有源源不断的财源。当今医院相互之间的攀比,和 20 世纪五六十年代那种比治愈率谁高、比死亡率谁低、比医院感染率谁少、比床位周转率谁快的情况大不相同,而是比医院谁拥有最先进的设备、国家科研项目和成果多少,SCI 论文发表的多少,比年终收入是多少亿,年终收入成为医院经营成功的标志和目的。医学技术的工具性突出了,医学技术治病救人的理性衰退了,

---

① 杜治政,丛亚丽,王延光,等.中华医学百科全书:医学伦理学[M].北京:中国协和医科大学出版社,2020:275-276.

② 佚名.纽伦堡审判和东京审判:两场世纪大审判的比较[EB/OL].(2015-08-28)[2021-01-20].http://www.qulishi.com/news/201508/44937.html.

③ 邹大鹏,王健,何山.揭秘美国与 731 部队罪恶交易[N].参考消息,2020-08-14(11).

由原先的目的物变成陪衬和工具了。医学技术的理性与工具性正好互换了位置,工具成了目的,原先的目的理性变成了手段,原先的医学目的理性因工具的需要而沦为工具的婢女。

● 医学技术权力异化,为医学技术的非医学的应用,包括因技术需要而求医、因技术需要而制造疾病和制造患者,以及过度医疗畅行无阻的泛滥提供了保护伞,极大地增加了医学技术由治病救人转变为摧残生命和健康的风险。尽管早在20世纪末就有学者用大量事实证明"医疗保健机制实际上是一种追求利润的商业活动"①,但这种警告未引起医学界的关注,医学技术权力异化反而愈演愈烈。正如马克思在《资本论》第一卷论证资本的原始积累中的一段话所说:"资本最怕没有利润或利润过小,一有适当利润,资本就会胆壮起来。10%会保障它在任何地方被使用,20%会使它活跃起来,50%的利润会引起积极的大胆,100%会使人不顾一切法律。"②当今资本品尝到医疗因为它的种种特殊性(购买者需要有医生的处方才能获取,需求的紧迫性使患者没有讨价还价的余地等)可以带来稳定且越来越多的甜头时,特别是当它与医院权力结盟、医院权力为其提供合法进财渠道时,更可放心大胆地谋取它所想要的利润了。当一些坚持医学宗旨的医生站出来对过度医疗说"不"时,许多医院权力的掌控者采用各种方法对这些医生进行打压,取缔医生正直的呼声,充分地展示了医学技术的异化。当今的过度医疗和各种医疗的非医学运用,是技术、资本、权力合作的产物。

● 医学技术的权力异化,促使医学技术中心论、唯技术论、见物不见人、无视患者主体意志和患者情怀的思想进一步泛滥,医学人文的理念、人文关怀被进一步边缘化和模糊化。技术是医学的基础,医学是通过技术为患者解除痛苦的,但技术不是医学唯一的构成要素,影响健康的还有社会、心理、环境和人文诸多因素,这些因素并非可有可无,它对健康也有极为重要的作用。医学技术权力的异化,必然会强化技术的唯一作用,而忽视或贬低其他因素对生命和健康的影响。在医学技术权力异化的情况下,技术的作用可以被无限夸大,而技术作用的夸大,有利于技术权力的扩张,有利于更好地吸引资本,有利于资本与技术的结盟。这当然进一步助长技术决定一切的思想,从而掏空医学人文的根底。

● 医学技术权力异化,导致了医生职业性质和职业操守的变异,迫使医生从

① 帕里罗,史汀森,等.当代社会问题[M].周兵,译.北京:华夏出版社,2002:395.
② 马克思.资本论:第一卷[M].中共中央马克思恩格斯列宁斯大林著作编译局,编译.北京:人民出版社,1953:961.

治病救人的白衣战士沦为权力的工具。从医学技术权力异化,特别是医院权力异化的一些情况看,医生常被迫做一些违背医生职业操守的事,如违背职业良心开一些治疗意义不大的进口药、高价药;为一些不应该手术的患者做手术,有意扩大手指征;诱导患者接受一些没有经过严格临床试验证明确实有效的疗法;为了维护医院的所谓"名声",有意隐瞒甚或坚持医疗差错,修改病志,不向上级如实呈报医疗不良事件;在医生职称评定中肆行唯论文论而忽视医生实际诊疗水平;纵容伪造试验资料、报阴不报阳,夸大试验成果。近些年来诸多论文被国外刊物"召回"的情况,也与这些医疗单位的技术权力异化相关,正是这些单位一心图利造成的直接结果。

● 医学技术权力异化,特别是医院权力与资本结合造成的异化,极大地促进了资本的扩张,为资本引领医学的发展、主导医疗事业的规划、掌控医疗干预、管制医生行为创设了条件,从根本上动摇了医学的传统和根本宗旨。当今的医疗保健服务需要资本,但吸引资本参与保健事业的根本目的不是为了积聚资本,不是为了壮大资本市场,而是为广大人群提供更好的、承受得起的保健服务。但是,现今的医疗与资本的联姻,某种程度上,已经偏离了这个方向。现今这两方的结合,已经将某些大型医院引向了为获取利润的不归路,将医生引向谋取最高待遇而非为解除患者病痛的白衣战士,将医学科学技术导向不是为了治病健身的需要而是为了"财神爷"。现今的资本与医学的不良结合,最终将导致医学神圣宗旨的泯灭。

医学技术的异化,不是小问题,是事关医学宗旨的大事。这些年,医学人文学界对当今医药卫生保健服务事业中出现的种种非理性的异常,如过度医疗、医患关系的恶化、医院公益性回归少有进展、医疗腐败等作了许多讨论,但这些讨论忽略了一个重要问题,即权力,忽视了权力所起的作用。而纠正这些现象,也不能没有权力的作用,甚或关键取决于权力。权力究竟想干什么,想达到何种目的。这是问题的关键,也是事情的真相和实质所在。

以上所说的是医学技术权力异化带来的社会问题,那么在医学技术权力未有异化情况下是否没有伦理社会问题产生的可能呢?正确行使国家全面掌控医药卫生权力的国家,有无负面作用呢?这要从权力的特性说起。什么是权力?权力是政治上的强制力量,是职责范围内的支配力量。权力要求绝对服从一种意旨而不允许有人另行其道。国家全面掌控医药卫生权力的国家,要求绝对服从国家的计划安排,按照国家的意旨开展医疗卫生工作。问题在于国家卫生工作的意旨和安排是否能够完全反映各类人群医药卫生的需求？医药卫生工作涉及人从生到死的全过程，而这一漫长的过程是时刻变化的，且婴幼儿、儿童、青年、中年、老年人的要求各不相同，不同民族、不同宗教信仰、不同地域和国度的卫生需求也有差异，国家特别是大国掌控医药卫生工作，显然是难以全面、及时、恰当地反映这种种复杂的卫生需求的。在这种情况下，强行一律地要求只按照国家的意志行事，必然产生脱离实际的僵硬化、一般化的缺陷，并扼杀一些特殊人群或不同年龄段人群的需求。事实表明，要办好一件事，必须要有两方面的积极性，即既要有集中统一的积极性，又要有适应不同情况的各种力量共同努力的积极性。集中统一的权力，必须为发挥广大公众的力量、智慧留下空间，必须与分散的群众力量和智慧结合。即使是对紧迫的公共卫生事件的处理，也需要这两方面的积极性。

5. 医学技术权力异化的治理

医学技术权力异化的治理，首先取决于对技术权力的控制。能够有效地控制技术权力，就为控制技术权力异化提供了可能。一般地说，"权力不断地随着生产力的发展而得到改变"①，而"技术进步赋予人类越来越多、越大、越危险的权力"②，因而控制技术权力成为人类必须面对的课题。在技术权力控制的问题上，技术发展具有自主、无序、飘忽不定等特点。掌握和主宰技术的人总是归属于一定的时代、民族、国家、阶级。人们对于技术正负作用的认定往往难于统一，技术的应用也因人而异，甚或常常出现争权夺利、明争暗斗的现象。这些因素使得对技术权力的控制十分困难。此外，由于贪婪、丧失理性、认识局限、生理或心理缺陷等人性的弱点，一些丧失理性的野心家、阴谋家可能会滥用技术权力，以达到不可告人的目的。然而，尽管如此，我们仍不能放弃对技术权力控制的努力，仍应通过文化塑造、政策与法制调控、伦理道德规范等途径，达成控制某些技术权力的共识，如禁止核武器、生化武器、克隆人等条约或声明，约束和控制技术权力。由于技术的高层权力常与国家权力合而为一，因此也应努力推进国家顶层政治权力的合理约束，以及形成国际力量的制衡，以避免技术权力的滥用。

就医学技术权力异化治理而言，可从多方面着手：

● 大力宣扬医学的根本宗旨，使医学权力掌控者和社会公众深刻理解"医乃仁术"的根本特点和重要性，明白利用医学技术谋求钱财或其他个人目的，可能

---

① 福柯.权力的眼睛[M].严锋,译.上海：上海人民出版社,2021：138.

② 王伯鲁.技术权力问题解析[J].科学技术哲学研究,2013,30(6)：41-45.

出现不可想象的后果,最后将危及自身。比如,如果将医疗服务视为商品,视为应通过商品买卖的形式提供服务,这将必然剥夺贫困人群和低收入人群的就医权利。一个患有重病而一时无法支付费用的人,难道可以任其死亡而不予以施救吗?再如利用医学技术制造生物武器,更可能导致后患无穷的后果。医学宗旨是万万不能更改的。

● 造就一支忠诚于医学宗旨的医师队伍,让治病救人的人道主义在他们思想深处扎根,永不动摇。医学是一门精密的技术,它的应用必须由经过长期学习训练的人实行。如果从业的医生对医学宗旨坚信不疑,并视为神圣不可超越的底线,那么他们就能抵制背离医学宗旨的指令和行为,背离医学宗旨的事就没有市场。目前在我国医疗行业中,之所以不时发生各种怪事,诸如节日手术打八折,ICU患者住院处的账上钱不够就停药(即使患者濒临死亡也不发药),要求影像科医生在报告单上造假以满足手术要求,少数医生抵制过度医疗时其他医生闭口不语甚或冷嘲热讽,就是因为一切为患者着想是医生的天职这道堤坝没有筑牢。众多医生在正义之声面前沉默不语,是医学技术权力异化的土壤,是当代医学的悲哀。

● 广泛开展技术正确应用的伦理和法律规则,设置防止技术异化的壁垒,消除技术权力异化的潜在威胁。正如我们对许多技术设置了规范,如器官移植、辅助生殖技术、干细胞的开发与应用、基因检测、克隆技术等,防止在权力异化情况下出现权力异化应用技术的可能。当然,构筑这道防线并不意味异化的权力能够见此止步,权力践踏技术伦理规范而任意肆行的情况并非因此绝迹,但有这道防线总比没有强,有了这道防线,至少敲响了技术权力异化应用的警钟,为权力异化应用设置了障碍和关卡。

● 加强制度伦理、政策伦理、机构伦理对技术权力的约束。目前我国医学伦理规范主要集中在医药卫生人员的个人伦理层面和技术伦理层面,机构、制度、政策伦理规范少有涉及。约翰·罗尔斯(John Bordley Rawls)在《正义论》一书中,反复强调了社会制度的正义性,对制度的道德评价和选择优先于对个人的道德评价和选择。此书的译者前言说:“离开制度来谈个人道德的修养和完善,甚至对个人提出各种严格的道德要求,那只是充当一个好牧师而已。”[1]防止技术权力的异化,为权力行使者立规矩,实为不可缺少的上策。

● 明确技术权力的边界,界定权力干预技术的范围和方位。技术权力是有

---

[1]　罗尔斯.正义论[M].何怀宏,廖申白,译.北京:中国社会科学出版社,1988.

边界的。技术成长、发展受制于自身所处的条件和环境,有其自身发展的规律,不能拔苗助长,不能根据权力的意旨制造技术;技术的功能和作用是技术自身性质和特点规定的,权力强加于技术,技术的某种功能应用只会适得其反,不能超越技术自身的规定性滥用技术。

●　节制追逐技术无穷尽的欲望。无论就空气、土地、山河等大自然,或者就人类的身体自然而言,终究是有一定限度的,无止境开发自然,无止境、无限度地向大自然进军,毫无疑问地会如同马克思曾经预言的那样,会遭到大自然的报复,何况现今涌现的某些技术追求是很难说有意义的。

鉴于医学权力异化主要来源于资本与权力结盟引发的医学技术为资本滥用,治理医学权力异化的关键在于节制资本,在于确定资本在医学中应用的界限,明确资本在医学中应用认可的范围、程度和不可逾越的底线,特别是大型医院资本运用的认可范围、程度和不可逾越的底线。成也萧何,败也萧何。当今医学不能没有资本,但也不能滥用资本,不能听任资本的泛滥。当今公立医院公益性的某种程度上的衰落,医学宗旨的消退以及医疗腐败等,也莫不与资本在医学中的畅通无阻相关。为资本在医学中的应用划定范围,采取措施节制资本,实为防止医学技术权力异化的重中之重。

第二章　医学新质技术群的崛起与应对方略

医学导源于爱世救人之心愿,但医学的爱世救人之心愿是从医学技术起步并以技术为主要手段实现的。正是爱世救人之心愿推动了医疗技术的不断改进,将医学推向一个个高峰。当今出现的医学新质技术,表明医学已进入和以往大不相同的新阶段。

一、医学技术发展的新阶段

自20世纪中叶以来,生命技术经历了两波高潮。第一波高潮是从20世纪五六十年代开始,主要以在北美发生的围绕着呼吸机的撤离、生育控制、试管婴儿、代孕、安乐死、缺陷新生儿的处置、器官移植等一系列判案背景展开的,矛头主要指向传统的生死观。由于医学专家和伦理学等人文学者的共同努力,这些新技术与伦理的冲突大多得到解决,其中许多已造福于广大公众;21世纪以来,由于继人类基因组计划完成和泛基因组首个草图发布以及人工智能技术的异军突起,生命前沿技术朝着更深、更广的方向前进,出现了诸如异种移植、人兽混合胚胎、基因编辑、人造生命、定制婴儿、芯片植入人脑、体能增强等生命技术,这些技术不像传统医学技术那样将矛头对准疾病,修复受折磨的人体创伤,而是更多地通过制造、合成、再生、增强等手段大举向人类身体进军,开启了第二波生命技术新高潮,从而将医学技术推向一个崭新的阶段。

1. 医学新质技术群崛起的背景

医学新质技术群的出现并非偶然,而是有其深厚的科学基础和技术基础背景。

● 整个自然科学的长足进步为医学新质技术的生长提供了广阔的生长空间。当今时代的自然科学和技术,经历了从基础到应用,从人类到其他物种,从宏观到微观的全面井喷式发展的过程,为医学新质技术的兴起提供了良好的科学背景。诸如,时间是什么,宇宙在何处,月球、火星等星球上有无生命,深海有哪些奥秘等,正在成为当前人们探索的课题;生物学种种新发现有可能掀起下一次科学革命的新高潮,有助于人们揭示包括生命在内的大自然奥秘,创造灵感;人、流程与技术三要素结合而成的数字免疫系统,将加强商业延续性和主动的智能化安全手段;元宇宙正在打造一个与现实同步的虚拟世界,用户可以在任何时候、任何地点与自己喜欢的角色和环境进行互动,引导人类进入新世界,将多种技术、平台和工具结合起来,以识别、分析广泛的信息技术和业务流程并使其自动化和超自动化,比人类更精准地完成业务流程,大幅度地节约成本……如此等等,为医学和生命科学跨跃式的发展准备了基础性的条件。

● 人类基因组计划完成和泛基因组首个草图发布以及整个基因技术深入推进,使得医学新质技术的生长成为可能。基因是遗传的功能单位,是能够表达和产生基因产物(蛋白质或 RNA)的核酸系列(DNA 或 RNA);基因负载特定生物遗传信息的 DNA 分子片段,在一定条件下能够表达遗传信息,产生特定生理功能,是构成生命秘密的核心。以此为基础形成的基因检测、基因诊断、基因治疗和体细胞基因工程、生殖细胞基因工程等,为医学新质技术提供了重要支撑;干细胞再生、转基因异体器官的培育、人体机能的增强等,都是以基因的揭秘为前提的。

● 生物合成技术为医学新质技术提供了有力的支撑。近 20 多年来兴起的合成生物学,"是科学、技术和工程学的应用,目的是促进和加速有机体中遗传物质的设计、制造或修饰"[①];以合成生物学为基础构成的生物合成技术,被认为是继 DNA 双螺旋结构的发现和人类基因组测序计划之后以基因组设计合成为标志的第三次生命科学革命,为解决人类面临的全球性问题(如能源、食品、药物、疫苗、环境保护等)提供了新的前景,给生物技术产业带来了空前的变革[②],合成生物学不同于通过解剖生命体研究内在构造的传统生物学,也不同于通过拼接技术重组 DNA 的基因工程,它的最后目标是要致力于"从头开始""从无到有"地一步步自下而上组装出自然界原本不存在的生物有机体和人工生物系统,使得人类不仅仅能够认识生物、操纵生物,还能够工程化地制造出历史上前所未有的具有崭新功能的生物和生物体。

● 数字技术的兴起为医学新质技术提供了通道和工具。马克思曾经预言,"一种科学只有在成功地运用数学时,才算达到了真正完善的地步"[③],现代科学

① 冀朋,雷瑞鹏.合成生物学的本体论问题:合成生命是什么?[J].江汉论坛,2023(10):66-72.
② 冀朋,雷瑞鹏.合成生物学的本体论问题:合成生命是什么?[J].江汉论坛,2023(10):66-72.
③ 回忆马克思恩格斯[M].胡尧之,等译.北京:人民出版社,1957:73.

将各种实体数字化,医学因各种物理、化学、生物和精神心理等各种健康检查等形成了如海洋般的大数据,数据具有量大、多维、完备的特征①,以数据的使用而形成的云计算和完备的算法,又使得数据的收集和使用成为一种特殊技术;数字技术带来了人们思维方式的变化,大数据提供的不是典型或代表性的资料,而是全面系统的情况,因而促使了思维方式由寻找因果关系转向寻找相关性,再从相关性中确定因果关系,又从全面性中排除偶然性确定真实性的变化,并使得其他技术可以相互通融和协调;数字技术还有助于降低成本、改进制药和基因技术及协助自动诊断等;数字技术是医学新质技术不可缺少的基础性条件,"数据的收集和使用,它将引起正在由全面数字化演变的医疗产业革命"②。

● 人工智能技术为医学新质技术提供了类似人类智能或可超越人类智能的智能辅佐。人工智能正在高速前进。生成式人工智能对不同流程进行自动化,持续革新了多个行业,通过进一步集成到办公软件和设计平台等通用软件中,扩大其对各行业的可及性。当前人工智能正在进入第三阶段,即人工智能的产业化阶段,这一阶段会将人工智能模型全面投入机器人、生物技术或工业流程的实际应用中③,特别有望在机器人技术或图像分析中(如医疗中的图像分析)大展身手;人工智能还可能在 2033 年实现通用人工智能,即在所有任务中提供超越人类的机器,并且可能重新塑造各行业、经济和其他工作的本质,医学中的种种技术可能因人工智能如虎添翼。

2. 医学新质技术群的崛起

当代医学新质技术不是一两项互不相联的零星散在技术,而是一个较完整的、自助互动支撑的技术群。

● 对人类生命生理机制的新认识。例如,有研究表明,老年人与年轻人一样,可能通过祖细胞生长出大量的海马体新神经元,而且各年龄段的海马体容量相当④;瑞典卡罗琳医学院和美国哥伦比亚大学的研究显示,心脏有一个微型大脑,这个微型大脑控制心跳的神经系统,该系统比之前认为的要更加多元和复杂,对它的深入了解可能启发心脏病的新疗法⑤;有研究发现,人体细胞只占细胞总量的 43%,其他则由非人类的微生物细胞群组成,这一认识的意义

---

① 吴军.大数据如何创造医学奇迹[N].健康报,2015-11-15.

② 伦奇纳.医疗产业正经历全面数字化革命[N].参考消息,2019-07-09(11).

③ 霍赫赖特.人工智能正在进入第三阶段[N].参考消息,2024-12-19(11).

④ 佚名.古稀老人大脑或会长出新细胞[N].参考消息,2018-04-06(7).

⑤ 美国《科学日报》网站.心脏或有自己的"微型大脑"[N].参考消息,2024-12-09(11).

可能改变我们对帕金森病和许多过敏性疾病的认知,为治疗这类疾病开拓了新的思路①,其他关于以混沌理论和涌现学说解释大脑机能、癌症病因、心脏影响大脑判断、生成虚拟细胞机制的探索等,都有新的认识。

● 人工器官与脏器不断取得进展。继人造皮肤、人工关节等这类人造物早已应用于临床外,如今人造子宫②、人造血液③等也先后问世;人们关心的人工心脏近年来也有新的进展,美国哈佛大学开发了首个人类心室的生物混合模型,该模型具有呈螺旋状排列的跳动的心脏细胞;研究还证明,特定的肌肉排列方式可以显著增加心室每次收缩的泵血量,研究小组研究制造的心室被植入大鼠心肌细胞或由人类干细胞衍生的心肌细胞,这些细胞在跳动的心室模仿了人类心脏中的扭转运动,从而为制造人工心脏迈进了重要的一步④。

● CRISPR 技术的诞生为基因技术的实际应用打开了通道。人类基因组计划完成和泛基因组首个草图发布已有几十年,但一直未能实际应用于医学,在2012 年因 CRISPR 技术的诞生,才使得基因技术治疗遗传性疾病(特别是单基因疾病)、癌症等成为现实。目前,基因编辑在药物治疗方面取得了一些进展。但基因编辑技术治疗仍在探索中,如治疗艾滋病临床应用研究,治疗白血病临床应用研究,治疗肺癌临床应用研究,治疗地中海贫血临床应用研究,利用CRISPR 成功修复人类胚胎突变基因,等等,均在探索过程中;美国科学家研发的 CRISPR-Cas9 基因工具,可以从一条 DNA 中剪掉有问题的基因,它可能纠正1.5 万种疾病的基因错误,将基因治疗向前推进了一大步⑤;中国研究人员快速使用 CRISPR 技术编辑猴子和无活力的胚胎,并将用尖端的 CRISPR 编辑过的细胞植入人体,修复可自行发育的人类胚胎中的致病突变⑥。

● 干细胞技术与再生医学取得重要成果。英国曼彻斯特大学的科学工作者,用实验室的塑料培养皿培育的人类干细胞最终形成肾小球,内含可促进肾发育的分子⑦。美国阿拉巴马大学伯明翰分校的科学家,在小鼠身上激活了令其线粒体功能减弱的突变,小鼠开始出现毛发脱落、变灰,但当停止这种突变后,小

① 英国广播公司网站.新发现带来变革性疗法[N].参考消息,2018-04-07(7).
② 佚名.人造子宫动物实验初显成效[N].参考消息,2017-04-27(7).
③ 佚名.人造血液接近实用化[N].参考消息,2024-12-29(7).
④ 美国《科学日报》网站.人造心脏研究取得重要进展[N].参考消息,2022-07-11(11).
⑤ 美国"临界点"网站.基因编辑出新法宝问世[N].参考消息,2017-10-27(7).
⑥ 美联社网站.中国推动胚胎编辑技术用于医疗[N].参考消息,2018-08-23(7).
⑦ 美国每日科学网站.科学家培育出功能正常肾组织[N].参考消息,2019-02-17(7)

鼠皮肤皱纹和毛发脱落情况即行逆转，并恢复到原来的样子①；耶鲁大学科学家领导的一个国际团队在《自然》周刊上发表的一篇文章说，让细胞在死亡后重现活力是可以的，可让猪脑细胞死而复生②。美国哥伦比亚大学的科学家发现79岁的高龄者仍能生长出新的脑细胞③。

干细胞技术应用对医学的价值是很大的，尤其是干细胞研究的专门化过程，从最初的全能状态到多元潜能状态，再到多种潜能状态，这些研究使人们能对控制细胞生长、分化和专门化各方面的关键步骤有深入的了解，而这些对许多疾病的病因，如先天性缺陷和癌症发病的原因都能因此得到解释；干细胞的研究还可提供大量人体器官和组织的不同类型细胞，可以测试新药的功效和毒性；更诱人的是多元潜能干细胞，可诱导发展成为人体不同组织的细胞，这使得器官、脏器替换成为可能。据英国《自然》杂志披露，目前已经启动100多项临床试验将干细胞用于再生医学。这些试验旨在探索干细胞在治疗癌症、糖尿病、癫痫、心力衰竭和一些眼疾等严重疾病时替代或补充组织的潜力。

● 跨物种人体器官移植在不断推进。利用动物脏器弥补器官移植不足一直是医学家的追求。2017年1月，发表在美国《细胞》杂志上的一篇论文概述了研究人员如何将人类干细胞注入猪胚胎，将2 000多个混合体植入母猪体内，有超过150个胚胎发育成了主要是猪的嵌合体，在约一万个细胞中只有一个人细胞。这个研究为如何培育人类心脏、肝脏和肾脏迈出重要一步④；随后，2021年纽约大学的外科医生将猪的一只肾在体外连接给一名脑死亡患者；2022年马里兰大学医学中心首次将一个转基因猪心脏移植给一名57岁的患者，手术后三天患者情况良好；同年10月，马里兰大学医学中心宣布第二名接受猪心脏的人存活六周后死亡；同在这一年，美国阿拉巴马大学伯明翰分校的医生将一对猪的肾脏移植给一名脑死亡的患者；2024年，美国马萨诸塞州综合医院将编辑的猪肾脏移植给一名62岁的患者，两个月后患者死亡；中国安徽医科大学附属一院成功将转基因肝脏移植给一名肝癌患者，患者也在移植7天后死亡。一系列的试验给异体移植带来了希望，但终因排斥反应和病毒感染两大障碍未能如愿。

● 生殖技术有新的进路。英国和德国研究人员用一种名为parthenogenote

① 美国每日科学网站.科学家发现前所未有的逆转皱纹和脱发的方法[N].参考消息,2018-07-24(7).
② 美国石英财经网站.细胞可以再生[N].参考消息,2019-04-19(7).
③ 博尔德里尼.古稀老人大脑或会长出新细胞[N].参考消息,2018-04-08(7).
④ 英国《卫报》网站.科学家首次制造出人猪嵌合体[N].参考消息,2017-01-28(7).

的有丝分裂细胞,在 parthenogenote 分裂为两个细胞之前,向其中注入精子使其受精,由此培育出的小白鼠成活率是通常情况下的 1/4,假如在没有丝分裂细胞上都能以同样的方式给精子重新编码而不需要卵子,将彻底改变人类的繁殖过程,为两名男性繁殖后代开启大门[①]。另据报道,美国俄亥俄州的克利兰诊所的医疗团队为一名 30 多岁的母亲移植了死者捐献的子宫,产出一名婴儿[②]。

● 人类体能增强技术在探索中前进。人类增强技术现已出现有人类寿命的延长、提升智力、改善认知、强化体能(包括听力、视力、耐力)等作用,特别是借用纳米技术、生物技术、机器人技术、认知科学等,人与技术的二分法逐渐走向融合与相嵌,给人体器官、组织、基因带来直接变化,引发了人类增强技术是否会摧生出"超人类"的争论。近些年来,人类体能增强在神经技术增强方面取得一些进展。2009 年,牛津大学建立了神经伦理中心,集中研究认知增强等;在美国,形成了东海岸和西海岸两大神经研究中心,以伦理学为先导开展了神经增强的研究;美国军方对军人的体能、视力、耐力的增强等,也做了许多研究。

● 脑机接口突破关口。脑机接口于 2016 年提出,近两年来开始进入试验阶段,2024 年 1 月,埃隆·马斯克的神经连接公司将一枚大小和 25 美分硬币相仿的装置连接几十条线植入人脑,试验者恢复了部分功能;2025 年 1 月,马斯克宣称神经连接公司又有两例进行了连接,并计划于当年再为 20～30 人植入这种实验性设备[③];开展这种试验的还有美国"大脑之门"公司等几家公司,以及瑞士、荷兰的两家研究机构,我国的宣武医院和清华大学的相关团队合作,将两枚硬币大小的脑机接口处理器置入因车祸致使颈椎 C3、C4 截断、下肢运动功能消失的患者颅骨中,术后团队当场采集到清晰的颅内神经信号,术后 10 天患者出院[④]。

● 智能医疗向纵深发展。现今智能医疗已经在机器人手术、远程医疗、可穿戴设备和持续监视、大数据个性化治疗等多方面得到应用,特别是近几年出现的GPT 医疗大语言模型及其引发的医护、患者、AI 医生三方的对话与交流,AI 与医疗的深度融合,AI 诊疗软件、AI 医生、AI 医院应运而生,对医疗保健服务质量的提高具有重要的意义,它是"能快速分析化验结果和扫描人体的人工智能工

① 英国《金融时报》网站.胚胎研究开辟"男性繁殖"后代之门[N].参考消息,2016-09-15(7).
② 佚名.美国母亲移植死者子宫诞下婴儿[N].参考消息,2019-07-06(6).
③ 佚名.更多患者植入"神经连接"脑机芯片[N].参考消息,2025-01-15(11).
④ 李华山.清华大学和宣武医院团队成功进行首例无线微创脑机接口临床试验[EB/OL].(2024-01-30)[2025-01-12].https://www.tsinghua.edu.cn/info/1175/109595.htm.

具,将有助于加快癌症和心脏等疾病的检测和诊断,将图像、基因信息和医疗纪录等不同类型的数据结合起来的系统,能让医生更全面地了解患者的健康状况,从而改进诊断和治疗方式";"到 2030 年,人工智能……将改变患者与医疗服务提供者的互动方式"①。另一种强人工智能(AGI)也在探索开发中,这种人工智能是指创建一种比人类聪明的、可以自我认识和自我控制的编辑代码,无需接受培训就能像人一样思维,其力量倍增,它可以脱离人类所有的管理和控制,可被赋予或设定不安全的目标,可能给医疗带来更大的影响。

● 人造生命在多途探索中前进。继 2010 年 5 月 20 日美国《科学》杂志宣布世界首例人造生命——完全由人造基因控制的单细胞细菌诞生以来②,人造生命仍在多途探索中前进。2016 年,一些科学家计划创建一个合成的人类基因组,并于同年 5 月在哈佛大学医学院召开的有 150 人参加的会议上进行了讨论,主办方表示,新计划不是读取,而是用化学品合成全部 30 亿个单位的人类基因组,这个人造的基因组将实现没有父母的人,这个计划最初被命名为"HGP2",并且规定计划开始阶段以秘密的方式进行,不向媒体公开;进而于 2016 年 6 月,一些美国科学家和企业家宣布开启一项为期十年旨在创造出合成人类基因组的计划,称此举或使生命技术领域发生革命性的转变③。2017 年 3 月,一个由全球科学家组成的团队宣布完成了酵母细胞 16 条染色体中的 6 条染色体合成工作,其余的 10 条染色体已编写好,有待培育④;南丹麦大学楼晨光副教授和美国肯特州州立大学茅涵斌教授,成功地把人工设计的三股螺旋 DNA 结构与三股螺旋肽结构连在一起,从而创造出结合了两者优点的人工合成分子,可能引导创造人造生命体⑤;2025 年,一个官方资助、有欧洲多所大学科学家参与的名为"迷你生命"的项目已开始启动。这个项目源于人们一直想弄明白生命的本质和起源,以及生命是否也可起源于宇宙的其他地方,他们打算利用合成生物学的理论与实践,在实验室从零开始创造简单的生命形式,通过人造生命计划实现"达尔文式的进化"的细胞⑥。

---

① 李华山.清华大学和宣武医院团队成功进行首例无线微创脑机接口临床试验[EB/OL].(2024-01-30)[2025-01-12].https://www.tsinghua.edu.cn/info/1175/109595.htm.
② 纪双城.人造生命令世界不安[N].参考消息,2010-05-28(8).
③ 佚名.合成人类基因组计划引伦理担忧[N].参考消息,2016-06-05(7).
④ 佚名.人工合成酵母基因组获得进展[N].参考消息,2017-03-11(8).
⑤ 美国《科学日报》网站.人造生命体或引发医学新革命[N].参考消息,2023-10-16(11).
⑥ 英国《金融时报》网站.欧洲科学家启动人造生命项目[N].参考消息,2025-01-05(7)

3. 三种医学范式并存的医学格局的形成

前述医学新质技术向医学领域推进的事实表明,医学技术的确已经发展到一个新阶段:一个三种医学范式并存的医学格局阶段。首先是以医生临近病人为基础的经验医学(临床医学),一个始终伴随着医学发展、不会消失的医学阶段。正如郎景和院士所说:"我们应当牢记,临床医生要永远临床,离床医生不是好医生。虽然有人提倡'经验医学'向'实验医学'转化,虽然有'循证医学''精准医学'向我们昭示科学进步耀眼的光芒,但经验仍然是基础,一个掌握了'证据'而没有'经验'的医生,仍然当不了好医生;一个掌握了'精准报告',而没有进行个体化的具体问题具体分析,仍然治不好病。我们从不鄙薄基础研究,却应更重视临床研究,并致力于两者转化"①。其次是以实验和循证为依据的证据医学(科学医学),这是当前医疗实践中迅速发展且日益丰富并起重要作用的医学范式,但在近四五十年的实践中,这种医学范式在取得重要成果的同时,人们也发现其在对付遗传性疾病、老年痴呆症、植物人、重型癌症等方面进展不大,难以从根本上攻克这类疾病。在这种情况下,新质技术的医学范式应运而生。这种医学范式着眼于制造、合成、再生和增强人体的组织、脏器、器官,甚或再造人类的身体,以替换那些失去功能且无法恢复的组织、脏器和器官,这是和前两种医学范式大不相同的医学范式。尽管当前这种医学新质技术还处于起始阶段,已经启动的项目成功的还刚露头角,今后较长时期内担负起守卫生命和健康重任的仍然是以经验医学和以实验和循证医学为主要手段的医学诊治范式,但从当今AI医学快速兴起、干细胞再生技术的不断推进、脑机接口初试牛刀获得成功的情况看,医学新质技术无疑为应对危、重、难之类疾病的方面提供了新的选择,极有可能成为医学总体大格局中的重要一员。

三种医学范式在维护生命和健康事业中发挥各自独特的功能和作用,经验的临床医学始终是以病人为出发点和归宿点,坚守病人床边,保证所有医学干预的个体化;以实证和循证为依据的证据医学,为所有医疗干预提供科学基础;而新兴的医学新质技术,将矛头主要对准前两种医学范式难以发力的重、危、难之类的疾病,弥补了前两者的不足,为这类病人带来希望。

二、医学新质技术的内涵、特质、价值和影响

当前医学的现实是存在两类不同性质的高新技术:一类是原质高新技术,

---

① 郎景和.临床医生要永远临床[N].健康报,2019-06-17(5).

即在人类原质自然生命的基础上对身体的不适和缺陷进行治理与调节的高新技术，如内窥镜、微创手术、靶向治疗、消融等，这些技术因其是不破损、不寻求替代原质自然生命的技术，引发的副作用和风险较小，其后果大多可以预见，即便像体外呼吸循环支持系统，也只具有临时替代的意义，最终还要依赖人体自身的康复，这类新技术仍在不断涌现和完善；当今需要引起关注的是另一类高新技术，即与原质自然生命为视点的高新技术不同的高新技术。

1. 医学新质技术"新"的内涵

医学新质技术"新"的主要表现是：

● 对生命、疾病机理认识的新。对疾病的认知进入更深、更新的层次，主要不是聚焦于疾病表现的疼痛，生理运行受阻，器官、脏器因病毒和细菌的侵入受损的细胞层次，而是聚焦于人体微细结构的分子、亚分子层次的紊乱与失调，或者是因胚胎形成过程中发生的缺陷或残疾；以及由于对人体生命新机制的发现，如心脏存在脑功能、细胞衰亡可能逆转、基因可以关闭等新机理的发现，这种种新发现可能为疾病诊治和健康促进带来新的干预措施。

● 对疾病干预手段的升级。对疾病的干预主要不是通过药物手段清除致病因子，或采用手术切除生长的异质或被病毒、细菌侵袭而不能正常发挥生理功能的组织或脏器、器官，而是通过人工制造、再生、合成、增强等技术手段，再造或增强组织、器官，更新那些已经衰竭或丧失功能的组织、器官，实现以新换旧。

● 诊治视野的转变。医学新质技术就其诊治视野而言，呈现的是生命整体特征，而非先前那种医学技术以对症治疗、以去病因为目标的特征。医学新质技术与其说是诊疗技术还不如说是生命技术在医学中的应用。

● 医学新质技术功能的多元化。当前正在迅猛发展的一些生命技术可应用于其他方面，如基因编辑技术、人工生命技术，对提高动植物的生存质量、改良动物植物品种等方面，都可能发挥重要作用，也可以用于制造生物武器等；医学新质技术存在超越医学应用范围的潜能，而原先的医学技术越界应用的可能性甚少。

● 参与主体的多元。与原质的传统医学不同，实践医学新质技术的团队有了较大的扩容，突出点是有工程类学科的技术人员参与，甚或他们发挥主体作用。

概而言之，医学新质高新技术的"新"，主要在于它的研究和干预对象是生命而不仅限于对疾病病因的阻断、对干预机体运行因素的排除，而是在于制造、再生、合成、增强生命而非仅是维护原质自然生命体。

2. 医学新质技术的特征

● 不确定性可能是医学新质技术的常态。当前正在生成和发展的医学新质技术,大多处于启始阶段,完全成熟可以应用于临床的项目并不多,其中许多项目是否能达到预期的目标尚难确定,不确定性可能是医学新质高新技术发展过程中的常态。如异种移植虽然已经有几十年的历史,但至今排斥反应和病毒感染的两大难关尚未能克服;至于那些关系全身性脏器的再生与制造,从研发到投入使用的历程则更为艰难,如人工心脏虽然经历了近 30 年的努力,但一些关键性问题尚未解决,其他如肝、肺、胰也是如此。

● 人工与自然的差异难以消除。医学新质技术大多出自对人类本真的模仿,尽管这种模仿可以达到一定程度的逼真,但和自然过程中的生成、发育、进化仍有本质的区别。比如,人体的自然过程,其内部机体具有自组、自洽、自融、自我修复和整合等机能,而通过制造、合成、再生的组织、器官,难以具备自然形成过程中的那些机制,经过努力能否等同还有待事实提供证明。一些开始运用于临床实践的,如人造子宫的长远后果、人造血液长期流动于身体是否会带来伤害,都需要不仅是几年,而是几十年甚或更长时间的实践证明,需要有代际更替的考验。当今的人工智能尽管在计算、分析方面能够超越人类思维,但在逻辑、预见、灵感、辩证等思维方面远逊于人类的思维。

● 医学新质技术常常是一把双刃剑。例如,人们对 CRISPR 的强大基因工程技术既感到兴奋,又感到不安,这种技术可以预防先天性疾病,但也可能导致物种的永久性改变,并创造出一个改进强化型后代(也称设计婴儿)的有悖常情的市场[①];再如,为了避免烟草对身体的伤害,新技术提供了一种电子烟,但电子烟是一种尼古丁输送装置,通过加热使尼古丁和带有香味的化学物质雾化,以满足吸烟者对"烟瘾"的需求,但研究人员发现,电子烟能诱导形成一种"应激诱导线粒体超融合"的机制,短期接触可导致细胞应激反应,长期使用可导致细胞死亡或出现疾病[②]。

● 医学新质技术目的与手段的互换可能带来后患。医学新质技术的不同点之一是其中一些技术不是因目的而寻找手段,而是因手段寻找目的,即科学家先构想手段然后再寻找目的,目的为手段服务。当前正在生成和发展的医学高新

---

① 阿肯克.专家呼吁暂停婴儿基因编辑实验[N].参考消息,2019-03-15(7).
② 英国科学新闻网站.2019 年 7 月 1 日:电子烟损害神经干细胞[N].参考消息,2019-07-04(5).

技术,其中很多是立足于治疗疾病和健康的需要出现的,但其中一些却是围绕当代技术主体性的特点展开的,即"为达到人类某种目的去寻找手段,其动力是主体的欲望……主要依赖技术自身提供潜在的可能。换句话说,现代技术是为已有的工具寻找目的"①,也如韦伯所说的那样:"对有意义的人类行为的终极要素所做的任何有思想的探索,都首先是与'目的'和'手段'这两个范畴密切相关的,具体来说,我们希望要求某种东西,要么是有它自己的价值,要么是把它当作服务于最终希求得到的手段"②,这就形成了医学新质技术与原质医学技术目标的单一性指向不同,它的目标指向多维性,既可服务于人类生命的治疗、康复,也可以用于其他目的,如生命的人工制造技术也可用于生产生物性武器以伤害人类的生命;再如合成人类基因组计划,利用胚胎干细胞和多能皮肤细胞培育出"等同于人类胚胎"的胚胎,某些光怪陆离的生殖技术,莫不如此。

● 医学新质技术常是一种状态和过程。当代医学新质技术,与传统的医学技术是一种静止的稳定的物质形态不同,它始终处于发展变化的状态。如作为原质医学高新技术的CT,表现在人们面前的是由多种部件组成、计算机操控、电力驱动的机械装置,如此而已;但现今的许多医学高新技术,如干细胞技术、基因技术、生物合成技术,显然不仅是一种静态装置,而是一种技术状态、一种技术生态、一种技术丛林,在这种状态、生态、丛林中,蕴藏着许多不同的具体技术。正如汉斯·约纳斯所说,"现代技术是一个有计划的活动,是一个过程,是一个动力学的推动因,而非一个工具和技巧的库存"③。也正因为如此,当代的医学新质技术总是处于发展、变化过程中,具有自我繁殖、生成的特点,从不止步。

● 医学新质技术的另一特征是技术数字化。当代医学新质技术,由于是由多种技术部件组成,不仅包涵了最新的技术设备,而且吸收了以大数据、云计算为基础的种种算力工具,具有高算力、高效能的特点,在很短时间内,甚或几秒钟时间内,能提供包括以国内外海量资料为基础的报告、建议和结论,其精确度非人力所能及。当代的许多医学新质技术,将人体生命物质活动数字化了,向人们提供了生命物质活动数字化表现,但同时也有实体虚拟化、云雾化的可能。

3. 医学新质技术的价值和意义

● 为危、重、难疾病的诊治带来新的希望。医学新质技术最为重要而又现

---

① 曲用心,高剑平.现代技术的伦理困境与重建[J].自然辩证法研究,2010,26(8):25-29.
② 韦伯.社会科学方法论[M].李秋零,田薇,译.北京:中国人民大学出版社,2009:3.
③ 约纳斯.技术、医学与伦理学:责任原理的实践[M].张荣,译.上海:上海译文出版社,2008:3.

实、可及的价值和意义,是对那些重、危、难疾病,如遗传性疾病、阿尔兹海默病、植物人、全身性衰竭等疾病突破当前面临的困难带来希望。例如,CRISPR 技术"它正在迅速改变医学研究疾病的方式,癌症生物学家正在利用这种方法发现肿瘤隐藏的弱点。医生们正在利用 CRISPR 技术对导致遗传性疾病的基因进行编辑";"子孙后代会如何利用这项技术来改变人类胚胎。随着 CRISPR 技术的不断完善,对人类胚胎进行编辑可能最终成为治疗各种疾病的安全、有效的方法。"[①]卡里布生物科学公司和 CRISPR 医疗公司在进行另一种方式抗击癌症——即通过基因编辑免疫细胞以便积极地攻击肿瘤的 CRISPR 疗法的临床试验。2022 年 6 月 12 日,CRISPR 医疗公司和另一家公司在一次科学会议上提交了他们对 75 名患镰刀型细胞贫血病或 β 地中海贫血的志愿者的临床试验新结果,表明这两种疾病会损害血红蛋白。这些研究人员还利用人类拥有不止一种血红蛋白基因的事实,其中一种被称为"胎儿血红蛋白"的基因副本,这种基因副本通常只在胎儿体内活跃,在出生几个月后关闭。研究者使用 CRISPR 技术剪切掉通常会关闭"胎儿血红蛋白"基因的开关,当这些经过编辑的基因被送回到患者体内时,它们发育成富含血红蛋白的红血球。研究报告说,在接受治疗的 44 名 β 地中海贫血患者中,有 42 人不需要定期输血,31 名患镰刀型细胞贫血病患者中无人再出现含氧量急剧下降的现象[②]。

● 可能改善和提高现有疗法的治疗水平。西班牙《先锋报》网站 2023 年 7 月 2 日报道了《新英格兰医学杂志》发表的一项提高癌症疗效的研究,这份报告称,晚期癌症手术前,使用纳武利尤单抗(一种与 PD-I 蛋白结合的单克隆抗体),进行化疗免疫治疗,能帮助免疫细胞消灭更多的癌细胞,能够消除肿瘤和转移灶中的肿瘤细胞,使肺癌五年存活率从 30% 提升至 70%,36% 的患者实现了肿瘤的完全缓解,而仅接受化疗者只有 6.9% 的患者得到完全缓解[③]。约翰·霍普金斯大学癌症研究的一个团队宣布癌症液体活检获得成功,他们在结肠癌患者血液中找到了 DNA 片段。在接受过治疗的癌症患者中,使用液体检测能够可靠地预测某些肿瘤的复发。这种方法还可用于检测阿尔兹海默病、心血管疾病等[④]。

● 为人类长期梦寐以求的延年益寿带来希望。西班牙科学家解开了一种可以不断重返幼年状态的不死水母的基因密码,希望揭示它的长寿密码,找到人类

---

① 齐默.改写生命密码:CRISPR 技术 10 岁了[N].参考消息,2022-07-20(10).
② 齐默.改写生命密码:CRISPR 技术 10 岁了[N].参考消息,2022-07-20(10).
③ 托瓦尔.肺癌存活率提高[N].参考消息,2023-07-02(7).
④ 劳夫曼.液体活检正在彻底改变医学[N].参考消息,2024-04-12(10).

衰老机制的新线索[①]。哈佛大学医学院遗传学院发现一种药物组合,可以在短短一周内逆转衰老,帮助人类实现"逆生长"[②]。同是这所大学的科学家发现了控制全身再生基因的 DNA 开关,有朝一日人类或许可能让四肢再生[③],美国纽约的爱因斯坦医学院的科学家宣布他们研究的十多种已经批准的药物,包括用于防止器官移植排斥反应的雷帕霉素和二甲双胍,可以用于延长健康寿命[④]。

● CRISPR 等医学新质技术的影响远远超出了医学范畴。"进化生物学家们正在利用 CRISPR 技术研究尼安德特人的大脑,并调查我们的类似猿祖先是如何失去尾巴的。植物生物学家已经编辑了几种种子,以培育含有新的维生素或抵御疾病能力的作物,其中一些作物可能会在未来几年内被摆上未来超市货架。""即将到来的 CRISPR 改变作物的浪潮将会养活全世界并帮助贫困的农民,抑或只是让投资这项技术的农业综合企业巨头变得更加富有?"[⑤]CRISPR 基因编辑技术有助于优化动植物的育种性能。日本监管机构已批准几种基因编辑的鱼类上市。美国从事基因编辑的几个企业,已经在实验室培育出一头经过基因编辑的小牛,这头小牛能够抵制十分危险的牛腹泻病毒;苏格兰罗斯林研究所科学家利用 CRISPR 技术尝试对鸡进行基因编辑,为的是让其获得对禽流感病毒的免疫抵抗力[⑥]。对动物进行基因编辑,可为人类构筑保护盾。

从目前新质医学发展的状况看,医学新质技术存在为人类健康做出多方面贡献的潜能,如果能够加大新质医学对健康促进的投入,甚或可能带来革命性、颠覆性的变化。

4. 医学新质技术的影响是复杂与多维的

医学新质技术同时也加剧了医疗的复杂性,依据数据整合与分析给医学带来了更多的挑战:

● 在以数据流为中心的医疗模式中,包括智能医疗、算法数据处理在内的一切技术可能导致德勒兹(Gilles Deleuze)在《控制社会后记》(*Postscript on the Societies of Control*)一书中提出的"无医生、无患者"的医学成为可能;由于医生和患者都沉迷于数字中,医学在某种程度上已成为数字医学、影子医学、镜像医

---

① 孙青昊. 长寿基因密码[N]. 参考消息,2022-09-07
② 米哈伊尔. 最新疗法或助人类实现"逆生长"[N]. 参考消息,2023-08-01(8).
③ 纳普顿. 科学发现再生基因"控制开关"[N]. 参考消息,2019-03-17(7).
④ 魏因特劳布. 与其抗衰,不如延长"健康寿命"[N]. 参考消费,2023-08-04(10).
⑤ 齐默. 改写生命密码:CRISPR 技术 10 岁了[N]. 参考消息,2022-07-20(10).
⑥ 英国《经济学人》周刊网站. 动物基因编辑或能造福人类[N]. 参考消息,2025-04-02(8).

学;在这种医学模式中,患者可能更便于扮演自主的角色,减少了对医生的依赖;同时,健康管理可能真正融入日常生活而成为社会化过程,个人、家庭和社区都可能进入健康管理的大阵营中。

● 由于信息技术的发展、互联网医疗和智能医疗的出现,医疗保健服务遍布城乡各地可能成为现实,患者可以随时随地在近处就医,这就大大推进了医疗的可及性和可得性。就此而言,当代医疗新技术的发展有利于医疗的公平性,但高新技术高附加值导致的高费用同时又加重了医疗的不公平性。

● 当前医学新质技术大多较为复杂,以制造、再生、合成、增强为特点的医疗范式对人体的干预愈来愈深,对人体身心的整体影响可能不断出现,这一切不仅直接指向人类身体,而且也影响心灵,使人性的尊严、生命价值和自主性等,都可能产生严重冲击,同时也模糊和改变了身体与心灵之间的界限,且很难预测。美国科罗拉多大学的研究人员对 23 名心脏移植接受者和 24 名其他器官接受者进行了调查,表明 89% 的器官接受者术后性格发生变化,包括食物、音乐、艺术、亲密关系、休闲活动和职业追求的偏好等;论文介绍一名 56 岁的教授接受了一名警察的心脏后的奇特经历;论文提出的生化假说认为,器官捐赠者的记忆和性格可能储存在捐赠者的器官中,并转移给器官接受者①。

● 当前的医学新质技术加速了医疗保健服务的市场化,它关注市场规律,鼓励全新的生活方式和消费方式,倡导生物医学领域中出现的产品商业化和商业服务。某些新技术就是奔着资本的目标而来的,它倾向于越来越将生命全程纳入消费范围,并因此而催生了"生物经济"的概念,并事实上已成为社会整体资本中的重要组成部分。数据的收集和使用,可能引起正在由全面数字化而导致的医疗产业革命,一个巨型的市场正在构建中②。以液体活检为例,致力此项研究的美国格雷尔公司等数十家诊断技术公司,认为此项技术的市场价值介于200 亿~2 000 亿美元之间③,这一切表明生物经济是催生医学新质技术的重要动力。如果由经济统率整个医疗保健服务,可能带来不可想象的后果。

● 当前医学新质技术的兴起,可能带来医疗保健行业内部和外部结构性的变化,包括保健服务、科学研究、医学教育、产品开发与分配及销售和社会参与等众多方面,都有资本介入并投入相应的物力、财力和人力,而各方参与的价值目

---

① 香港《南华早报》网站.器官移植会改变受试者性格吗? [N].参考消息,2024-04-14(7).
② 伦奇纳.医疗产业正经历全面数字化革命[N].参考消息,2019-07-09(11).
③ 劳夫曼.液体活检正在彻底改变医学[N].参考消息,2024-04-12(10).

标并非同一,这一切必然增加医疗保健行业的内部矛盾和竞争,内部相互关系的复杂性和矛盾交互性远远超过原先已有的医疗关系,同时也可能动摇医患关系的主体性,淡化患者利益优先的原则。

● 当前医学新质技术可能对医学人文理念带来更大的冲击。医学人文关怀,不仅因先前的医学进程出现的 X 光机、CT 等将医生与患者的关系物化,而今医学因互联网医疗、机器人手术、智能医疗、机器人护理等的出现,进一步甚或完全排除了医生与患者之间的直接互动,基于患者与医生的直接接触而产生的同情、共情将成为无源之水,而没有人文精神的医学将是什么样的医学,更令人忧虑。

三、人工与自然的关系是新质医学的核心

1. 人工取代自然是医学新质技术的着眼点

医学新质技术种种项目大多是沿着人工替代自然的思路推进的,其潜在的最终目标是实现人造生命,可以认为人工与自然的关系,或者说人工是否能替代自然,是医学新质技术的核心。人造生命和人造人类生命虽然紧密相联,却是两个不同性质的命题。生命涉及所有动物,而人类生命则是生命总体类别中处于宇宙中心的特殊类属。探索宇宙起源中的生命起源和生命本质,了解最简单的生命结构形成及其演化过程,寻求其复制的可能性,对于破解当代医学的许多难题,是有重要价值的。但人造人类生命且不说其有无需要和可能,更重要的是它涉及伦理学的根本原则和哲学层面的本体论,是一个需要从伦理学和哲学层面解析医学新质技术的课题。

医学新质技术的具体表现是多种多样的,其中包括人体组织器官部分建构和整体生命的创造两种不同情况。就人体部分组织、器官、脏器的重建与更新而言,只涉及这类组织原先实体中的部分实体发生了变化,由功能相同的新实体取代,人造的新器官承袭原实体器官的功能,发挥其在整体生命运转中的作用,尽管这类人造物还有许多问题有待解决,但只要这类新实体符合人类生命实际运转中的要求,与原有的天然器官相吻合,同时也适应生命整体大环境,对人类整体生命的冲击一般不发生根本性的影响,出现的技术缺陷和伦理道德问题,一般仍处于可控范围。

问题的复杂性和困难在于人类整体生命的制造或生成,关涉人工人与自然人的关系。当前医学高新技术出现的新质高新技术,是社会总体技术突进中的

人工自然大潮流的组成部分。类似自然的人工人,正在向源于宇宙和生命本源的自然人提出了严重的挑战。当前在医学和生命科学中出现的医学新质技术,虽然目前还处于萌生和发展进程中,但实际上反映了人工生命向自然生命,也即人工人向自然人的挑战。尽管"人工的新概念是从工程学和合成视角重新审视生物学得出的结果,其中自然与人工之间的边界更加模糊"[1]但"时下的计算机技术还难以企及人类基于千万亿年进化的多感官融合、知觉塑性和潜意识信息处理等自然感知能力","自然感知的复杂性、敏感性和准确性难以被计算机模拟,所以目前人工感知的信息整合方式还是无法达到自然感知那样适时且高度整合的体验功能",因而"人工实体和与自然实体存在根本的差异"[2],这是我们对医学新质技术应持的基本观点。

2. "自然"与"人工"概念的定位

一般认为,人工与自然的差异是:(1)"自然"通常是"指人类未被改变的自然界,这些事物是自然界本身就存在的,无需人类的干预",如山河、沙漠、海洋、星球,包括人的自身等;"人工则是指人类刻意创造或改变的事物","这些事物是人类自己创造的存在,是人类文化和科学的产物"[3];(2)从价值层面看,"自然"往往被视为其价值是本身固有的,是纯粹自然而然存在的,而"人工"物的价值是人经过人类加工和改造赋予的,其价值由人类的需要决定[4];(3)自然实体中存在一种本原的力量和本质,具有独特的、无法通过技术手段模拟和重复的属性与特征,是人们无法完全理解和掌握的;而人工实体则是由人类自己所创造的,它缺乏这种本质的力量,人工实体并非真正的自然存在,而只是通过技术手段被人创造出的人为存在,是一种镜像,这种人工实体的局限性使得它们不可能具有自然实体那样的独立存在性和自我演化能力。

然而,对自然与人工关系的理解,经历了一个长久的过程。在古代,人类将自然理解为天然的、上天赐予的,神所创造或指引的秩序,人类在上天给予的"自然"面前,只能敬畏、屈从。屈从自然,是当时人们对待自然普遍认可的规矩;进入近代社会,特别是现代社会以来,人类掌握了科学技术知识和种种先进的技术手段,人类不再绝对地臣服自然,而是向自然开战,按照自身的愿望改造自然,一大批诸如运河、铁路、桥梁、水库、飞机等人造物出现了,这些人造物与天然物并

---

① 孔佳仪,魏屹东.自然和人工感知概念的界定与反思[J].自然辩证法研究,2024,40(1):59-65.
② 孔佳仪,魏屹东.自然和人工感知概念的界定与反思[J].自然辩证法研究,2024,40(1):59-65.
③ 孔佳仪,魏屹东.自然和人工感知概念的界定与反思[J].自然辩证法研究,2024,40(1):59-65.
④ 孔佳仪,魏屹东.自然和人工感知概念的界定与反思[J].自然辩证法研究,2024,40(1):59-65.

存的局面,为人类社会的生活带来极大的方便,但人工实体与自然实体的本质差别的认识仍然根深蒂固,不可动摇。

然而在当今,由于科学技术的迅猛发展,特别是人工智能、合成生物学、机器人、数字技术的出现与应用,将人工与自然的区别推向模糊不清的境地,人工与自然的区别不那么非此即彼了。人工起源于对自然的模仿,模仿是人类理解和探究事物的重要方法;人类的认知能力,艺术家创作人物,画家的写生,都是出于模仿。柏拉图认为"感性世界是对理念世界的投射与模仿",亚里士多德认为大脑天生就具有模仿的本能,由此可以认为,模仿实际上为自然与人工之间架起了一座桥梁。合成生物学的出现也与模仿有关,合成生物学模仿事物的原型,将不同物质的事物结合在一起创造出新的合成物。一个世纪前出现的化学合成,创造出了许多化学合成物,大量的药物出现就是化学合成的产物;当今出现的,如器官移植、三亲婴儿等,这些生物合成物和正常生命一样运转,将人工与自然的关系推向一个新阶段,并使人工与自然的区别变得模糊起来,但它并未消除人工与自然的区别,人工与自然的不同仍是一清二楚的。人工的制造、合成、再生、增强与自然的生成、进化、发育、涌现,不是同一的,前者是人工制造、合成的人造物,不存在自洽、自生、自组的机能,后者是自然进化、发育而生成的自然物。一粒种子种入土地,几天后生根、发芽,随后开花、结果,成熟后的果实次年可再现这一过程。就目前合成生物学而言,还难以甚或不能形成生成、涌现这样的自然过程。合成生物学使得自然与人工之间的边界更加模糊,但边界模糊仍是有边界的,人工与自然仍是有区别的,人工不能等同于自然。对新质医学创造、制造人工生物制品、人造人等,绝对不能漠视。

3. 人工感知与自然感知

感知是人类对外部世界认知的起点,也可以说是人类认识外部世界的基础。人类通过自身的各种感知器官收集外部世界对自己的刺激并经过神经通道集中于大脑,由大脑加工做出判断,从而形成对客观世界的认识。当今人工智能、脑机接口等技术,通过传感器、计算机视觉、语音识别、生物识别等手段,能够获取外部世界的信息,这种人工感知可用于为感官失能者提供辅助,也能增强正常的人的感官性能,甚或可能形成超越生命感官限制的"超感知能力"。人工感知和自然感知都有收集和处理外部世界信息的能力,但人工感知除能弥补自然感知的一些缺陷和不足外,还能提供更多的信息来源,扩展了人类对自身和外部世界的认知,特别是人工感知由于人们对神经系统和计算机技术的深入研究形成的

"一种不依赖正常的神经系统和肌肉组成的输出通路的通讯系统",可能越过自然感官直接作用于大脑并形成人工感知,并能将红外线和超声波信号转换成电信号刺激,使人可以看见射线和听到超声波,从而使得人脑可以处理更广泛的感觉信号;同时,人工感知不需要涉及身体,不需要身体的肌肉运动也能收取信息,从而实现了"以手行事""以言行事""以想行事"认知模式的转变。

但是,人工感知和自然感知仍有很大的区别:(1)自然感知具有高度的适应性和灵活性,可能根据环境、情境等的变化和来自不同情况的刺激,及时实现自我调节,而人工感知则需要事先设定程序或经过训练才能适应不同情况并做出反应。(2)自然感知具有高度的整合性,不同感官之间可以进行交流与互补,增进对客观事物的整体性认识;人工感知则需要通过数据整合等手段才能实现信息的融合,且这种融合远不及自然认知的完整性和对事物总体认识的提升。(3)自然感知对客观事物的认识具有高度的个体性和特殊性,因为自然感知来自人类各种感官的直接收纳,具有本真性的特点,事物是以本身的真实且未有任何加工纳入人类自然感知的,而人工感知则是按设定的程序获取外部世界的,而事先设定的程序很难包罗外部世界的千奇百怪,事物的个体性和特殊性很难一览无余。(4)人类自然感知是在多次主客体互动中实现的,主体间性是人类感知的特点,它往往不是一次完成的。主客体相互多次互动,在互动中穷尽事物的原始真面貌,是自然感知的特点,而人工感知则缺乏这种互动,缺乏对真实的追逐。"人类的认知过程不仅仅是单一感官输入的简单叠加,而是多个感官输入相互作用共同构成一个更加综合、完整和统一的认知体验"[1],自然感知和人工感知的差异也说明自然人与人工人是不能等同的。

4. 人造超自然的"超人类"是一个无法实现的空想

对"人造人是什么"和"自然人是什么"的回答,首先涉及"人"究竟是什么。对"人是什么"的问题,人类思想史有两种回答:即人首先是一种物质存在的客体,作为人的身体,首先是物质性的身体。人类从远古时代起,以自己的肉体作为原型去构想宇宙的形态;而医学从古至今,仍是将"人"的肉体作为主要研究对象,当今医学新质技术所期望创造的人,也是就"人"的肉体客观存在而言的。但"人"不仅是肉体的人,不仅是各自独立的分离的实体,同时还是社会的人、文化的人;著名的身体哲学者洛克和切斯珀-休斯将人类身体区分为三个层次的身

---

① 孔佳仪,魏屹东.自然和人工感知概念的界定与反思[J].自然辩证法研究,2024,40(1):59-65.

体,即"个体身体,或现象学意义上的体验身体,社会身体"①,有学者还总结出三种身体理论,即身体1(body one)、身体2(body two)和身体3(body three),分别对应物质的身体、文化的身体和技术的身体。因此,就人是什么、身体是什么而言,医学新质技术所要创造的人,即使能够成功的话,也不过仅是物质、肉体的人而已。而现今世界上的人,都是在不同社会和文化体系中的人,脱离社会、文化的人是没有的;这就是说,新质医学要创造的人,世上是没有的,这种创造只不过是脱离实际的空想。

其次,现今的人类尽管仍有不尽如人意之处,但看不到有构建"超人类"的需求。尽管在应对自然的挑战方面人还有力不从心之处,但据迄今为止的研究表明,在漫长的进化过程中,经过"物竞天择,适者生存"的自然演化,鱼、两栖、爬行、鸟、哺乳动物、脊椎动物等,在适应物竞天择,不断完善自体的躯体支架结构的同时,其内部的各种脏器,以及耳、眼、鼻、喉、牙等也同时发展完善起来;其中脊椎动物中的佼佼者类人猿,由于环境的变化最终离开森林而逐渐学会直立行走,并因此促进大脑的进化,学会了制造工具,脱离了一般动物圈而踏入原始人、古人类,直到现代人的阶段。

人类生命、身体是大自然几十亿万年进化最完满、最圣洁的结晶,是大自然的伟大造化,是宇宙演化进程中最巧妙且具有神灵般的杰作。第一是人类的身体,具有无与伦比的形体结构,这种无与伦比的形体结构,满足了人类创造世界一切的需求,使人类无可置疑地成为宇宙的主体。第二是身体内脏结构和功能的完美,包括协调与互动、修复与互补、自组、自增、平衡与稳定、吸纳与排泄、遗传繁殖,都是一气呵成,即使是当今的各种智能技术,也难以比拟。第三是机体的物质实体(肉体)与精神的二元体系结构的巧妙合璧,人之所以能够区别于其他动物,不仅在于躯体,更重要的还在于人能够思想、善于思想;还在于人有想象、能够预见、能够猜测、能够按照人的要求构思和设计,并在实践中制造出目的物;还在于人有直觉、灵感、臆想、幻觉、感应等,尽管这些功能人们至今还没有得到科学的说明,但它的存在是从未有怀疑的。第四是人体不仅具有调节自身内部各器官的功能,还有调节身体与外部自然环境及社会环境的功能,使人体能与外部环境协调相处,并按照人的需求和意愿,改造外部环境,进而使人能够融入自然和社会,成为大自然和社会中一员。

---

① 斯特拉桑.身体思想[M].王业伟,赵国新,译.沈阳:春风文艺出版社,1999:4.

迄今为止,我们还没有看到这个万物之灵的"人"有什么严重缺陷,看不出现今的"人"需要重新再造,需要从根本上进行修补和重新组建;也看不出大自然赐予的并且已经延续多少百万年的人类自我繁殖衍生的途径发生了问题,需要另辟途径,再创新途。

再次,"超人类"学派的主张难以成立。近些年来,在西方出现了一些倡导构建"超人类"的观点,主张通过高新科技手段优化增强人类的身心能力,超越人类当前的状态和限度。"超人类主义学家史蒂夫·富勒认为人类有能力阻止甚至逆化自然选择。现代法律和医学将生命的各种形式建制化,从而使人类本身发展并不完全遵守达尔文式的刻板原则……他主张人类应该冲破固有的'自然状态',进行'去自然化'的转变,史蒂夫·富勒在他的著作中概括了他的观点:主张形态自由、主动进化、永生论"[①]。他们所谓的形态自由,就是要打破自然与人工、生命与非生命之间的传统界限,认为人类存在形式不应只限于碳基身体的构成,应当由碳基向硅基转变;他们按照洛克关于个人自由平等的观念理解形态自由,认为人类可以自由地成为想要成为的人,他们企图利用增强技术无限度地延长寿命,逐步改造人类的遗传物质与精神世界,最终实现人类由自然进化转变为人工进化。超人类学者的这些观点,遭到弗朗西斯·福山和其他学者尖锐的批评,福山认为超人类主义是狂妄的、傲慢的和过分的。显然,超人类学者的主张是难以成立的。一是去自然化是不可能的。浩荡无边的宇宙,茫茫的海洋,奔腾不息的大河大江,巍峨的高山峻岭,是大自然的杰作,是任何技术力量都无法去除的,将这些去自然化无异于天方夜谭;同样,进化是一切事物客观发展和演化的规律,是事物本身固有而非人为的,进化是事物发展中依据各种不可预期的情况、境遇为自身在生存竞争中的选择,是无法主动、人为安排的。人们根据自己的知识进行的是创造,不是进化,不是客观自然存在的进化,主动进化不是进化而是创造;对抗死亡和谋求人的长生不老,不仅背离人类生命本身固有的客观规律,也无益于人类价值的提升,人生的意义常常来自生命的有限性,它促使人们懂得珍惜生命、创造文明、卓越进取,从而使得生命更有意义。据此可以认为,构造"超人类"的人是一种不切实际且没有意义的空想。

最后,区分增强、提升人类的智能、体能与创造"超人类"的根本不同。随着时代进步面临的种种新情况,人们常感自身心身能力的不足,人们需要利用科技

---

① 王前,唐跃洛.人类增强技术会催生出"超人类"吗:机体哲学视角的考察[J].科学技术哲学,2023 (11):49-57.

手段提升、增强自身的心身能力;但是,正如加拿大达尔豪西大学生物伦理学家弗朗索瓦丝·贝利斯所说:"让人们得到更好与制造更好的人是有区别的"①。这种区别至少有:(1)提升和增强人类的某些体能只是人类身体局部组织的变化,它不动摇和改变人体的整体结构,人体整体结构的种种优势仍然保留而不是被抛弃和破坏,而再造人类身体的后果难以预料和防范;(2)提升和增强人类的某些体能面临的伦理社会问题要大大少于再造更好的人,人造人的道德地位、人造人与自然人的相互关系、人造人的社会责任与义务,都是"超人类"无法回避和难以回答的难题;③提升和增强人类某些体能一般不造成对人类的尊严冲击,而"超人类"如果出现,将是对人类尊严的极大损伤。人们自然而然地会问:人工制造出来的人,还能叫做人吗? 是被奴役的工具,还是有尊严、有体面、有人格的人?

5. 人与自然共在是人类的最佳选择

自从地球上出现人类以来,人类就面临两种关系:一是人与人的关系,二是人与自然的关系。医学虽然也需要考虑人与人的关系,但主要的仍是人与自然的关系。关于人与自然的关系,哈贝马斯、列维纳斯、约纳斯曾作过讨论,这些讨论最后的集中点是:"人不仅存在于人与人关系中,也生存于人与自然关系中。是人与人的关系优先,还是人与自然的关系优先?"②

人与自然共在关系的内涵主要有:(1)人与自然是彼此独立的,界限是分明的,彼此均不是自己,就是说自然不是人,人也不是自然。(2)人与自然是互相依存的。没有人,自然就不会被理解和认知,按照"存在就是被知觉"的哲学,没有人的理解和认知,自然也就不存在了;就人而言,没有需要了解的自然,人当然就不存在了。(3)人与自然,是不可以相互征服和对抗的。人不能对抗自然、毁损自然,否则就要遭受自然的报复,从而威胁人的存在;当然,自然也不能对抗人类、消灭人类,没有人的自然,自然就是死寂的、沉睡的、没有被认识的自然,因而也就成为消失了的自然。(4)人与自然应当是合作共生共荣的。人类爱护自然、珍惜自然、维护自然,人类就能在一种优裕的环境中生存,为人类提供美满的生活;自然也应接受人类对其提供的修补、整理和维护,去除暴虐,减少对人类的危害。

人与自然共在的关系,对当今新质医学直冲人类生命本体的态势而言,具有

---

① 齐默.改写生命密码:CRISPR技术10岁了[N].参考消息,2022-07-20(10).

② 曹孟勤.对人与自然共在的形而上学思考[J].自然辩证法研究,2024,40(3):32-37.

十分重要的意义;或者说,新质医学应当以人与自然共在的观点谋求自身的存在与发展:(1)人作为大自然中的一员,本身就是大自然中的成员;而向人类生命进军的新质医学,可将之视为与自然并存的人类,是构成当今医学视域内的一种特殊的人与自然的关系。(2)自然与人的共在关系,同样适用于这种特殊的人与自然的关系,应当以人与自然共存的关系看待和处理这种特殊的人与自然的关系。(3)新质医学应当尊重和爱护作为大自然中一名成员的"人",不能任意改造和毁坏它,更不能以自身的创造代替它。要尊重它的原貌和原质;去除自然化、主动进化等观点,都是不切实际的主观臆想。(4)作为大自然创造的成员之一的人,可能并不是十分完美的,针对这些情况,在尊重原质生命本真、满足一定的伦理要求的前提下,进行修饰、增强、再生是可能的,也是有益于人类自身利益的。

四、医学新质技术的发展方略

1. 坚持为人类生命和健康服务的宗旨

作为医学新质技术,应以惠及和增进广大人群的生命和健康质量为终极目标,任何其他需要都不能背离维护生命和健康的医学根本宗旨;肯定或否定开发某种医学高新技术的标准只有一个,即对人类生命和健康是有益还是有害。有益的就支持,有害的就不支持。任何其他需要,均应服从人民生命和健康利益这一根本目标和宗旨。习近平在第三届"一带一路"国际合作高峰论坛开幕式上宣布,中国将提出全球人工智能发展倡议,指出人工智能必须坚持以人为本、智能向善,引导人工智能朝着有利于人类文明进步的方向发展[1],这是所有医学高新技术都应遵循的宗旨。

2. 区分不同情况,分别对待

这是我们处理各种问题的总体原则。各种医学新质技术的具体情况不同,对人类社会的影响也大相径庭,在促进医学高新技术的发展方略上,当然应根据各类高新技术研发过程中的具体情况,立足于科学、哲学、伦理学、社会学和经济学的全面分析,区别对待。对于那些可能有害于人类生命和健康长远利益的,一经认定,由国家或国际相应的权威组织采取断然措施予以反对,如克隆人、换头术、人造生命、生殖性基因编辑等;对那些适应个别人士特殊需求但不危害人类根本利益的技术,可任其发展;对那些可能有益于人类生命和健康但同时存在严

---

① 外交部.全球人工智能治理倡议[EB/OL].(2023-10-20)[2024-11-12].http://www.fmprc.gov.cn/web/ziliao_674909/202310/t20231020_11164831.shtml.

重风险的技术,则应采取积极的扶植态度,同时又通过技术、伦理等有效措施,尽可能地避免、减少、消除其可能的弊端。

3. 现实需要与长远发展方向相结合

目前的医学高新技术,主要仍是沿着诊治疾病,特别是那些危、重、难之类的疾病现实需要的方向发展的,对攻克这些疾病仍有重要的现实意义,应予支持,但对全民健康目标的实现目前看来发力不多;医学发展的根本目标是全民健康,医学由诊治疾病向促进健康的转变,是当今医学面临的问题,医学高新技术也应思考其长远发展方向,为促进健康献力,在如何提高生命和健康的质量、推进健康衰老等方面,医学高新技术同样是大有可为的。如在健康与环境、气候的深层次相互关系上运用高科技手段促进健康、提高生命和健康的质量,推迟或控制衰老进程,预防或减少老年性疾病,探索健康衰老的路径和医学措施等,都可能是医学高新技术的可选项目。

4. 从多视野、多维度出发,全面评估医学新质技术,适者优先

● 以科学评估为基础,同时坚持科学评估与伦理、哲学、法学、社会学和经济学的评估相结合。不能将科学技术的利益置于伦理、社会利益之上,也不能将经济利益置于科学、伦理、社会利益之上。对利与害的分析和认定,必须有科学技术专家和伦理、哲学、社会学、经济学多方面的专家参与,并力求多方专家有一致的认识,谨慎地促进其健康发展,尽可能多地使之造福于人民的生命和健康。

● 坚持逻辑推理与历史回顾相结合的分析方法。对高新技术正负面作用的评估,一般常用的是逻辑推理的方法,但同时也应思考历史教训,直接或间接地运用实证的方法。回顾人类生命和健康的技术发展历史,无视生命的神圣和尊严,无视自然法则,已经给人类带来破坏和损伤的事例是很多的。从科学技术以往的经历中学习,汲取以往的经验和教训,是促进当今医学高新技术健康发展不可缺少的。

● 全面评估医学弱技术与强技术,为抑强扶弱的发展方略提供依据。所谓弱技术是指那些不是从根本上改造或制造人类身体的自然本真,而是运用现代技术手段,克服人类身体在运行中出现的缺陷、不足(如疾病的影响),或增强人类身体运行的某些体能(如抵抗力、免疫力),包括身与心两方面的体能,以满足人们生活和工作的需要;所谓强技术是那些从根本上改造身体或改进人类身体的自然,以外力的人工(如机器、设备)代替人类机体自身运转,借以实现某种目标的技术①。后

---

① 刘虹.守卫身体:论医学干预的限度[J].医学与哲学,2019,40(22:1-6.

者和前者相比,风险大,面临的伦理社会问题较多,且成功的希望难以把握,一时难于为社会公众接受。发展医学新质技术,应遵循先易后难、有希望者优先的路径。

5. 明确和理顺医学新质技术的发展机制

目前医学新质技术的开发与应用,一般是在技术、资本和权力三因素相互影响中进行的。其中技术是主体,但技术作为一种手段或工具是中性的,它可以为善,也可能作恶,技术的善与恶的把握,取决于影响技术应用的多种因素,其中的关键因素是资本与权力。

资本在当下社会已经成为经济发展的杠杆和重要动力。生产力是由掌握技术的劳动者、劳动资料和劳动对象构成的,而掌握技术的劳动者、劳动资料、劳动对象都离不开资本。时下医学技术的进步与发展也与资本密切相关,且不说原质的、以自然生命或身体为对象的常规医学,需要资本为医疗服务提供各种装备和物资的支持。至于以医学高新技术为特点的当代医学,由于其各种诊疗设施和装置的高度精密化和自动化、数字化和合成化,需要高额资本投入,而为社会某些人群提供的特需医疗服务,许多也是奔着获取资本而启动的,其中某些技术开发的直接目的就是获取利润;合理的选择是,首先坚持服务于增进生命和健康的根本目的,但同时顾及资本的驱动机制,在两者之间维系合理的平衡。

医学高新技术的发展与权力有着密切的关系,特别是将生命和健康纳入国家管理的国家,权力与高新技术的发展更是形影相随。但权力的管辖应有合理的边界,权力不能代替技术专家的技术决策;技术与权力的另一问题是,技术专家,尤其是技术资本家的权力介入政府和国家的权力体系。美国太空探索公司总裁马斯克把自己的财富和权力都投向特朗普,作为回报,特朗普总统任命他为美国政府效率部长,这个职位有权对联邦机构大范围消减和联邦规则的修改提出建议。"这实际上让这位世界首富和重要政府承包商有权去监管机构,而这些机构对他旗下的公司有着决定性的影响,这可能会带来巨大的利益冲突"[①],实际上体现了政治权力与技术资本权力的联盟。国家权力由政客和技术资本家把控,对国家和技术将产生何种影响,值得关注。

6. 倡导科学技术专家的理性创新

医学高新技术的发展,离不开科学技术专家的创新欲。他们的创新欲是高

---

① 揭秘马斯克与美国政府的"爱恨"关系,为何给特朗普当官?[EB/OL].(2024-10-21)[2024-11-12]. http://www.tech.ifeng.com/c/8dr6jSZ2ttS.

新技术发展的内源动力,但创新欲必须是理性的。所谓理性,就是尊重人类生命的神圣和尊严,尊重自然法则,尊重技术的边界,而不是想入非非的狂傲。历史上因科学技术专家的狂傲而伤害人同时也毁灭了自身事例的教训必须记取。英国科学和科学史家萨顿说:"技术专家可能如此深深地沉浸在他的问题之中,以致于世界上其他的事情在他们眼里已不复存在,而且他们的人情味可能枯萎消亡";"技术激进主义将埋藏文明,并被文明反过来消灭自己"①。正确引导科学技术专家创造求新的理性欲望,是繁荣发展医学高新技术的重要条件。

谈及科学技术专家的理性创新欲时,有必要提及当今正在世界各国引起关注的"有限技术治理理念"。"20世纪70年代以来,技术治理已经成为全球公共治理的基本趋势,当代社会因而成为技治社会"②"有限技术治理理论坚持科技谦逊主义,推崇又不迷信科技知识,相信科技力量又警惕技术风险";"科技谦逊主义强调科技在自然面前的有限性";"当代社会的繁荣与生活水平的提高,离不开科技治理的普遍运行,但作为效率工具,技术治理并不完美,同样存在过时或失败的情况";"全球性公共卫生事件以及自然灾害与极端天气频发,说明人类文明的脆弱性和不稳定性,自然界的伟力远比文明力量要强大",我们应当从"征服自然彻底转向敬畏自然"③。以上论述,对于那种非理性的创新欲,可能是一付清醒剂。

7. 树立医学新质技术可持续发展的新理念

技术创新无疑与"发展是硬道理"的理念直接相关,正是科技创新支撑了经济的持续发展。在人们的温饱生活没有得到保障和物质需求没有得到基本满足前,发展无疑是硬道理。但近二三十年来的事实告诉我们,"仅凭GDP无法衡量真实的富裕程度,GDP的增长与人的幸福之间没有必然联系"④。随着经济发展和社会进步,越来越多的情况表明:"作为经济增长源泉的需求本身已经趋于成熟或饱和状态";"资源和自然环境的有限性,无秩序的经济增长速度不可持续"。因而有学者指出,要关注近年来出现的新价值观,"呼吁摆脱唯增长论的价值观",呼吁在发展时要建立兼顾环境保护和资源保护,谋求发展与环保、气候变化、资源消费、福利、社群富裕、性别平等之间平衡的新价值观,呼吁朝向稳态社会的目标努力⑤。

---

① 萨顿.科学史和新人文主义[M].陈恒六,刘兵,仲维光,译.上海:上海交通大学出版社,2007:1.
② 刘永谋,李尉博.有限技术治理的理论建构与时代意蕴[J].自然辩证法研究,2024,40(2):3-10.
③ 刘永谋,李尉博.有限技术治理的理论建构与时代意蕴[J].自然辩证法研究,2024,40(2):3-10.
④ 渡边谅.发达国家或进入"稳成社会"[N].参考消息,2024-11-27(12).
⑤ 刘永谋,李尉博.有限技术治理的理论建构与时代意蕴[J].自然辩证法研究,2024,40(2):3-10.

人们期盼一个可持续发展,同时又是稳态、安详、舒畅、逍遥的社会。医学新质技术,也需要这种全面平衡可持续的长远发展的理念,其中包括三种医学范式、医学新质技术与原质医学技术的平衡发展、医学新质资源的合理应用、医学新质技术应用中的公平与正义等。

对于如何促进医学高新技术的发展方略,也许还可列举一些,但以上几点是最为重要的。期盼我国的医学高新技术在正确的思维和方略指导下,不断前进,取得一个又一个新成果,以造福于芸芸众生。

五、守住发展医学新质技术的伦理底线

医学一般性、普遍性的伦理原则,也是适应于医学新质技术的。在新质医学应用于医疗实践时,仍然需要遵守患者利益优先、自主、不伤害、公正、友善等伦理规则。但医学新质技术与原先的医学技术范式有很大的不同,这种医学范式提出的伦理问题远远超过原先以治疗和恢复生理、心理的某些缺陷与不足的医学技术带来的伦理要求,也超出生命伦理学应对那时的辅助生殖技术、脑死亡等技术提出的伦理要求,新质医学是以制造、合成、再生等手段应对疾病的,需要有新的伦理规则保证它不伤害人类而有益人类的生命和健康。

现今的医学新质技术面临的是更为深层、更为根本性的伦理问题,发展医学新质技术应当遵循的伦理规则或者说发展医学新质技术应守住的伦理底线,主要有如下几方面:

1. 尊重人类生命的神圣和尊严

这是医学新质技术不可逾越的第一条底线。尊严是人类固有的品质,是人类至高无上性的重要体现,人类尊严的独特性是人类优越性的基础。每个个体都拥有尊严,人类在尊严面前是一律平等的,不受侮辱和欺凌;尊严意味着每一个人具有自己值得尊重的内在价值,应当受到自己和他人、社会的尊重和善待;尊严意味着任何人都拥有自己独特的人格,只有具备了人格的人,才具备拥有尊严的基本条件。我们不赞成无视其他生物和环境存在的人类中心主义,但人类无疑是宇宙的中心,而维护人类的尊严,实为人类社会全部秩序构建的根本。人,如果没有尊严,没有自己的人格,可以任意制造、任意毁坏、任意侮辱、任意欺凌、任意强暴,人类则将不成为人类,社会将不成其为社会。因此,医学高新技术,特别是现今正在兴起的医学新质技术,其中不少可能触犯或已经触犯这条底线,因而令人忧虑。我们要大声疾呼,不能因谋求医学创新而不惜践踏人类生命

的神圣和尊严,不能损毁人类身体这个伟大而完美的自然杰作,不能背离增进人类福祉的根本目标,我们要高举维护人类生命神圣与尊严的旗帜。

2. 人是目的而非手段,不能颠倒

"人是目的"是康德在《实践理性批判》一书中的重要命题。他说:"在这个目的的秩序里,人(以及每一个理性的存在者)就是目的自身,亦即他永远不能为任何人(甚至上帝)单单用作手段……"①"在全部被造物中,人所愿意的和他能够支配的一切东西都只能被用作手段;唯有人,以及与他的一切,每个理性的创造物,才是目的本身。"人是目的,意味着人具有最高的理性,正是这种最高的理性使人与一般动物区别开来,使人获得了其他动物没有的自尊、自我意志、意志自由。"人是目的"的"人",是一个具有普遍性的概念,既包括自我的目的,也包括他人的目的,而且只有以他人为目的时才能实现自我的目的,以他人为手段实现另一人的目的是有违人是目的的。目的与手段往往是相互联系和相互转化的,许多事物既是某种事物的目的,但同时也可成为另一事物的手段,而康德关于"人是目的"的命题是就最终意义而言的,人是最终目的,人所有活动必须最终归结到"人是目的"的定点。"人是目的"是人类理性的集中表现,人类如果失去这一理性,不用这种理性指导自身的行动,人类社会将会大乱,人类的行为将会相互对立、彼此碰撞而陷落杂七杂八的无序中。因此,人类在任何时候只能将"人"作为一切活动(包括所有科学技术活动)的最终目的。将人视为工具直接或间接的使用,都是对人类神圣与尊严的最大玷辱。技术只能是合目的的手段,将技术当作人类最后追求的目的,将会带来灾难。"鉴于人类社会发展的最高阶段为人类解放和人的自由全面发展,人工智能技术研发当以此为最终依归,进而促进全人类福祉。"这是《人工智能创新发展道德伦理宣言》为人工智能发展确定的目标,它切实地体现了"人是目的"的宗旨。在当前生命科学大举向人类身体进军的时候,我们千万不能忘记人是一切活动,尤其是生命科学活动的最终目的。守卫身体的神圣与尊严,在当前就要守卫"人是目的"的信条。

3. 种与群的界限不能人为地消除

某些医学新质项目涉及种与群的界限问题。"人工智能领域反物种主义者要赋予'拥有与人类相似心智系统的强人工智能',与人类平等的伦理主体地位。"②异体移植也涉及种群之间的界限问题。"人作为有生命的自然存在物,具

---

① 康德.实践性批判[M].韩水法,译.北京:商务印书馆,1999:1.
② 刘方喜.物种主义:通用人工智能伦理第一原则初探[J].湖北社会科学,2024(3):12-20.

有自然力、生命力,是能动的自然存在物,作为欲望存在于人身上,是人类天赋的财富。"①目前异种移植的实验研究甚多。2024年,日本明治大学初创公司将猪的肾脏移植到猴子身上②。2022年,斯坦福大学的神经科学家从人类干细胞培养出结构,然后将其注入新生鼠的大脑,希望人类细胞与老鼠的细胞共同生长③。目前进行这类研究甚多,需要警惕种群的界限混乱。种与群的存在,是大自然亿万年进化的结果。维护人与动物之间的界限,是维护人类尊严的基础。劳动资料的使用和创造,是人类固有的特征。制造人兽混合胚胎,研究不同物种的混合杂交,混淆种与群之间的界限,创造既非人、又非某种动物的物种,将人推向与动物平等无别的境遇,是对世界文明的极大破坏,是不能容忍的。

4. 坚持人与自然的和谐发展

马克思曾经说过:"不以伟大的自然规律为依据的人类计划,只会带来灾难性。""自然规律是根本不能取消的,在不同的历史条件下能够发生变化的,只是这些规律借以实现的形式。"④人与自然的关系,只能是人与自然共在,而不是"去自然化",去客观事物的"自身进化"。以往许多事实表明,盲目地改造自然,践踏自然规律,最终遭遇报复的是人类自身。在谋求诊治疾病中可以而且应当针对疾病的具体情况纠正身体机制运行的不当,采取措施改善身体生理、病理的状况以恢复人体健康,但所有这一切,应当在尊重人体自然、尊重自然自身进化、生成和涌现规律的前提下进行,绝不应随意破坏人体的自然本真。守卫人体的自然本真,是新质医学面临的伦理要务。

新质医学的伦理底线,应依据医学新质技术的不同情况进行选择。就前述新质技术而言,目前浮出水面的项目很多,具体情况千差万别,其价值和意义大不相同,但其实际意义及其面临的伦理问题则不外乎下述三种不同情况:(1)完全企图由人工合成人类生命的技术,去生命的自然化,实现人造人的技术。如2022年以美国为首的一批科学家和企业家宣称谋求合成新人类基因组的计划(The Human Genome Project-2),以期在有朝一日创造出没有亲生父母的孩子,以及从皮肤细胞培育出人类胚胎,定制婴儿也在此列;这类技术因为涉及的问题太多,对人类原质生命的冲击太大,引起社会强烈反应,因而被一些国家、世界卫生组织和一些医学权威组织叫停。(2)适应个别人士的特别需要的高新技

① 北京大学科学与社会研究中心.马克思恩格斯论"人与自然":三[J].自然辩证法研究,1996(12):64.
② 日本经济新闻.给猴子移植猪肾术获得进展[N].参考消息,2024-11-28.
③ 里尔登.科学家将类人脑结构以植入鼠体[N].参考消息,2022-11-17(11).
④ 北京大学科学与社会研究中心.马克思恩格斯论"人与自然":三[J].自然辩证法研究,1996(12):64.

术,如移植死亡捐献者的子宫为难孕妇女孕育婴儿;再如一对以色列夫妇因失去儿子而悲痛,想从刚刚逝去的儿子身上取出精子通过代孕生出一个类似儿子的儿子以消解本人的悲痛(被法院因没有儿子的同意叫停)。这类技术因为只涉及少数个人,影响一般不会波及社会,不大可能引起社会广泛关注而需采取措施予以处置。(3)真正需要社会关注、认真对待的是那些有可能给人类生命和健康带来重大益处,但因涉及对原质生命和健康的重大干预,前途难料,面临很大风险的第三类医学新质技术,如异种移植、基因编辑、干细胞再生技术、芯片植入大脑等。这类医学新质技术既能为人类生命和健康带来重大益处,但同时也可能铸成灾难,因而是医学新质技术伦理关注的重点,需要在守住以上四条伦理底线的前提下,研究并提出具体的伦理细则,防止这些新质技术在研究和应用过程中越出伦理底线,保障这些医学新质技术在这四个伦理限度内纵横驰骋,造福于人类的生命和健康。

第二篇

理念：充实与创新

第三章 利益伦理

一、伦理学的基本问题

从伦理学发展的历史来看,利益、利益冲突和利益冲突的调节始终是伦理学的基础性课题,自然也是各类医学伦理问题的核心和实质所在。正如有的学者所说:"人类的伦理史最为集中地围绕其自身的生存利益而展开,利益构成了人类伦理史的主题歌。"[①]这是因为,人类为了自身的生命得以存在和延续,必须首先获得维持生命生存必要的物质资源,而获得必要的物质资源,仅靠单一的个人努力是难以解决的,任何人必须走进社会,和其他人建立一定的关系,以一定的社会集体(如原始社会的原始公社)向自然界索取,才能获得自身存在的必需的物质资料。而当个人进入人群并以适当的形式建立一定的社会关系,就必然产生各自的利益追求并以此形成各自的利益取向,而这些利益追求之间必然会发生矛盾和冲突,这就需要对矛盾和冲突进行调节与平衡,需要调节和平衡矛盾与冲突的准则和规范,伦理学就是这样出现在人类面前的。

也正因为这样,利益问题几乎成为全部伦理学的中心课题,几乎所有伦理学的争论,都是围绕利益问题展开的。各种重要的伦理学说和主张,如义务论、价值论、快乐主义、幸福论、功利主义、纵欲主义、善与恶、公正、正义等,无不涉及利益,甚或可以说都是围绕着利益问题、围绕着自我利益与他人利益关系而展开的;伦理学的实践形式,德性伦理与规范伦理,行为的伦理评价等,都不能摆脱利益关系这个主题。18 世纪的法国启蒙思想家保尔·霍尔巴赫(Paul Henri Dietrich d'Holbach)在《自然的体系》一书中曾说:"人为了自身的利益必须爱别人,因为别人是他自身幸福所必需的……";"爱别人……就是把自己的利益同我们同伴的利益融合在一起,以便为共同的利益而工作……美德不外乎就是组成

---

① 唐代兴.利益伦理[M].北京:北京大学出版社,2002:4.

社会的人们的利益。"①法国唯物主义思想家克洛德·阿德里安·爱尔维修（Claude Adrien Helvétius）认为：利益是社会生活中唯一的、普遍起作用的因素。利益是社会生活存在的基础，是社会生活中唯一的、普遍起作用的社会发展动力和社会矛盾根源②。在爱尔维修看来，"人类道德的核心问题是利益问题，道德的善恶完全是从利益引发出来的，并由利益来决定"③。利益是任何时代的伦理学都不可忽视的基本视角，但不同时期的利益侧重点和表现形式又有所不同，每一个时代有每一个时代的主题与发展方向，每一个时代有每一个时代的困惑与难题，因而每一个时代也有每一个时代的伦理主轴。在以往的战争与革命年代，时代的主题是革命与战争，反对奴役，争取做人的起码尊严，保全生命是人们的最大利益，因而为了争取自由和解放，奋不顾身地为人类的解放事业献身，成为那个时代最高尚的道德精神。第二次世界大战结束后，特别是 20 世纪五六十年代以来，全球开启了一个和平与发展的新时代，谋求经济发展和人民生活水平的提高，成为各国政治、经济、文化、教育及国际交往等各个领域活动的焦点，以调整利益格局为核心的各种国际活动框架登上了历史舞台，以利益为中心的各种矛盾与冲突也显现出来。利益已成为摆在每一个国家、民族和任何人面前不可回避的现实。

就医学伦理学而论，它主要是研究临床医学、公共卫生、医学科研实践中的伦理规范，研究调节医务人员与患者的关系应遵循的伦理准则和应有的德性修养的学科。只要我们揭开各种利益关系外层的种种面纱，其后面无不是各种利益矛盾与冲突的纠葛，而伦理学所探求的也正是各种利益关系的合理调节与行为规则。实际上，我们对当代许多医学伦理问题的争论和研究，都没有绕过利益这个门槛，例如，关于干细胞伦理问题的各种争论，为什么允许治疗性克隆，而生殖性克隆大家认为难以接受？无非是前者有利于疾病的治疗，后者虽也可起到治疗疾病的作用，但同时可能给人类带来其他方面的伤害，影响人类自身的利益。干细胞研究可否的争论，正是围绕如何有利于人类这一问题而展开的。再如，医疗卫生保健改革方案曾经发生的各种争论，其实也是围绕如何处理涉及卫生服务多方利益关系的协调与平衡而发生的，为什么要以药养医，为什么不能医药分开，难道不正是为了保住医院的这块利益吗？为什么有人主张医疗市场化，

---

① 霍尔巴赫.自然的体系：上册[M].管士滨，译.北京：商务印书馆,1964：76.
② 霍尔巴赫.自然的体系：上册[M].管士滨，译.北京：商务印书馆,1964：77.
③ 唐代兴.利益伦理[M].北京：北京大学出版社,2002：49.

不正是因为市场化能够给医院首先是大型医院带来利益吗？为什么有人反对市场化，不正是因为担心市场化的医疗，可能导致中低收入人群医疗权的丧失吗？医患纠纷和医患矛盾的产生，难道也不正是因为双方利益冲突引起的吗？遗憾的是，我们的伦理学研究却始终少有人点明这个不可回避的焦点，没有一针见血地挑明利益这个要害问题。有点像打太极拳，双方都绕来绕去，云里雾里兜圈子，结果是越来越糊涂，一些本来很清楚或容易弄清楚的争论，反而争论不休，久议不决。

　　回顾历史，古今中外许多苍生大医，在他们谈及医生的道德修养时，首先提及的就是利益，就是如何处理医生与患者的利益关系。例如，孙思邈就认为"凡大医治病，必当安神定志，无欲无求，先发大慈恻隐之心，誓愿普救含灵之苦。"医生治病，不是为了个人的欲求，而是为了解救众人之病苦。希波克拉底（Hippocrates）也说："我愿尽余之能力与判断力所及，遵守为病家谋利益之信条。"1948 年公布的《日内瓦宣言》，几乎全部讲的是为患者谋利，其中第四点特别强调"我首先考虑的是患者的健康"。这里要特别提及的是早些年美国内科学基金、美国医师学会基金和欧洲内科医学联盟倡议的《新世纪的医师职业精神——医师宣言》，它将患者利益放在首位的原则与患者自主原则、社会公平原则并列为医师职业精神的三原则①。医生不可能没有自己的利益，但首先考虑的是患者的健康利益。谁先谁后，在这些历史文献中，是很清楚的。的确，在全部医疗活动中，在处理医生与患者及其他利益关系中，在医学试验中，将何者的利益置于首位，就是问题的关键，就是全部医学道德的核心。

　　当然，这并不说，医学伦理学以往的研究没有涉及利益问题。实际上，我们对许多问题的思考，在道德准则的取舍上，都碰到了利益问题，并且也是在探求利益平衡中寻求伦理答案。如在克隆人、干细胞研发等问题上，在对待器官移植、严重缺陷新生儿的处置、安乐死、辅助生殖技术等伦理原则的选择上，都是在多方利益平衡中进行比较和选择得到解决的。在对高新技术应用伦理决策的讨论中，我们将关注点放在新技术的广泛运用与传统道德观念冲突的调节与处理上当然是正确的，但是，有一点却被忽略了，或者没有引起足够的重视：那就是在这个以追求利益为生活目标的时代，医生也是一个有血有肉的普通人，他们从这些服务中应当得到什么？如何处理他们的利益追求与被服务者利益的关系？

---

① 　美国内科学基金，美国医师学会基金，欧洲内科医学联盟.新世纪的医师职业精神：医师宣言[J].中华心血管病杂志，2006(4)：289-290.

他们将自身利益置于何种地位？是将患者的利益放在首位，还是将自身的利益放在首位？再以医疗改革为例，我们曾经和现在仍在探索、反思种种改革方案，我们对种种方案给各类不同人群带来的利益及其冲突给予了足够的重视吗？我们是否将为广大人民群众提供基本的医疗放在首位考虑了？比如，以科室为基础的核算和分配体制，考虑的只是医疗部门自身的需要，我们考虑过这一政策会给患者带来何种后果吗？又比如，现在的专家门诊，挂号费高一点，一方面体现了专家的价值，同时也满足了某些特殊患者的要求，这无疑是正确的，但当我们的专家门诊挂号费提高到 1 000 元甚至以上的时候，我们是否考虑那些低收入患者能否享受这种服务？将有这种需要而无力支付高费用的患者排除在外是否合理呢？如果我们将利益合理共享的问题提出，将医生利益与患者利益协调的问题提出，确定孰先孰后、孰重孰轻，许多事情是不是做得要好一些呢？

支撑现代医学伦理学的理论有三根支柱：一是医生忠诚于患者的健康，或者是说医学人道主义；二是对生命的敬畏与关爱，对患者生命权与健康权的维护与尊重；三是患者健康利益高于其他方面的利益，或者说将患者的健康利益放在首位。三根理论支柱相互支持，相互补充，缺一不可。三根支柱在不同时期有不同要求和不同侧重。在现今时代，由于医学技术的进步，使得尊重生命的问题变得比过去更加突出，因而生命伦理学应运而生。但是，有一个问题似乎是被忽视了，那就是由于资本进入医学和保健服务领域，医疗保健服务成为重要的经济载体，进而成为谋利的手段，使得利益矛盾特别突出和尖锐起来了。三根理论支柱在今天都具有新的意义，但更为核心的问题是利益。德国《明镜》周刊网站 2022 年发表《非必要手术的生意》一文，报道四位德国医生对2015—2021 年获得第二诊疗意见的 7 700 多人的数据进行了评估。专家们认为，在这些病例中，针对背部手术的建议只有不到 5% 是合理的，绝大多数脊柱手术是非必要的。德国联邦统计局的数据显示，2006—2020 年德国医院每年脊柱干预次数从 387 618 次上升至 808 507 次，增幅超过 100%。原因正如一位疼痛科医生所说："在背部治疗中，拍片、穿刺和切割格外赚钱。"[①]如此等等，表明利益这根魔杖，使得已具有几千年一切从患者利益出发的医学职业传统大为褪色。利益的魔力驱使人们去冲击尊重生命和人类尊严的底线，因而医学伦理学不能不重视利益伦理的研究。

---

① 布勒希.非必要手术的生意[N].参考消息，2023-01-13(9).

但是我国医学伦理学的研究把利益伦理的问题忽视了。当医学伦理学处于软弱无力的状态时,当金钱、私欲几乎席卷一切时,我们必须重视利益伦理问题的研究。我们不应回避利益,也无须羞羞答答地讨论利益。我们应当大大方方地把利益问题摆在道德法庭的面前,支持医务人员谋取合理的利益,纠正那些以非道德、反道德的方式牟取利益的行为。我们必须大胆地提出利益的道德准则是什么,设置利益的道德界限,谋取合情合理的利益,拒绝不合理、不正当的利益。谁都承认,欲望是无穷的,但利益是有限的。任何利益都有自己的边界和限度,无边界、无限度的利益是不存在的。医生也是人,生活在这个相互追求利益的时代,要求医生不考虑个人利益,是不现实的,也是不公正的,况且维护医生的合理利益,使他们衣食无忧,也是医生做好本职工作的基本条件。

二、利益与利益冲突

什么是利益? 一般将利益理解为好处,这是对利益通俗的解释。18 世纪法国启蒙思想家霍尔巴赫说:"不论在任何时候和任何地方赌场只是我们的好处、我们的利益……驱使我们去爱或去恨某些东西。"在他看来,利益就是好处。苏联学者将利益定义为"人(阶级、社会)对他所需要的任何对象的一种目的明确的态度"[①]。我国有学者认为:"利益是对客观需求对象的更高的理性上的意向、追求和认识,是需要在经济关系上的体现,它反映了人与人之间对需求对象的一种经济分配关系。利益在本质上是一种社会关系。"[②]这个定义和苏联学者的定义相近。当然,也可以将利益视为"权利的实存形式"[③],即存在于人们面前的现实权利,这些权利规定了种种好处属于他或他们。我们必须对利益及利益矛盾、利益冲突等一般性的观点有所了解。这是剖析医患利益关系的起点。这些观点主要有以下几个方面:

1. 利益是人类社会一切活动的基础

"利益是一切时代人们改造自然、进行生产活动的直接动因和最终目的。"[④]人们要生存,要活动,必须以一定的利益为条件,首先必须有一定物质资料以保障他们生活的必需,必须获得为维持生存必要的衣、食、居、住、行等物资,

① 伊·谢·康.伦理学辞典[M].王荫庭,等译.兰州:甘肃人民出版社,1983:116.
② 王伟光.利益论[M].北京:人民出版社,2001:74.
③ 唐代兴.利益伦理[M].北京:北京大学出版社,2002:194.
④ 王伟光.利益论[M].北京:人民出版社,2001:203.

而这就是利益。马克思认为："人们奋斗所争取的一切，都同他们的利益有关。""思想一旦离开了利益，就会使自己出丑。"①医务人员、患者关心自己的利益，完全是正常的，一点也不奇怪；追求利益是人的一种本性，利益竞争并不都是坏事。杰弗里·卡恩（Jeffrey Kahn）在谈到临床试验中的利益冲突时说："利益竞争，尤其是那些因为要提高科技知识或获得认同的愿望而产生的利益竞争是学术生涯的一部分。"②显然，人们在利益竞争中，不可避免地会产生利益矛盾和冲突。问题在于对这种利益矛盾和冲突的调节与平衡，使各方利益有一个恰当的归宿。例如，像一些国家那样，对处理试验者与受试者的利益冲突做出了若干管理规定，保证了受试者的利益不受侵犯，也为试验者的利益找到了合理的途径。

2. 利益是推动社会发展和一切工作的动力

社会的进步，工作的改进，都是在人们谋求自身的利益中实现的。因为社会的进步和工作的发展，都可以为人们带来更好、更多的利益，因而人们才热衷于促进社会的进步和工作的发展。脱离人们的具体利益，要求人们献身于社会进步和工作的发展，一般情况下是不切实际的空谈。利益是生产的推动因素③。追求利益是人的一种本性，利益竞争并不都是坏事。

3. 利益决定和支配政治权力、政策、人们的思想和行为

经济是人类社会发展的基础。社会生产发展的水平决定社会的上层建筑，即决定社会的体制、政治结构及其与之相适应的意识形态，而社会的经济发展水平，正是人们获得利益的总来源，人们的衣食住行等关乎人们利益的一切，都系于社会的经济水平。医疗卫生保健的方针和政策，医务人员的行为取向，患者的诉求，其根基也都在利益，都取决于社会经济水平能够提供的医疗卫生保健水平，其中包括为医患双方提供与社会经济发展水平相适应的利益；医学伦理的种种规范，如尊重患者自主权、有利与不伤害原则、医疗资源的合理分配等，都与一定的利益关系密切相关，这是我们观察全部医疗活动、医务人员和患者行为的基本出发点。

---

① 马克思,恩格斯.马克思恩格斯选集：第一卷[M].中共中央马克思恩格斯列宁斯大林著作编译局,译.北京：人民出版社,1995：103.

② KAHN J.临床试验中的利益冲突：伦理和政策问题[J].吴朝霞,译.医学与哲学,2001,22(12)：17-20.

③ 列宁.列宁全集：第 55 卷[M].中共中央马克思恩格斯列宁斯大林著作编译局,译.2 版.北京：人民出版社,2017：75.

4. 公共利益是个人私利的交换

利益有公利和私利的区分,但这两者不是割裂的,不是互不相关的。马克思曾经说过:"表现为全部行为的动因的共同利益,虽然被双方承认为事实,但是这种共同利益本身不是动因,它可以说只是在自身反映的特殊利益背后,在同另一个人的个别相对立的个别利益背后得到实现的。""共同利益恰恰只存在于双方、多方以及存在于各方利益的独立中,共同利益就是自私利益的交换。一般利益就是各种私利的一般性。"①公共利益是个人私利的交换,共同利益只存在于各方的利益的独立中。共同的一般利益,也就是私利的一般性,马克思这个观点听起来似乎很新鲜,甚或有点"奇怪",但生活实践中的大量事实,都可以证明人们重视公共的共同利益,正是因为这些公共利益中包含着与自身密切相关的私利。不包含私利的公共利益,与私利不沾边的公共利益,是空洞的、抽象的,在现实生活中是不存在的,这样的公共利益是不会为公众接受的。这是我们处理伦理实践中的利益关系时不能忽略的。

5. 利益的类型及其相互关系

关于利益类型的划分,可依据不同标准作不同的区分。如按照一般利益和个别特殊的关系区分,可区分为个别利益、特殊利益、共同利益与一般性普遍性利益;如按照利益的客观内容来划分,可划分出物质利益、精神利益、经济利益、政治利益等;如按利益实现范围区分,可划分出局部利益、行业利益、整体利益;如按利益主体差别来划分,可划分出个人利益、群体利益、社会整体利益;如按照利益实现的时间划分,可划分出眼前利益、长远利益;如按照利益的重要程度来划分,可划分出根本性利益、次要性利益、暂时性利益;如按照利益实现与否来划分,可划分出期望性利益和现实可得性利益②。在各种类型的利益中,物质利益和经济利益是人类最基本的利益,是一切社会集团、社会组织得以形成的物质基础,是一切社会矛盾和社会斗争的最重要的根源。物质利益是指满足人们生产和生活需要的各种物质,经济利益是指一定数量的社会成果满足主体的经济需求时所获得的经济关系表现形式,即货币的表现形式。物质利益与经济利益基本上是一致的,在某些情况下是同一的。在社会关系中,各种利益是相互影响、相互制约的。如经济利益决定政治利益,政治利益同时可以反过

① 马克思,恩格斯.马克思恩格斯全集:第一卷[M].中共中央马克思恩格斯列宁斯大林著作编译局,译.北京:人民出版社,2016:196-197.
② 王伟光.利益论[M].北京:人民出版社,2001:75.

来影响制约经济利益。

6. 个体利益、群体利益和利益集团

个体利益是利益起始的追求者、承担者和消费者,利益的最终落脚点是利益个体。利益个体具有自然性、实践性、社会性、意识性、主体性和集合性的特点。利益个体的自然性是指每个人的利益是由其自身生存、生活、发展需要自然形成的,是每个个体的本性,但个体利益的实现,特别是在当今社会,又常集合为一定的群体,通过群体利益实现其个体利益,因而具有集合性的特点。个人必须通过一定的社会联系才能实现自己的利益,故而"个体基于一定利益的结合成共同利益的集合体——利益群体"。因为"利益群体具有追求和维持本利益共同体成员利益的强大力量,在利益冲突和利益角逐中,它具有比个人更为强大的竞争力和追逐力"①。在当今社会,个人往往是以参与一定的利益群体的方式参加利益竞争,并通过这种参与来实现其个人利益的。

利益群体是以一定个体的职业、经济来源、工作性质、知识文化水平、社会地位等因素大致相似而自然形成的人群群体。人群群体可区分为一般人群利益群体和特定人群利益群体。类似于当今的工会、妇女联合会、青年联合会等组织,可称一般人群群体;类似于当今的以企业家、医生、律师、会计师、建筑师等不同专业或经营特点形成的组织,可称之为特定人群群体。一般人群群体和特定人群群体,从组织程度的视角看,可区分为正式群体和非正式群体。组织化程度较高、比较稳定、内部结构较严紧的,经政府一定部门批准的社会团体、组织,可列为正式群体,而那些组织松散、时间短暂的群体可称为非正式群体。由此可以认为,所谓利益群体,是指以一定社会关系为基础,具有大体相同的利益要求,持相同的利益诉求而结合在一起的个人利益集合体。

在利益群体发展演变过程中形成的利益集团,是最值得关注的利益群体。利益集团是一种特殊的利益群体,是指那种基本利益相同、持共同的利益诉求、同时又具有很强的组织性和凝聚力及竞争力的利益群体;在一般性的利益群体或某种特定人群群体基础上,其中具有较强的个人实力和影响力的一些精英成员,为获得更为稳定的最佳利益,在经过相互了解建立相互信任的基础上,采取一定的有形或无形的组织形式形成的利益群体,称为利益集团。利益集团是各种利益群体中的中坚部分,他们的人数往往并不很多,但因其个人或个人掌控的单位的雄厚实力而具有极强的凝聚力和影响力,在利益冲突中拥有极强的谈判

① 王伟光.利益论[M].北京:人民出版社,2001:103.

力,常常左右局势的发展和走向。有学者称,利益集团"是基于某种明确的利益差别而形成的具有强烈共同利益要求的社会组织"①。在现代资本主义社会,利益集团是影响国家政治的重要力量,一些政治家称这种现象为"利益集团政治"。这是研究医疗保健事业各方关系不可不注意的。

7. 利益是有限度和有边界的

人的欲望产生于自己对自身美好生活的期盼与追求,这种期盼和追求可以是无限的,凡是能够想到的都可以列为自己期盼与追求的目标,因而利益欲望是无穷的。人们可以有无限度的利益欲望,但利益是客观能够实实在在满足自己期盼与追求的物质的、经济的等各种各样的好处。它不是想象和期盼,不是纸面上或意识层面的东西,而是可摸触、可感觉到的好处。它是客观存在的现实,而这需要社会发展到一定水平为其形成和实现提供条件方有可能,任何实际利益都是一定社会发展的产物,因而利益是有限度的,不是无限度的,不是你想获得什么样的利益就可以获得什么样的利益。

利益的有限性,决定了利益的边界。利益是有边界的,利益的限度,就是利益的边界。"每个利益主体对其实现利益的追求和实现、获得和占有,都始终存在着一个限度问题,这个利益限度就是利益的边界。"②利益的边界在何处? 利益的边界"就是自我利益与他者利益的关联处:自我利益与他者利益的关联处构成了利益的实际边界"③。因此,不能侵占他人利益谋求自身利益,人人都侵占他人利益谋求自身利益,实际上也就否定了自我利益,你占有别人利益,另外的别人占有了你的利益。如此类推,就没有你自身的个人利益。尊重利益的边界,是实现和维护利益的基本保障,而利益边界得以尊重和确立,取决于自利、互赢和自主三原则的落实和兑现。谋求自身利益必须在利益边界处止步,也即在自我利益与他者的关联处止步。超越利益边界谋求利益,必然发生利益矛盾与冲突。

8. 利益矛盾与利益冲突

按照马克思主义的世界观,世界上的万事万物都是普遍联系的,都处在对立统一的矛盾关系中,这种矛盾统一关系中最稳定的、最主要的、起决定作用的就是利益关系。这种利益关系决定事物矛盾发展的一切具体形式。利益的矛盾可区分为利益内部矛盾和利益外部矛盾。利益的内部矛盾是利益外部矛盾的起点

① 王伟光.利益论[M].北京:人民出版社,2001:108.
② 唐代兴.利益伦理[M].北京:北京大学出版社,2002:280.
③ 唐代兴.利益伦理[M].北京:北京大学出版社,2002:280.

和延伸,了解事物的矛盾必须从了解内部矛盾着手。利益内部矛盾包括利益客体的内在矛盾、利益主体间的矛盾和利益群体之间的矛盾。利益矛盾与冲突来自利益关系中的利益差别,利益差别是利益主体间发生矛盾和冲突的基本原因,但利益差别并不一定构成利益矛盾和冲突。利益冲突是利益主体基于利益差别、矛盾而产生的对利益的争夺,是这种争夺从情绪发展到行为的对立,系指某人或某群体或团体的利益干扰或侵犯了另一人或群众团体的应得利益,常表现为:对各自利益目标认识的不相容性;一方利益构成对他方利益的威胁;为保护自身利益对他方采取行动;一个人对公益的义务与他的自我利益发生冲突。也可以说,利益冲突是一种境况,是一种实际行为,是指人们在追求自身利益时超越了正常利益范围,侵犯了别人正当利益时引起的冲突,或者是"利益冲突中一个人对一个特定的人或团体的义务与他自我的利益相冲突"。人们在相互关系中一般能形成某种利益关系的平衡,在这种平衡的利益关系中,人们相互间一般不产生利益冲突。如公平的买卖,双方都得到了各自希望的利益,并不构成冲突。商品交易中只有在某方用不正当的手段使对方的利益受到损失时才构成利益冲突。有的学者称:利益冲突这个术语是 20 世纪才出现的。第一次将"利益冲突"收录在伦理法典中是 20 世纪 70 年代的事①。但利益冲突的事实是从古到今都存在的,尽管那时没有学者研究和定义它。因为人总是处于一定的相互关系中,而人们在相互交往中不可避免地要发生利益冲突,只不过这种冲突表现得不那么突出和尖锐,或者表现为曲折、隐蔽的形式,不为人们在意而已。下述情况一般会发生利益冲突:个人或团体的行为背离了自身的社会义务或职业使命;个人或团体无视他人或其他群体的合理利益而只顾谋求自身的利益。

利益冲突的目标一般集中于经济、政治和思想三方面。利益冲突一般有情绪冲突、语言冲突和行为冲突三种形式。情绪冲突和语言冲突是行为冲突的导火线,但并非所有情绪、语言冲突必然发展为行为冲突。利益冲突有对抗性和非对抗性两种形式。非对抗性的冲突在处理不当时可转化为对抗性冲突,而对抗性冲突在处理得当时也可以转化为非对抗性冲突。利益冲突一般还可区分为利益个体(个人)之间的冲突,利益群体之间的冲突,利益个体与群体之间的冲突;利益个体冲突包括不同群体的个体之间的冲突和同一群体内部个体间的冲突。就一般情况而言,群体内部个体冲突力度要小于群体外部个体冲突,那些根本利益一致的群体外部个体冲突力度要小于利益根本对立的群体外部个体冲突。不

---

① 邱仁宗.利益冲突[J].医学与哲学,2001,22(12):21-24.

同群体之间的利益冲突虽然要少于个体之间的利益冲突,但由于涉及面大,一些人数众多的利益群体之间的利益冲突,对社会的稳定影响大,且处理起来十分复杂,难度大,如企业主与工薪员工的利益冲突,医务人员与患者间的利益冲突就是如此。由于利益类型复杂多样,利益主体多元且诉求多样,在客观实践中展现出来的利益冲突也就必然错综复杂,千差万别,因而使得理清和处理利益冲突的任务十分艰巨。对各种利益冲突做出实事求是的具体分析,十分重要,而简单化、粗放式的利益冲突的处理与调节,其结果往往是火上浇油,从而激化利益冲突。这是我们研究医患关系、处理医患矛盾和冲突时需要特别注意的。

9. 分工是私利和利益冲突产生的原因

从历史发展的脉络看,首先出现的是农业与畜牧业的分工,随后是农业与手工业的分工,以后还有城市与农村的分工,等等。有了分工,就出现了由于分工形成的不同群体自身的特殊利益。这时还只是不同群体的"私利","随着分工的发展也产生了单个人的利益或单个家庭的利益与所有互相交往的个人的共同利益之间的矛盾"[①]。分工形成了各个不同群体、各个不同个人都有了自身的特殊利益,而这种种不同利益是互相交错的,在相互交错的关系中,必然发生利益冲突。医疗服务系统中的利益冲突,如医患间的冲突,医务人员之间的利益冲突,医疗服务系统与医疗保险系统之间的冲突,医疗服务系统与医学科研、医药产业系统之间的冲突,等等,都是因为彼此的分工不同而形成了特殊群体的特殊利益,以及随之衍生为单个个人的特殊利益及因此而产生的不同群体间的利益冲突。所有利益和利益冲突,首先是由分工造成的不同行业起始的,然后由行业衍生到个人。利益和利益冲突演变的路径为我们调节利益冲突提供的重要启示是:必须遵循从行业到个人,而不是由个人到行业,行业伦理优先于个人伦理,个人伦理首先取决于行业伦理。

10. 利益冲突是推动社会进步的动力

一般地说,谋利活动是人类有意识、有目的的谋取利益的社会活动,正是这种谋利活动推动了社会的进步,而因利益矛盾和冲突产生的利益竞争,实际上是人与人之间的力量、智慧、才能的比赛和较量,这种比赛和较量必然会推动社会的发展。利益竞争是人类社会发展中的常态,正是你追我赶的常态,永葆了社会不断前进的长青。但是,长期以来,我们将利益冲突视为一种消极现象,治理的

---

① 马克思,恩格斯.马克思恩格斯全集:第一卷[M].中共中央马克思恩格斯列宁斯大林著作编译局,译.北京:人民出版社,2016:84.

方略总是习惯于避免或掩盖利益冲突;然而,恰好相反,往往是越想避免冲突,冲突反而越多,常常是按了葫芦起了瓢。我们必须转变对待利益冲突的认识,将利益冲突视为推进社会进步和改进工作的积极因素。对于已经发生的利益冲突,首先分析利益双方发生冲突的原因,了解冲突双方在追求各自利益过程中发生了什么,何种因素使他们的利益受到阻碍,如何排除受阻因素,满足其合理的利益诉求,而这些问题的解决,必然会推动工作向前发展。

11. 利益分析是处理医学伦理问题的基本方法

利益是医学伦理学的基本问题,通过利益的调节与平衡,建立科学合理和公平正义的医患之间及其他相关方的关系,是医学伦理学的重要任务。因而我们必须坚持利益分析的方法透视各种伦理问题,同时通过利益调节建立和谐的各种利益关系。比如以科室为基础的二级经济核算制度为例,利益分析就是要分析这种制度将利益引向何方,受益最多和受益最少的是哪些人,失去利益的是哪些人,这种体制是通过何种办法实现利益最大化的,其后果是什么。根据这些,就能对这种体制做出恰当的评价。利益分析是简单明了地揭示问题实质的方法。

利益分析的要点如下:①区分物质利益、经济利益、精神利益和其他各种利益关系,物质利益、经济利益是基础,但忽视精神利益和其他利益是不可取的。②区分主要利益与次要利益、近期利益与远期利益。首先着眼于主要利益、近期利益,兼顾非主要利益和远期利益,忽视非主要利益和远期利益是不可取的,只考虑长远利益而置近期利益于不顾也是不可取的。③掌握好利益判断标准。多利,还是少利或无利? 对多数人有利,还是对少数人有利? 只对少数人有利,弊多利少的利,都是不可取的。④关注受益和风险的对比。利益在许多情况下是有风险的,医疗中这一问题更为突出。必须在充分了解情况的基础上对效益与风险做出实事求是的评估,尽可能为利益消除风险。⑤重视边界利益。事物是复杂的,某些情况下的利益界限可能模糊不清,利多还是弊多,对谁更有利也不甚清楚。对这种情况下的利益关系需要充分了解情况,多听利益相关方的意见,不宜匆忙下结论,放一放、凉一凉,等待时机成熟后再处理比匆忙处理好。

当代医学伦理学面临的利益伦理问题十分广泛而复杂,在临床实践、公共卫生、医学科研和医学高新技术开发中,都存在复杂的利益关系和利益冲突,但概括性的、具有一般意义的问题有如下一些:①利益在何种范围内是合理的、道德的、社会公众可以接受的和不可接受的;②人们相互间的利益边界是什么?如何确定这种边界?③医学技术,特别是医学高新技术使用的限度是什么?④如何处理人类最高利益——生命与其他利益之间的关系?如何确定这种利益关系的原则?⑤如何看待当代医学技术利益三个代表方(即医疗机构与医务人员、医药企业、政府相关管理机构)的利益关系?三者间的利益关系及其与技术受用者之间的关系?理顺这些利益关系的坐标是什么?⑥调节利益冲突的原则是什么?这些都是值得研究的课题,而这些课题的解决,对于做好医疗卫生保健工作都是不可忽视的。

三、医患间的利益冲突

医患间的利益矛盾与冲突源于医患间的差异,但医患间的差异并不必然产生矛盾和冲突。医患间的矛盾与冲突属于历史范畴,它的形成与发展经历了一个历史过程。

1. 医患利益冲突产生的历史渊源

就医生和患者这两个社会群体形成的关系本源而言,实质上仍是一种利益关系,"医患关系是诊疗过程中医生和患者之间因社会交换而形成的基于互惠的相互期待关系"[①]。患者从医生那里获得关心和医疗,医生则从中获得物质和情感方面的回报。在一般情况下,他们之间不存在利益冲突,医者是因帮助患者解除病痛而出现,而患者则将摆脱疾病折磨的痛苦寄希望于医生,两方均因对方的存在而存在,基本利益和目标是一致的,甚或可以说没有什么利益冲突。医患关系作为人与人之间的一种特殊关系,在很长一段时期内,由于医生视为患者治病是自己的天职,视救人性命为最高尚的事业,不计较患者酬谢的多少;在患者方面,则视医生是自己的健康和生命的维护者,彼此间建立了一种诚信关系,相互都以对方的利益为自己的最大追求,因而医患间基本上不存在利益冲突。医生在为患者治疗疾病时需要付出辛苦和劳动,而这种劳动是必须有一定的生活物资维持其生存才能延续,医生在诊疗中收取必要的报酬以维持其生存是理所当然的,不是对患者劳动的无偿占有,不应当也不可能构成利益冲突。司马迁在《史记·货殖列传》中将医者界定为"医方诸食技术之人,焦神极能,为重糈也",

---

① VAN DER FELTZ-COMELLIS X M, VAN OPPEN P, VAN NURWUK H W J, et al. A Patient-doctor relationship questionnaire (PDRQ-9) in primary care: Development and psychometric evaluation [J]. Gen Hosp Psychiatry,2004,26(2): 115-120.

是很公道的,以"焦神极能"描述医生的辛勤劳动,首先他需要吃饱饭,也是合情合理的。医生在其成为一种社会职业前很长一段时期内,医生与患者之间一般不存在利益冲突。当然,在职业医生诞生前很长时间,医生以个体的形式行医,游走于山岳大川,有些庸医以医病为名骗取患者报酬的情况也时常有之,但这种个别情况很难被定义为医患之间的社会性矛盾与冲突。医患之间出现利益冲突,可能发生于医生成为一种社会职业之后。医生获得社会和国家授权,享有为患者诊治疾病的某种特权。这种情况在医学技术有了一定发展之后发生了变化。一方面,医生为患者诊病使医生有了稳定的社会地位;另一方面,医生为学习诊治疾病的本领而需要付出相当的耗费,需要一定的积累资金为诊疗创设必备设施,医生开始向患者索要高于维持生存需要的报酬,医生的特殊利益开始产生并逐渐扩展了。中世纪早期,大多数医生与宗教教士合二为一,大部分诊疗场所设在教堂或教堂附近,安抚患者和医疗的花费由教会支撑,医生没有另外特殊的利益。只是到中世纪后期,情况才有了变化。"中世纪医生的报酬一般都相当可观。当时一些有名望的开业医生都积有大量财富,而且索取诊费在今天看来亦觉太甚。"①中世纪著名的萨勒诺学校萨勒诺学派一首描写医生心理的诗②这样说:

莫做无代价的服务,白白给病家医治。

因药本昂贵,利润不得不厚;

我们习于有施必有受。

空口恭维,则我们给以山草,

高价本酬,我们给以香料和油膏。

显然,医患利益差别和利益冲突开始出现了。但是,到了18世纪以后,特别是在20世纪五六十年代以后,医疗保健服务已成为社会重要的行业,并由此带动而形成了一个新的医药产业部门,而医生和医院的行医也逐渐成为这一系列行业和产业部门的枢纽和基础,医生实际上成为医疗行业和医疗产业利益一方的代表,医生与患者之间的利益界限越来越清晰,其冲突就成为必然而难以避免了。当今面临的医患之间的冲突,并非无根无源,而是社会进步和医学发展的必然。

医患间的利益冲突,是现代社会的一种较为普遍性社会现象,各国都是如

---

① 卡斯蒂廖尼.医学史:上册[M].程之范,译.桂林:广西师范大学出版社,2003:334.
② 卡斯蒂廖尼.医学史:上册[M].程之范,译.桂林:广西师范大学出版社,2003:334-335.

此,几乎没有例外。以美国为例,美国劳工统计局职业伤害和疾病调查的数据表明,2003—2010 年,共发生了 130 290 起非致命性暴力事件,其中 63%属于暴力伤医事件。美国急诊护士协会 2009 年一项调查显示,25%的被调查者在最近一年中所经历的身体暴力是过去 3 年的 20 倍以上,近 20%被调查者表示在同一时期内遭受超过 200 次辱骂;而 2000—2011 年,全美医院共发生 154 起枪伤事件,其中有 29%发生在急诊科,19%发生在住院处。英国医学会的调查显示,英国约有一半的全科医生和医院医生经历了一定程度的暴力或虐待。澳大利亚塔斯马尼亚州对 2 400 名护士的调查显示,64%的护士在过去 4 周遭遇激烈的冲突事件。在欧洲,医疗暴力发生频次最高的是奥地利。日本的一项调查显示,有44.3%的医护人员曾经遭受过暴力伤医事件①。中国医师协会关于医院场所暴力伤医情况的一项调查结果称,在调查的 20 个省(区、市)的 316 家医院中,96%的医院有医务人员遭受过谩骂和威胁,64%的医院有医生遭到过患者的袭击并且有明显人身伤害②。基于媒体报道的暴力伤医事件统计,2005 年发生伤医事件 27 起,2013 年增至 59 起③。甚至出现了极端的杀害医生事件。

鉴于医患冲突、医疗暴力的普遍性,即使那些实行计划经济的国家,医疗服务费用完全由国家包下来,医患利益冲突也时有发生。所以当今欧亚美等各大洲的许多国家,都出台了相应的调解医患纠纷的法规,设有专门的机构处理医患纠纷事务。例如,截至 2016 年,美国已有约 38 个州政府通过专门立法以保障医务人员的正当权利;英国《刑事司法与移民法案》规定,任何个人在医疗场所实施暴力伤医行为都将处以 1 000 英镑的罚金和比普通暴力行为更长时间的自由刑;2014 年 4 月,我国最高人民法院、最高人民检察院、公安部、司法部、国家卫生计划生育委员会联合下发了《关于依法惩处涉医违法犯罪维护正常医疗秩序的意见》。鉴于医疗事故是导致医患冲突的导火线,美国、英国、法国、澳大利亚都采取了许多措施加强对医疗事故的处理。如严格把住医师的入门关口:在美国,几乎所有的州都实行医疗执照更新制度,达不到规定的标准,就不予更新;在英国,外科医生必须承担公布手术成功率和接受培训的义务。各国都重视医疗质量的评估,在美国,医疗质量要接受严格的检查,医

---

① 姜锴明,赵敏.国外暴力伤医现象及防控对策研究[J].医学与哲学,2018,39(11A):67-70.

② 张艳君,白继庚,程景明,等.我国恶性伤医事件的现状原因及对策分析[J].中国社会医学杂志,2015,32(1):9-11.

③ 赵敏,姜锴明,杨灵灵,等.暴力伤医事件大数据研究:基于 2000 年~2015 年媒体报道[J].医学与哲学,2017,38(1A):89-93.

院不合格将会被国家医疗保险机构指定机构除名；在英国，鉴于20世纪80年代后半期严重医疗事故的曝光，英国卫生部内设立专门机构致力于医疗事故的防范。

2. 医患间的差异、矛盾与冲突

（1）医患利益关系及其不同层面的剖析

医生与患者是两个不同的社会主体，医患矛盾与冲突发生于医疗保健服务体系中，两个社会主体未形成医疗关系前并不存在矛盾与冲突。医疗保健服务体系，是当代社会诸多人际关系的重要构成部分，关系千家万户的生命和健康，与百姓的切身利益息息相关。和其他事物一样，医患间的利益矛盾与冲突，起源于医患双方的差异。医患双方起始在很长时期内的利益目标是一致的，但仍是有差异的。最显而易见的差异，是患者处于患病状态，并因此有求于医生，患者在医患关系中处于弱势地位；医生以一个生理心理状态正常的人为患者施救，帮助患者减轻或消除病症，其强势是不言自明的。此外，医生在知识的掌握、对疾病的认知、在社会关系中所处的地位，以及组织化程度等方面与患者也大不相同。随着医学的发展和社会进步，医患双方追求的目标也逐渐不一致起来。患者利益目标单极化的不断升级和医生利益的多元化，就是医患两个群体利益目标不一致的主要表现。所谓患者利益目标的单极化，是指患者的目标始终是谋求疾病的治愈和身体的健康，不同点只是病人对疾病的治疗和健康的期望越来越高；而医生的目标则从治愈疾病、促进健康扩展为谋求更多的经济利益、获取科研成果、提升自身在医院和社会中的地位等。如此种种不同，必然在两个不同群体中形成矛盾，并在发展进程中的某些情况下逐渐演化为冲突。

医患之间的矛盾与冲突，一般说来并非都是利益矛盾和冲突，但其主要和基本方面一般均与利益有关，或者最后都要归结于利益。比如，医生与患者对医学知识认知的差异，从外表看似乎不与利益相关，不存在利益关系，但双方在运用知识理解疾病与健康时，一些患者常根据自己了解的医学知识认为自己应当有更好的医疗效果，常常责备医生未能为他提供更好的医疗服务，使自己的利益受损；而医生一般掌握更多的医学知识，其基本动机是为患者提供较好的服务，使患者受益，但同时也可能在谋求自身利益动机驱使下，利用其掌握的知识为患者提供过度医疗、无效医疗、防御性医疗等并非必要的医疗，从而损害患者利益，引发医患间的利益冲突。医患关系包括医生与患者间的友爱，互相帮助、互相支持的关系,或者再升格一点,甚或是同志式的关系,因而一些学者称医患是一个战壕里的战友,是一个有着共同利益的社会群体;但所有这些关系,其基础仍是利益。如果患者不能从医生那里得到减轻疾病和促进健康的利益,或者医生在一般情况下不能从自己辛劳的服务中得到应得的报酬,医患之间的其他种种关系,均不复存在。利益关系是医患关系的坚实基础。一个持唯物主义和现实主义观念的学者,不能抛弃利益讨论和治理医患关系。

从理论上分析,医疗保健卫生服务系统是一个复杂而庞大的系统,存在多种多层次的利益关系。

首先是医患的利益关系,它是全部医疗保健服务体系利益关系的基础,医生与患者是医疗保健服务体系中的两个最主要的主体,其他各种利益主体和利益关系,都是随着医学的发展和医疗服务体系不断扩展和丰富才逐步出现的,而随后不断出现的各种医学业务和服务,如医学科研、医学教育、医药产品的开发,乃至于各种各样的医疗保健、医疗保险,等等,最终都要落到医生与患者的利益名下。就临床医学而言,事态可以千变万化,但都不能离开医生与患者。尽管生成式人工智能可能给医疗带来革命性的变革,但也不可能没有医生与患者。

其次,还存在以下几种利益关系:

● 医学教育中的利益关系。医学教育的主体是老师和学生,医学教育的实习阶段,患者这个主体也进入医学教育,并产生了患者与学生的利益关系。从根本意义上说,医学教育是培养医生的接班人,老师和学生的关系最终也要转变成医生与患者的关系,最终进入医患关系总体中。

● 医学科研的利益关系。对于当代医生,特别是教学医院和大型医院的医生来说,科研已经成为医生的终身责任。在某些情况下,临床与科研已经合二为一了。事实表明,医学科研中,科研人员这支庞大的队伍中存在诸多利益关系,如科研的主持与掌控权、署名权、成果受益分配权等。但医学科学研究中最重要的利益冲突,一是科研人员与受试者的关系,在研究工作进行中要考虑如何维护受试者的利益,防止科研损害受试者的身心健康。二是医学科研的机构、人员和医药开发商的关系。众所周知,就当代的医学科研而言,医药开发商是最主要的投资者和策划者,没有开发商的投资,任何药物与大型器械的研发,几乎是不可能的。而医院和医生,又是医药新产品开发的中坚力量,没有医院与医生的参与,任何大的医药产品的研发也是不可能的。这样就构成了医院、医生与医药产品开发商之间的紧密的利益关系,出现了双方利益的争夺与平衡的诸多问题;但所有医学器械设备和药物,最后都是要投入临床,并通过临床应用从患者支付的费用那里收回成本和实现利润目标。医学科研目标的实现,最后环节是医生开具处方,由患者买单体现的。医学科研的基底,仍是医生与患者。

● 医疗保险中的利益关系。鉴于生命健康已成为当代社会公认的基本人权,健康是强国富民的根本,一些有经济能力的国家先后为本国人民提供水平不一的医疗保险,百姓看病的费用在各国规定的范围内由医疗保险公司支付,只是超出规定范围的费用由个人补充。一般地说,国家负担大部分,个人支出占小部分。这样就出现了医院、医生与患者及保险公司三方的利益格局,国家保险机构为维护医疗保险的可持续性,一般监督医方和患者不要滥用医保费用,而医方和患者则总想多开药、多花钱,有时医患两方甚或联合骗保。但过多的没有必要的医保费用消耗,势必危及医保的可持续性,而医保体系的崩溃最终受害的仍是患者。医疗保险中的国家、医保机构、医院和医生多方的利益关系,仍是落到医生与患者,最终主要落到患者身上。

● 公共卫生事件中的政府、医药卫生部门与公众的利益关系。公共卫生事件与临床中的利益关系不同,它面对的是整个社会人群,是不同人群之间的利益关系,以及不同人群与政府间的关系,其利益矛盾与冲突带有群体性的特点,常表现为患病感染人群与未感染人群、隔离人群与非隔离人群、这一地区或国家与另一地区或国家之间人群的利益冲突,而非单个个人与某些部门或人群的矛盾与冲突,且利益冲突不限于经济利益而是全面性的,如涉及物资的分配、疫苗应用的先后、隔离人群及生活(包括交通)管控的范围、时间的长短,其中特别是对个人生活自由的限制。因而其中的利益冲突和矛盾更为复杂,是值得研究的大课题。

● 政府及政府主管医疗卫生工作的部门与诸多医疗服务部门的利益关系。一般说来,国家及其卫生管理机构没有自身的利益,其职责是监督和调节诸多利益关系。但由于管理人员中少数人的私欲,常利用其职务和权力以权牟钱,贪污腐败,以致一些地方卫生行政管理部门也陷入利益冲突关系中,从而加剧医疗保健服务中利益关系的矛盾和冲突。

医患间的利益关系成为医疗保健领域中最重要、最主要的利益关系,是由多方面的因素决定的:首先是因为医疗卫生保健领域所有活动都与医患关系有关,其中包括经济关系、技术干预的关系、各种卫生活动的利益(实效)、医药卫生资本投入的利益(资本效应)、医药卫生科技人员及管理人员的劳动报酬等。医疗卫生保健服务工作尽管形形色色,但所有这些工作无不蕴藏着利益关系,甚至可以说,支撑着这些工作的就是利益。如果这些工作无法给人们带来好处,这些工作也就失去了它的价值。其次是因为医疗卫生领域里发生的各种利益关系,其中包括临床医疗实践中的利益关系,公共卫生服务中的利益关系,公共卫生与临床医疗实践中的利益关系,医学科研中的利益关系,教学与科研之间的利益关系,医疗服务体系与医疗产业之间的利益关系,甚或还包括各类医务人员间的利益关系,这些都直接或间接与医患间的利益相关,甚或最终都要归结到医患利益关系中来。再次,就医疗服务领域中利益冲突而言,也是多方面的,如在服务态度、服务质量、对患者权利的尊重、诊治方案的选择、医疗新技术的采用、医院管理、患者生活关照等方面,等等,都必然发生利益关系,但所有这些关系,最终都要直接或间接归属到医患利益关系这个基点上来。由于医疗服务同时也是一种经济活动,医疗领域中发生所有经济花销,包括医药产品的开发、生产、销售等环节的耗费,最后都要由患者买单,以患者的医疗费用名义结账。重视和研究如何调节医患间的利益关系,是医学伦理学最为重要的课题之一,也是医学伦理实践中最为重要的任务。

(2) 医患利益矛盾、冲突的衍生与界定

在医生与患者的社会群体出现并形成后,从古代至中世纪的很长时期内,没有或者很少见到医患间矛盾和冲突事件的发生,历史文献也少有这方面的记载。只是在医学和医疗保健服务发展到特定的时期,医患间才出现利益矛盾,并在矛盾处理不适当时才演变成冲突。这里所说的特定时期,是指医学科学技术有相当程度的进步,医生成为稳定的具有专业知识的职业群体,医疗服务逐步形成多种不同的社会分工,患者对医学有了更多的期待,医学创造了愈来愈多的社会、经济、科学等效益的时期。在这种社会条件下,医疗服务的效果明显提升,医生逐渐提高了自身服务的价值与权威,并生成了医疗以外的科学研究与医学创新、医学教育、健康咨询等多种服务功能和利益目标,而患者对医疗的期待也有了多种选择的可能;与此同时,医生的服务平台由原先的走街串户、简陋诊所一跃转变为由先进科学技术设备装备的大型医疗中心,医生与患者的利益关系也随之转变为患者与医院、医疗中心,甚或医疗行业的利益关系。这一切必然带来医学目标和医生利益目标的多元化和患者对自身健康目标的不断提升。

正是在这种背景下,医疗服务过程中的利益冲突发生了。首先,而且主要是医患双方之间的利益发生了矛盾。医学由先前的治病救人的专一目标演变为多目标,医生和医院为了发展自身的事业和利益,不满足于治病救人的单一目标,增添了经济效益、医院利润、医学权威与威望、成就医学权力等多种利益目标,治病救人的单一目标被分解、淡化,甚或有时被淹没了。患者来医院诊治疾病,成为医院获取经济效益、利润、医学权力的手段和工具。更为严重的是,医院和医生为获取这些利益,在市场机制的刺激下,常常越过了医患的利益边界,侵犯患者的利益。在正常的医疗卫生保健服务中,医患双方都有自己的利益边界:患者的利益边界是在当时当地的医疗水平条件下能够获得治疗疾病应当和可能得到的利益;医生的利益是按国家规定向患者收取合理的费用。如果患者超出了医学能够提供的治疗效益要求医生,或者医生和医院为了获取更多的经济利益,向患者提供了超过实际需要的医疗服务,在医患间必然会发生利益矛盾,如矛盾处理不当,必然导致医患间的利益冲突。

医学科研中的利益矛盾与冲突,也是因利益双方冲破利益边界所致。医学科研中有两条利益边界。一是医学科研人员与受试者的利益边界。医学科研必须经过人体试验的环节,因而任何医学科研必须招募一定数量的受试者,必须有一定数量的人体试验的效应为依据才能产生医学成果,这就要求医学科研机构与受试者双方达成共识的利益目标,首先是保证受试者在接受试验中不受伤害,如果发生伤害必须给予赔偿,同时医方应与受试者共同分享试验成果。任何一方如果背离共识的利益目标,就是侵占了对方的利益,就会发生利益矛盾和冲突。另一条利益边界,是医学科研工作者与医学科研投资方——医药企业的利益边界。这条边界的集中点,就是忠实于科研过程的规则和科研成果的客观性。任何一方逾越科研过程的规则和背离成果的客观性而任意编造科研数据和结果,就是侵犯了科研利益的边界,并由此发生利益矛盾和冲突,同时承担应负的责任。当然,科研的利益冲突最终仍然会转变为医患间的利益矛盾和冲突。医学教育亦是如此。

利益矛盾和冲突的交错性,是一个复杂、多方、多种利益关系的综合链。医疗服务体系的矛盾和冲突,常常是互相交错的,个人、机构、行业和政府管理部门的矛盾和冲突常常交织在一起,边界模糊,一时难以分辨。其中既有患者和医务人员个人的利益,也有整个医疗部门群体的利益;既有眼前的利益矛盾和冲突,也有长远的利益矛盾和冲突;既有物质的利益冲突,也有精神方面的利益冲突;既有个人与个人之间的矛盾和冲突,也有个人与机构及机构之间的矛盾和冲突;甚或还有行业与行业之间的矛盾和冲突。如一个医生超过诊疗实际需要多给患者开药,可以从医药公司得到回扣,这时医生的利益就与患者的利益发生了冲突,与医生的职责或义务发生了冲突,同时也与医疗保险公司发生了矛盾和冲突。利益冲突在这里的表现是多重的。医生与本人的职责或义务的冲突,也是一种利益冲突,因为经过长期实践形成的某一社会角色的义务与责任,代表了这一社会角色的最大利益。当然,这种双重的冲突现象,其实质是同一的。因为医生做了与自身身份不相称的事,实际上就是损害了患者的利益。

(3) 医患对抗与医疗暴力

医患间的利益矛盾与冲突不是对抗性的矛盾与冲突,因为医生与患者两个社会群体有着共同的利益基础,但医患间的利益矛盾与冲突如果处理不当,可演变为对抗性冲突,演变为暴力冲突。暴力冲突是医患对抗性冲突的集中表现。

什么是医患暴力冲突?世界卫生组织将职场暴力定义为:人员在其工作场所受到辱骂、威胁与攻击,对他的安全、幸福或健康造成危害。该定义中的职场暴力的内涵包括身体暴力和心理暴力,其中心理暴力可以是由于性别和种族的不同,所产生的胁迫、攻击或骚扰。美国职场暴力研究机构将职场暴力界定为:任何攻击职员的行动,使其工作环境充满敌意,并对职员身体和心理造成负面影响。其相关行为包括:语言攻击、威胁、强迫、恐吓与各种形式的骚扰[①]。这两个定义对我们研究医疗暴力的启示是:一是暴力冲突必须是发生在职场,也即医疗现场,医疗现场以外的场所发生的暴力不一定是医疗暴力;二是医疗暴力不限于肢体暴力,也包括心理暴力。从我国和世界各国的情况看,医疗暴力中语言暴力最多,经常的语言暴力有谩骂、恶语伤人、羞辱、讽刺、嘲弄等;身体暴力常见的有殴打身体、强迫医生游行、体罚医生赔罪,最严重者为使用利器杀害医生。

医学暴力的初始缘由一般与利益直接相关,如 2015 年 6 月 24 日重庆某儿童医院发生的患者殴打医生事件,起因于患者家属要求住院,而医生认为患者没有住院指征拒绝患者要求,患者家属认为医生故意刁难,双方交流中存在口角致矛盾升级;2012 年 3 月,来自内蒙古的一名 17 岁男性患者 L 某,闯入哈尔滨市某院风湿免疫科办公室,持水果刀刺向接诊的实习医生 W 某和其他医务人员,造成 W 某重伤死亡和其他数名医务人员不同程度受伤,起因于患者 L 某曾在其爷爷陪同下五次来这家医院就诊,先后诊断为双膝滑膜炎、强直性脊柱炎、继发

---

① 付洋,张雪,李中华,等.美国精神科职场暴力的防范及对我国的启示[J].医学与哲学,2015,36(7A):63-65.

肺结核,并依次接受了不同的治疗,但效果不佳,引发不满。

医疗暴力特别是杀医案例的发生终究是较为少见的事件,但其影响却不可低估。从已发生的多起伤医事件的社会影响看,它严重损害了医生的心灵,伤害医生群体的尊严,历来被誉为救人性命的白衣天使,一时成为某些患者发泄私愤的对象,医生们的心理落差可想而知。医疗暴力更为严重的后果是对整个社会心态的影响和伤害。"社会心态是指一段时间内弥散在整个社会或社会群体/类别中的宏观社会心态状态,是整个社会情绪基调、社会共识和社会价值观的总和";"是群体性的思想、心理、情绪、意见和要求的综合表现,是社会发展状况的温度计和晴雨表。"①医疗暴力事件像一把尖刀刺中了人们的心窝,伤害的是一个民族的良心和尊严,令人长期隐隐作痛。因此,必须下决心制止这类事件的蔓延。近几年的医疗暴力事件已经有所减少,但导致医疗暴力的根源并未消失,我们切不可粗心大意,放松对其管控而让"野火"再生。

3. 中国医患利益冲突的特殊背景

医患利益冲突尽管从世界范围来看是一种普遍现象,但各国的发生强度和频率亦有所不同。中国由于种种原因,医患利益冲突的情况比较特殊,并且在相当长时期内成为医疗实践中的一大难题,甚或一度成为举国上下都关注的事态。引起中国医患利益冲突较为突出的原因中,重要的有如下几点:

● 由于我国从新中国成立伊始,在长期计划经济体制下,医院完全由国家财政开支,不仅医院设施长期处于落后状态,对医务人员劳动的特殊性也未有充分的关注,以某种特殊情况下产生的毫不利己、专门利人的精神要求医生们不考虑个人利益,不讲待遇。这在战争等某些特殊情况下未尝不可,但在长期和平时期,医生们的个人利益和诉求长期被抑制,没有受到应有的重视,必然影响他们的积极性和主动性。当20世纪80年代初的那股个人利益合理诉求之风吹进医疗队伍时,医生们被压抑的利益诉求一下子释放出来了,而且其反应比其他行业更为强烈。

● 对医疗保健服务的特殊性认识不足,不适当地将企业营运机制引入医疗保健服务,误导了医务人员的服务宗旨和目标。以市场机制营运医院,虽然医院的收入因此而大为改观,但由此也会引发矛盾,特别是医患间的利益冲突一时突起并迅速激化。这一现象引发了人们的反思,其中最有代表性的反思就是来自国务院发展研究中心和世界卫生组织北京代表处共同发表的一份《中国医疗卫

① 潘媂宝,花菊香.以伤医事件的网络舆情观社会心态[J].医学与哲学,2016,37(4A):41-44.

生体制改革合作研究报告》,称中国医疗卫生体制改革"从总体上讲是不成功的"结论,报告所指的"不成功",主要所指以市场机制营运医院。

● 政府对其兴办的公立医院投入不足,促成了医院经营的市场取向。由于国家举办的公立医院体系庞大,垄断了医疗保健服务的绝大部分,社会和事业组织少有兴办非营利性医院的积极性,而营利性的民营医院数量虽多,但规模小,吸引患者只占极小部分,80%以上的诊疗任务都落在国有公立医院的肩上。而国家对公立医院的投入,一般不到其费用开支的 10%左右(如果以医院百亿元收入计,国家的投入几乎是微不足道),这就逼使公立医院向市场找出路,而公立医院拥有不断扩大的资源和几乎独占天下的医疗格局,市场营运对他们来说是如鱼得水,其收入远超国家能够加大的那些投入。2009 年启动的新医改至 2017年,尽管国家财政投入巨大,但老百姓的医疗支出仍然很重,很重要的原因就是"三级医院的'虹吸'现象明显上升,大医院盖大楼、上病床、挖基层的医生,带走基层医疗的患者,摄取基层的医疗费用。根据国家卫健委发布的《2023 年我国卫生健康事业发展统计公报》,2023 年全国医疗卫生机构入院人次达到 30 187.3 万,比上年增加 5 501.1 万人次,居民年住院达到 21.4%,全球罕见"①。回归公益性的医疗改革遥遥无期,促成了中国医院市场化经营的长盛不衰,而这也正是医患利益冲突较长时期处于激化状态的原因。

● 医疗保险覆盖发展一度缓慢而且标准偏低,也在客观上加剧了医患间的利益冲突。1980 年前,我国城乡医疗是由公费医疗、劳保医疗(含职工家属)和合作医疗覆盖的,其中合作医疗虽然医疗水平低,但农民有病还是有人管的;而1980 年以后,情况发生了很大的变化。2001 年全国卫生事业费总额 546 亿元,其中中央财政只承担 35.43 亿元,占总额的 6.5%,其余 510 亿元来自各省(区、市)地方财政,而地方各省市财政状况相差悬殊,1998 年上海人均卫生事业费达到 90 元,最低的河南省只有 8.5 元;第三次国家卫生服务调查结果显示,截至2003 年医疗保险城镇人口覆盖率只有 43%,农村社会保障覆盖率只占 3.1%。而 2000 年前后,我国城市大医院的市场经营却如火如荼,医院以过度医疗的方式从患者身上收取费用,怎能不令患者难以忍受? 2005 年以后,医疗保险状况逐渐有所好转,全国城乡基本上全覆盖,但城市居民和农民仍偏低,根据《2022 中国卫生健康统计年鉴》公布的数据,卫生费用初步估算为 84 846.7 亿元,约占 GDP

---

① 朱恒鹏.新医改,你有"获得感"吗[EB/OL].(2018-02-22)[2023-06-23].http://ie.cass.cn/scholars/opinions_essays_interviews/201802/t20180209_3846788.html.

的总量7.0%,其中政府投入23 916.4亿元,占28.2.%;社会支出38 015.8亿元,占44.8%;个人支出22 914.5亿元,占27.0%。这表明国家对卫生费用的投入有一定幅度的增加,但落实到住院患者,特别是病情较重的患者头上,负担仍是较大的,据估算,2019年以前我国县级医院床年均业务收入是50万元,地市级医院约为80万元,国家级医院为150万元~200万元;最近公布的2021—2023年百亿元收入的上海某医院,年床位平均业务预算收入达到458万元,即使砍掉1/3,也相当于每床/每天接近1万元,如果按平均住院7天算,出院患者的总费用也要5万元~6万元,而其中相当大的部分是要由个人支付的。目前的现实是,医保费用每次增加,医院收费项目和标准也相应提高,水涨船高,医疗保险的实惠难以切实落实到患者身上,还是市场机制在作怪。

● 医师专业精神在医师头脑中扎根不深,医师特别是年轻医师,缺乏对自身职业的神圣感、使命感和庄严感的认识,在利益诱惑下,往往守不住将患者利益置于首位这条底线。我国古代虽有一些名医提倡"凡大医治病,必当安神定志,无欲无求"的传统,但自近代医院体制引入我国以来,医师专业组织主办的活动大多集中于医学专业交流,对制定、倡导医师职业规范少有关注,医师执业规范未能成为医师终身坚定不移的信念,因而出现一些在全世界医学界看来难以想象的事件:那些坚持正义、不收红包、反对过度医疗和开单分成的医生不仅为院方不容,而且也遭到其他医生的冷遇,甚或给他们扣上"叛徒""败类"的罪名。

● 患者没有自己相应的合法维权和自我教育的组织(如患者协会),为他们提供维护合法权益、疏解矛盾,承担与医院沟通、商谈矛盾解决的途径,同时引导他们善待医生、尊重医生,避免某些极端行为和某些社会黑势力插手医患纠纷。可能有些人担心组织起来的患者不好对付。其实,这是一种误判。许多国家的事实证明,患者组织的出现,是将患者情绪合理引导的一种正确的选择。与有组织的群众打交道,远胜于一盘散沙式的群众胡乱折腾,它可以大大减少破坏性和结局的不可预测性。据称,美国的医院协会与患者的组织就有很好的关系。如《美国医院联合会患者权利法案》《新西兰患者权利与义务》等,都有医院、患者的参与和支持。正是这些规范的出台,平衡了医患之间的利益关系,使医患间的利益关系没有发展为对抗性的冲突。

由是可以认为,医患利益冲突是医患关系激化、对峙和对抗的表现,是医患双方对彼此利益相互否定的一种特殊情况,也是某种程度上医生在为患者诊疗决策和实践中发生了倾向于医者一方的某种特殊利益,这种特殊利益突破了应有的利益边界,损害了患者利益;由于医疗服务的产业化和国家型医疗的出现, "医患利益冲突,实际上分解为医务人员公共角色承载的利益与私人角色诉求在诊疗过程中发生的利益冲突。易言之,医患利益冲突已转化为医务人员两种角色的冲突,即个人利益与医务人员义务之间的冲突,它是为滥用其职业权利牟取私利提供的机会"①。在医疗市场存在的条件下,医务人员的身份分裂为"公域"与"私域",医患利益冲突正是医务人员双重身份冲突的表现。医务人员责任的多维性与患者主体性的张扬,促进了医患利益分歧与利益冲突,而医疗保健服务的市场化改革,成为引发医患利益冲突的导火线和催化剂。

医患利益冲突是对医患双方利益主体身份的回应,是对医患不同利益诉求的客观表现,它为我们认识现代医患关系提供了新的视角:将传统的单向度的道德维度拓展到利益视域,有利于我们认识当今医患关系的本质,有助于我们构建新型的医患关系。当今,医患利益冲突是一个多向度的现代性议题,它既是解构传统医患同质化框架的结果,又是推动医疗卫生保健制度改革与提升医患关系的历史力量。

4. 医患利益冲突的主要表现

医疗实践中的医患利益冲突的表现是多方面的,但最为重要的是临床实践的微观层面和医疗卫生体制的宏观层面,以下仅就这两方面加以分析。

(1)临床实践中的利益冲突

临床实践中的医患利益冲突多种多样,以下就其较为普遍的列举几项:

● 过度医疗。过度医疗是医疗机构和医务人员在医疗活动中,违反诊疗规范,为谋求经济或其他利益,有意实施超过疾病诊治实际需要的医疗行为或医疗过程,包括过度诊断、过度治疗(含过度手术)、过度住院等。过度医疗是由于医师或医疗机构对疾病和生命采取了过多的医疗干预和社会变得更多地依赖医疗保健而引起的,是一个全球性问题,并产生了伤害人类机体、消耗了大量卫生资源、助长医疗腐败的严重后果。过度医疗行为与患者所受损害是因果关系,是医疗机构和医生有意而为之的,并非缘于医学水平有限或技术设备、能力不足所造成的。

过度医疗之所以可能,是因为医学是一门特殊的专业,患者不掌握医学知识,对自身所患疾病的诊断和治疗,只能依照医生开具的处方进行。医生的处方是根据患者病情向患者发出诊治措施的指令,尽管患者可以拒绝或提出修改意

---

① 陈化,黄钰桃.医患利益冲突及其平衡[J].医学与哲学,2019,40(9):55-58.

见,或另找别的医生,但最终仍然必须以医生处方指令的形式实行各种诊治。处方是医生执业专有特权,是医疗诊治方案的凝结物;但现代医学为疾病提供可诊治的方案是多样的,药物、手术和其他诊治措施是多样的,其数量和质量可有多种差别提供选择,其中价格差别很大,这样就为过度医疗提供了广阔的空间;再加上相当多的患者认为技术、药品越新越高、价格越贵越好,以及对手术的盲目崇拜,这一切为患者在大多数情况下接受过度医疗创设了条件。当前过度医疗十分广泛,遍布临床所有领域,令人触目惊心:如小病大治、小病大养;重复诊断、过度诊断;扩大手术范围,诱导患者做不必要的手术;滥用介入性治疗;没有必要和无目标的综合治疗等。

值得关注的是,相当数量的患者对过度医疗持认同态度。一项研究显示:9.7%的门诊患者和19.4%的住院患者接受多余的诊疗服务,32.5%的门诊患者和37.6%的住院患者认为更多、更贵的诊疗有利于健康,59.0%的门诊患者和71.0%的住院患者主动要求增加辅助检查和治疗,71.1%的门诊患者和56.1%的住院患者认为只要"效果"好,费用多一点无所谓或也能接受。而要求增加辅助检查或治疗的原因,依次是医保报销(36.33%)、个人心理原因(32.3%)、听他人的意见(13.4%)、本人上网查询(10.5%)、不相信医嘱(7.5%)[1]。这说明,过度医疗有深层的社会和体制原因。

由于医疗服务的专业技术性极强,而医学技术发展、更新速度迅速,费用无止境地攀升,再加上患者求救心切,医生为患者提供诊疗决策虽然要经过患者知情同意这一环节,但患者一般仍是遵从医生的意见,因而现今的过度医疗已经成为医疗资本积累的主要途径。

● 放宽诊断标准,制造疾病。在市场机制驱动下,医药开发商联合一些医药学术组织,经常以所谓的科学根据,不断降低某些疾病的诊断标准,如将高血压的诊断标准由 140/90 mmHg 下调至 130/80 mmHg。由于放宽标准,在中国,高血压患者一下子增加 2 亿多人,糖尿病、风湿性心脏病、前列腺癌、乳腺癌等疾病的诊断标准都存在放宽的现象。此外,将疾病的影响因素、危险因素、某些正常生理现象和生活现象视为疾病,借以扩大疾病范围,制造患者,谋求钱财。

"疾病不是非白即黑的事实,而是可以人为改变的规定";"把未来疾病或死亡的风险(即危险因素)当作疾病,为定义疾病带来了一个新的问题。"[2]在"疾病

① 于梦根,魏景明,任苒.患者对过度医疗的认知与行为调查分析[J].医学与哲学,2018,39(9A):81-84.
② 唐金陵,韩启德.对现代医学的几点反思[J].医学与哲学,2019,40(1):1-6.

意识觉醒活动"①思潮的影响下,当前医学界出现了将生活医学化、生命医学化的种种迹象,如把疾病的影响因素当作因果因素,将疾病与健康的中间状态划归疾病状态,将惰性病变一律视为疾病,将生理的正常变化,如衰老、疲劳、失眠、秃顶、飞行时差反应、不快乐视为疾病,从而为新药找销路,为医学创造收入。

● 药物滥用。由于医院补给不足,我国在相当一段时期内推行以药养医的政策,允许医院从药价销售收入提成一定比例补充医院的收入。在这种政策引导下,过度用药、过度输液,不适当的联合用药,没有必要的采用新药和贵药,大量使用药物目录以外的药,滥用抗生素、激素等,给患者造成极大的负担,消耗了大量的卫生资源。近年来由于国家实行医药分开的政策,通过滥用药物以增加医院的收入情况有所扭转,但以多开药、多用进口药和高价药以获取医药公司的佣金的情况仍然存在。

● 防御性医疗泛滥。在医疗现实中出现的防御性医疗,是当前医患利益冲突的一种扭曲表现。一些医生为防止患者挑毛病,找岔子,往往要患者做一些不必要的大撒网式的化验、检查,夸大手术本身的风险及副作用,回避收治高危重症患者或者推卸高危手术等,采取种种办法防止患者起诉,或者顾虑可能发生的诉讼为自身创设有利条件,等等。防御性医疗虽然在一定程度上有利于保护医方的利益以免受病方的指控,在某些国家甚至已成为制度化医疗的组成部分,但其弊病是显而易见的。防御性医疗浪费了大量的卫生资源,促使医疗费用上涨,最后必然加重患者的负担;防御性医疗严重影响了医生主动性的发挥,限制了医生在诊治中的创造性,影响了临床医学的发展;防御性医疗对已经开始淡化的医患关系更是雪上加霜。为了防止某些患者的指控,医生必须说话谨慎小心,必须尽量把各种谈话转变为书面材料,那种充分的、推心置腹的交谈变得愈来愈少了,这必然促使医生更加刻板、冷漠地对待患者。我们必须区分防御性医疗和保护性医疗的不同。保护性医疗是"针对特定患者,为避免对其产生不利后果而不告知或不全部告知其病情、治疗风险、疾病预后等真实信息的医疗措施",其出发点是维护患者的利益与安危;而防御性医疗则是重在"医疗过程中医务人员为规避医疗风险和医疗诉讼而采取的偏离诊疗规范的自我保护性医疗行为"②。我们必须重视防御性医疗对医患关系的破坏性作用并加以摒弃。

① 布雷希.发明疾病者[M].张志成,译.三亚:南海出版公司,2006:49.
② 杜治政,王延光,丛亚丽,等.中华医学百科全书:医学伦理学[M].北京:中国协和医科大学出版社,2020:132.

● 收受回扣——医学商业贿赂的一种特殊表现形式。药品、医用设备、医用耗材的生产和经销商向使用其产品的医疗机构的管理者、医师赠送钱物以换取他们多使用其产品,这种不正当交易(回扣)是在私下进行的,绕过了正常渠道和按价值公开计价的交易规则,背离了医学宗旨,是医疗腐败的具体表现。回扣不同于商业中的中介佣金,也不同于患者在诊疗后对医师表示感谢的小宗礼物。根据《南方周末》的一项调查,某医院使用进口的膝关节一次收受贿赂可达两万元[①]。2022 年 4 月大连市医保局称,继冠状动脉支架、人工晶体降价后,决定从当年 4 月 15 日起,人工关节从 4.5 万元降至 6 400 元,平均降幅达 84.3%,其中最高从 7.9 万元降至 2 800 元,降幅达 96.44%;心脏起搏器,从 5.4 万下降至 2.5 万元,平均降幅 52.32%[②]。这么大的差价以前到哪里去了呢? 一看就明白,绝大部分变为回扣落进医师和医疗机构某些管理者的口袋中去了。收受回扣的人不是很多,大多限于那些掌握特殊技术和高端器材的采购权和使用权的少部分人,但其受贿额度较大,对医师队伍的腐蚀极为严重。

● 收受红包。中国医务界在 20 世纪 90 年代出现的红包泛滥现象,是患者或家属向医务人员赠送或被迫赠送钱物以换取更好服务的交易(贿赂),是医务人员在医疗过程中获得的"变相受贿",医务人员收到红包后,一般会以提前住院、安排较好的床位、由技术水平较好的医生为其诊治和手术、优先用好药等回报患者,具有明显的"权钱"交易的性质,因而为社会和正直医务工作者不齿。医务人员救人性命于危难之中,患者向医务人员赠送锦旗、花篮甚或纪念品以表谢意,古今都有,是无可厚非的,但当今出现的"红包"是发生于患者治病之前,带有明显的购买性质,与患者出于衷心感谢的情感大不相同。近几年,由于卫生行政机关多次整治,收取红包的行为有较大的收敛,但明里暗里仍然时隐时现。

(2)医疗卫生改革中的利益冲突

自 20 世纪 80 年代以来,世界各国都面临卫生制度改革的任务,在中国这样人口众多的大国,卫生保健体制改革的任务尤为迫切。直至如今,我国卫生保健体制的改革仍然任重道远。

医疗卫生改革中存在复杂的利益关系。医疗卫生改革的实质,在一定意义上说,就是要调整各方的利益关系,为最广大的人民提供更好的保健服务。但由于各国的具体情况不同,一些国家的医疗卫生保健改革并非一开始或者始终沿

---

① 郭艾琳.知情人士揭人工关节黑幕[N].第一财经日报,2006-01-17
② 仰山.降价了! 15 日开始[N].大连晚报,2022-04-09(A06).

着更好地提供卫生保健服务这一目标进行的,因而在改革进行中利益冲突更为复杂和突出。

中国的实践表明,卫生改革中存在如下五个方面的利益攸关方,且有着各自的利益目标:①政府,根据国家的财政状况为全体人群提供医疗保障的费用,希望通过改革尽量促成投入获得更大的效果;②医方,包括医院和医务人员,希望通过改革保证医院有较充足的经费装备医院和医务人员有较好的收入;③患者,希望改革能够不断提高医疗保障的水平,控制医疗费用上涨的幅度,同时能够得到优质的医疗服务;④医疗保险机构,希望控制有限的费用,杜绝不合理的医疗支出,同时也尽可能有所节余,保证医疗保险能够持续和正常运行;⑤医药(器械)企业,利用改革的机会大力推进医药产品的研发、生产和流通,获得更大的利润。医疗卫生改革中以上不同利益方,形成了复杂的关系结构:医与患,医与保,医与政,患与保,医与药,患与政,患与药,政与药。五方八对关系,相互间有一致,但同时也存在相互制约和错综复杂的矛盾关系,并在相互制约和矛盾的关系中形成不同的利益联盟。在此种情况下,一方的利益诉求,如果没有适当的约束和制衡,极易侵犯对方的利益,同时破坏整个医疗系统利益格局的平衡,影响和制约整个医疗卫生体制的运行。应当指出的是,医疗卫生体制改革虽然涉及多方利益关系,但所有诸多利益方和利益关系网,最终的落脚点仍然是医生与患者身上,是通过医生的处方将利益支付方指向患者,医疗改革利益被输送者仍是患者;医疗卫生体制改革中的利益冲突,实际上仍是医方与患方的利益冲突。

我国进行的医疗卫生改革,其利益格局及利益关系有如下特点:

● 政府在过去二十多年的医改中,由于大力发展经济等种种原因,在相当长的时期内未能提供合理足够、的财政支持,以保证人民基本医疗权的实现;对医院、医药企业监管不力;出台的一些政策,在许多情况下有利于医疗部门而未能切实保障患者的就医权利,客观上未能有效地维护患者的利益。

● 医方实际上是影响卫生改革的利益格局的强大力量。因为医方的主要代表者是拥有现代技术装备和高科技人才的大医院,且处于高度组织化之中(有中国医院协会、中华医学会、中国医师协会等组织),具有与包括政府、企业、患者在内的各方谈判的实力;同时由于医疗服务高技术及高度垄断的特点,它有能力采取各种办法应对政府有关部门关于医疗资源分配及价格调控的政策。

● 患方是卫生改革中的弱势群体,其利益极易被忽视或边缘化。患者一般是在极其虚弱且十分紧急的状态下求助于医方的;同时又处于无组织的分散状态,我国除罕见病等极少部分患者外,占绝大多数的常见病、多发病的患者没有自己的组织,他们的声音不能集中、直接、快速地得到反应,他们没有与政府、医院、医疗保险部门谈判的任何能力。患方唯一的依靠是政府,但政府出于减轻财政负担的意愿,常常感到力不从心。

● 医疗保险机构的平衡功能决定了其作用是中性的。在医疗卫生改革中,医疗保险机构的责任是在有限的医保资金条件下,监督医保资金的合理使用,约束医患双方超标准的开支,保证医保的持续性。但现实的情况是,医保机构出于对医保长期支付能力的担忧,常常是紧缩医保费用,力求节余医保资金,使患者在本来就很低的医保费用中受益减少,同时对医保资金的使用监督也乏力。

● 医药企业由于医药需求供应的特点和谋利冲动,加强了医院在医改利益格局中的有利地位和患者的不利处境。医药企业(含器械)是医疗物资的提供方,作为企业,要求获利是合理的;但医疗消费的一个特点是企业对医疗消费物资的提供常常不是直接面对患者的。患者对医疗消费的购买,必须要有医生的处方,是经过医院和医生实现的,这就为医药结合和医院从中牟利创造了可能;针对医疗物资供销的特点,如没有适当的约束,特别是对医生收取药品和器械回扣的控制不力,必然加大患者的负担。

中国医疗卫生改革的前一阶段最大的失误是利益相关方的利益分配失衡,其集中表现是医院、医生成了这场改革的最大赢家[1],患者(广大医疗消费者)从改革中获益不多。应该看到,中国卫生改革启动的目标和动因之一是改善医院经营条件,谋求医院的良性补偿机制。鉴于医院越小越穷的困局,1979年时任卫生部部长在接受新华社记者采访时说:卫生部门也要按经济规律办事,运用经济手段管理卫生事业;1984年8月,原卫生部等三部委出台了《关于加强医院经济管理试点工作的通知》;提出了"放宽政策,简政放权,多方集资,开阔卫生事业的路子"[2]的目标;随后,围绕这一目标,政府允许医院采取了一系列市场运作的办法,使利益向医院倾斜。例如,向医院放权让利,扩大医院的自主权;允许医院实行药品差价经营,以药养医;复制企业改革的模式,推行科室核算制度,指标到人,超额奖励;允许开展特需服务,提升服务价格,使医院在改革中节节受益。与此同时,在以市场为导向的政策影响下,还演化出许多合法与不合法的谋利措施,如分解收费项目,药物销售提成,提供过度医疗服务,开展高价的特殊服务,

---

① 冀志罡.医改的死穴在哪? [N].南方周末,2005-08-15(A8).
② 曹海东,傅剑锋.中国医改 20 年[N].南方周末,2005-08-04(A8).

向厂家索取回扣等。因此,医院的收入大为增加,医院的规模、住院条件和环境条件都得到了很大的改善,医院的技术进步加速,技术装备有了很大的提高,且不断更新;同时,医院员工的待遇也有了较大的改善。当然,我们也不能说,广大人民群众没有从这场改革中获得任何益处。由于城市医院特别是大医院的条件改善和技术进步,以及各种特殊服务的增设,许多患者还是从中受益了,一些重病患者得到高新技术的治疗,特别是一部分富裕阶层的就医有了更多的选择,他们的某些特殊要求也得到了满足;与此同时,社区基层医疗也有了加强,为社区居民提供了方便,这些都是不容否定的。

医疗保健卫生改革中医患利益冲突的特点,更多的是因政策造成的,而非医务人员个人所致。医疗卫生体制改革的目标是从政策层面调整利益关系,但政策层面对利益关系的调整,最终仍要落实到医疗卫生实践的微观层面。利益冲突的调节,应首先着眼于宏观和微观两个层面,但核心是医患利益关系的调整。种种政策调整利益关系是否到位,主要应从医患利益关系是否得到合理的平衡来衡量。

四、医患利益冲突的特点与规律

当代我国发生的医患利益冲突,有如下一些规律和特点,其中体制性的医患利益冲突最为突出和重要。

1. 冲突的本质一般是利益冲突

当前发生的不少医患纠纷,其内容虽涉及多个方面,诸如医疗服务态度、医患沟通障碍、医院管理、医疗差错、诊治效果的评估、费用收取的合理性等不同方面,但其本质均系医患双方的利益(其中包括经济利益);特别是患者的健康利益,常常是医患冲突的核心。2001 年 11 月 14 日,重庆某医院眼科住院部发生爆炸,导致人员死伤。事后重庆市政府召开新闻发布会,称这是一起由医患矛盾引发的严重刑事案件,爆炸制造者是视网膜脱落患者 B 某,其不满医生为他做的手术而进行报复,犯罪者 B 某和主刀医生均在爆炸中丧生[1]。这种恶性案例提示医患利益冲突如不及时处理,可能产生极其严重的后果。

就患者而言,在多数情况下健康利益对于患者来说更为重要。只要疾病得到了治愈或缓解,即使多花了点钱,多数患者也是认可的,一般不会酿成对抗性医患利益冲突,更不会发生因冲突而暴力伤害医生。但是,当患者以较大经济耗

---

① 曹勇.鄂渝两起杀医案调查[N].南方周末,2002-01-10(10).

费未能得到自己期盼的医疗效果时(可能是因为医学的局限性,也可能是医方的失误或不负责任),这种利益冲突就浮现出来了,如果得不到及时的疏导和解决,则有可能酿成流血事件。

2. 冲突具有体制性特点

当前发生的利益冲突具有体制性特点,并呈现向非体制性冲突转化,体制性冲突与非体制性冲突并存的状况。就当代中国出现的医患利益冲突而言,从其起始的情况看,大多属于体制性冲突。2012年《柳叶刀》的一篇评论说:中国医疗暴力的原因是体制性的,因为在医疗卫生和培养训练医生上的投入不足,导致了医疗过错、腐败和医患沟通不畅。还有其他社会原因,包括媒体对医生的负面报道,公众对于医学知识的不足,患者对疗效结果不切实际的预期,家庭灾难性卫生支出等[1]。2014年3月《柳叶刀》再次发表评论文章,担忧地说,"为什么中国医院暴力如此严重?接下来怎么办?"[2]

但是,当前医患间出现的利益冲突,并非都是来自市场化的卫生政策,医院和医生们也非全无责任。应当看到,近几年发生的医患冲突,特别是某些极为典型的冲突案例,与少数医生的个人利益极度扩张是密切相关的。像天价医疗费用、医疗欺诈等,似不能认为是市场化的医疗取向的直接后果,而是某些医务人员利欲熏心的典型暴露。将当前医患利益冲突全部归咎于市场化的卫生政策,医生们一点责任也没有,也是不符合事实的,且对于卫生部门整顿医疗秩序、提高卫生队伍的道德水平,也无益处。

要指出的是,体制的利益冲突和非体制性的冲突是可以相互作用的。市场化的卫生政策,诱发一部分医务人员的贪婪之心,卫生队伍发生少数道德败坏的事例,也与这种卫生政策相关;另一方面,少数医务人员和个别医院此种极度贪婪,又会传染、腐蚀其他医务人员和医院,他们也开始借市场化巧做文章,不断扩大市场化的服务领域,甚至违反起码的市场规则。非体制性的利益冲突,扩大了体制性利益冲突的影响和消极面,促成了体制性利益冲突与非体制性利益冲突的结合,进一步侵犯了患者的利益。

3. 冲突具有隐性与显性两种不同形态

当前在我国发生的医患冲突,存在隐性冲突与显性冲突的不同特点,且有隐

---

① Anon. Ending violence against doctors in China[J]. Lancet,2012,379(9828):1764.
② Anon. Violence against doctors Why China? Why now?:Why next[J]. Lancet,2014,383(9922):1013.

性冲突向显性冲突转化之趋势。隐性冲突是指那些外表似乎不直接反映医患间的利益冲突,且也不常发生于医患之间的冲突。例如,医与药的相互关系,医学研究主体与医药开发商的关系,外表上并不直接反映医患间的利益关系,但由于医药的研究与开发、生产、销售,最终是要由患者消费的,开发、生产的所有环节的耗费,最后是要由患者购买即由患者买单,因而其本质上仍是医患之间的利益冲突,仍是医与患的利益关系的间接反映,只不过表现为隐性、非直接的利益冲突,只是到了由医生开具处方、患者付费取药时,隐性利益冲突才转化为显性利益冲突。再如,关于医疗事故的处理,一些相关规定就隐藏着医患双方的利益关系。如医疗事故鉴定,规定由医学会组织进行,而社会普遍认为,医学会属于卫生行政部门管辖,许多省、市医学会的会长,就是卫生局长,因而患者普遍认为这种鉴定是很难公正的;医疗诉讼的重要根据是医疗病历,而病历掌握在医院手中,不像别的消费单据那样在消费者手中,因而出现了医院可以任意修改病历的情况,造成了医疗诉讼中对患方不利的后果。另一方面,关于举证责任倒置的规定,许多医务人员认为有利于患者,为医生制造了困难,在这种情况下,医生不得不采取一些保护自己的措施。这就是说,现有的医疗事故处理规定,实际上隐藏着医患间的利益冲突。再如,当前在医疗部门内部出现的一些矛盾,如少数医务人员不满当前医院和医务人员大肆敛财的做法,常常向媒体公开医院的内情,从而引起这些医务人员与另一部分医务人员和医院的矛盾,这种外部矛盾的内部表现,也可视为医患间的隐性利益冲突。

值得指出的是,间接的隐性冲突常常转化为医患间的直接冲突,同时也是显性的直接冲突的重要源头。我们从一些医患纠纷的事例中可以看到,由于医疗鉴定中的不公正,一些患者感到自己受到了不公正的待遇,本应通过医疗事故处理得到解决的纠纷,最后演变为公开的冲突,甚至发生暴力行为。因此,当我们全面寻求化解医患间的矛盾时,同时需要注意隐藏在医患间的间接冲突,消除那些隐藏矛盾的着火点。

4. 冲突常常是个体性与群体性并存

当前医患间利益冲突,具有个体性与群体性并存的特点,即任何一个冲突的发生,在医与患两个不同群体之间,一般都会产生两种截然不同的反应,各方一般都为自己的一方辩护。从这一角度看,当前医患冲突具有群体性的显著特点。但是,这种群体性又有明显不同。作为冲突的一方的患者,是分散的、无组织的、彼此没有联系的单体;而另一方的医生和医院,则是处于高度组织化的状态中。

医院和医务人员,他们拥有医院管理组织、医学会、医师协会,这些组织经常反映医院和医务人员的诉求。如医院管理协会、医师协会经常发表调查报告,反映有多少医务人员被打,有多少医疗纠纷是由于患者要求过高引起的,将板子打在患者方面,但少有统计有多少患者受害、有多少患者由于医疗不当而人财两空,除开个别媒体就个别案例有过内幕揭示外,我们没有看到医方任何有关这方面的统计与调查。这就是说,患者面对的对方是一个有组织的"群体",患者抗争的往往不是某个医务人员个人,而是医院或医务人员这个群体,引起矛盾的医务人员常常退居后台;由于我国的医院大多是国家办的,因而一些医院在处理这些纠纷中,甚至以维护国家公共利益的架势出现。而患者一方,则表现为典型的个体性,他们是以个体身份与医方抗争的,是他们自己为自己说话,最多也不过有他们的家属参与,或者少数媒体有所介入,而媒体的介入又常常被指责为"破坏医院的稳定和挑动社会的不和"。总体来说,患者与医方的抗争,基本上属于个体性,以至他们的诉求常被医方认为谋取个人利益,甚至认为是少数刁民无理取闹,是闹事,有时还借公安的力量加以打击。

问题是这种冲突的群体性与个体性的抗争在多大程度上反映了双方拥有的真理性?难道一切针对群体或公立机构的诉求就是为了一己私利?都是无理取闹?长期以来,我们似乎形成了一种约定俗成的偏见,认为个体利益的诉求永远是无理的,是应当限制或抵制的,而公共机构的利益似乎永远是有理的,是天经地义的真理。但是,人们却忘记了一条根本真理,那就是我们的一切工作,最终是为了人民的利益,是为了改善他们的生活。当前,在对待医患利益冲突问题上,一个不容忽视的问题是,冲突的群体性与个体性的特点在一定程度上掩盖了医患利益冲突中的公正性和真理性。这就是说,医方代表的利益,并非一切都是公共利益,而实际上也有部分是他们少部分人的利益,而患者一方的诉求,也非只是他们的个人利益,而是也部分反映了人民的一种普遍权利,而满足这种权利,是任何社会和国家长治久安的必要条件。当然,在医患利益冲突中,也的确存在极个别患者借机谋利、闹事的情况,这也是不能忽视的,也应认真对待而不能放任不管。

5. 利益冲突呈现多元化的特点

由于医疗保险制度和医药分开等制度的建立,使医患双方的利益关系变成政、医、科、药、保、患多方的关系,利益关系多元化,且可能因这种复杂的关系而加剧矛盾。某市市委政策研究室的一篇调查报告认为:相关各利益主体内在利益扩张与总体利益资源有限性的矛盾,是医疗保险制度推行后的利益基本格局。这篇报告说:"医疗消费与经济发展水平、居民承受能力密切相关,在一定条件下有一定的限度。医疗制度改革涉及多方面的利益。医疗保险机构通过压缩统筹资金支出谋求统筹基金平衡或略有节余;患者追求用较少的资金获得更好的医疗服务;医疗机构和医药行业都合理合法地为维持发展而追求经济利益的最大化。"这篇报告还指出:推行医保制度以后,参保人员在利益格局中的弱势地位相对明显,部分人员的医疗没有得到保障或保障水平降低;医疗机构不顾社会利益,单纯追求经济利益的倾向有所约束,但仍比较普遍;医药行业追求高利润的势头没有得到适当遏制,医药市场秩序混乱,药品价格居高不下。这份报告提醒我们,医患利益冲突是诸多利益关系的反映。这种复杂的利益关系表明,如果国家不出面协调和平衡,受害者不可避免地常落到患者头上,而患者首先将会把矛头指向医生或医院,最终必然加剧医患之间的利益冲突①。

6. 冲突常常起源于潜在的预设性不信任

所谓预设性不信任,是指在人际交往中,交往各方未经实际有效沟通和信息互动,未经了解、认识和直接交往实践过程的验证,交往者即通过对交往对方的地域、家庭出身、教育背景、社会身份与地位、职业角色与职业伦理、利益关系和社会声誉等分析,先验地推定认为对方是不可信任的,以致在交往过程中有倍加防范的心理准备和行动取向②。这种预设性不信任常常表现为:回避和不信任的人打交道因而有病迟迟不就医,认为只有给医生送礼,医生才会给自己认真看病,心存猜疑处处防范医生(如录音、录像),持诊断处方找熟人或另外的医院反复验证医生是否出于谋利给患者做了不必要的和不合格的诊疗处置,等等。在这种预设性心理戒备状态下,一旦发生医疗意外,就认为一定是医生的过错造成的,进而采取闹、告、打、杀等过激行为。而这种种预设性不信任,则与当前医院实施的医生收入与患者的费用直接挂钩、医方的社会信任下降、医患信息不对称导致的潜在道德风险、媒体的不当报道等因素相连。当前的医患冲突,并非偶然,而是由医患认知差异及社会方面的诸多原因促成的,其中制度信任缺失更为重要。"目前,医生收入与患者的医疗费挂钩,医务人员对患者而言已不再是单一纯粹的医者,同时也是医院的创收者,兼具'治病救人的天使'与'骄气谋利的商人'的双重身份与角色。医患利益共同体解体并演变为两个利益对立方与冲

---

① 马刚波.医疗保险实施中的新课题:构建合理的利益格局[J].医学与哲学,2001,22(7):1-4.
② 王敏,兰迎春,赵敏.患者预设性不信任与医患信任危机[J].医学与哲学,2015,36(3A):47-50.

突的主体……患者普遍预设性不信任由此产生。"①

7. 冲突有时是即发性的,大多是后发性的

医患利益冲突和其他方面的利益冲突不同,除少数由于语言交恶引起的即发性冲突外,大多是后发的,即不是由于医患交恶后立即发生的。由于医疗工作的特点,特别是患者对医疗结果的不满,一般要经历一个认识和察觉的过程。从已经发生的多起医患冲突的起因看,大多出于患者对医疗结果的不满:有的出院后旧病复发,有的发生了意想不到的并发症,有的甚至出院后不久死亡,有的发现院方收费极不合理;并且在经过一些调查与酝酿,且经过上访、交涉但未有了结后,才演变为恶性冲突进而发展为暴力性冲突。从一些冲突的案例来看,这种后发的冲突,远比即发性冲突严重,调解更为困难,持续的时间也可能很长。医患冲突的这一特点,提醒医院要主动检查自身的工作。如果发生了医疗事故或差错,一定要主动检查,主动向患者说明并提出解决方案,千万不能得过且过,不要等到患者闹上门来再处理。否则,解决问题就困难多了。

8. 冲突的理性与非理性相互转化

在社会转型时期,不同阶层、不同方面的人群出现利益冲突,不足为怪。但是,当这种冲突发展到了非理性的程度,就不能等闲视之了。我们面前的医患利益冲突,其中大多通过合理的途径,如向医院或卫生部门提出诉求,双方协商,或向法院提起医疗诉讼,或经由第三方协调等途径,是可以得到圆满解决的。应当说,这种解决冲突的办法是比较理性的;但是,现在的问题是,在医患冲突过程中有些患者表现得非常不理性,如有的患者亲属围攻殴打医生,羞辱医务人员;有的还纠集社会闲散人员打砸医院,滋事闹事,出现所谓"医闹";更有甚者,因医疗纠纷杀害医生,酿成悲剧,严重扰乱了医院的正常秩序,危及社会治安。这是医患利益冲突的非理性的恶性表现。

很多恶性的非理性的冲突,是从理性转化而来的。促成医患利益冲突的非理性的恶性事件发生的原因是复杂的。首先是患者对其接受的医疗服务存在严重的不满。可能是在患者看来远未料想到的医疗后果;或因医疗不当造成了不应当发生的死亡;可能是花费了在患者看来过高的费用;也可能因医患间在语言交谈时发生了争执而导致双方对立情绪的提升。任何医疗纠纷并不一定开始时就是恶性的、非理性的,而是由非理性冲突演变而来的。其次是患者的诉求没有

---

① 王敏,兰迎春,赵敏.患者预设性不信任与医患信任危机[J].医学与哲学,2015,36(3A):47-50.

得到在患方看来是合理的答复,潜在的医患利益冲突,只是在患方多次诉求未得到满足而别无选择时,医患利益冲突才演变为非理性的恶性冲突。一般地说,一个受害者能够以非暴力的正常渠道维护自己的权益,他肯定不会选择暴力手段和非常规渠道解决问题,因为前者的成本、风险较小,而后者成本、风险则大得多。最后是亲属或社会势力的介入,由于他们的兴风作浪,常使一些本来可以通过协商得到解决的利益冲突演变为恶性事件。当然,对于亲属或社会势力的介入,也要作具体分析。从已经发生的"医闹"事件看,有的主要是亲属参与,想向医方索赔;有的是患者所在的基层组织或邻居参与,想为患者讨个公道,或发泄其对医院的不满;有的则是社会黑势力以患者代理人身份出现,其目的是想从中捞取钱财。

医患利益冲突发展到非理性的恶化地步,首先伤害的医患双方,给医方也给患方造成难以弥补的损失,同时也影响社会的安定团结,应当尽一切努力避免。由于几乎一切医患冲突恶性事件的发生,都有一个逐步积蓄的过程,因此,从医方来说,对患方因医疗不满意产生的各种诉求,要认真对待,合理、认真地处置,不能谋求边界利益之外的医方利益,也不能认为患方告状都是无理取闹,就是想向医院无理索赔,特别是某些显然是医方的失误造成了对患者的伤害,更不能抵赖、不承认。应当看到,在当前社会转型时期,已经积累了各种各样的社会矛盾,我们的一些医疗纠纷,本来事情并不难解决,但由于处理失误,在社会各种矛盾汇集下酿成悲剧,这是不能不引以为戒的。因此,我们应当尽可能地化解一些恶性事件的苗头,防患于未然,使一切冲突沿着理性的轨道解决。

9. 冲突具有鲜明的人群性特点

当前医患之间的利益冲突,主要表现为医方与中低收入患者之间的冲突。十多年前中国社会科学院发表的《当代中国社会阶层研究报告》①认为:当前中国社会存在十个不同的阶层,即:党政领导干部、大企业的管理人员、专业技术人员、私有企业家、一般公务员、个体经营者、商业服务从业者、产业工人、农民、无业和失业者。显然,前四类人员在我国的社会地位较高,各种服务都可能向他们倾斜,其文化水平和经济收入也较高,法律意识相对也较强,医患利益冲突少有在他们中发生。相反,后六类阶层的人员,特别是低收入群体,对医疗保健费用比较敏感,所以利益冲突往往集中在他们身上表现出来。

---

① 陆学艺.当代中国社会阶层研究报告[M].北京:社会科学文献出版社,2002

10. 冲突双方势力的不平衡

医患利益冲突双方势力常表现为不平衡的特点,患方弱势地位明显。因为医患利益关系的医方是由医疗行业和医务人员两方组成,并在场面上具有合理、合法的性质,而患方则只是自己和他们的家属,力量单薄,在冲突中常处于不利地位。当前我国的改革事业,如何处理行业与社会整体利益的关系,是一个具有普遍性的有待解决的问题。医患间的利益冲突当然包括少部分医务人员中非正常地谋求个人利益造成的冲突,但更多的是行业利益导致的结果。而且正是这种行业利益使得这种冲突具有不平衡性和社会不平等性。

11. 利益冲突具有持续性的特点

自20世纪90年代以来,我国的医患利益冲突始终处于高发状态中,有时虽有缓和,但当促成暂时缓和的因素消失后,医患关系依旧紧张。比如,在防治SARS的传染病工作中,医务人员奋身抢救患者的事迹,曾引发广大公众对医务人员的敬佩和称赞,但事后不久,又很快恢复了先前的医患关系面貌。国家为了制止医疗服务中一些恶性事件的发生,2014年4月,最高人民法院、最高人民检察院、公安部、司法部、国家卫生和计划生育委员会联合下发了《关于依法惩处涉医违法犯罪维护正常医疗秩序的意见》,相关部门采取了一些措施,处理了一批涉医违法犯罪的案件,但医患冲突很难说有明显的好转。一份对《关于依法惩处涉医违法犯罪维护正常医疗秩序的意见》实施效果评价的报告称:42.3%的人认为没有变化,45.2%的人认为略有减少和略有增加,大多数被调查者认为没有明显变化,但从总的发展趋势来看有所减少[1]。这反映出医患利益冲突具有社会结构性的背景,产生医患冲突的社会背景因素不从根本上消除,医患间的冲突是难以杜绝的。

由于资本对医方的诱惑日益增强,高新技术不断投入诊断和治疗,以及药品商、医疗器械商的渗入,医疗费用可能会一直处于不断上涨的状态,患者的经济负担增长的势头不减,虽然国家投入医疗保险费用也有增长,同时还采取了一些措施,如多次降低一些药品的价格,取消医院药品加价提成的做法,以减轻患者的负担,但由于医院采取分解收费项目、提高医务劳动费用、广泛采用高价药而摒弃实用的廉价药等应对措施,患者很难得到真正的实惠,普通的工薪阶层个人的医疗负担可能继续加重,国家如无适当的调节措施和平衡,这种利益冲突可能

---

[1] 张其连,谢汉春.医务人员对医患冲突的感知性调查:广东省《关于依法惩处涉医违法犯罪维护正常医疗秩序的意见》实施效果评价[J].医学与哲学,2017,38(5A):27-30.

持续、长期发生。

12. 医患利益冲突出现黑势力参与的迹象

当前医患利益冲突,在一些地方已经与社会黑势力相结合,因而使医患利益冲突更加复杂化。2002 年 5 月 11 日发生在湖南省衡阳市南华大学附属一院的羞辱医生的案件,就是衡阳社会黑势力借医患纠纷捞取钱财的一幕。一些社会的黑势力,安插人员于医院,多方打听医疗纠纷,一有可乘之机,便拉帮结伙来到医院,并勾结不法律师甚至法医,以患者的代表身份向医院提出种种索赔要求,进而与患者分成补偿费。据记者调查,某医院从 1999—2002 年 5 月,共发生大规模的打砸事件 50 余起;衡阳市中心医院,2000—2002 年共发生打砸事件 24 起。调查表明,这些打砸事件 90%以上以医院被迫让步告终,其中 50%有黑势力插手。患者所以接受黑势力的插手,一是因为调解医疗纠纷的渠道不畅通,二是一些患者认为这种方法快速、有效、对自己有利;而一些医院居然也认为这种途径时间快,经济实惠,负面影响小,也接受了。衡阳的事例说明,当前我国医患冲突如不及时处理,可酿成较大范围的社会矛盾①。

医患双方存在利益上的冲突,是不能回避的事实。我们似乎不能这样认为,医院的一切都是为患者着想,医院的利益就是患者的利益,因而否认彼此间存在利益冲突。其实,医院也有很多其他方面的利益,如提高自身声誉的利益,改善医院职工住房、提高工资、多发奖金和其他生活待遇的利益。虽然医院扩展自身的利益和医务人员关心自身的利益并没什么过错,而且这些利益其中一些可能与提高患者的利益有关,但这些利益终究不是患者的直接利益。因此,尽管我们的医院设法为患者治病,都在尽可能多地为患者着想,但这并不能否认医院在扩展自身利益的同时也可能会发生侵害患者利益的事实。一般说,医院以追求利润为目标而不遵循保健服务的特性完全仿效商品推销的经营,提供超过病情需要的过度治疗,巧立名目的不合理收费,夸大某些疾病的疗效以招徕患者,如此等等,都是侵占患者利益的常见表现,都可能引发医患间的利益冲突。当然,医患间的利益冲突并非完全来自医方,一些患者不切实际的要求,少数患者的无理取闹,也是造成医患间利益冲突不可忽视的原因。

五、引发医患利益冲突的社会背景及成因解读

医患利益冲突成为引人注目的社会问题,是与近代以来以医生和医院为代

---

① 曹勇.衡阳"辱医案"深度内幕[N].南方周末,2002-06-20(5).

表的医疗卫生事业发生了重大变化的背景密切相关的。医学就其早期的形态而言,主要是一些同情患者痛苦想帮助患者解脱疾病折磨并且在实践中积累了一定经验的医生起始的。当时的医生,如《史记》记述的中国最早出现的医生扁鹊、仓公,游走于燕赵大地,为遇到的患病的老人、幼儿、妇女、王公贵人,施药救治,患者出于感激之情,给予适当的酬劳以满足医生的生存需求;以后随着诊治疾病的需要,在行走于乡间的郎中先生的基础上出现了一些小诊所,而 14、15 世纪的欧洲在小诊所基础上发展形成了大小不同的医院,其宗旨都是救治患者,而非聚敛钱财;在一些宗教事业较为发达的国家和地区,救治所、收容所、医院的所需费用,也大多由教会提供,而非来自对患者的索取。在长达近两千年的历史中,医生为患者看病,诊所、医院始终被视为一种慈善事业,而以聚敛钱财为目的而兴办医院是少见的。但自 20 世纪以来,特别 20 世纪五六十年代以来,这种情况发生了重大变化。首先是随着科学技术的进步,对疾病的诊治,已经不能满足于医生的望、闻、问、切,也不能停留在听诊器、体温计、血压计等简单的诊疗水平上。由于物理学、化学等一大批自然科学成果的问世,为诊治疾病服务的显微镜、X光机、各种生化检测手段,化学药物的合成与批量生产,乃至近几十年出现的CT、彩超、核磁共振、内窥镜等各种先进诊疗设备等都被装备到医院,医院与先前那种一个枕头、一个听诊器、一把打诊锤、一个血压计的诊所完全不同了,现在医院已经是由各种先进技术设备装备起来的技术集合体。这就是说,现代的医院需要有强大的经济后盾。与此同时,从业的医生,也不适应先前那种跟着师傅学习、揣摩,或自读儿本经典就可以行医了,而是需要经过较为长期(5 年、7 年、8年)的系统学习,随后实习一两年,且经国家授权的组织考核合格后,才能获得行医的资格。成就一个医师的培育费用,也不是一个小数目;当今社会人人都在谋求改善和提高自己的生存境遇,过上有品位的生活,而当一个年轻学生经历了一二十年的寒窗苦读、花费几十万甚或更多的支出后,他们走上行医的岗位,当然不会以满足简单的生存需要为目标,而是希望尽可能获得更多的报酬,这是最自然不过的事了。医方谋利价值观取向的兴起,是自 20 世纪八九十年代以来医疗领域里发生的最为显著的变化之一。尤其是医学技术的迅猛进步和各种各样大型医院的兴起,以及人们对健康日益重视,舍得花钱,大量资本趁机争先恐后地进入医疗保健领域。医院需要强大的经济支持;医生需要借助医疗服务谋求改善自己的生活;资本希望在大好时机和境遇下获得更多的利润,而国家在民众日益要求改善医疗待遇之际,也囿于财政困难,纷纷设法开辟支持医疗的财源,这四种因素集中在一起,将市场机制引入医疗保健领域中。而医疗保健服务的特点,是患者对医疗保健服务的需求,必须经过医生开出的处方才能实现,而非患者直接购买,这种情况使得医院具备了"生钱"的机会和可能。

医疗保健服务经历这一过程,使得医疗保健服务由单一的慈善性事业演变为多种性质的实业。当今的医疗保健服务当然保留了初始那种治病救人的慈善功能,即今天称之为社会公益性事业性质,尽管这种性质在淡化、在褪色,但至今尚没有任何一个国家否认医疗保健服务的慈善属性或公益性质;然而,当今的医疗保健服务机构如医院(主要是大中型医院),也的确不再是单一的治病救人的慈善机构了,它同时也是社会资本集结和应用的重要场域。由于人才培养、医学科学进步、医务人员待遇的提高,都仰仗于医疗服务的资本经营,在某些对公立医院实行全额财政支持的国家,他们也在探索资本经营的渠道以补充开支之不足,因为只有医疗保健服务的资本经营,才能筹集更多的资金,才能较好地满足医疗保健服务事业其它功能的需求。在这种情况下,医疗保健服务的资本经营,成为医疗保健服务的重要可行的选择了,在某些国家,医疗保健服务经营的指挥棒就是资本经营。这就是说,原先单一的慈善功能的医疗服务,让位于多功能、具有多种价值目标的技术和人才的综合体了,为患者治病的单一目标被多目标取代,患者的利益被缩小,并难免被边缘化,这样就发生了资本主导医疗保健服务与反资本主导的抗争,医患矛盾就是这样突出地摆在人们的面前。从这一视角看,当前面临的医患矛盾与冲突,是医疗卫生保健事业发展演变的结果,是这种演变难以避免的必然产物,是一种历史的必然,并非少数人制造出来的。我们必须对当今医患矛盾产生的总根源有清晰的认识,才能提出合理的化解对策。

近些年来,国内外学界对医患关系做了不少研究,这些研究对于我们理解医患冲突是有意义的。比如,有的学者指出"大部分医院过去曾经都是由地方管理的、为患者和临终者提供非营利性庇护场所。但自 20 世纪 60 年代中期以来,这种情况发生了改变"[①]。"医学专业化的最初出现,促使人们更大地依赖于医院的保健和治疗,而不是家庭保健上门巡诊";"这种大规模机构化医疗保健制度的发展,衍生数以百计想从中谋利的医疗公司。"[②]就这样,"尽管自称有拯救生灵

---

① 帕里罗.当代社会问题[M].周兵,译.北京:华夏出版社,2002:398.
② 帕里罗.当代社会问题[M].周兵,译.北京:华夏出版社,2002:392.

的崇高目的,但医疗保健机制实际上是一种追求利润的商业活动"①。这是当前医患利益冲突的时代背景,也是引发医患利益冲突的根本原因。更多的学者分析引发医患冲突的具体原因,如《矛盾论视角下医患关系紧张的成因及对策探析》一文认为,医患关系紧张是医生高技术职业属性与低薪酬、医疗服务提供方与需求方的信息不对称、患者有限的支付能力与高昂的医疗费用、医疗行业的高风险性与医疗风险分担机制缺失的四大矛盾所致;医患诚信的缺失也可视为导致医患利益冲突的原因②。一篇关于医患诚信丧失原因分析的论文指出:医患间的信息不对称、医疗体制未能很好地考虑中低收入者的承受力、卫生法治建设滞后,特别是医疗服务的经济利益驱动,是导致医患诚信缺失的主要原因③。有学者认为,当前的医患冲突与医疗技术特征密切相关,医疗技术是一把双刃剑,既能为患者带来希望,同时也可因技术的不完善、疾病的变化和技术的不确定性和操作不当,给患者带来伤害④。而医生过分依赖技术,轻视病史采取和对患者情感体验缺失,以及医学分工越来越细,视疾病为局部病变,将人体碎片化,只见病不见人等也加剧了医患矛盾,《伤医事件的表现、成因及防范对策》的作者列举了2014年1—5月新闻资料报道各地发生的21起暴力伤医事件,有5例是因患者在治疗中死亡,6例患者对治疗不满意发生的⑤。还有研究指出,我国医患关系在政府严厉打击下患者暴力伤医事件仍屡禁不止,提示医患关系在暴力阴影下逐渐显现出一种断裂风险。所谓断裂风险,是指在一个社会中,几个时代的成分同时并存,相互之间缺乏有机联系的社会阶段,这些不同部分有着各自不同的诉求,有时会达到无法相互理解的程度。这种断裂风险不同于既往有关医患关系的描述,更多地呈现类似结构性的对立和分化,是一种剧烈对抗的先兆,在烈度上远比不信任、紧张等更高,更具有危险性;医患关系似乎处于一种敌对状态中,互动中的不畅能轻易挑起暴力,使得暴力具有经常性、猝发性以及失去个别化特征,而每一次暴力发生后又使医患间更加戒备。这种断裂风险的危机,无形中加深了政策运行中的无力感和脆弱性,一些受暴力侵害的被害人会对国家治理能力产生不满、怀疑甚至失望,而旁观者则可能拷问政策法规的正当性,进而

① 帕里罗.当代社会问题[M].周兵,译.北京:华夏出版社,2002:394.
② 冯珊珊,刘俊荣.矛盾论视角下医患关系紧张的成因及对策探析[J].医学与哲学,2016,37(3A):44-46.
③ 郑大喜.医患诚信缺失的原因及其重构策略[J].中国医学伦理学,2006,19(6):37-40.
④ 强威,简红江,蒋位哲,等.当代医学技术特征下的医患关系[J].医学与哲学,2015,36(3A):51-53.
⑤ 张秋菊.伤医事件的表现、成因及防范对策[J].中国医学伦理学,2015,28(2):194-196.

质疑国家治理的价值倾向和实际效果①。

以上例举的所有这些医患利益冲突的解读,为我们提供了从更广阔的视域理解当今医患利益冲突发生的缘由。

六、医患利益冲突的调节与平衡

关于医患冲突的调节与平衡,一些国家有较为成熟的经验,国内外报刊均有很多报道。本书主要就消解医患利益冲突、平衡医患等各方利益诉求应遵循的一些原则作一探讨。

1. 始终坚持将患者利益置于首位的原则

必须始终在坚持将患者的健康利益置于首位的前提下,处理医疗保健服务体系中各种利益关系的调节与平衡。当前医疗保健服务中的利益关系是错综复杂的,利益主体纵横交错,盘根错节。处理和理顺诸多利益关系,必须明确诸多利益关系中的主体关系,也就是诸多矛盾中的主要矛盾。毫无疑问,在当今医疗卫生保健服务体系中,医患关系是整个医疗保健服务体系中的主体关系,因为从历史发展的客观逻辑来看,医与患是医疗服务事业的本源,正因为有了医与患,才有后来的诊所、医院、医药研究机构、医学院校、医药产业的开发与生产;而医院、医药的研究、医学院校、医药产业的开发与生产,最终的归宿点仍是医与患,不回归到医与患这个基点上来,其他都是没有意义的。而在医与患的现实利益关系中,无疑患者的健康是居于首位的,是处于第一位的;这是因为,没有患,就没有医,医因患而生,因患而存在和发展,因为医生是适应治疗患者因受疾病折磨的需要才出现的,医生如果不将自身的目光和努力聚焦于患者的诊治,医生也就失去了自身存在的价值和必要了。由此可以顺理成章地认为,在调节与平衡医疗保健服务体系的诸多矛盾中,理应确认患者利益是处于第一位的。坚持患者利益的首位原则,不仅是医疗卫生保健事业规定性所必须,而且也是医疗卫生保健其他各方面事业存在的基础和出发点。

坚持将患者利益置于首位,不仅维护了医疗卫生保健事业的根本宗旨和原则,而且也有利于在这一原则下正确处理其他一系列的利益关系。将患者利益置于首位,不是只讲患者的利益,首位之后还有第二、第三、第四等顺位的利益,比如,医生和医院的利益,医学科研、医学教育的利益,医药开发商的利益,也是

① 谭创,胡颖,冯磊.暴力阴影下医患关系断裂的风险及其弥合:基于重庆医科大学附属儿童医院伤医事件之网络评论的分析[J].医学与哲学.2017,38(1A):54-57.

不可忽视的。没有它们的利益，也难以做好医疗卫生保健事业这块大蛋糕。但这些顺位的利益关系，必须以满足患者利益为前提，绝不能取代患者利益，也不能将患者利益置于第二、第三的位置。

2. 以人道功利主义原则调节各种利益关系的平衡

应从人道功利主义原则出发，反思平衡各种利益关系，构建合理、和谐的利益格局。罗尔斯在论证他的正义论几条原则如何实现时，"表现了一种试图全面综合的倾向，从而使得他的理论具有伸缩的余地和较大的回旋空间"。"他的正义论既可以满足那些仍缅怀和执著于构造某种永恒正义理论的人思辨兴趣，又可以为那些焦灼地面对社会现实中的严重不正义而绞尽脑汁的人提供某些理论根据或启发。""他直率地承认，他的正义论要通过一种反复比较、互相修正，达到与这一社会所流行的、人们所考虑和推重的正义判断接近一致的状态，并把这种反思的平衡（reflective equilibrium）作为证明他的正义论的一种方式"①。我们今天面临处理医疗保健服务中的一系列利益关系矛盾，似可借助罗尔斯的"反思的平衡"，但反思的平衡要有一个基本原则，也要围绕一个大家都能接受的原则进行。这个原则是什么？这个原则就是人道功利主义原则。1991年5月在大连举办的中日医学伦理学讲习班上，1992年11月在大阪召开的日本第11回医学哲学伦理学会议上所作的讲演，笔者都曾就人道功利主义做了论证。人道功利主义的思路，首先出自伦理学的早期传统的道义论，特别在医学中将人的生命视为至高无上的人道主义原则，在今天仍应坚持，咬住不松口，但同时也考虑到伦理学的功利主义的源流，特别是当今因市场经济的兴起而引发人们对物质利益的急速扩张，而这种利益诉求，其中大多是合理的，是有利于生命和健康维系的，也是有利于社会进步的。鉴于人道和功利这两者都是不可缺少而不能忽视的，两者的共存是必然的，也是合理的，否认任何一方都是不现实的，也是不可能的，因而试图以人道为先，在人道基础上谋求功利，将此二者结合起来，互相补充，进而结合，并以此作为处理医疗保健服务中各种利益冲突的钥匙。以人道功利主义的思路，反思医疗保健服务中的各种利益关系，鉴别各种矛盾和冲突的缘由和性质，理清其中的错综复杂的关系，找出其中的一致点和差别处，探索以人道为基点同时又谋求与功利的平衡和结合，形成利益关系的结合谱，是走出医疗保健服务中诸多利益冲突的唯一出路。这是讨论医患利益冲突的调节平衡必须坚守的基本点。

---

① 罗尔斯.正义论[M].何怀宏,何包钢,廖申白,译.北京：中国社会科学出版社,1988：译者前言4-5.

3. 商谈与计算：谋求利益平衡的落实

要研究以商谈与计算为平台，化解利益冲突，达成各种利益关系的具体平衡。尽管有学者对尤尔根·哈贝马斯（Jürgen Habermas）的商谈伦理学（discourse ethics），特别是商谈民主（deliberative democracy）提出疑问，但他的商谈伦理仍然受到学术界的重视和欢迎，认为"商谈伦理的提出是为回应当代西方社会普遍存在的价值多元化的现实境遇"的必须，在哈马贝斯看来，"商谈伦理应是一种肯定社会多元现实以及承认追求个体价值正当性的条件下朝向普遍主义，即诉求多元声音中的理性同一性"。当代"民主政治和文化多元在给社会带来更多正义选择、经济自由、市场开放的同时，也招致了工具理性主导的恶性竞争多于共赢合作的现代性恶果"①，如何避免这种结局？出路只有一条，那就是商谈。哈马贝斯提出以交往行为理论原则为核心的语用规范，是要为商谈伦理开凿"普遍语用学"的语言哲学基地，进而矫正人们在现实交往中的"语用异化"。"所谓的'交往行为'并非指通常意义上的人际交往活动，而是指一种独特并极其重要的社会互动类型，即试图通过辩论过程达到相互理解。参加者不仅以利己的方式来影响他人行事，而且在对所处情形产生共同理解的基础上进行协调，以追求一致而非私人的优势。"②有学者认为：商谈是消除医患信息不对称的特效药，是推动共同决策的有效途径，是化解医患纠纷的良方③。的确，当今医疗保健服务中的复杂利益关系，是保健服务发展到现时这一客观现实造成的，其中每一种利益关系都有其产生的合理性，而且也在不同侧面支撑着当代医疗保健服务这座大厦，否定任何一方都可能伤及整体的保健服务大业。经过商谈，给各方利益在整体利益关系中一个适当的位置，是摆脱利益冲突的唯一出路。

但不应止于商谈，不应止于在理论上应当如何认识和对待，还应通过精微细致的计算，使各利益关系形成具体的实践格局，人人从这种具体格局中可以看到各方利益的实际而不只是一张画饼。须知，利益是可以计算的。例如，国家实行医药分开政策，医院进药和向患者销售药是零利润，同时国家采取提高手术和医务人员的其他各种劳务费的价格，以弥补药品销售的零利润给医院带来的损失，而这是可以计算的。先前药物差价的收入各个医院都有一把尺子，每年药品差

---

① 夏明月，华梦莲.哈贝马斯的商谈伦理对社会秩序整合的意义及其限度[J].伦理学研究，2020(6)：41-48.

② 夏明月，华梦莲.哈贝马斯的商谈伦理对社会秩序整合的意义及其限度[J].伦理学研究，2020(6)：41-48.

③ 吴会娟，龙艺.医患沟通中的协商策略探析[J].医学与哲学，2018，39(5A)：36-40.

价的总收入是一目了然的;如今舍弃了这一块,由手术和其他劳务收入的适当提高作填补,因为国家取消药品差价,同时适当提高医务劳动的价格,其出发点是为了减轻患者的负担,但又不能完全漠视医院因此而失去的损失。过度医疗中,医患双方,也包括医保方,医方的收益与患方的支付(含医保方的支付)也是可以计算的,只要我们严格按照各种疾病的一般诊治方案的标准,就可以得出合理的支付费用,将这一费用与现实医院的实际收入进行比较,就可以得知过度医疗收入的总和,而这个总和就是对患者利益的侵犯,这种利益格局就不合理,需要调整。医院公益性的维系与坚持,不仅需要与院长们商谈取得共识,更需要通过精细的计算,如国家究竟需要拿出多少钱才能保证医院运转和医生体面的收入,而无需从患者身上索取。可惜我们以往长期停留在一般性的商谈而未有具体的计算,以致回归公益性的目标流于空谈。其他医学科研的情况也是如此。科研是要有投入,同时也是要有收益的,尽管这种收入在大多数情况下不能立即显现,需要一个时间过程,但收益一般是可以期待的,那么医院和医药开发商理应根据《赫尔辛基宣言》的要求,给受试者以合理的回报,而这也是可以计算的。只有在商谈形成的共识同时加上具体的计算,才能形成合理的利益格局,将各方的利益限制于合理的范围。

4. 全面评估市场机制经营医院的利与弊,扬长避短

当今医患及其他利益冲突较多发生于以市场机制经营医院的国家,一些目前尚未将市场机制引入医疗保健服务领域的国家,也有跃跃欲试的趋势,因此,全面评估市场机制经营医院的利与弊就显得十分重要,甚至可以说,是调节和平衡医患及其他利益冲突的关键。当今我国和其他一些国家资本经营医院所取得成绩是无可否认的,医院甚或政府也未必能轻易放弃,但其弊端和后患也为世人所公认,谁也无法否定市场经营医院对医学宗旨的背离及其带来的诸多弊端。出路在哪里?出路在于全面评估市场机制经营医院的利与弊,扬长抑短。以下几点似可认为是应对这一问题的良策:①分清界限,划定范围。由于医疗服务的特殊性,它不是一般的商品,不能统统作为资本的载体。必须分清界限,划定范围。医疗服务中的基本医疗和公共卫生这两部分,涉及每一个人的健康,有时还涉及急迫的生命安危,具有公共产品的性质,国家在这两方面必须为全民提供保障,不能也不应当放任由资本经营,必须保障它的公益性;但同时也要看到,由于当今医药技术的发达与进步,有可能为某些特殊人群提供某种特殊服务,如某些高新技术的特殊服务,宽敞的住院房间,方便舒适的生活设施,周到细微的服务,这些可视为非公共产品,是可以划为资本经营的。②坚持公益,坚守主体阵地。公立医院的主体位置是基本医疗和公共卫生两个领域,而所谓的基本医疗卫生服务是指维护健康所必需、与经济社会发展水平相适应、可公平获得的,采用适宜药物、适宜技术、适宜设备提供的疾病预防、诊断、治疗、护理和康复服务。《中华人民共和国基本医疗卫生与健康促进法》确定的公立医院这两块地盘,资本是不能进入的,公立医院应当取消这两方面的资本经营,恢复其原有面目。这是全世界医疗卫生服务运行的规矩和常识,我国公立医院在这两方面的偏颇,是造成一系列医疗公害的根源。③正本清源,回归正道。目前我国的公立医院,"公有"体制已经虚化了。现行的公立医院,追求的目标是每年多少亿元的收入,目标中没有病死率的降低和治愈率的提高,没有病人存活期的延长,没有并发症的减少,没有医疗事故的降低,没有患者人均负担的减轻,有的只是门诊量、手术量、机器设备应用的频率、高新技术上马的多少。日前浙江某中心医院大厅巨幅LED展示为该院急门诊突破 200 万的喜报①这一事实,集中反映了当前我国的公立医院,大多已经背离了公立医院"公立"的宗旨。因此必须正本清源,回归基本医疗和公共卫生的基本阵地,为广大群众提供公正的、人民能够实际享有的、负担得起的服务。④强化基层,扼住大型医院的无序扩张。我国医疗体系与许多国家一个重要的不同点,是我国医疗体系是倒三角形的,呈现"头重脚轻根底浅"的鲜明特点。处于顶端的三甲医院极为庞大,而与基层百姓息息相关的基层医疗和二级医院则相对薄弱,特别是基层卫生服务中心,守门人的职能始终未能到位,大量的患者,无论大病小病,都涌到大医院,而这正中大医院的下怀,因为他们正需要源源不断的患者以保证其丰厚的和源源不断的收入。本来就不甚充裕的医保费用,其中大部分纳入大医院的钱囊中,从而加重了患者的负担。一个普通感冒,在基层卫生中心几十或百把元就可能得到合理的治疗,而大医院没有几百元甚或上千元是出不了医院大门的。不合理的医疗服务体系结构,是医患矛盾滋生的重要根源,是医患利益错位的突出表现。调整医疗各方利益格局,必须大力约束大医院的扩张,同时用极大的努力加强基层医疗卫生服务体系。有人说,患者不愿到基层医疗是因为基层医疗水平低,不能满足他们的要求。的确,基层医疗和三甲医院的医疗水平是有很大差距的,但并非所有疾病都需要三甲医院那样的水平,经过多年的建设,目前的绝大多数基层医院是能够满足小病

---

① 佚名.挂喜报祝贺门急诊人次破 200 万！医院回应[EB/OL].(2022-12-26)[2023-05-02].https://www.thepaper.cn/newsDetail_forward_21315146.

小伤诊治的，如果任何疾病大医院都来者不拒，没有任何限制，患者当然会往大医院跑，而这是世界上一些医疗制度比较发达的国家所不容的。在这些国家，患者首诊必然而且只能是家庭医生，只有持有家庭医生的转诊单才能进入大医院、专科医院的大门。由此可以认为，目前我国医疗体系是不合理的，是有改进空间的。

5. 以医患和谐大局判断举措的取舍

应以医学宗旨和目标的大局眼光判断各种改革举措、制度、规程的利与弊，决定对举措与细节的取舍。当前我国医疗保健服务运行中的一些弊端的产生，以及这些弊端的长期运行，导致医疗保健服务方向的偏离，就是因为对某些改革举措、制度、规程的细节，仅限于就事论事，未能将这些举措、制度、规程的本质是什么、与医学宗旨和任务目标是否相符，是相互矛盾还是相互促进，进行严肃的评估。以科室承包核算的管理体制为例，这种体制对于激励员工的积极性，实现医院的经济目标，的确是立竿见影的，但这种管理机制无疑会将医院引向与医学宗旨相背离的方向。既然员工的收入与他们每天的创收直接挂钩，那么医务人员必然会尽可能地多开药、多做手术、多做检查、多输液，即使这些药、手术、检查、输液可能对患者的健康并不"友好"；改革初期一些医院提出优质优价、优先优价的举措也是如此。单就商品交换的一般规则而言，这两个优价是无可挑剔的。但医疗服务关系人的生命，而生命权是任何国家必须保障的基本人权，如果实行"双优"政策，那么那些身患重症但无力支付优价的患者，他的生命权怎么保障呢？从这个大局出发，两个优先的政策尽管可能减少医院排队和为医院增加收入，但仍是不可取的，所幸的是两个优先政策很快就被舍弃了。多劳多得的分配原则，在一般企事业单位无疑是公正的分配原则，但在医疗服务中就需要作具体分析。在医疗服务中，我们不能无条件地鼓励医生多做手术、多开药、多输液，生命和疾病对药物、手术承受是有限度的，有严格的适用范围和条件，超越适应证的手术和药物不仅无益于患者的生命和健康，反而适得其反。在医疗服务中无条件地推行多劳多得的分配原则是不正确的。当前医患和其他利益冲突，很多就是由一些细节问题引起的，而细节的运行背离大局，就是引发矛盾和冲突的重要原因，不能不引起关注。

6. 秉承正义，坚持维护弱势人群利益的底线

维护医患及其他利益关系中的正义，医疗保健服务要为弱势人群保底。任何国家、任何社会，尽管总体上可能很发达、富裕，但仍会出现一部分脆弱人群，

他们因为先天性的缺陷、生活中的重大打击和不幸遭遇等原因,仅靠自身的努力难以翻身,医疗保健服务的一般规定难以满足他们的保健需求,医疗保险必须对这部分人群给予特殊的救助,为他们的生存保底。这是维护医疗正义、完备医疗利益格局需要考虑的问题。纵观当今世界上的许多国家,都为此颁布医疗救助制度,以保证那些脆弱人群的利益;可喜的是,医疗救助制度在我国已经开始实行了,但仍需充实和完善。

第四章 要规范，也要美德

一、美德伦理与规范伦理兴衰的历史回顾

1. 关于西方伦理学范式的划分

欧洲伦理思想的发展，就大的历史时期而论，大致可分为以下四个阶段：第一阶段是古希腊罗马奴隶制时代的伦理思想；第二阶段是中世纪封建社会的伦理思想；第三阶段是近代资本主义社会的伦理思想；第四阶段是现代资本主义社会下的伦理思想。但就伦理思想的内容及依据内容划分的伦理思想范式或类型来说，是十分庞杂的。"伦理学理论被划分为多种类型，最常见的方式是以伦理学所属的哲学流派来划分伦理学的理论范型"[①]，因而伦理学的范式或类型可谓名目繁多，且与不同时期伦理学的主流指向密切相关。大致上有如下四种划分：

第一种划分是视规范伦理学为整个伦理学的主要传统。在相当长时期，"许多中外学者，尤其是绝大多数的德性论学者，认为德性伦理是不同于规范伦理学的另一种伦理学理论，但实际上它仍属于道德规范，只不过是其中的品质规范而已"[②]。"西方古典规范伦理学更具有规范化性，它相信知识与道德、事实与价值的统一，提出知识即美德。"[③]"人们共同运用'规范伦理学'这一术语表示探讨我们应该做什么的一般理论。这种探讨自古以来就是西方伦理学的核心部分。"[④]显然，这种认识将美德伦理与规范伦理视为是同一的；或者说："早期规范伦理学和美德伦理学是相互融混的，甚或美德伦理学就是规范伦理学的构成部分；在人类伦理思想史上，一直到 19 世纪末，伦理学与规范伦理学几乎是

---

① 魏则胜.在德性与规范之间[J].哲学研究,2011(1)：107-111.

② 韩东屏.西方规范伦理学的弊病与诊疗：重置功利论、道义论、德性论及其道德原则[J].中州学刊,2020(7)：91-99.

③ 杜治政,许志伟.医学伦理学辞典[M].郑州：郑州大学出版社,2003：50.

④ 格沃斯.伦理学要义[M].戴杨毅,译.北京：中国社会科学出版社,1991：149.

同一概念。"①

第二种是二分法，将规范伦理区分为权利论规范伦理和义务论规范伦理。在西方伦理思想史中，被视为规范型的伦理学思想，"一直存在两个传统：一个是权利论规范伦理，另一个是义务论规范伦理"②。但也有另一种划分，将贯穿于整个历史长河中的伦理学区分为德性伦理与规范伦理两大流派。如美国伦理学家阿拉斯代尔·查莫斯·麦金太尔（Alasdair Chalmers MacIntyre），在他的《德性之后》一书中，就是从整体上将西方伦理思想一分为二，即德性伦理和规范伦理。他认为，在西方长久的历史中，从荷马、雅典时代开始，直至中世纪，在"西方的长历史发展中，伦理学存在一个以亚里士多德主义为中心的德性传统"③。美德伦理与规范伦理是不同的，"美德伦理的'规范'特性主要表现为，个体目的和基于该个体人格目的所形成的主体价值观念对主体自身行为的内在自律，而一般规范伦理的规范性则直接表现为某种或某些社会公共行为规则体系和社会道义承诺对所有个体行为的外在约束或限制罢了。"④规范伦理学以"我应该做什么"、以道德规范为中心，而美德伦理以"我应该是什么样的人"、以"品德、美德和行为者"为中心，因而将规范伦理与美德伦理混为一谈显然是不合适的。

第三种是三分法，即德性伦理、义务论伦理和权利论伦理。"规范伦理学是一种传统理论形态，发展中虽然流派纷呈、理论复杂，但都是围绕三个方面的问题展开理论形式：①关于道德善恶的问题，即道德价值问题；②关于道德的应当问题，即道德义务问题；③关于做人的标准，即道德品质问题。"中国学者魏则胜在他的《在德性与规范之间》一文指出：由于规范伦理内部对规范的本体依据、价值追求和伦理论证的方法均存在重大分歧，伦理学的范式或类型实际存在三种理论形态，即德性伦理、权利论伦理和义务论伦理⑤。

美国汤姆·比彻姆（Tom Beauchamp）和詹姆士·邱卓思（James Childress）认为伦理学有四种有影响的道德理论，即效用主义、康德主义、权利论和美德伦理学⑥，这也是第四种划分。

---

① 杜治政,王延光,丛亚丽,等.中华医学百科全书：医学伦理学［M］.北京：中国协和医科大学出版社, 2020：36.
② 魏则胜.在德性与规范之间［J］.哲学研究,2011（1）：107-111.
③ 麦金太尔.德性之后［M］.龚群,等译.北京：中国社会科学出版社,1995：12.
④ 魏则胜.在德性与规范之间［J］.哲学研究,2011（1）：107-111.
⑤ 魏则胜.在德性与规范之间［J］.哲学研究,2011（1）：107-111.
⑥ 比彻姆,邱卓思.生命医学伦理原则［M］.刘星,等译.8版.北京：科学出版社,2022：385.

由于学者们关于伦理学范式划分的基本观点和各自所主张的道德原则存在差异,不同理论之间一直相互对立和攻讦,至今未有统一的定论。笔者以 20 世纪 70 年代以来西方伦理学开始的大转向所形成的规范伦理与美德伦理两大学派为出发点,论证本书的观点。

2. 德性伦理的兴起与衰落

德性伦理有着久远的历史和辉煌,经历了英雄社会的美德、雅典的美德、亚里士多德的美德和中世纪的美德论等不同阶段。

美德论最先出现于古希腊文化集中代表的荷马史诗中。比荷马稍后出现的赫希阿德的叙事诗,对当时希腊人的美德有大量的描述。《伊利昂记》这部史诗赞美了围攻特洛伊城战士们英勇、正义、忠诚、大公无私、热爱集体的美德,斥责了怯懦、偏私、背信弃义和虚伪的卑劣行为;希腊哲人毕达哥拉斯的道德思想,特别强调了灵魂净化和自身修养,主张每天反省自己的言行;苏格拉底提出了美德即知识的命题,对后世产生了重要的影响。他认为,美德是一种善,知识是一切的善,所以美德是知识。美德是有益的,当它被正当利用时才会是有益的,而正当利用的美德一定是由理性指导的,也就是由智慧来指导的。苏格拉底将科学的真知和道德的真知看作一回事,他认为一个人要有道德,就必须懂得行为的原则和规范,必须具备关于道德行为的知识。勇敢不仅需要知识,而且本身就是知识,这是对美德的进一步升华。

诞生于约公元前 460 年的德谟克利特,其伦理思想是西方最早的自然主义幸福论的代表,他提出了"完人"和"至善"的概念,并把"完人"和"至善"明确地与追求幸福的伦理要求联系起来。所谓伦理学上的自然主义,就是从人的现实生活经验出发,特别是从人的自然本性出发,来研究道德和伦理的学说。德谟克利特的自然主义幸福论,强调现实的幸福而非幻想彼岸的幸福;认为人对幸福的追求是人自然本性的需要;幸福虽和物质享受相关联,但同时也要满足精神的宁静,主张两者的结合。德谟克利特的幸福论,对后来功利主义幸福论伦理思想的形成产生了一定的影响;比苏格拉底晚 40 多年的柏拉图,是西方德性伦理的一位大家,但他将苏格拉底关于善的思想作了唯心主义的发展和系统化。他认为,每一种技术都有自己的善,但不同的人又有各自不同的美德。在道德理念中,他提出了智慧、勇敢、节制和公正,在这四个德目之上就是至善。柏拉图很重视"正义",认为"正义"包含了全部美德的内容。

生于公元前 384 年的亚里士多德是西方最伟大的思想家之一,他的伦理思想，在内容的丰富性和体系的完整性方面，是他以前的伦理思想家无法比拟的。其名著《尼各马可伦理学》最具代表性，此书开端于论至善和幸福，最后又复归于至善和幸福，至善和幸福是亚里士多德伦理学的中心主题。他的至善理论和柏拉图那种作为终极原因和目的的"善"的理念不同，他从现实的生活出发，主张一切具体的行动和职业生活，都是实现某种具体的善。善是一切事物追求的目的，旨在实现某种具体的善。亚里士多德特别重视美德，在他关于伦理学的著作中，"美德"也被称为"德性"，是指德性中的善德、善行。他认为美德是人的潜在功能的发挥，美德可分为理智美德和道德美德。所谓理智美德，是指人潜在的发现真理的能力，理性将发现真理的能力发挥出来，就是理智美德；道德美德是指在行为中按照道德要求进行选择的习性，以制约情感和欲望的习性表现出来。在论述美德中，亚里士多德提出了"中道"的概念，"中道"与折中主义不同，意指"适度"、"适中"和"无过与不及"；在美德的形成问题上，他强调社会实践和行为的训练，并特别重视行为习惯对美德形成的重要作用。此后，由于希腊社会的变化，还出现了诸如伊壁鸠鲁学派、斯多葛学派，这些学派虽各有其特点，但大抵上沿着先前美德伦理方向发展。

罗马帝国末期，直至以宗教为中心的中世纪，伦理思想基本上以美德为主题展开。基督教《圣经》把一切伦理道德纳入对上帝的热爱和对信仰的顺从，爱上帝是一切律法、道德的总纲；中世纪的文化虽是基督教《圣经》文化占支配地位，但希腊古典传统在不同程度上影响了整个中世纪，中世纪的伦理始终是一个与亚里士多德对话的历史时期；罗马帝国灭亡后欧洲开始进入封建社会的中世纪，出现的一些伦理思想家，如奥古斯丁、托马斯·阿奎纳，其伦理思想仍围绕美德伦理展开，只不过这种美德打上了上帝的烙印，始终是围绕"爱上帝"展开的，当然在具体内容和形式方面也有所变化。麦金太尔认为："中世纪的德性既有基督神学的特色，又有亚里士多德伦理主义的特色。"[①]总体来说，从古希腊开始至中世纪末，伦理思想是以美德伦理为主体展开的，尽管其中蕴含着功利主义的萌芽，甚或有的学者将这一漫长时期的德性伦理视为规范伦理。

德性伦理的衰落，主要是因为德性伦理赖以存在和发展的社会结构发生了变化，原先那种城邦制和血缘关系的社会已经不复存在，以及随后宗教的冲击、人性的复归瓦解了它的存在基础，单靠美德这个通行证运行社会已经不可能，美

---

① 麦金太尔.德性之后[M].龚群,等译.北京：中国社会科学出版社,1995：17.

德统领社会人群的行为指挥作用退位了。

3. 规范伦理学的兴起

"在西方社会的现代化过程中,德性传统逐渐被消解,其标志就是启蒙运动以来的社会结构和思想解放运动。"①德性伦理传统被抛弃之后,各种伦理学开始了道德哲学的重建工作。这种重建的集中表现就是规范伦理学的兴起。

本初意义上的规范伦理学,是为了适应新型经济社会的需要而产生的一种伦理思想,有其深刻的社会历史背景。从 14 世纪至 17 世纪初的二三百年,是封建制度逐渐瓦解、资本主义生产关系逐渐形成的历史大转折时期,这个转折过程首先是从西欧开始的。先是意大利和法国出现了资本主义萌芽,随后在英国、尼德兰、德国、西班牙和葡萄牙,也相继出现了适应资本主义的手工业工厂和从事贸易、借贷、交换需要的银行、商店。到 16 世纪,资本主义生产方式已遍及西欧各国。熟人社会到这时已经被适应资本主义商业社会的陌生人社会取代,先前那种由美德构成的道德体系陷入碎片化、相对化的泥潭中,解决道德困境的出路在于道德的普遍化和规范化,为人们交往提供一种具有普遍性的道德规范,以人人认可的普遍性规约代替出于个人理想追求的美德。

规范伦理接替美德伦理引领社会的作用,还有文艺复兴运动和它的道德倾向方面的原因。起始于 13 世纪的文艺复兴运动,先在意大利兴起,随后遍及西欧,15 世纪达到高潮,是一次声势浩大、持续时间较长的思想解放运动。在这个运动中,资产阶级将人文主义(亦称人道主义)作为这一运动的社会理想和道德原则,喊出了"发现人""重视人"的口号,在意识形态的各个方面,贯彻体现资产阶级的人性论,与中世纪的神学和封建专制主义相对立。他们用"人性"否定"神性",用"理性"代替"神启",用"人权"代替"神权",极力颂扬现世生活的人生价值,提倡个性解放和个人自由,反对宗教的禁欲主义和"天国幸福"。他们大胆地清除一切中世纪以来的旧传统的限制,对中世纪的宗教神学、家庭组织和婚姻形式都进行了无情的批判,其中还特别提出要清除当时宗教和社会存在的奢侈、矫揉造作、金玉其外而败絮其中、美与善相混的虚伪的社会流习,主张一切以现实的理性为出发点。这些思想倾向也无疑促进了规范伦理学的兴起。这样,为适应近代民主国家的需要,"基于古典自然法理论和社会契约论所逐步生成的现代性的规范伦理学开始兴起,并逐步取代了古代美德伦理学的主

---

① 魏则胜.在德性与规范之间[J].哲学研究,2011(1):107-111.

导地位"①，创立了一种具有普遍意义的规范伦理学。规范伦理学适应当代社会多元化、个人角色碎片化和人际交往密切化等特点，以对社会的利害和公正的考量为取舍标准来确立人们行为的准则，无疑为当代社会生活的正常秩序提供了支撑；没有规范伦理，现代社会的正常生活难以运行。

在这种社会背景下，从 15 世纪开始欧洲出现了一大批思想家和政治家，包括一些著名的哲学家和伦理学家。其中被归类为权利论规范伦理学的代表人物有约翰·洛克(John Locke)、让·雅克·卢梭(Jean-Jacques Rousseau)，被归类为义务论规范伦理学的代表人物有大卫·休谟(David Hume)、约翰·穆勒(John Stuart Mill)、康德等。洛克反对"君权神授"，主张"社会契约"论，他认为人的本性自私自利，难免发生冲突混乱。为了保证人的生命、自由和私有财产，人们应当缔结契约，建立社会，组成国家，在缔约中，应保留人的生命和私有财产的自然权利；卢梭支持洛克的社会契约论思想，于晚年(1762 年)发表了他的重要著作《社会契约论》。在这本书中，卢梭提出了以下观点：国家起源于人民自愿的契约；人民是主权者、立法者；人民可以处理、缔结契约并随时修改法律。社会契约的目的是在国家力量的保证下实现个人自由和平等。卢梭的社会契约论对规范伦理的形成起了重要作用。与卢梭同时代的英国哲学家、历史学家、经济学家休谟，在伦理观上主张快乐主义和功利主义，认为道德的善与恶全部是由感觉印象的快乐与痛苦来衡量的，因而功利主义一向被认为是规范伦理的哲学基础。英国著名的伦理学家杰里米·边沁(Jeremy Bentham)是英国著名的伦理学家，是功利主义的典型代表。边沁在伦理学上继承和改造了洛克和爱尔维修等人的思想，全面提出了功利主义伦理学体系。边沁伦理学的出发点是人的自私本性，其基本原则是最大多数人的最大幸福。他认为人的行为都受快乐和痛苦的控制，人都要追求快乐的满足，快乐就是善，痛苦就是恶。任何一件事物在个人、团体或社会方面所产生的、能带来快乐或幸福的特性即功利，功利是个人道德行为的评价标准。英国实证主义哲学的代表人物穆勒，年轻时就接受了功利主义哲学思想。1820—1821 年他来到法国，住在功利主义哲学家边沁弟弟的家中，阅读了边沁的著作，组织了一个功利主义学会，在东印度公司工作长达 35 年，这些经历促成了他对功利主义的坚信。在这一大批功利主义学者的推动下，以功利主义为哲学基础的规范伦理学几乎一统天下。

---

① 万俊人.美德伦理如何复兴[J].求是学刊,2011,38(1)：44-49.

规范伦理学亦称准则伦理学、实质伦理学,在长期的历史发展中,流派纷呈,理论复杂,实用主义、存在主义、功利主义、幸福主义、弗洛伊德主义、现代功利主义、基督教伦理学、境遇伦理学、正义论伦理学,都与规范伦理学密切相关,甚或被视为规范伦理学的思想基础。以下认识可视为规范伦理的共同点:①规范伦理学把道德作为规范的体系、概念和范畴的总和加以研究,如对善恶、义务、良心、幸福、自由、平等、正义等的研究和评价。②规范伦理学依据道德客观情况和资料,研究对道德行为的一般选择,向个人提出某些准则、价值和建议,从而帮助人们在进行道德探索、道德决策中决定道德目标。③规范伦理学帮助人们进行道德决策时一般考虑以下三方面的问题:什么是正确的和错误的?什么是应该谴责的或赞扬的?什么是值得向往和花时间的?④规范伦理学研究道德的基础、本质及伦理发展规律,试图从哲学上论证和形成道德的基本原则与规范,以约束和指导人们的道德实践。⑤规范伦理学一般以人们的行为为立足点而不是以人的德行为立足点,尽管一些规范伦理学学者将德行划入规范伦理,但德性伦理的诸如勇敢、诚实、宽容等美德是出自个人对道德的向往和追求,它与规范伦理来自外界对个人行为的道德约束不同;规范伦理也不同于描述伦理学只限于对社会道德现象的经验描绘,也不同于后来的元伦理学只关注对道德语言的纯粹逻辑分析。

4. 元伦理学的兴衰与规范伦理学影响的扩大

元伦理学是 20 世纪初期出现的。1903 年,英国学者摩尔出版《伦理学原理》,宣告元伦理学诞生。元伦理学是由新实证主义所引进的、表示与远离现实的道德问题与规范伦理学相反的道德哲学的概念,也称分析伦理学、批判的伦理学或伦理学的认识论、伦理学的逻辑学,与当时的规范伦理学相对应,是伦理学中的一个思想派别。

元伦理学的特点在于对道德语言即道德概念的描述性的判断。它既不关心社会道德的描述和研究,也不制定行为的道德规范,而仅仅关注从语言学和逻辑学的角度解释道德语言的意义,分析道德语言的逻辑,寻找道德判断的理由与根据。如元伦理学家弗雷德里克·温斯洛·泰勒(Frederick Winslow Taylor)所说:"元伦理学不在于表述道德判断,而在于判断关于道德的判断,不在于理解道德,而在于理解对道德的理解。"因而元伦理学被认为是研究道德术语和道德判断的学科,是关于道德语言的学科。如元伦理学研究"价值""善""正当""应该"等伦理术语,研究如何从"是"推出"应该",如何从"事实"的命题推出价值的命题,其他如对"仁爱""宽恕""公正"的研究也是如此,只限于语言的分析。元伦理学开创了伦理学变革的尝试,其对道德判断功能的分析、对道德概念语义的分析、对道德逻辑规定的设立、对伦理学的科学追求和确证、对伦理学的科学定位,均具有一定的积极意义。但由于元伦理学不关心人的实际生活,因而不能满足人们对伦理学的实际需要。科学主义的中立性和超规范性,以及理论与实际的严重脱节,使其成为一种形式逻辑,并不是真正的伦理学。因而从20世纪60年代起元伦理学开始走下坡路,很快被人们冷落了。

随着元伦理学的消退,以罗尔斯的《正义论》为代表的、关注现实道德困境的规范伦理学开始崛起。这一时期以美国为主体的规范伦理学,是以自由、民主、公正、平等的价值观为核心开始的,并随后扩大到政治生活、社会生活和个人生活的各个方面,在财富分配、社会保障、医疗保险等许多方面,涌现了一批成果。特别是医学科学技术的进步,引发了许多生命伦理问题,引起了许多生命科学家、伦理学家、医师、律师、神学家和企业家的关注,出现了生命伦理学、生态伦理学、经济伦理学、军事伦理学等许多应用伦理学学科,极大地扩大了规范伦理学的视野。规范伦理成为社会、政治、经济、文化不可缺少的环节,不遵循规范伦理的要求,就过不了伦理学的关口,生命和医学的许多技术的应用与研究几乎难以起步。规范伦理对当代医学具有特殊的重要意义在于,当代的医学实践远比古代、中世纪更为复杂。对死亡、生命技术干预的取舍,对高新技术应用利弊的权衡,对公共卫生问题行政与技术干预的界限,传统的美德伦理满足不了这些方面的要求。以自主、功利、公正、正义为基点的规范伦理学适应时代的需要,为医学技术的应用开辟了道路,为医生、患者提供了共同语言。

规范伦理学对于当前我国社会具有非常重要的意义:①研究规范伦理学,对于道德现象进行哲学反思和论证,找出道德行动的根据,有助于我们将道德行为建立在理性的基础上,使我们能够对道德行为做出理性的判断;②研究规范伦理,有助于区别真与谬、是与非、个人自由与幸福的本质差异,有助于解开某些相互矛盾但实际上是同一道理的两面现象,有助于区分伦理判断中不同道德原则,避免自相矛盾,保持逻辑上的一致性,从而有利于辨明真与假;③有利于在日常生活中,对诸如父母之命、媒妁之言、"人不为己、天诛地灭"等某些习以为常的道德观念进行反思,避免走弯路;④有助于正确认识目前处于政治、经济、思想等大变革时出现的许多新问题中的伦理是非,如对混合型经济、婚外恋、代孕、未婚同居等现象的分析与应持的态度,这对推进改革事业的发展,都有重要意义①。20 世纪前后是规范伦理学的黄金时代,规范伦理学也是在这一时期成为主流。

5. 规范伦理学的局限性

规范伦理虽然为现代社会的交往和行为(包括科学技术行为)提供了道德允许的标准,为这些行为开了绿灯,促进了社会进步和科学技术的应用,但也存在一定的局限性。对规范伦理学的批评持较为一致的认识有以下几点:

● 容易导致为了实现目标任务而不择手段的后果。功利论的规范伦理学是以行为的结果达到最大化正效应为前提的,除此之外再没有设定任何其他条件指导行为,这就必然导致只要实现了行为的目标就不惜采取任何手段的结局,从而使人们面临伦理目标正确而手段可能极为卑鄙的尴尬局面。

● 某些功利后果难于判定和计算,特别是某些事物和科学技术成果在短时间内无法判定其善恶效应,这就导致操作上的困难。

● 妨碍人的完整性。功利主义的道德原则是以"最大多数人利益"为前提的,这是一种社会的或共同体的善,而属于个人行为的善不在其列。这就意味着这个要求只限于个人行为实现社会或公共的善,那些无伤大局而对个人有利的行为是不被允许的,而实际上这种"无伤大局而对个人有利的行为"到处可见,这就必然在客观上侵犯了个人完整性。个人的完整性是任何个体存在的必要条件,损害个体的完整性,可能导致消除那些不侵犯社会利益的个体善的严重后果。

● 功利主义的功利后果,一般是指实惠、好处,往往是与物质福利相连的,这就意味着功利主义的功利,注重的是物质性的价值,存在忽视权利、自由、平等及其他非物质性价值的片面性②。

普遍规范伦理的践行,必须以人们具有共同遵守普遍规范的德行作为前提。而现代社会对个人自主、自由和利益的张扬,恰恰有形或无形地驱除了应当遵守规范的德行,因而使得规范伦理难以兑现。当今社会中的许多基本道德规范和医学中的诸多伦理规范,不少常常成为一纸空文,这正是人们基本德行缺失的结果。这是因为,行为和行为者的德性是密不可分的。行为是否正确,不仅和行为的道德判断规则有关,也与行为者的秉性是高尚还是卑劣有关。规范伦理学忽视了行为规范与行为者的德性的互动关系,忽视了行为不能脱离行为者的动机,

① 陈真.当代西方规范伦理学[M].南京:南京师范大学出版社,2006:24-26.
② 魏则胜.在德性与规范之间[J].哲学研究,2011(1):107-111.

而行为者的动机正是行为者意愿诉求的体现。德性不良的人很难切实依照规则的始初本意履行规则。一旦没有德性的支持，规则这种加于人的外在力量就可能变质走样。例如，尊重患者自主权需履行知情同意手续，但如果失去了对患者生命的敬畏与尊重的品德，这一程序就会沦为一纸护身符。在干细胞研究中，韩国出现了黄禹锡，日本发生了小保方晴子事件，不是因为他们不知道干细胞研究的伦理规则，而是由于他们的德性缺失致使其践踏了伦理规则。但规则不创造美德，美德需要人性的内在提升，规则需要有德性支持。

德性缺失常使规范成为实现目的的手段，成为实现某种目的的附庸。规范伦理以遵守规范为条件，为人们的行为开启绿灯，只要某种行为的条件满足了，行为就可以放行无阻了。至于行为的目的是什么，规范伦理是不追问的，伦理规范因此成为实现某种目的的条件或工具，伦理这个本应体现技术等各种行为的宗旨反而成为技术等各种行为的附庸；当今医学中的一些高新技术，如辅助生殖技术、变性手术、干细胞技术等获得认可后，在某些情况下，在无德性的人们心目中，规范可能或在事实上已经成为谋利甚至作恶的手段。2012年北京海淀区人民检察院起诉了由郑某组织的包括医生、护士在内的16人参与的大型出卖人体器官案件。犯罪嫌疑人先后盗卖了51枚肾脏器官①。这虽然只是德性缺乏导致规范成为虚无的极端案例，但那些"你怎么规定就怎么办，而个人未有道德良心拷问是否应当做"的现象，则是相当普遍的。

道德实践需要理智，也需要情感。道德的基本问题，是不损害人和帮助人②，这两点都离不开情感。不伤害人和帮助人，都是个人情感的延伸，但规范伦理学没有为情感留下充分空间。当前医疗实践发生的问题，很多不是没有伦理规范，而是情感的缺失——许多患者对医生没有感情，不少医生对患者也没有感情。双方彼此无感情，规范只会成为形式和空文。规范伦理与德性伦理的结合，也许是拯救当前伦理危机并使其摆脱困境的较好选择。

德性伦理是建立在高度理性基础上的。苏格拉底提出"美德就是知识"的观点，认为美德是一种善，知识就是一切的善，所以美德是知识③。因而，有的学者认为，正是这种扎根于理性基础的德性规劝，应当成为规范伦理学的核心。美国阿尔伯特·琼森（Albert Jonsen）与安德里亚·赫里格尔斯（André Hellegers）两

①　孔德婧.中国特大贩卖人体器官案终审宣判 非法买卖51枚肾脏[EB/OL].（2014-08-23）[2023-01-10].http://new.cntv.cn/2014/08/23/ARTI14087529966910352.shtml.

②　陈真.当代西方规范伦理学[M].南京：南京师范大学出版社，2006：17.

③　罗国杰，宁希仁.西方伦理思想史：上[M].北京：中国人民大学出版社，1985：107.

位学者说:"正是这些规劝组成了准则伦理学的核心。正是这些规劝,这些准则才有理由被称作'伦理学'。这些规劝给予了实用须知以实质性的道德内容,要不是这些内容,这些准则也真不过是一些摆设了。这些规劝在准则中消失,不仅仅意味着引人入胜的、古雅的、真善美的信念有点令人感到悲伤的衰亡,它还反映了一个要当医生的人需要什么样的品德根本没有明确的看法。"①

6. 道德困境的出现及其影响

美国著名哲学家麦金太尔在 1981 年出版的《德性之后》一书中提出,当代人类道德处于深刻的危机中,表现在以下三方面②:①社会生活中道德判断的运用,是纯主观的和情感的;②个人的道德立场、道德原则和道德价值的选择,是一种没有客观依据的主观选择;③从传统意义上,德性已经发生了质的改变,并从以往社会生活中所占据的中心位置退居到生活的边缘。麦金太尔的这一判断有助于认识当前医学伦理面临的现实。

当代道德危机的出现有其时代背景。20 世纪 80 年代开启的新启蒙运动将个人利益与权利从种种束缚中解放出来,对个人利益和权利的张扬,极大地调动了医务人员的积极性,医疗卫生事业和医学技术得到迅速发展,但同时也诱发了无节制的自由与私欲的极大膨胀,出现了古今中外少有的医院以赚钱多少论英雄、患者殴打医生等怪事,导致医学道德的严重滑坡。事实说明,麦金太尔所说的这种危机,在我国医学界也是存在的,主要表现有如下诸多的方面。

① 去道德化倾向的出现

"所谓去道德化倾向就是在特定社会实践领域驱除道德,使该领域中的实践摆脱道德的束缚,超越用'善'与'恶'这样的范畴进行的评价,或宣称该领域的实践中立于道德,即无所谓道德上的对与错、善与恶。"③去道德化就是在人们的各种生活实践中摒弃道德。

当前医学领域中,去道德化倾向有如下种种:

● 医院不是慈善机构论。近些年来,一些人营造医院不是慈善机构的舆论,为医院的市场经营辩护。的确,医院不像先前那样仅仅是一种慈善事业,但医院是一种买卖、一种商业吗? 同时,谁能否认医院是从慈善事业起步的? 谁能否认医院至今仍是一种具有人道主义性质的事业? 医院为了持续运营和保障医务人

---

① 张宝军,詹世友.论美德的情、理相融之特质[J].上饶师范学院学报,2012,32(4):1-6.

② 麦金太尔.德性之后[M].龚群,等译.北京:中国社会科学出版社,1995:2.

③ 卢风.现代人为什么不重视美德[J].道德与文明,2010(2):30-34.

员获得合理的收入,不能无偿服务,需要收取一定的费用,难道就因此否认医院人道主义救死扶伤的根本宗旨吗?

● 医生也是人,也是经济人。的确,医生和所有的人一样,有衣食住行和改善物质福利的需求,医生关注自身的物质生活是天经地义的,社会也应支持医生有体面的生活,但医生同时也是在长期历史发展中形成的特殊的社会角色,承担着救死扶伤的光荣使命,不能以医生也是人、也是经济人等理由淡化医生的职业使命和道德责任。医生有自己的经济生活,但不能因此就认为医生是经济人,这与政府公务员、教师不能成为经济人一样。

● 技术无善恶论。为抵制技术的伦理约束,某些学者提出技术无善恶论,这是典型的去道德化倾向。技术与科学不同,科学的任务是认识世界,科学没有善恶之分,但技术的目的是改造客观世界,当然就有应否改造和改造后果良恶的不同,技术是有善恶之分的。核武器就是一种恶技术,所以要禁止,不允许扩散,已经有的要销毁。克隆人,也不是好技术,所以联合国通过决议禁止。

● 改名换姓。某些科学家为了逃避伦理的约束,将某些存在伦理风险的技术项目改名换姓,以逃避技术的伦理审查。如以"合成生物学"代替"人造生命",将"转基因作物"改称为"生物技术作物",将"转基因食品"改称为"生物技术食品"[①]。"合成生物学"比起"人造生命"来说也许不那么刺眼,但并未因改名而消除了"合成生物学"自身固有的伦理风险。

● 先干起来再说。当某些技术开发出现伦理争论时,有的学者主张放下争论,先干起来再说,以绕过伦理追问和伦理审查。当今许多医学尖端技术,需要很大的投入,常涉及人类的重大利益和前途,我们怎能不问其未来的风险而贸然行事? 怎能接受将来在既成事实面前的被迫认可? 任何行为是否正当,首先要有行为正当性的理由,这是人类行为的特点和常规,医学技术的开发不能背离这一特点和常规。

● 自动解决论。有的学者认为,科学技术面临的伦理问题,无需研究讨论,它会在其发展进程中自动解决。对此,著名科学史专家萨顿曾作过精辟的反驳,他说:"技术专家可以如此深深地沉浸在他的问题之中,以至于世界上其他的事情在他的眼里已不复存在,而且他的人情味也可能枯萎消亡。于是在他的心中可能滋长出一种新的激进主义:平静、冷漠,然而是可怕的。"他还说:"如果不经过人性的改正和平衡,激进主义将埋葬文明,并使文明反过来反对自己。"[②]何况

---

① 杨焕明.个体基因组学[J].医学与哲学:人文社会医学版,2009,30(10):1-4.
② 刘兵.新人文主义的桥梁[M].上海:上海交通大学出版社,2007:157.

在今天,技术已经获得独立自主发展的可能,它可转化为一种权力,一种巨大的物质财富,有极大的吸引力,怎能在没有伦理干预的情况下自动解决?

去道德化倾向是一股社会逆流。现代社会由于密切的人际交往,人人都处于多种社会关系中,为使人们的各种社会关系和谐发展和满足人们的日常诉求,对人们行为的德性与规范提出了更多、更高的需求,但去道德化倾向反向而行,竭力淡化道德、贬低道德,因而形成了当前对道德的强烈诉求和抵制道德两种倾向对峙的困局,出现了人人埋怨他人不讲道德而自身却屡屡以无德行为对待他人的奇特现象。当今医疗无疑比古代医疗对道德有更多的需求,但抵制道德的倾向在医患双方群体中却屡见不鲜,这也正是当今医疗面临的困难所在。一方面,医方要求患者信任医生和医院,患者希望医方忠实于他们的健康利益;而另一方面,医方却将医疗当作买卖,尽可能更多地获利,而患者也时时、处处防着医方,唯恐自己受骗上当。这就是当前医疗去道德化所造成的现实。

② 道德观多元与无序并存和道德权威沦丧

道德观多元无疑有助于医学伦理学的繁荣,但无序的多元却是一种灾难。多元存在有序与无序之分。无序的多元,就是没有主导的多元,不产生统一性、没有终点的多元,是为多元而多元;无序的多元必然形成无休止的争论,形成各行其是、互不相容或互不理会、无法找到共识的困局;无从对话、无法对话的道德争论说明当代道德处于严重无序中;无条件地提倡多元,往往成为不负责任和中庸哲学的护身符。什么是有序的多元?就是在多元碰撞中相互取长补短;就是在相互取长补短中形成某种共识并逐步演化成核心理念;就是在尊重共识的价值理念前提下,同时保持适应特殊情境下的多元;就是多元与主体理念并存;就是众星拱月。

多元不是目的,而是手段。人们欣赏多元,是因为在多元的环境中,人们可以自由地发挥聪明才智,可以心情舒畅地生活。就道德多元而言,多元环境有利于各种道德思想相互交流,取长补短,促进伦理道德的良性循环。人们期望经过多元,经过相互比较,寻求更好的道德理想,有助于人们在相互交往的生活中形成更完美的共识,建设有意义的精神生活,营造和谐团结的氛围。只有一元而无多元,就会是死水一潭;只有多元,而无协调与一致,就会是各自为政,杂乱无章。

无序的道德多元是一种社会灾难。在无序的道德多元环境中,人们处于各种道德观念的大杂烩中,各行其是,谁都有理,社会公共秩序无法维持,社会被撕裂;无序的道德多元,必然导致道德权威的丧失,而一个没有道德权威的社会,人们就是一盘散沙,社会就会失去凝聚力;所谓道德权威,是指对那些众人公认的道德,对那些有利于维系社会稳定与发展的道德,人们必须认真履行而不能随意背离,更不能反其道而行之。在某种意义上说,权威就是服从。恩格斯说:"能最清楚地说明需要权威,而最需要最专断的权威,要算是在汪洋大海上航行的船了。那里,在危险关头,要拯救大家的生命,所有的人就得立即绝对服从一个人的意志。"①无序的道德多元,其后果常常是社会正气难以发扬,歪风邪气泛滥成灾。在当今的社会和医疗保健工作运行中,我们深受无序多元之苦。医生认为患者在诊疗中录音、录像,是对医生的不尊重、不信任,而患者说我们不录像、不录音,你们不承认怎么办? 打官司时证据从何而来? 社会一般认为,医院不应商业化,不应用市场的办法经营医院;医院则说,投资太少,不用市场的办法,医院怎能办下去? 如此等等,各方都有自己的理由,找不到彼此接受的道德共同点,各方力量在此种困局中博弈和挣扎,这就是当前医疗卫生事业困局的现实。无怪乎麦金太尔认为:"这种多元无序现象并不值得人们欣慰,因为只能把它看成是社会的灾难。"②

③ 情感主义盛行与道德危机

当今社会道德危机的突出表现之一,就是道德是非判断完全失去理性,以情感指挥行动,情感主义盛行。

情感主义是没有理性的伦理决策。情感主义是这样一种学说:所有的评价性判断,尤其是所有的道德判断,就其本性而言(或就其评价性本质而言),都不过是爱好、态度或情感的表述③。无理性的情感主义,将道德判断和选择变成个人爱好、态度或情感的表达,个人的喜恶、爱好,成为行为取舍的标准;在情感主义视域中,道德的理性被挖空,而没有理性驾驭的道德常常意味着对道德的反叛。"核心的德性是智慧""智慧是一种理智德性;没有这种智慧德性,品格中的任何德性就难以践行。"④"情感主义自我的第二个关键特性:缺乏任何终极标准。不论情感主义自我声言忠于什么标准、原则或价值,这些东西都解释为态度、偏好和选择的表达。"⑤

---

① 马克思,恩格斯.马克思恩格斯选集:第二卷[M].中共中央马克思恩格斯列宁斯大林著作编译局,译.北京:人民出版社,1972:553.
② 麦金太尔.德性之后[M].龚群,等译.北京:中国社会科学出版社,1995:11.
③ 麦金太尔.德性之后[M].龚群,等译.北京:中国社会科学出版社,1995:16.
④ 麦金太尔.德性之后[M].龚群,等译.北京:中国社会科学出版社,1995:16.
⑤ 麦金太尔.德性之后[M].龚群,等译.北京:中国社会科学出版社,1995:43.

静观当前医学领域,这种以情感、爱好为出发点决定自己行为的事例比比皆是。例如,有的医生将爱提意见的患者视为不尊重医生、捣乱,而某些患者动辄怀疑医生行医动机,怀疑医生以钱谋私,这些都是缺乏理性的情感主义的表现。

情感主义盛行的直接后果是道德危机的出现,这正是当前道德危机的突出表现,也是情感主义盛行的必然结果。坚持德性、坚持良心的行为被嘲讽、受孤立;维护医生和医院德性的呼声,常被认为是不合潮流的行为,被视为医疗市场化的绊脚石;呼吁不要收红包、不要收回扣的人,被视为是医院的"异类""叛徒",常被调离或辞退,也不为医生们所欢迎。如此种种,都是以出自利益需要的个人情感为转移,以情感代替理性,道德失去理性的灵魂,表明医学道德已经走向溃败的边缘。

当前道德危机有其外在的原因,但也与诸多因素导致当代人自我规定性丧失密切相关。突破传统对个人的束缚是一种历史进步,但其另一后果则是出现了没有任何规定性的自我,即不具备必然的社会内容和稳定的社会身份。今日的许多医生,既是医生、老师、科学研究者,同时也是医院创收、销售医疗服务的商业角色,有的医生本身就担任公司经理,是医药开发企业的顾问,有的甚或还持有公司的股份。这种失去稳定的,有时甚或是彼此相互矛盾的自我角色定位,必然导致客观的、非个人道德标准丧失;道德判断的标准只是出于多个自我,对任何事情都可从不同的自我出发,每个自我都从自身利益出发选择个人所喜爱的东西,这种社会现实必然导致道德解体和道德相对主义。这正是当代道德危机最深刻的内在根源。

7. 时代对美德伦理的呼唤

鉴于规范伦理面临上述的诸多困难与矛盾,以及 20 世纪 80 年代以来出现的道德伦理困境,以麦金太尔为代表的一批学者倡导的德性伦理,引起了人们的广泛关注。麦金太尔《德性之后》一书的出版,是德性伦理复兴的标志。此后,欧美学界确实出现了一个美德伦理复兴运动,麦金太尔、泰勒、迈克尔·沃尔泽(Michael Walzer)、迈克尔·桑德尔(Michael J. Sandel)是这一复兴运动的中坚力量,其中尤以迈克尔·斯洛特(Michael Slote)最有代表性。他和其他一些学者试图在麦金太尔关于美德思想的基础上,借助休谟等 18 世纪英国情感主义的资源,开辟出另一种新的形态美德伦理学;与此同时,在社会层面也出现了如 20世纪 90 年代初风靡美国的"贞洁运动"和"公民道德教育"的实践,这两方面的情况表明,时代确实发出了对美德伦理的呼唤。进入 21 世纪的 20 多年中,美德伦理无论在学术研究方面还是在伦理学教育与实践方面，都有大步前进的趋势。2019年出版的《生命医学伦理原则》第8版，对美德伦理给予了很大的关注：在该书第二章中，分别讨论了道德美德的概念、职业角色的美德、五大美德、美德理想、道德卓越等；该书的第九章扩展了"美德理论"部分，充实了第二章中介绍的美德内容，并进一步应用于生命伦理学中。在中国的学术刊物上，发表研究美德的论文比比皆是，如《美德伦理如何复兴》①《论德性伦理的项目及其类型》②《卓越道德的美德的基本问题》③《美德：医学伦理学的重要基础》④《传统美德伦理的当代境遇与意义》⑤。与此同时，中国医学高等学校的统编教材《医学伦理学》的第4版第三章第三节，也列出了"医者美德"的项目，将美德作为医生的培养内容。在各类报纸上，介绍医生种种美德事迹与美德医生的典型，也层出不穷。遗憾的是，医学美德在医学伦理学的教学中仍远未到位。

美德伦理再度复兴，是有其深刻的社会、历史、文化原因的：①规范伦理学遇到严重的社会挫折和前所未有的挑战。17世纪以后，现代国家为了消除民族、社群和各种文化共同体之间的差异，突破传统社会政治、经济和文化的特殊主义局限性，需要构建一种具有普遍意识的规范伦理体系。但这种普遍的规范的践行，必须以人们有一种遵守的普遍道德规范为德性行为前提，而现代社会强调个人自主、自由的个人主义，这恰巧有形或无形地抽掉了人人应当遵守公共法则的德行，因而使得规范伦理学面临空前的危机。②现代社会需要突破公共道德的强化和个人诉求强化对公共道德抵制的困局。现代社会日益扩大的公共领域和人际交往，要求有更多的公共秩序、公共伦理、规范伦理以适应其需求，以维护社会的正常运转。但由市场主导的现代社会又不断催生和强化着整个社会的世俗功利主义和实用主义，并时刻在激励着个人的自我诉求的不断增强，这一趋势又必然在客观上侵犯整个社会的文化精神和大众心理，极大地削弱道德对人们趋利行为的约束，结果造成社会公共秩序强化与社会个体道德弱化的两极张力，因而形成了社会要求公共道德强化和个人诉求对公共道德抵制的矛盾。③协调社会普遍规范和制度约束与个体价值认同和内在目的追求的需要。社会

① 万俊人.美德伦理如何复兴[J].求是学刊，2011，38(1)：44-49.
② 江畅.论德性的项目及其类型[J].哲学研究，2011(5)：77-83.
③ 唐代兴，唐梵凌.卓越道德的美德的基本问题[J].阴山学刊，2015，28(4)：16-26.
④ 杜治政.美德：医学伦理学的重要基础[J].医学与哲学，2015，36(9A)：1-5.
⑤ 万俊人.传统美德伦理的当代境遇与意义[J].南京大学学报(哲学·人文科学·社会科学)，2017，54(3)：137-146.

制度和秩序的公共化程度愈高、愈普遍,对制度之中的人及其作为社会公民的美德要求也愈高。正义的原则,只有对具有公正美德的人来说,才是有实际意义的。④道德实践需要理性,但也需要情感。道德如果只讲理性、只讲理智的计算,没有情感的响应,人们则可能无法相信任何人,在一些问题上就会陷入死胡同。现代社会在履行规范契约时,在诸多情况下未能弥合分歧反而形成分裂的情况就证明了这一点;道德的理性与情感不可分离。只有纯粹的理性,难以引发主动履行义务的动机,而没有情感的理性可能造成动机与效果的分裂。理性与情感的真实关系是相互融合和渗透的。当然,情感也不能没有理智。理智需要与情感的结合。美德伦理中的情感要素能够弥补规范伦理的许多不足,它能很好地解释道德行为的真相,能为道德行为提供价值观的保障,能较好地避免一些道德学说中的片面性,能为处理某些道德难题提供正确的方向。总之一句话,美德伦理为当今社会依靠理智和规范运行提供了价值观和情感纽带的保障。

美德伦理是一种由情感、认知、意志和行为组成的关于人类道德品质的学说①,"美德是一种具有社会价值,并可靠地呈现在个体身上的品格特征"②。美德伦理的特征可概括为以下几点:

● 美德伦理是目的论,以特定的价值目标为指归。它与规范伦理不同,大多数规范伦理的基本指向是道义论。美德伦理是完善主义,始终以追求完善或完美为目标,美德伦理崇尚英雄主义。

● 美德伦理是以行为者为中心而非以行为为中心的伦理学,它所关心的是人在"being"的状态,而非"doing"的规条;它所强调的问题是"我应该是什么样的人",而非"你应该做什么事";它所采用的是具有特性的德性概念(如好、善、恶),而非规范伦理学的概念(正当、公平);它拒绝为人们提供特殊行为指导规则;它基于人的德性和个人的内在特质,对人的行为做出评价。

● 美德伦理有鲜明的个人主体性和自主性。美德伦理始自个人的内心自觉要求,具有鲜明的自律而非外力强制的特点,以落实到个人实践为目标,其群体行为也是以个体表达为基础的。

● 美德伦理首先强调的是动机而非效果。它作为一种以主体而非行为为中心的伦理学,不仅关心行为,更关心行为的动机、愿望和情感。

---

① 杜治政,王延光,丛亚丽,等.中华医学百科全书:医学伦理学[M].北京:中国协和医科大学出版社,2020:5.
② 比彻姆,邱卓思.生命医学伦理原则[M].刘星,等译.8版.北京:科学出版社,2022:35.

● 美德伦理主张通过培养品格而指导行动。它认为行为的正当性由德性界定，或根源于德性，或被德性确证，或根据德性来阐明。

● 美德伦理具有对文化环境的独特依赖性。只有在某一特定的文化共同语境中，美德的价值标准才能确定并获得权威力量。

● 美德伦理崇尚多元主义，承认不同族类、不同种族、不同社群、不同信仰者可接受拥有不同的美德。

但美德伦理也存在一定的局限性：

● 德性伦理只是一种价值理念，一种心理状态，在某些特殊情况下，它本身无法告诉我们应该做什么，无法提供行动准则，当今医学高新技术所遇到的种种伦理难题，如基因编辑的伦理问题，德性伦理是难以"给力的"；更重要的是在现代资本社会条件下，稳定共同体的消失，人们的角色多元多变，"功利"如日中天，要重视和践行德性伦理，面临社会实践方面的难题。"现在只有傻子才追求道德高尚"，某些功利主义者对美德的这种讥讽，就反映了当前德性伦理的艰难。

● 德性这个概念并非德性伦理的特有概念，而是一个一般概念。德性概念是从一定的道德原则中引申出来的，是从严格遵守和服从道德原则的倾向中引申出来的。但每种德性都有与之相对应的道德规则，不同文化、不同社群的人可能具有不同的德性，德性伦理难以成为当今全球性交往的通行规则。

● 美德存在人群上的局限性。德性伦理蕴涵着一种精英、等级的思维，是一种较高层次的欲望调节的情感，是经过特定的情境内化逐渐形成的，它反映的只是社会部分人群的现实，将它视为社会所有人群的道德要求，是不现实的。具有德性和不具有德性的人相比，具有德性的人可能做得更正确，而其他人可能做得正确或不太正确。要求所有人都做更正确的事，从而消除这种差别，是难以办到的。

● 对行为者的评价与对行为的评价是有区别的。对行为的评价应先于对行为者的评价，对行为者的评价不脱离对行为的评价，行为者的品德并不能保证行为的正当与善。

● 德性伦理主张"内在好"，它与一定的"共同体"具有不可分割的联系，而这正是德性伦理脆弱性的表现。在现今社会，真正的共同体是很难形成的。伦理学首先应当关注的是基本生活领域，而非只能自我实现的领域。

● 德性伦理道德要求与评价的模糊性，导致德性伦理难以操作，难有明确的评价标准。如何判断德性的高低，如何评判美德、中德和基本德性，都是难以具体化的。德性伦理通常是描述性的,但描述是很难用于评判的。

● 德性伦理在现代社会中面临适应性的困境。德性伦理是适应古典社会共同体的伦理形态,对维护当时社会的稳定发挥了极好的作用。但现代社会与传统社会相比,已发生了很大的变化,市场经济要求交换的主体必须具有平等、自由、独立的人格,社会交往将经济利益凸显出来,多种文化价值观念并存,社会由精英文化转变为普通的、大众的文化,价值观发生了很大的变化。上述变化表明,传统德性伦理丧失了自己的土壤,忽视了当代社会的现实。据此,规范伦理对德性伦理提出了种种批评,德性伦理需要与规范伦理相结合。

但美德伦理也有其诸多优势。它体现了伦理的自律,而任何道德行为都是自律与他律的结合;没有自律,仅有他律,难以构成理想的伦理秩序;规范伦理尽管规范制定得很完善,如果没有行为者的自律,规范是很难得到执行的。当前医疗实践中许多科学规范和伦理规范,未能得以切实的执行,未能收到预期的效果,很多是由于执行者缺乏自律精神,即缺乏德性伦理所致。

美德的特质是自我超越,因而具有无穷的魅力,能做出在常态情况下难以做到的事。在医疗实践中,具有美德的医生能将个人利害置之度外,将死亡边缘的患者救过来,能想方设法以最少的消耗收到最好的医疗效果,这些都是只按规范办事难以做到的;德性伦理强调行为者的品质,而行为者的品质是一种具有无穷潜力和广泛道德意义的道德品质,它能在所有平凡的、无人监督的情境下使行为至善。就医学而言,大量日常的、平凡的医疗事务,更需要的是美德。上海六院普外科主任黄新余医生,眼见一位因车祸多处骨折、肝脏破裂、腹腔大出血的年轻患者,在医治无望,其哥哥正在办理出院手续准备回家安排后事时,毅然赶到住院处,和患者的哥哥商量说:"他太年轻了,我们再搏一把,也许有希望。"在黄医生的努力下,终于将这个处于死亡边缘的患者抢救过来①。这是什么力量?这是医师美德的力量。

德性伦理另一优势在于它的情感力量。道德的践行离不开情感,没有情感的道德是僵化的、短命的、肤浅的;德性伦理的优势正在于它是理智、力量与情感的统一体,德性伦理中的情感,能驱使人们尽一切努力使事情止于至善。我们反对道德判断的情感主义,但不反对道德中的情感,相反十分重视道德情感的作用。"美德的根本向度是理智,但是必须有情感的参与。""美德中一定含有情感因素,这种情感性品质有着与他人相通的向度,能够相互感染,并且相互信任。"

———————

① 施嘉奇,沈艳.一个"冒险抢救"而挽回生命的案例[N].报刊文摘,2010-11-22.

"没有情感的响应,只有理智的计算,则我们无法相信任何人,我们的合作也将难以维持。"①规范伦理的短处之一,就是缺乏情感的支持。

在今天,要恢复由亚里士多德、柏拉图和孔子、孟子建立的,并深深扎根于古代城邦制和家族社会的德性伦理是很难的,但德性伦理并未丧失它在今日社会的生存条件。当今人们仍然是生活在不同社会历史条件下的社会共同体中,特别是由于当今种种新公共领域兴起所形成的种种共同体,只不过现今共同体的稳定性、密切性不同于以往。为使这些空间交往关系正常,不仅需要规则,也需要德性,需要"善"与"仁"这类美德调节诸多利益冲突,化解利益纠葛。

8. 规范伦理与美德的互补是构建理想道德体系的最佳途径

① 道德生成的两个源头及其功能

德性伦理与规范伦理是生成道德整体的两个源头,也是伦理学的两个最基本的范式。道德产生于人类自身生命的生产和物质资料生产两大实践活动中。一方面,人的生命生产和生命生产所处的社会关系,设置了人的本质形成与发展的客观条件。人的自身生产发展的历史过程,体现了自然本质的进化和社会本质的丰富与完善,善的、向上的价值渴望引导人的本质内置了德性目标。人类是在不断淘汰其恶性过程中前进的,在体能进化的同时也伴随着精神层面的道德进化。从原始野蛮人到现代人的历史过程中,尽管人的恶性面时有表现,但人的德性无疑仍是不断前进的,人的这种德性的进化是衡量人的发展的重要尺度。另一方面,人的社会关系发展使道德规范成为客观必然要求。人类在生存和发展中,首先形成家庭关系和社会生产关系,并随之出现社会分工。社会分工是生产关系发展的必然结果,而随着社会分工的出现,也必然发生单个个人的利益与单个家庭的利益,以及所有社会相互交往关系中的个人与共同利益之间的矛盾和冲突。为调解矛盾和冲突,除了依靠国家的力量及由国家力量产生的法律应对那些激烈的矛盾与冲突外,还形成了用于处理那些不那么激烈的矛盾和冲突的道德规范,以指导实践、调节社会关系,这就是规范伦理。人类发展历史的全部历史表明,德性伦理与规范伦理是道德生存与发展的两种并列的形态。

德性伦理与规范伦理不是对立的。"由于道德存在分别以德性和规范为载体,因此,道德发展主要表现为德性和规范两种形态。""它们在人的发展和社会进步中承担着各自独特的功能,满足人类不同领域实践活动的需要,是显示人类

---

① 张兰军,詹世友.论美德的情、理相融之特质[J].上饶师范学院学报,2012,32(4):1-6.

道德进步的路标。"①美德伦理与规范伦理如同一块硬币的两面,完整的道德体系必须由美德伦理与规范伦理共同构成。如亚里士多德所说的那样,美德是研究品质的学问,美德是一种品质状态,但具有美德伦理的人,在实践美德时,关注的是行为动机。他会以最好的愿望对待他面前的他人,但他无法判断从善良愿望出发的行为所产生的后果,也无法判断行为的正确与否,而这只能由规范伦理来回答;同样,遵循规范伦理的人,关心的只是规范的正确与否,并不考虑行为的动机,而在实践中,具有恶意动机的人也可能执行正确的行为规范,在这种情况下,怀有某种不良动机的人就可能将规范视为他实践不良目标的工具。美德不能产生规范,规范需要规范伦理补充;规范不能产生美德,美德要由美德伦理提供。美德伦理与规范伦理在实践层面总是相互补充和完善的。

德性伦理与规范伦理生成后,沿着并行不悖的各自的轨道发展。人们在社会生活中,总是会随着时间的推移,不断提升自己的追求和对幸福的向往,不断优化自身的道德品质、提升人格境界,并由此而构成道德的主体形式。与此同时,人们在社会相互交往的过程中,也会不断积累交往经验,并以这些经验为基础形成各种交往的规范,以适应社会生活向前发展的需求,进而构成道德发展的客体形式。

② 规范与美德的相互补充与促进

人类社会历史表明,人的德性发展与交往规范的进步是互相促进而非彼此否定的。人的美德有利于人类交往中好的、善的规范的产生,而任何好的、善的规范又必然催生美德的发展与完善。在人类的实际生活中,美德与规范的并存与相互促进,维系了社会的整体道德体系,促进了社会整体道德的进步,社会道德若缺失任何一方,就会造成社会整体道德的崩塌。规范伦理与美德伦理是相辅相成与相互促进,主要表现有如下几点:

● 在空间领域,美德伦理作为人的一种特殊形态的道德,伴随人终身行为的一切方面。一个有高尚道德情操的医生,他的道德情操必然会自然而然地表现在他的诊断、治疗,以及公共卫生、与患者和同事交往,乃至教学、科研等一切方面,无论是众目睽睽的场景或深夜孤身一人的情境,他都会始终如一;而规范伦理一般出现在那些需要有规范调节的种种相互关系、种种矛盾的情境,经由规范伦理的调节与平衡,矛盾得到处理和关系得以融洽,从而促使人们弥合裂痕,行

---

① 麦金太尔.德性之后[M].龚群,等译.北京:中国社会科学出版社,1995:26.

动一致。正是规范和美德在空间领域的这种互补关系,形成了社会伦理的全覆盖。

● 在时间领域,美德伦理的相对稳定性和继承性的特征,使得美德伦理能够得以传承和积累,形成丰厚的伦理资源,永葆伦理的青春,滋润人类的精神;而规范伦理总是因适应不断变化的情况和矛盾而产生,新情况不断催生出新规范,过时的规范由适应新情况的规范取代。规范伦理的相对即时性特点,需要有相对稳定的美德伦理来支撑,以防止规范的出格和越轨。正如我们在生命伦理问题上看到的那样,尊重生命尊严与神圣的美德伦理,使得关于安乐死、重度残疾新生儿的处置、代孕、基因编辑等新规范,既满足了这些新技术应用的伦理要求,又没有背离生命神圣和尊严的轨道。

● 美德伦理以追求道德的完善与美满为目标,因而美德伦理一般认为是目的论的伦理,但美德回答不了实现目的的手段和方法。一位有高尚品德的医生,尽管有挽救处于危急状态的心血管患者的强烈意愿,但他无法判断采取何种治疗新血管疾病的技术既能救治患者又不违背伦理,这需要规范伦理提供论证;而规范伦理需要美德伦理提供正确的方向保证,以防止陷入迷失方向的泥坑。规范伦理的工具性与美德伦理的目的论形成的结合,克服了美德伦理与规范伦理各自的不足,实现了美满的伦理结局。

● 规范伦理一般是以行为的可与否、正当与不正当等角度来思考规范的,它不问行为的动机,也排除行为者的情感,但人的行为、道德是不能与动机、情感脱钩的。没有正确动机和情感的伦理,不仅是冷冰冰的,而且极易迷失方向,导致规范陷入难以自拔的泥坑。美德伦理与规范伦理的结合,体现了伦理学情与理的结合。

③ 当代医学更需要美德与规范伦理的结合

"在医学活动和道德生活中,最重要的通常不是遵守道德规则,而是拥有可靠的品格、良好的道德情感和适当的情感反应。"[①]在医疗保健、公共卫生、医学科研等领域,医务人员的美德,无时无刻不在影响医疗卫生工作的质量,关系患者的生命安危。"美德对于职业角色至关重要,而某些恶性在职业生活中是无法容忍的。"[②]医生作为医疗职业的角色,美德是这种角色的生命,从古代到现代,有关医生从业誓言,都将"遵守为病家谋利益的信条"列为医生必须遵守的内容;

---

① 　比彻姆,邱卓思.生命医学伦理原则[M].刘星,等译.8版.北京:科学出版社,2022:31.
② 　比彻姆,邱卓思.生命医学伦理原则[M].刘星,等译.8版.北京:科学出版社,2022:36.

汤姆·比彻姆、詹姆士·邱卓思介绍了查尔斯·L.博斯克所著的《宽恕和铭记：处理医疗差错》一书，其中涉及太平洋医院处理外科医疗差错的做法，书中将外科医生的差错区分为技术性的、判断性的和规范化性（未能履行道德义务）的三种情况。该书作者认为：技术性的差错和判断性的差错没有道德错误那么严重，但责任心缺失等道德上的错误，"就会被认为是极其严重的道德品格缺陷"[①]。早些年发表的由美国内科学会和欧洲几个单位制定的《新世纪医师职业精神：医师宣言》、近年修订的《国际医学伦理原则》，都再次重申诸多医师美德对于医师的不可动摇性，同时这些医德文献也提供了美德伦理与规范伦理结合的样板。

德性伦理与熟人社会是紧密相连的，但时下的陌生人社会同样需要德性伦理。现代社会对个人生活最重要的切割是公共领域与私人领域的分化，陌生人成为城市生活中必然相遇的基本人群。由于患者的流动性和医生精细的专业分工，当今医患间基本上是陌生人的关系，并因此产生了许多新的伦理问题。构建医患间陌生人伦理，首先要有一般性的规范，但同时也需要德性伦理的介入，以消除陌生医患间的隔膜、猜疑与疏远。更需要仁、诚、善这些德性伦理化解矛盾、调解纠纷、弥补裂缝、融洽关系，进而治理因陌生医患关系无序发展所造成的紊乱。现今，我们深感陌生医患关系所带来的种种困苦，而化解这种种困苦，除了建立必要的规范以约束越轨的行为外，更需要德性伦理的调节与融合。

现代社会的重要特点是人的碎片化，人分裂为不同的自我，同一自我可以是"此"又可是"彼"，但通过长期生活、习惯和教育养成的精神心理人格特质是相对稳定的，自我碎片化并不意味着基本德性的碎片化。由于医学的不断进步，更由于医疗服务在某种程度上的市场化，医生原本较为单一的职业角色，现今却常以多种职业角色的面貌出现，医生职业角色碎片化了。但许多事实表明，几千年来沉积的医师美德并未消失，近几年一些医院不断出现坚持正义的医生呼唤医师职业良心回归的事件，这就是证明。但这些医生的正义呼声，经常得不到同事和单位的支持，反而遭遇冷落和讽刺。当前，我国一些医院的社会风尚存在乱象丛生、各行其是的问题，医院的宗旨处于与现实的矛盾中，这说明当前我国医疗卫生服务，既需要重视机构和医护人员整体的规范伦理，也需要呼唤美德，力争美德与规范的结合，从而营造医疗保健服务的伦理环境，形成正气压倒邪气的氛

---

① 比彻姆，邱卓思.生命医学伦理原则[M].刘星，等译.8版.北京：科学出版社，2022：37.

围。亚当·斯密(Adam Smith)在他的《国富论》一书中曾强调,"经济发展离不开利己",但他在《道德情操论》一书中同时强调,只有"利他才是问心无愧的利己"①。利己与利他并非水火不相容。美德是医师专业精神的本质和核心,规范是医师行为的标杆。在当今医生职业多重化和碎片化的背景下,我们应当弘扬和激励医师美德,同时重视规范的建设,促进美德与规范的结合。

美德崇尚英雄主义,始终追求人类完善与完满的目标,因而具有震撼人心的力量。当今世人虽然常常回避德性,甚或远离德性,但谁都不愿背上缺德的名声,若有某人被说缺德,他是要火冒三丈的,即使是再不重视德性的人,也不愿意自己沾上为世人唾骂的缺德污名。在当今社会如此迫切呼唤德性的时刻,我们应将"做有德的医生、有德的医院、有德的患者"的口号喊得响亮一些,使那些缺德的人受到震撼。高扬德性与规范相结合的旗帜,发扬德性传统,推进规范与美德的结合,呼唤医务人员的美德,呼唤患者对医生和医院的信任,同时也呼唤规范医院管理者的行为,这是走出医学伦理困境的唯一出路。

就当前医学面临的现实而言,可将规范伦理与美德伦理的关系比喻为一座大厦。美德伦理犹如地基,是基础;作为规范伦理的"四梁八柱"是建立在这个基础上的。再好的"四梁八柱",再好的伦理规范,如果失去了基础,就会倒塌。规范伦理一旦失去了美德这个基础,规范就会变质,就会形同虚设,就会失去规范的功能,甚至走向反面。由此可见,美德伦理是不可取代的。同样,作为基础的美德伦理,也不能没有规范伦理。没有这个起"四梁八柱"作用的规范伦理,就无法解决各种具体的伦理问题,无法构建完整的伦理大厦体系。由此可见,规范伦理也是不能缺失的;构建美德伦理与规范伦理结合的大厦,是我国医学伦理建设的正确选项。

二、美德是医学伦理学的基础

1. 美德是医学伦理的原德

美德论是关于道德品质的学说与实践。"美德伦理指作为道德行为主体的个人在与其独特的社会身份和'人伦位格'直接相关的道德行为领域或方面所达成的道德卓越或者优异的道德成就。"②美德从属于德性范畴,和德性一样,一般

---

①　斯密.左手《国富论》 右手《道德情操论》[M].焦亮,编译.北京:中央编译出版社,2009:3.
②　万俊人.美德伦理的现代意义:以麦金太尔的美德理论为中心[J].社会科学战线,2008(5):225-235.

由情感、认知、意志和行为等要素构成,它在古代社会和封建社会道德意识中具有特别重要的意义,至今也没有失去其调节社会人群各种关系和净化社会风气的作用,因而被历代哲学家关注。苏格拉底是希腊较早研究美德的哲学家,他把道德与知识合一,认为美德必须奠基于知识,将知识置于道德的首位,以理性作为判断道德行为的标准,奠定了理性主义伦理学的基础。此后,古希腊哲学家德谟克利特、柏拉图等都对美德有过论述,但以亚里士多德对美德(他有时也称德性)的研究最为深刻。"美德是一种适中",就是他关于美德是什么最重要的命题。他把人的行为分成三种情况:过度、不足和适中。前两种是恶的表现,后一种才是美德。他在《尼各马可伦理学》一书中说:"美德是牵涉到选择时的一种性格状况,一种适中,就是说,一种相对于我们而言的适中,它为一种合理原则所规定,这就是那具有实践智慧的人用来规定美德的原则。"①按照亚里士多德的严格规定,美德必须具备以下五个基本条件:一是由正当的理性指导;二是由自己自愿选择的;三是表现于德性行为中;四是合乎中道的样式;五是习惯或品性。也就是说,美德是由正当理性指导的、出于自愿的选择的、表现于行为中的、合乎中道习惯。亚里士多德吸取了苏格拉底"美德就是知识"的观点,同时又克服了它的不足,把知识和实践、理智和欲望、目的与习惯合起来考察美德,丰富和发展了古希腊哲学家们关于美德的理论②;古希腊哲学家们将美德纳入理性的沉思,用"德性"表达人类的美德的追求,"德性可以定义为旨在提高个人和集体的意志习惯和行动方式"③。所有这些关于美德的理念,丰富了人们对美德的认识,有助于认识当今医生美德的重要意义。

医生的美德在古今中外医学中有着特殊的意义,是医学的精神支柱。医生美德的代表,在西方是《希波克拉底誓词》《迈蒙尼提斯祷文》《胡弗兰德十二箴》,以及后来的《日内瓦宣言》等;在中国就是《黄帝内经》蕴含的医生美德以及隋唐时期孙思邈"大医精诚,大医习业"等所阐述的思想。这些古往今来的医学大家,以"无论至何处,遇男或女,贵人及奴婢,我之唯一目的,为病家谋幸福""凡大医治病,必当安神定志,无欲无求,先发大慈恻隐之心,誓愿普救含灵之苦"的高尚德行,克服各种困难,挽救了无数的生命,为医学增添了无限的光辉。医生被广大公众誉为"白衣天使""救命恩人",医生因此而成为古今中外社会中的一族精

①　蒋永福,吴可,岳长龄.东西方哲学大辞典[M].南昌:江西人民出版社,2000:515.
②　罗国杰,宁希仁.西方伦理思想史:上[M].北京:中国人民大学出版社,1985:204.
③　包尔生.伦理学体系[M].何怀宏,廖申白,译.北京:中国社会科学出版社,1988:405-408

神高贵的人群,并净化和影响着整个社会。具有美德的医生,他们不为名、不为利,他们的唯一目的,就是拯救大众的病苦,并将之视为毕生的追求和最大的精神享受。尽管终日的诊疗实践使他们疲劳和困乏,有时甚至还有点清贫,但他们在备受尊敬的美德实践中感悟到医生职业的光荣和医生生活的快乐。苏格拉底说:"未经省察的生活是不值得过的。"医生的美德,就是医生们对从医生活的省察,反映了他们对医生生活的崇尚与向往。德性是正常的意志力量,它有助于保护和发展人的精神生活。

医生的美德,是医学伦理的起点,是医学伦理的原初之德。医生是一个什么样的人决定医生做什么样的事,从这个意义上说,美德具有医学伦理母德的性质。医学在开始发展的很长一段时间,由于对人体生命了解的局限,医学技术还很原始,对疾病的治疗,很大程度上是依赖医生的美德。为了救人生命,他们甚至不惜甘冒自身性命的危险。当医学发展到 14 世纪后,才逐渐出现物理、化学等各种诊治手段,听诊器、血压计、X 光、化学药剂才逐一问世;19 世纪,特别是 20 世纪后半叶以来,随着整个科学技术的进步,医学技术更是日新月异,医生们可用于应对疾病的手段越来越多,这就引发了如何运用这些现代化设备的伦理决策问题,医学伦理从医生自身的德性延伸到对药物、器械、手术等医学技术伦理的认可,技术应用自身的伦理问题,日益引起了人们的关注。这是医学伦理学发展的第二阶段。及至二十世纪七八十年代以后,一系列直接干预生与死的技术诞生了。试管婴儿、代孕母亲、胚胎早期干预、安乐死、干细胞技术、基因编辑、人兽混合胚胎、脑机对接、生命合成等各种直接致生或致死的技术出现于医学实践、医学科研实践中,将医学伦理推向了又一个新阶段,生命伦理学诞生了。然而,尽管新的医学技术运用以及生命技术兴起引发的伦理问题日益引起大众的关注,但医生维护生命尊严的美德,对生命敬爱与细致照护的美德,忠诚于生命与健康的美德,对生命与健康敢于担当的美德,始终伴随着医学发展的全过程,意义丝毫不减当年,并且一直是医学伦理的基础,维系着医学伦理母体的性能。所有这些新技术的理性开发与正确应用,都离不开医生和研究者的美德。

2. 医学美德伦理与医学规范伦理

历史上曾经闪耀着无限光辉的医生美德,即由仁爱、责任、诚信、严谨、普同一等、团结、廉洁等构成的美德内容体系,在当今医学伦理学的教科书中,的确少见了。历史上积累和形成的这些医师美德,在今天是否失去了它们的作用和价值呢？只要我们看看当今医疗实践中那些令人赞佩的优秀医务人员在抢救生命时不辞辛劳的付出，这不正是这些医学美德的生动表现吗？有的医生，甘冒风险，面对家属决定放弃治疗但仍存一线希望的患者，仍劝告患者积极配合，继续拼搏，最终挽救了患者的生命；一位失去知觉的昏迷患者，护士轮班连续 10 个日夜守护在他身旁，终于唤醒了患者的知觉，为治疗创造了条件。一位护士对来医院验血的老人说："您老这么大的年纪，以后来抽血时不用排队，就坐在后面的椅子上，轮到您时，我们会叫您的。"类似体现医师美德的事情时刻发生在我们各级医院和其他医疗卫生保健场所。

德国哲学家、伦理学家弗里德里希·包尔生（Friedrich Paulsen）说："冲动构成德性的自然基础。德性不是道德家们的创造物，它们是自然素质。"具有高尚美德的人，总是存在一种想将事情尽可能做好的冲动，"冲动构成了德性的恒久的基础，它们不能像许多道德家们所设想的那样由理性思考来代替。不是由冲动而仅仅是由理性规定着一切行动的存在物是不存在也不可能存在的"。"没有冲动和倾向的尽本分也是不存在的。这样一个存在物不会是人，而只能是一个幽灵。"①包尔生此处所说的美德冲动，并非那种心血来潮的一时冲动，而是指关爱生命的激情，指作为美德构成要素的意志和情感。这种稳定的、孜孜不倦的美德追求，是医护人员力量的源头，它能唤起医务人员的巨大热衷，使他们创造出在一般情况难以达成的奇迹，这是那种仅有理性而无激情、无冲动的行为所无法比拟的；美德，催生了医务人员忠诚、负责、敢于担当的品格，使他们能够战胜诊疗中的种种艰难险阻，直到获得成功；美德，是医患双方的凝结剂，它将医务人员与来自各方的患者凝聚为一体，共同战胜病魔，增进健康；美德，是医学发展的重要推进力，历史上无数的医学发明与创造，无不是医务人员在美德的激励下，孜孜不倦、辛苦追求的结果。

当今的医学伦理学，十分重视医学行为的规范，许多医学专业学会，为其成员制定了各种的守则、条例，规范伦理学也因此成为当今医学伦理学的主要潮流。但是，这些规范、条例、守则却没有说明为何要如此做的动机和要达到的根本目标。然而，正是这些被视为空洞无物的规劝，"组成了准则伦理学的核心部分。正是由于这些规劝，这些准则才有理由被称作伦理学。这些规劝给予了实用须知以实质性的道德内容。否则没有这些内容，这些准则也真的不过是一些成规罢了"。如今"这些规劝在准则中的消失，不仅仅意味着引人入胜的、古雅的

---

① 包尔生.伦理学体系[M].何怀宏，廖申白，译.北京：中国社会科学出版社，1988：405.

真善美的信念令人有点感到悲伤和衰亡,它还反映了对一个要当医生的人究竟需要什么样的品德根本没有明确的认识"①。医生的美德,是当今种种伦理规范的灵魂。当今的一些医生,虽然履行了某种伦理规则,但并未得到患者理解和感激,双方甚至矛盾丛生;医学研究中的伦理审查,尽管条例定得十分周全,但不少审查仍是走形式,未能达到伦理审查的效果,这正是抛弃了规范的灵魂的必然结果。"当前形式的准则是由标志着医生—患者契约关系外壳的实用须知所组成的汇编本。诚实可靠这个美德是这种关系的鼓舞力量和坚实内容。""一个医生如果不能理解也不具备医生的美德,各种各样的准则、规则、法则和标准,特别是在指望它们也能像大多数职业准则那样有强有力的约束力的时候,对他就不会起任何作用。"②

和规范伦理相比,美德(德性)伦理是一种积极伦理,主动伦理,是一种尽可能追求美好医疗结局的伦理。"德性的行为既能包括义务行为,又能包括可能被普遍认为是超出了义务范围的任何好行为;尽管我承认在其日常用法中,德性最突出地表现在义务中"③。规范伦理是以医生最基本的品格要求和医疗技术为坐标,为医务人员制定的医疗行为的规范,因而可以认为它是一种防御性的、具有强制性的伦理。这种伦理在当今是不可缺少的,它为迅速发展的医学技术广泛应用提供了正确的伦理指导,以避免伤害患者的情况出现。

德性伦理与规范伦理是一种相互补充、相互渗透、相互促进的关系。德性有崇高、平庸、低劣之别,美德是医生优良品格的精华,并非任何医生都能做到。规范伦理将那些最基本的德性义务纳入规范,为基本德性伦理的落实提供了保障;但医学伦理不能满足于最基本的伦理要求,同时也应当追求更高的伦理境界,应当倡导美德伦理。美德伦理一般超越规范伦理的要求,常常更充实、更完美、更精细。我们应当大力提倡医生的美德,发扬美德伦理的主动创造精神,实现人性化医疗的理想。尽管美德伦理近些年一度受到医学伦理学界的冷落,但处在医疗第一线的医生们和医学教育家们并没有忘记它。比如,美国急诊医师协会常务理事会2011年修订并批准的《美国急诊医师的道德规范》第三项关于"急诊医学的美德"就这样写道:"与知识和技能一样,可贵的道德态度、性格特征和性情都对实践道德行为同样重要,这些在伦理学上都视为美德。""在当今的急诊医疗

① 邱仁宗.医学的思维和方法:国外医学哲学论文选[M].北京:人民卫生出版社,1985:457.
② 邱仁宗.医学的思维和方法:国外医学哲学论文选[M].北京:人民卫生出版社,1985:458.
③ 西季威克.伦理学方法[M].廖申白,译.北京:中国社会科学出版社,1993:240.

中，西方古典思想中的两个经久不衰的美德发挥着关键的作用：勇敢和正义。"①《全球医学教育基本要求》中第一项职业价值、态度、行为和伦理的第二条，就明确将"为他人利益着想、责任心、同情心、移情、诚实、团结和遵守科学方法"等医师美德列入医学生的培养目标②。

当今医学伦理学面临的任务，不仅仅是破解医学技术飞速发展带来的种种伦理难题，同时更需要在常规医疗中履行道德操守。一个普通感冒的患者，要不要做 CT 检查？用 100 元钱能治好的病，要不要给患者开 500 元或 1 000 元的药；放置 1～2 个支架就可缓解病情的患者，要不要给他放置 5～6 个支架？而这些未有严格的伦理规范约束，全凭医师的道德良心和医师的美德。当前医疗实践中与患者息息相关的伦理问题，不仅涉及是否要为患者撤除心肺循环装置、如何处理具有严重缺陷的新生儿、可否接受亲属的活体器官以挽救某家族成员的生命等情况，更涉及那些受常见病、慢性病、多发病折磨的患者，他们同样需要医生伦理的支持。他们需要呵护，需要安慰，需要支持和帮助，需要医生在美德的要求下精选适合病情的诊疗。医师的美德，是大众医学和常见疾病医学的伦理屏障，而且这种伦理屏障，不是来自外界的强力约束，不是一时的过眼烟云，而是发自医生内心自愿生成的、持久的、稳定的美德。正是这种美德构成了患者在诊疗中的永恒的伦理保护伞。"德性似乎主要的是灵魂或心灵的一种性质；与它赖以表现它自身的易逝的行为和感觉相比，我们认为德性是持久的。"③千千万万的常见病、慢性病患者，呼唤医生的美德。

2015 年 4 月 2 日出版的《新英格兰医学杂志》发表了一篇评价中国医改的文章，认为"医生专业精神是现代医疗体系运行的基石"，中国的经验"提醒我们，医学专业精神有多么重要"。文章所说的医师专业精神，实际上就是包括医师美德在内的医生道德职业责任、态度和价值取向的美德体系。医生的美德、医生的专业精神，与医疗改革能否成功息息相关。可以毫不夸张地说，由医生美德演变、发展和完善而成的医师专业精神，与医学技术、医疗保障制度一起，构成了当代医疗保健体系健康运行的基本支柱。其中任何一项缺失，都可能造成保健服务体系运转的瘫痪。

---

① 美国急诊医生协会常务理事会.美国急诊医师的道德规范：上[J].戴晓辉，编译.边林，王洪奇，校.医学与哲学，2012，33(7)：80-81.

② Institute for International Medical Education Core Committee. Global minimum essential requirements in medical education[J]. Medical Teacher, 2002, 24(2)：130-135.

③ 西季威克.伦理学方法[M].廖申白，译.北京：中国社会科学出版社，1993：241.

美德(德性)伦理与规范伦理是医学伦理的两个方面,两者相互关联且不能相互取代。美德伦理并未过时,反而在今日有更加突出的价值。这是因为,随着医学技术的飞速进步,同样一种疾病往往存在多种治疗选择。那么,何种因素决定了这些选择? 答案是医生的德行、美德。医生的美德,会将种种利他或利己的选择表现得一清二楚。当今困扰着医学界的回扣、红包、抄袭、剽窃等现象,难道不正是美德的缺失所致吗? 当然,这种现象不能完全归咎于医生个人,它与现行医院市场经营模式密切相关。

3. 德性伦理与技术伦理

医疗干预行为以医学科学发展水平提供的依据为出发点,决定对疾病采取何种干预的行为较为合适,何种干预有利于疾病的治疗,是否影响生命质量,是否存在近期或远期的不良后果;此种医疗干预行为的善恶后果直接取决于医学技术及其发展水平,与医生的德性不直接相关。任何经过专业学习和培训的医生,只要掌握了该项疾病的治疗技术,尊重技术的伦理规范,就能达到技术预期的目的,为患者去除或减轻疾病所致的痛苦,帮助患者恢复健康;医生美德意志、激情(冲动)产生的行为和前者不同,它是医生在长期医疗实践中对其行为的感悟、认知和医疗习惯养成的。"我们把德性视为一种展示在义务行为中的性质。它实际上主要属于行为者心灵或品性,但它只是通过在情感和行为中的表现而为我们认识。"①一个具有美德品质的医生,由于仁爱之心,对罹患疾病的患者深表同情,发自内心地想为患者解除病痛,其基础是医师的美德而不是医学技术。即使是在没有适当的技术为患者提供治疗时,他也会从心理、生活等方面为患者提供帮助,以缓解其病痛。因此,医师美德的标准是高尚与低劣,与医疗干预行为的善恶标准是不同的。正是这两种不同源头的行为,构成了医生从医行为的整体。

但是,医疗干预行为与医师美德意志、激情行为又是相互联系而不脱节的,并且在许多情况下是重叠的。因为医疗干预也是出自医生美德的选择并由医生执行。一个具有美德的医生,他会更倾向于对于治疗更有益的技术,他会在实施诊疗时更加聚精会神,以求更好的治疗效益和更少的经济消耗。张孝骞教授每每下班踏出医院大门时,常因对某患者不放心,又再次回到病房,穿上白大褂,再次检查患者,这是典型的出自美德动因促成的医疗行为。这两种出自不同源头的行为的具体区别有如下几点:①美德伦理以医者个人品德为出发点,是医者

---

① 西季威克.伦理学方法[M].廖申白,译.北京:中国社会科学出版社,1993:245.

个人德性修炼的外在表现；而医疗干预行为是以医疗技术定位的，它的出发点是医学技术的可行与否。②医学美德行为的标准是高尚与低劣，医疗干预行为的标准是善与恶。③两者出现的时代背景不同。医学美德发生于医学的早期，几乎与医学同步发生。古代医学技术不发达，治疗效果主要依赖于有美德的医生的精心照料；而医疗技术干预则出现于医学比较发达的时代，技术的不断进步为患者提供了更多的福音，对医学技术的选择与评价引起医生们的关注，医疗干预的伦理应运而生。④两者作用的特点不同。美德对患者的诊治作用有点像春雨润物，具有长时效、细无声的特点，而当今以高科技武装的医学干预，其效果是立竿见影，因而美德的作用往往被看轻和忽视。

美德，在今天，不只是医生个人的美德，同时也是医院和其他各种医疗保健建制的美德，甚至可以说，医院的美德、医疗体制的美德，在今天显得尤为重要。在今日，医生的行医方式已经和早期不同，医生已经是医院或其建制内的医生，医生的行为，是医院或其他医疗体制行为的反映，我们不仅要重视医生个人行为的美德，更要重视医院或各种医疗体制的美德。比如，正是医院的逐利倾向，使得某些医生的美德被泯灭，甚或被嘲讽为不识时务，被指责为让医院赚钱少，而使得那些谋利的医生更有恃无恐地从患者身上捞钱。在今天，过度医疗几乎已经是医院经营的新常态，是医院谋取利益的渠道之一。在当前，要呼唤医生的美德，必须同时呼吁医院和医疗机制的美德。只有医生的美德与医院或其他医疗体制的美德相伴而行，医生的美德才能获得它应有的意义和价值。

4. 当代医学伦理学的形态构成与更新

当今的医学伦理，既包括医生个人品德的伦理，也包括医学科学技术应用中的伦理。也就是说，当今的医学伦理学，是由医生应当是什么样的人和医生应当选择做什么、如何做（即应当如何选择医疗干预）这两部分组成。二者不能互相取代，也不可缺一，否则就不能满足当代医学实践对伦理的需求。医生的德性伦理，是以行为者的品德即美德为中心的，"它反映了对一个要当医生的人究竟需要有什么样的品德"，因为"道德的判断不仅仅与一个理性行为是正确的还是错误有关，而且和完成这些行为的人的秉性是高尚还是卑劣有关"[1]。而且，在一定意义上说，德性的高尚或卑劣，比医疗干预行为的善恶更重要，"做具有德性的人比做一个符合道德规范的人更为根本、更重要和更具有决定性意义"[2]。具有

① 邱仁宗.医学的思维和方法：国外医学哲学论文选[M].北京：人民卫生出版社,1985：457.
② 孙慕义.后现代生命伦理学：上[M].北京：中国社会科学出版社,2015：199.

对患者仁爱、诚信、负责等高尚美德的人，总是会尽最大的努力寻求疗效最好、费用最低的医疗干预。同一种医疗干预，具有美德情操的人，会比那些照本宣科、按章办事的人做得更好，对患者更能体贴入微。在当前履行知情同意原则的实践中，我们经常可以看到医生美德作用的非凡意义。一个医生在诊疗中，按规定在治疗前向患者说明了治疗方案及预后的种种可能，患者在知情后履行了签署知情同意的法定程序，医生就可以放心大胆地实施医疗干预了，在医疗干预过程中出现了某种意外，从法理上讲，医生是不会也不应当承担责任的。但是，对于一个具有仁爱美德的医生来说，他绝不会满足于知情同意的契约合同，而是在医疗实践中寻求比合同规定更优的医疗实践。在发生了某种意外时，他不仅会尽一切努力弥补给患者造成的损失，而且内心也会深感愧疚和遗憾。

德性伦理只是医学伦理学的一部分。当今，医学技术伦理越来越重要。由于医学科学的进步，医学实践中的许多技术的运用，如试管婴儿是否符合人类的利益，安乐死是否应当积极推行，可否将猪的脏器移植于人体，医疗资源如何合理分配，如何应对全球卫生的分工与合作等，这些都是仅靠美德伦理，亦即局限于医生个人德性伦理无法解决的问题，医学伦理学不能停留在美德伦理水平。

我们还应当看到美德伦理自身的缺陷。随着医学技术的迅速进步和医疗保健事业的发展，传统美德需要改造、补充和完善，"一些传统的美德的形式虽然依旧保留，但它们的内涵却发生了重大的甚至根本性的变化"[1]。美德伦理的缺陷与不足的主要表现如下：①原先的美德伦理是以医生为主体构建的，而今参与医疗保健服务的不仅有医生，还有从事预防和公共卫生的医务人员、卫生管理人员、卫生政策制定者，有医药开发的研究、生产、销售的人员，以医生为轴心构建的美德不适应当前的情况了，美德不仅是医生的美德，还同时应当是其他各类相关人员的美德。②以仁爱、责任、诚信、严谨、普同一等、团结、廉洁等构成的传统美德内容体系，其中一些不适应当代医疗保健服务面临的新情况，需要修改、扩张和补充，如孙思邈的普同一等，就需要用公平与公正取代；责任、担当需要有患者自主意识补充。③传统的医生美德面对的是患者个体，而今医生面对的还有各种不同人群的群体，需要呼唤善待群体的美德，这一点在应对公共卫生事件中表现得更为突出。④传统美德是以生命神圣为出发点的，而今的医学同时需要

---

① 万俊人.美德伦理的现代意义：以麦金太尔的美德理论为中心[J].社会科学战线，2008（5）：225-235.

维护生命质量、提供安宁疗护服务等。尽管如此,许多传统美德仍将在今后的医学伦理学中发挥作用。医学的宗旨没有改变,医生的职责和使命没有改变,那些长期沉积下来的、具有普适意义的医生美德也不会丧失作用。

琼森和赫里格尔斯曾说:“一门完善的伦理学,应是一个能回答某些道德方面问题的理论体系。著作家们认为,由于存在三种不同性质的问题,一门完善的伦理学应该包括三部分主要理论。为了尊重该学科的传统,我们把这三部分理论分别叫作美德论、职责论和公益论。”“医学伦理学是伦理学这个属的一个种。它也应该由伦理学的三部分重要理论组成”,而“历来医学伦理学只是详细论述了三部分理论中的两部分:美德论和职责论。这两部分需要重新修改和现代化,但对医学伦理学来说仍然是不可缺少的。而现在医学的性质又要求用第三种理论,即公益论补充这两种理论”①。当代医学的许多实践涉及广大社会人群,涉及人类的长远利益,而解决这些问题的伦理视角,就是公益论,在当代公共卫生、预防医学、全球卫生、社会公益问题中显得尤为突出。当前许多医学实践,如代孕可否允许、器官可否买卖、克隆性生殖能否合法、感染烈性传染病的患者应否严格隔离,这些难题的解决只能从权衡公共利益与个人利益的关系来决定取舍。后果论是中性的,只是告诉人们要重视观察行为的后果,没有提示后果的伦理取向,它不能代替公益论。适应现代医学发展情况,在原有传统基础上补充的“公益论”,显然是十分有必要的。美德论、职责(义务)论、公益论,有明确的价值取向,将其视为当代医学伦理的基本理论是恰当的。

在当今医学发展进程中,提出的伦理问题十分繁杂多样,涉及方方面面,不仅是当今的哲学家,就连当今的宗教界人士、环保学家、经济学家和政治领袖们也不能不思考这些问题。人们在不经意间忽略了原有的医学伦理传统,而这个传统不仅没有失去其生命力,反而显得越来越重要。现在是重视美德伦理的时候了。“这些年,我们对医务人员个人行为道德准则关注不够,坚持患者第一、医生的美德、医生的道德义务和责任、医务人员的职业操守、医学人道主义,讲得太少了。我们的医院门前,经常可以看到‘以患者为中心’的条幅,但很少有医院敢于喊出‘将患者利益置于首位’的口号。本书(指王明旭、曹永福主编的《医学伦理学》)将美德论、道义论、医学人道主义列入教材,也是极具现实意义的。”②

---

① 邱仁宗.医学的思维和方法:国外医学哲学论文选[M].北京:人民卫生出版社,1985:454-455.
② 王明旭,曹永福.医学伦理学[M].北京:人民军医出版社,2015.

三、医学美德的必要性和可能性

1. 当今为何需要倡导美德伦理

在很长一段时间,由于对人体生命了解的局限性,医学技术还很原始,对疾病的诊治很大程度上依靠医生的美德。为了救治人的生命,他们甚至不惜冒生命危险。古代神话传说中的"神农尝百草一日而遇七十毒",就是这种自我牺牲精神的写照。14 世纪以来,物理和化学技术不断发展,听诊器、血压计、X 光、化学药剂才逐一问世;19 世纪,特别是二十世纪六七十年代以后,随着科学技术的进步,医学技术更是日新月异,医生们判断疾病的办法越来越多,伦理探索从医生自身的德性延伸到药物器械、手术等医学技术领域。技术应用的伦理规范引起了人们的重视。但即使至今,医学界自治组织和医学专业组织,无不仍然强调医学美德的重要性。如 1847 年正式通过的,后经 1903 年、1912 年、1947 年、1955 年四次修改的《美国医学会伦理准则》中,会诊的先后次序、科学上的能力、职业礼节、对患者的招揽、收费、开业条件、保密等内容都涉及医师的美德。如该《准则》规定"一个医生在提供非必要服务和辅助治疗或为之开处方时是不道德的""在手术处置或开处方时接受回扣,或从协助照料患者的人那里接受佣金,都是不道德的"。最近的一次修改,第二节一开头就是希波克拉底文献的引文,要求"医生应该谦虚、朴实、有耐心,迅速地但不急躁地执行自己的全部职责,虔诚而不迷信,在自己的医业上和生活的一切行为中都举止得体"。2002 年,由美国内科学基金、美国医师学会基金、欧洲内科医学联盟倡议的《新世纪的医师职业精神——医师宣言》规定:将"患者利益放在首位的原则"视为医师职业精神的第一条,并明确医师有对患者诚实、保密、保持适当关系的责任。2014 年 6 月,中国医师协会颁布《中国医师道德准则》,明确医师应处理好与患者、同行、社会的关系,为执业医师划定道德底线。要求广大医师遵从这些行业准则,把职业谋生手段升华为职业信仰,以赢得社会的尊重。

医学美德在当今仍然重要,有以下原因:①医疗作为涉及人命关天大事的特殊职业,其特性没有改变,医学的成功在许多情况下要依靠医生的仁爱、忠诚、尊重、严谨、公正、敬业等美德,而这些是难以规范的。如果完全以规范和法律观点指导医生的实践,必然要大大削弱医疗实践的主动性、创造性,从而削弱医学事业的人道性。医师德性过去是,现在仍旧是医学伦理的基石。②当今的医疗行为,特别是许多医学新技术的应用,需要有必要的规范,"无规矩不成方圆",但规范伦理是一种外在约束。外在约束如果没有医生德性的支持，就很可能流于形式或走样，起不到应有的约束作用。大量实践表明，行为是否正确，不仅和行为的道德判断规则有关，也与行为者的秉性有关，与行为者的动机、情感有关。在干细胞研究中，韩国出现了黄永锡，日本发生了小保方晴子事件。一批又一批医学论文造假被揭露，这些都表明了医生德性的重要性。德性伦理基于个体的内在纯净动机和个人特有品格，可以保证规范切实地执行，并弥补规范伦理的不足。③由于当今技术，包括医学技术在内，呈爆炸性增长，追求技术已演变为一种对权力、财力和实力的追求。一些人追求技术，已经不限于为了治病救人，而是在相当程度上是为了权力和财富。医学技术发展脱离治病救人宗旨的风险陡增，而防范和消解这种风险，维护和守卫医学的根本宗旨，需要医学美德的支持。医学美德中的良心，是治疗医学技术发展"离经叛道"的良药。④由于医疗服务体制的迅速扩张和技术的飞速发展带动了对资金的迫切需求，资本大量进入医疗保健服务体系，医疗保健服务在许多方面实际上也因此被资本化。为了淡化和消解资本进入医疗保健服务的副作用，维护医学宗旨与资本侵袭之间的平衡，构筑资本在医疗保健服务中运行的底线，也需要医学美德。医学的美德可以为应对这些新情况提供支持和助力。⑤构建良好、和谐的医患关系也呼唤医学美德。当今由于诸多原因，医患关系出现了不和谐之音。改善这种非常不利于医疗工作正常开展的医患关系，需要从多方面着手，但其中重要一环有赖于医学美德的支撑。良好的医学美德，既可以大大减少医患纠纷的发生，使那些可能产生矛盾与冲突的事件得以缓和、化解，同时也是各种调解、化解医患纠纷的措施能够切实到位的重要条件，并通过调解拉近医患双方的距离，消除疑虑。医学美德是改善时下医患关系的一剂良药。

几千年的历史实践表明，医学美德是医务人员在长期实践中积累起来的智慧、情感和行为习惯，是医疗行业稳定的文化品质，对从事医疗职业的医生有极大的凝聚力和感召力，是全体医务人员团结的基础，是激励医务人员不断前进、永不衰竭的力量；医学美德也是医务人员与社会达成承诺的根基，是社会公众信赖医务人员和医疗行业的重要条件。弘扬医学美德，必然获得社会公众的支持，密切医务人员、医疗行业与社会的关系，增加社会对医务人员的信赖；同时，医学美德也是医学和医务人员应对当前诸多复杂情况和各种问题的智慧源泉。医疗服务具有多元性和复杂性，医学在其发展和为社会服务的过程中，经常发生这样或那样的矛盾和冲突，而医学美德常常可以为处理这些矛盾和冲突提供选择和方略。医学美德的建设是医疗卫生战线精神文明建设十分重要的内容，具有战略性意义。美国急诊医师协会常务理事会 2011 年修订并批准的《美国急诊医师的道德规范》专门列出"急诊的美德"一项，其中写道："与知识和技能一样，可贵的道德态度、性格特征和性情都对实践道德行为同样重要，这些在理论上都视为美德。有德之人为了支持其道德信念和理想而受到鼓舞，同时也为他人树立了榜样。因此，有必要将急诊医师的美德加以明确，并予以鼓励。"这个道德规范还将美德比喻为"道德疫苗"，认为西方古典思想中两个经久不衰的美德发挥着关键作用：勇敢和正义①。

2. 美德伦理为何可以复兴

在当今以功利为中心、物欲横流的时代，在医学领域中倡导医学美德可能吗？是不是会成为一种乌托邦？的确，就当下的社会潮流而言，倡导美德、复兴美德有一定困难，不是一件容易的事，但不是不可能。美德生长和发挥作用的条件与空间如下：

● 医学从古至今都是最适合美德生长的土壤。医学的服务对象是有血有肉的人，生命对任何人来说都是最宝贵的。将一个即将被病魔夺去生命的人挽救过来，使有可能失去亲人的家庭能够合家团圆，是多么高尚和有意义的工作。而被救治过的患者，无不对医务人员充满敬爱和发自内心的感恩之情。医疗服务中医务人员付出的心血、获得的成就和患者给予的反馈，必然催生一种鼓励医务人员的激情，这种激情不仅感染医务人员，而且使他们认识到医学的崇高性和道义性，从而推动更多的医务人员奋不顾身地投入这一事业。尽管当今功利主义盛行，医学事业的这种崇高性一时可能受到影响，医学美德光彩夺目的本色有时或被遮蔽，但它始终会存留在人们的心中而不会消失。即使在今天，无论是大的医院、医疗中心，还是基层社区医疗机构中的医务人员，仍然有那么多优秀杰出的医务人员不断涌现，并留下那么多的美德事迹，就说明医学这块美德的土壤是永远生生不息的。

● 美德是最能体现个人主体性和自主性的特质，而医学却是最需要和最能够发挥个人主动性和自主性的事业。美德伦理是完善主义的，具有美德的人，始终将至善至美作为自己要实现的价值目标，而医学则是展示这一特点最理想的场域。尽管当代医学拥有最先进的技术装备，医学内部的分工也越来越精细，医

---

① 美国急诊医师协会常务理事会.美国急诊医师的道德规范：上[J].戴晓辉，编译.边林，王洪奇，校.医学与哲学，2012,33(7)：80-81.

疗保健服务,特别是它的服务主体——大的医疗中心,已经形成了结构庞大且完备的体系,医生个人逐渐成为这一体系中的一个螺丝钉。但由于医疗实践,特别是那些疑难病例的抢救或某些复杂的技术操作,在很大程度上仍然取决于个人技术水平和品德特质,如一丝不苟的敬业精神、对患者的关爱和体贴、稳准快的行动作风以及相互协作的团队精神。"美德伦理必须最终落实到个体的道德实践,群体道德也是以个体的基本角色作为美德示范的基本表达形式而存在的。"①工业等其他事业的实践与医学不同,在这些事业中,严格的科学准则是其成功的关键,个人独特的德性修养一般难以在实践中凸显。医学不仅在维护和坚持其宗旨上需要美德的支撑,而且在其实践和操作上也离不开美德的支持和维系。医学实践要想达到美满的效果,一刻也离不开美德。医学永远是医学美德生长的天然土壤,美德永远不会在医疗实践中消失。

● 美德先前赖以生存的古代城邦、家族共同体等共同社会结构,如今已发生了很大变化,甚至大都不复存在,但新的社会结构和某些新共同体却应运而生,为德性伦理提供了新的滋生土壤。现今,德性伦理先前的那种社会基础已然消失,但人作为社会的动物,在任何情况下都不会孤立存在,总是结成一定的社会关系来生活和工作。曾经作为社会重要细胞的家族体系日益瓦解,但新的社会共同体大量涌现,如不同群体的组织(诸如工会、工商联合会、合作社),以及不同职业群体,如医生的行业组织、学术交流组织、医院等。在这些大大小小、不同类别的共同体中,其成员在彼此长期的交往和联系中,养成了适应共同体活动需要的个人德性。个人德性与共同体的规约共同支撑着共同体的运转,且二者缺一不可。以医学学术共同体为例,为了学术的繁荣和发展,共同体成员就必须具备诚实、严谨、互助的品德。尽管市场环境可能滋生某些歪风邪气,但造假、剽窃旁人成果等低劣的行为,是为同行所不齿的。2018年南方科技大学贺建奎副教授团队开展以妊娠为目的的基因编辑,这一行为引起了国内外科学家的强烈愤慨,受到社会舆论的普遍谴责,最终遭到法律的制裁,这是一次善与恶的博弈。这生动地说明,德性伦理远未泯灭,它永远是影响医学科研人们行为不可缺少的精神力量。应当承认,尽管有些歪风一时当道,但正义之风、高尚的德性仍存,我们不应过分悲观。

● 美德能够满足人们内在利益的需求。德性与外在利益、内在利益在对待方式上存在不同的关系。拥有德性就必然可以获得内在利益②。实践生活表

---

① 万俊人.美德伦理如何复兴? [J].求是学刊,2011,38(1):44-49.
② 麦金太尔.德性之后[M].龚群,等译.北京:中国社会科学出版社,1995:248.

明,人们实际上存在对两种利益的追求:一种是外在的物质利益,如财富、地位、名誉、权势等,这是出于人类对生存和维持生活享受的需要,也是人类社会发展的基础;但同时也存在一种内在利益的满足,人是有思想的动物,人类不仅希望物质享受方面富有而充足,同时也希望精神愉悦和生活意义的充实,活得有意义,而这种生活意义不能仅依赖于物质的充实,也有赖于精神思想境界的高低。一个画家因画画而成功可以获得财富,但同时也因为他的画完满地揭示了大自然的美或人物的内心世界,使他引以为豪而内心得到了极大的充实,进而得到世人的普遍赞扬。这种内在利益的满足,常比物质享受的利益更能振奋精神,进而荡涤自己的心灵,使精神世界得到极大的享受。许多医生在辛勤劳累一天后,尽管疲惫不堪,但他(她)回忆当天种种经历时,仍感到充实和快乐。正是这种内在利益获得感赶走了疲惫与辛苦①。医生们的这种内心表露,表明了这种内在利益的存在以及它对于人生的意义。但是,这种内在利益并不必然是与外在利益连在一起的,"内在利益是这样一种利益,它产生于一个宏大的意愿"②。美德有助于人们寻求、揭示自身的内在利益,而内在利益则会使人生更加丰富多彩,是比物质利益更高一级的享受。

● 绵延融贯的美德传统,也是复兴美德伦理的有利条件。麦金太尔说:"德性不是别的,只是传统的一部分;我们通过传统来继承德性,我们通过一系列的前辈们来理解这些德性。"③早在春秋战国时期,我国就形成了以儒家为代表的美德传统。孔子的《论语》可以说是一部关于美德伦理的教科书,就为人、处世、治学、从政、交友等各方面的美德,作了极为精辟的阐述,成为阐述美德的世界经典;老子、墨子等思想家也有许多关于美德的论述;孟子继承和发扬了孔子的思想,尤其是对从政的美德、帝王将相的美德,阐述得十分深透,对后代的帝王将相产生了深远的影响。特别重要的是,从春秋时代起始的美德传统,在以后两千多年的历史传承中没有中断,并不断地得到充实和发扬。在美德历史传统的影响下,中国医生的美德传统不仅厚重、从未中断,连绵延续至今,并且形成了对待医术、对待患者、对待同行等较为完整的道德谱系,其中许多美德信条,如"夫医者,非仁爱不可托也""良医处世,不矜名,不计利,此其立德也""勿重利,当存仁义,贫富虽殊,药施无二"等,至今仍有极强的现实意义。中国医师协会制定的医师

---

① 朱宁,钱宗鸣.尽历艰辛,在成功中享受快乐[J].医学与哲学,2014,35(4A):59-61.
② 麦金太尔.德性之后[M].龚群,等译.北京:中国社会科学出版社,1995:239.
③ 麦金太尔.德性之后[M].龚群,等译.北京:中国社会科学出版社,1995:159-160.

专业规范《中国医师道德准则》,其中很多内容就是中国医师道德传统的再现。尽管现今社会的结构已经发生了全方位的变化,社会交往中经济利益凸显,人们的社会角色多元化,多元文化价值并存,以人际关系稳定为条件的美德伦理遇到了空前的挑战,但美德伦理的根基仍在。

● 美德伦理的典范不断涌现,为美德伦理的繁荣生长提供了助力。美德伦理崇尚英雄主义,这与规范伦理不同——规范伦理是通过论证和推理来确立符合逻辑的伦理规则,而美德伦理(德性伦理)的生成是通过后天习惯养成的。亚里士多德在《尼各马可伦理学》一书中说:"我们的德性既非生而固有,也非反乎本性,而是在我们本性的基础上后天获得并通过习惯而达于完美。""德性是后天育成的;并且,其后天育成的德性,是顺其本性而展开并通过习惯而获得的完美。"①德性伦理是基于人的内在完美需求而转化为对实践完美的追求,表现为各种不同优秀典型的诞生,表现为优秀典型得到社会的广泛赞扬而扩散、传播。德性伦理是通过优秀典型的示范以及被更多人效仿从而在社会传播开来。中国历史上"孔融让梨""岳飞精忠报国""关云长忠贞不贰"等美德故事的传播经久不衰,体现了德性伦理发生和发展的这种特殊路径。医学由于救人生命于危难中的崇高性而吸引医生奋勇直前,敢于面对各种危难,在过去和现在不断地出现许多美德形象完满的医生。过去的神农尝百草、杏林春满、悬壶济世等医学美德伦理故事,20世纪医坛中出现的张孝骞、吴阶平、林巧稚、吕士才等优秀杰出的医学楷模,现今仍活跃在医疗卫生战线上的郎景和、胡大一、凌锋等优秀医生,都是为医学美德的提升和传播做出了重大贡献的典范。正是这些典范表现出的杰出美德,滋润、培育和鼓励着广大医务工作者。医学实践必然不断催生医学美德伦理标兵,医学伦理标兵无可避免地影响和感染广大医务人员。不管功利浪潮如何"汹涌澎湃",医学英雄主义不仅不会泯灭,反而会愈发彰显。

当然,美德伦理的土壤仍然比较脆弱,现代社会结构转型带来人们活动空间公共化趋势的强化,传统美德赖以生存的社会根基日益萎缩,新的生长土壤还未完全形成,卓越的美德形象未必能够得到普遍效仿。现代社会由于种种缘由形成了对功利追求的急迫心态,人们满足于不超越伦理底线,而无意于对美满高尚美德的追求,而这种对功利的冲动常常会影响对美德的追求。现代社会因公共交往的密切而形成平等、自由等价值导向,冲击或边缘化了传统美德。现代社会日益强劲的人口流动和社会扁平化、层次化带来的反传统趋势,也影响了人们对

---

① 唐代兴,唐梵凌.卓越道德的美德的基本问题[J].阴山学刊,2015,28(4):16-26.

美德向往。同时也应承认,优秀的美德终究只是社会先进人物的君子之德,对于更多的人来说,只能要求他们具备如尊重他人生命、尊重他人财产、"己所不欲勿施于人"这类基本的道德准则。王安石说:"夫出人以上者,虽穷而不失其为君子;出于中人以下者,虽泰而不失为小人。唯中人则不然,穷则为小人,泰则为君子。计天下之士,出中人之上者,千百而无十一,穷而为小人者,泰而为君子者,则天下皆是也。"①尽管许多情况下美德伦理难以应对当前社会面临的种种挑战,但这种种挑战同时也呼唤亲缘的人伦情感,呼唤人类的基本同情心和爱心,呼唤社会正义和社会的道德良心。在社会面临某种灾难的时刻,社会慈善事业空前发展,志愿者队伍自觉成长和扩大。社会公共团体的团结合作,人际间的共济与互助,使一时沉睡的美德活生生地展现在人们面前,美德(包括中人之德)成为一股无可比拟的战胜困难的力量。谁说在今日谈论美德是一厢情愿的空想呢?

四、医学美德的德目

美德的具体内容,伦理学家是用"德目"(德性项目)一词表示的。琳达·扎格泽博斯基(Linda Trinkaus Zagzebski)在描述德性的特征时说:"德性是一种优秀;德性是一个人的深层特性;这些在历史上的不同地点、不同时间以大量德性名目表现出来的性质,事实上就是德性。"②"德性项目,是人们在长期的社会生活中逐渐形成的一种德性要求。它既是人们判断和评价德性的标准,也是人们进行德性培育的根据。""德目就其实质而言,不过是具体的道德原则或德性规范,是便于理解和记忆、用简练术语表达的德性要求。"③这就是说,美德具体表现为各种具体的德性项目,而且一般以肯定的、正面的形式出现。

麦金太尔在论述不同时代的具体德性时,是用德性项目来说明的。如对荷马来说,人的卓越范例是武士,"勇敢"就是荷马时代最重要的德性;亚里士多德最看重的是雅典的绅士,而绅士最重要的德性就是"恢弘大度""慷慨",其中"慷慨"在他看来是最重要的德性;《新约》则赞扬了"信仰""希望""爱"其中这几种美德;简·奥斯汀的小说则强调"坚贞""友善"美德的重要性;本杰明·富兰克林将先前学者们未曾谈论过的"清晰""沉静""勤奋"列入其德目表中,他甚至将"追求

---

① 王安石.王安石文选[M].刘学锴,余恕诚,译注.北京:人民文学出版社,1998:11.
② 江畅.论德性的项目及其类型[J].哲学研究,2011(5):77-83.
③ 江畅.论德性的项目及其类型[J].哲学研究,2011(5):77-83.

利益"也看作是一种德性,而希腊人则认为这是一种贪欲的"恶"。

麦金太尔对上述德目的分析,反映出三种不同的德性观:德性是一种使个人能够负起他或她的社会角色的品质(如荷马);德性是一种能够使个人接近实现人的特有目标的品质(如亚里士多德,《新约》和阿奎那);德性是一种在获得尘世和天堂的成功方面具有功用性的品质(如富兰克林)①。同时也表明,德性与时代和历史传统密切相连,没有统一不变的德性,也没有单一、核心的德性概念。

在德性培育和传播过程中,德目发挥了重要作用,因而引起了伦理学家的关注。一般说来,德目可分为常识性德目、倡导性德目和伦理学德目。伦理学德目是伦理学家从德性及其社会基础与社会需要出发,对社会生活中积累的、人们认可的德性项目进行提炼,同时又考虑到与社会生活和各类专业的不同,补充了一些新的德目,明确其含义和适用范围,理清彼此间的联系,构建适用于不同对象的、更为完善的德目体系。德目按其内容的不同,可分为关涉自我的德目(如自尊、明智、乐观、节制)、关涉他人的德目(如善良、诚实、正直、审慎)、关涉群体的德目(如互利、忠诚、公正、负责)和关涉环境的德目(如环保、整洁、节俭)。在涉及德性的项目中,有的是属于基础性德目(也称底线德目),如自珍、勤劳、节俭、善良、诚信、刚毅等,这些德目是任何人、任何时候、任何场合都适用的;有的则属于派生性德目,如慷慨、宽厚、敬业、公正、文雅等,只在某种特定情况下才能发挥作用。当然,这种划分不是绝对的,只是为了探索德性和使德目更好地发挥作用的一种努力。

医学美德的具体内容也是通过德目展示出来的。由于医学是一种较为稳定的职业或一门较为稳定的特殊专业,其治疗疾病、维护健康的宗旨始终没有变化,所以医学美德是比较稳定的,如将患者利益放在第一位,时刻为患者的健康着想,这些美德要求自古以来都是如此的。从《希波克拉底誓言》中的"无论至于何处,遇男或女,贵人及奴婢,我之唯一目的,为病家谋幸福。并检点吾身,不作各种害人及恶劣行为",到孙思邈《大医精诚》中提到的"凡大医治病,必当安神定志,无欲无求,先发大慈恻隐之心,誓愿普救含灵之苦",及至 2017 年第六次修订的《日内瓦宣言》,再次重申"我将患者的健康和完好作为我的第一要务""我将保持对人类生命的最高敬意"等,这些都表明医学最基本的美德是始终如一的。

正是这种稳定的医学美德,维系了医学的尊严,使医学获得了世人的爱戴与尊敬。然而,医学宗旨虽然不变,但医学服务的手段与医学在不同历史时期

---

① 麦金太尔.德性之后[M].龚群,等译.北京:中国社会科学出版社,1995:234.

面临的具体任务是不同的。随着医学技术的不断进步,人们渴望健康的意愿不断增长且多样化,给医疗服务不断提出新的课题,对医生的德性提出了新的要求。医学美德也必然随之不断更新和丰富。例如,医生曾可以为患者的健康做主,医学父权主义就是当时没有异议的德性;而现今强调患者拥有自己的健康权,"尊重"就成为医生的必要美德,无视患者自己做主被视为是没有德性的表现。此外,由于现代社会的复杂性和医学与政治的关系日益密切,"即使受到胁迫,也绝不使用我的医学知识侵犯人权和公民自由"(2017 年修订的《日内瓦宣言》),也因此成为新时代的医学美德,而这在中世纪以前的医学美德中是未曾见到的。

现今的医学美德究竟有哪些内容? 它的主要条目有哪些? 根据中国的实际情况,结合国际医生的自治组织、医学行业学会等制定的医生专业行业规范,整理了以下医学德目,可视为医学美德最基本的、医生普遍适用的美德德目:

1. 关爱

爱是一种建立在人们相互关心、相互爱慕基础上的,体现了人与人之间的一致性和亲近性,并与这种关系相适应的情感。医学中的关爱是指医务工作者关爱生命、敬畏生命、关爱健康,对患者满腔热忱,热爱医疗卫生事业,急患者之所急,为患者提供质量高、伤害少、负担轻、温馨细致的服务;爱是医生最重要、最基本的美德,也是医生美德的起点。医生一切真诚的行为,皆因爱而生。没有对生命和健康的爱,没有对患者的爱,没有对医疗卫生事业的爱,医生就会麻木不仁、无动于衷、冷冷冰冰,其他一切美德都无从谈起。医学美德的爱,不是抽象的,也不是空洞的,它遍布于一切医疗行为之中。见到一位处于痛苦中的患者,一种帮助他解除痛苦之心油然而生;遇到医学中的难题,就想方设法破解;遇到同事需要帮助时,就毅然伸出援助之手。这就是医学美德的关爱。没有关爱,就难有医学美德可谈。

医学的这种"关爱"美德,和《论语》中讲的"仁爱"有所不同。孔子的思想是以"仁"为核心的,"仁"是最高的德性与人性的充分实现。孔子在《论语》中多次论述"仁",并在不同场合赋予其不同的内涵。"仁最重要的涵义显然是'爱人';'泛爱众',即普遍的人类之爱。"[①]孔子对仁的论述,是为他提倡的"仁政"服务的。而医学中的"关爱",主要针对人的生命而言,因为医学的宗旨就是挽救生命、维护生命,故以"关爱"表述这种美德。

---

① 秦平,桑靖宇.儒家知识一本通[M].武汉:长江文艺出版社,2011:98.

2. 尊重

尊重患者的人格,尊重患者对于生命和健康的自主权,尊重患者的意愿和主体意识,不轻易否定患者的要求;《世界人权宣言》宣称:"人人生而自由。在尊严和权利上一律平等。""人人有权享有生命、自由和人身安全。""人人有权享受为维持他本人和家属的健康和福利所需要的生活水准,包括食物、衣着、住房、医疗和必要的社会服务。"根据这些规定,自 20 世纪中期以来,患者的自主权开始受到重视,并经各国立法予以确认。患者到医院求救于医生,医生必须尊重患者的人格,不能因其出身、财富、文化和种族的差异而侮辱患者的人格;必须尊重患者本人对于生命和健康的自主权,对医治疾病需要的医疗干预必须得到患者本人同意,在本人无法表示意愿时则需征得其家属的同意;在诊治过程中,必须听取和尊重患者自己的意愿,在相互沟通中取得共识,绝不能不顾患者的主体意识,代替患者做出医疗干预的决定。这是现代医生不同于古代医生德性的一个重要特点。缺乏尊重这种德性修养,秉持医疗服务是医生对患者的恩赐和施舍的观点,和现代医生的德性是格格不入的。

3. 忠诚

忠诚于患者的生命和健康,将履行医疗责任看作是医生对患者应尽的职责和义务,是医生的天职和使命所系,不能有半点三心二意,要忠贞不渝;忠诚于救死扶伤的职守,在所有医疗保健服务的工作中,尽职尽责,不敷衍应付,不草率从事,不掩盖差错,不虚报虚传,不擅离职守;诚实、诚挚、诚信地对待患者,在与患者交往中,实事求是地介绍病情(不宜告知须向家属交代),诚实地告知医疗信息,不隐瞒、不夸大,也不缩小;诚挚对待同事,相互帮助、相互支持,不猜疑、不传播同道负面消息,更不落井下石。

医生的忠诚美德,不是盲从,不是宗教性质的虔诚,而是建立在理智基础上的深切认识。医学关乎人的生与死,而且医疗事业是复杂而艰巨的,需要忠贞不渝、艰苦卓绝和百折不回的品质方可胜任。医疗事业的这种特质要求同时也造就了医生忠诚的品德。没有忠诚品质的医生,是很难成为一个好医生的。

4. 严谨

严格谨慎地对待医疗保健的一切工作,事关人命,不能马虎,不能草率,谨言慎行,严防纰漏,力争最好的效果。医疗保健服务的一切工作,大到器官移植、开胸开颅,小到输液、注射,无不关乎患者的健康和生命。特别是因为某些医疗干预操作复杂、准确度要求高、操作持续时间长,而患者处于病痛中,心情焦虑，对医疗环境适应性较差，对自己所患疾病情况担忧不已，遇到不顺心的事时，经常无缘无故地对医生护士发脾气，有时甚至出口伤人。这种种情况要求医护人员必须具有严谨的品质修养，以保证诊疗工作的顺利完成。

所谓严谨，就是要求在医疗行动上做到细致、精密、准确、安全，把握医疗干预的量和度，做到恰到好处；在言语上谨慎，与患者交谈时不仅要语气温和、音量适当，更重要的是意旨要准确无误，切忌含糊不清，防止因交谈不当向患者传递错误或不准确的信息，当然也不能因此而谨小慎微、吞吞吐吐；在形象上衣帽整洁、庄重大方，不懒散拖沓；在患者无礼时能够保持平静，耐心说服或设法暂时避开其锋芒，以待时机恰当时再行处置。严谨的品格和作风，能够增强医生的威信，给患者以信心和力量。

5. 担当

勇于负责，敢于和善于面对医疗风险，不推诿责任，不文过饰非，不畏首畏尾，不迟疑不决。医疗服务始终是存在风险的，哪怕是极为平常的医疗干预，如输液、输血，都存在发生意外而造成难以挽回损失的可能。至于那些难度较大的手术和其他处置，常常是希望与风险并存。期望没有任何风险的医疗干预是不存在的，但又不能因为存在风险而放弃医疗干预或畏缩不前，这就要求医生必须具备敢于担当的品质。大量医疗实践表明，许多患者从死亡线上被挽回生命，许多患者转悲为喜、转危为安，都得益于那些敢于担当的医生。医疗和人世间的许多事情一样，常常是"无限风光在险峰"。回避风险，一遇到风险就退、逃、躲，是无法应对重危病患的，更是难以在应对这些危重病患中做出成就的。当然，敢于担当、勇于担当，不是蛮干、不是乱闯、不是不顾条件硬上，而是以科学评估病情和以往对此种医疗干预的经验为基础，在确定正确方略后作出科学的判断。不治，患者必死无疑；治，还有一线希望。在患者或患者家属同意的条件下的担当，是医生应有的责任感和使命感，是医生勇敢气质的表现，是成就优秀医生不可缺少的品质，也是促进临床医学发展不可缺少的责任感。

6. 刚毅

刚毅意味着以刚强和毅然决然的态度应对复杂多变的病情，不惧怕困难、不犹豫动摇、不退缩、不逃避、不轻言放弃、不避重就轻、不弃高就低。医疗过程在许多情况下是十分复杂的，其间充满曲折颠簸，甚至常有失败和挫折，往往是一个难关过后又遇另一难关，不可预见的风险常常层出不穷；但也常常在看似无望时又峰回路转，出现生机。因为人体的运转机制十分复杂，至今有许多未为人知之处,所以不到最后不能轻易放弃。刚毅的品质对于医生来说是必备的品质,那种动摇、畏缩不前、动辄打退堂鼓的作风与医生是格格不入的。医生的刚毅品德,意味着医生在救死扶伤的事业中百折不挠、忠贞不渝。

7. 公正

公正是道德意识中重要的概念,意指人们(包括政府、集团等)之间处理和对待事物被认为是应当的、合乎人的本质及权利的一种状况。公正概念的内涵包括社会生活中人的作用与其社会地位之间、行动与应得报偿之间、权利与义务之间的合理平衡,它广泛存在于国家和社会生活中,是处理国家、社会生活中人们相互关系的重要准则。临床医学实践中的公正,要求医务人员在对待各类不同患者时,一视同仁,不因其种族、性别、出身、信仰、风俗习惯、财富、教育程度、个人修养等因素的差异而采取不同的诊治措施,包括对待罪犯和受害者、诋毁和顶撞过自己的患者、精神病患者、具有古怪行为的患者等,均不能以诊治的差异表达自己喜爱与愤怒的情感。在生命面前,众人平等,这是行医之人的本色。当然,因患者的病情不同及其某些特点需要给予特殊关照,是与公正要求并行不悖的。

8. 应变

善于根据瞬息万变的病情,调整治疗方略,变更治疗手段、方法、频率、剂量,适应治疗的需要,而不是死守陈规、抱残守缺、因袭固定的程式。人的生命始终处于新陈代谢、吐故纳新的过程中,生生不息、昼夜不止。而罹患疾病的患者,其正常生命受到外界物理、化学、生物、心理等因素的干扰,其心率、脉搏、呼吸、血压、酸碱度、血氧饱和度等各种生理指标,更是瞬息万变,而这些变化常常导致患者的生命濒危,一些医生常因缺乏应变能力而导致不良治疗后果。即使是以大量试验和实践经验为基础形成的治疗指南,也必须因人、因时、因地、因不同条件和具体病情的差异而随时调整。明代名医李中梓在《医宗必读·行方智圆心小胆大论》中说:"知常达变,能神能明,如是者谓之知圆。"明代另一位名医张介宾在《质疑录·论圣人止有三法无第四法》中称:"治病如权衡,高下轻重,随时变通;若偏矫一说,祸人不浅。"这些均阐明了医生应当具备的应变能力和专业修养,医生需要根据不断变化的病情来调整诊治的具体措施。

9. 敏捷

反应和动作要迅速而灵敏。由于医疗工作的特殊性,特别是在某些紧急而危重病情的救治时,时间就是生命,动作敏捷而干净利索,常常成为抢救生命的关键。因动作迟缓、拖泥带水而延误救治的事例常有发生。敏捷还包括迅速敏锐地察觉到病情的变化,对那些情绪突变、生命体征发生重大而迅速转折的患者,要及时预料到种种严重后果的可能,并尽可能立即作出判断,果断快速、沉着冷静地采取措施,制定包括采纳争取好结局的策略、应对坏可能的方案等多种措施,而不是拖拖拉拉、犹豫不决,以致丧失良机。敏捷对于日常的医疗、护理等工作也是必要的。本来不太严重的病情可能因拖拉而延误,护理工作中因动作笨拙、迟钝可能给患者造成痛苦。反应迟钝、动作拖沓的医疗作风,常给患者留下不良印象,有损医务人员的形象。

10. 团结互助

医疗保健服务系统是一个庞大的人员集合体,涵盖医生、护士、护理员、影像检验、行政管理、后勤服务等多个方面,动辄几百人、几千人,将如此众多的人员组成一支以患者为中心的服务队伍,最重要是团结和互助,而不是各行其是,各吹各的调。即使是实力再雄厚的个人、医院或团体,也无法掌控医疗卫生保健服务的一切。团结还包括医生、护士以及其他各方面人员与患者的团结,没有这种团结,医患间相互对立、矛盾丛生,医疗保健服务也将是困难重重的。以往的大量实践表明,若要理顺医疗卫生服务系统内部或外部的关系,就要处理好这些关系中不断发生的问题,调节相互关系中的矛盾和冲突,弘扬团结互助的精神,实乃动员一切力量做好医疗卫生保健服务的上方良策。所谓团结互助,就是相互理解、相互配合、相互支持、相互合作,就是有难互相帮、心往一处想、劲往一处使,就是不计较个人、职别、部门一时一事的得失,而是以大局为重,以患者的利益为重;团结互助要求正确处理医药卫生人员之间的关系,遇有矛盾或处理一些问题有不同意见时,首先尊重对方,耐心听取对方的想法,采取沟通、协商、互让的办法解决,而不是激化分歧,渲染矛盾,更不是相互拆台、落井下石,去诋毁对方。团结互助还包含共济,共同渡过难关。

2011 年英国智库纳菲尔德生命伦理学理事会(Nuffield Council on Bioethics)发表了由芭芭拉·普兰萨克(Barbara Prainsack)和艾蕾娜·拜克斯(Alena Buyx)撰写的报告:《共济:对一个在生命伦理学正在兴起的概念的反思》(Solidarity: Reflection on An Emerging Concept in Bioethics),提出了共济这一概念①。近些年,在英国以及世界其他地方,尤其是在经济危机和政治气候不佳

---

① 英国纳菲尔德生命伦理学理事会.共济:对一个在生命伦理学正在兴起的概念的反思[J].邱仁宗,整理.医学与哲学,2017,38(6A):90-93.

时,越来越多地讨论共济(solidarity)的概念,讨论与个人、家庭、社群和社会责任的关系。起草报告的作者根据对生命伦理学文献以及其他著作的分析,对共济提出了新的理解,认为共济是反映某种集体承诺的共享实践(shared practices),这种承诺即承担经济、社会、情感或其他的代价来帮助他人。因而可以认为,共济蕴含共赢,共赢是在共济中实现的,是在团结互助过程中实现的。共济的理念有利于处理当前医学实践中的许多矛盾和冲突,为这些矛盾和冲突的解决提供一种新的出路。可以将团结互助的内涵归纳为以下几点:①同心同德、齐心协力,而不是四分五裂、各自为政;②相互配合,形成合力;③互相支持、扬长补短;④提供支援,包括道义上的、经济上的、物资上的;⑤同舟共济,共同渡过难关;⑤共享成果和荣誉;等等。

以上 10 条美德大多适用于所有医务人员,对医务人员来说,都是基础性的德目,但对承担不同任务的医护人员来说,则可有所侧重。比如,急诊科医生,则更需要敏捷、应变的美德;而外科医生则更需要刚毅、严谨的美德,一些外科手术机遇的丧失和差错发生,常因不够刚毅、严谨而导致;对护士来说,严谨、敏捷则十分重要。医学美德项目就其内容的性质而言,基本上不外乎关涉自我和关涉他人两方面,如刚毅、担当、严谨,是针对自我而言的,而关爱、忠诚、尊重、团结互助,则均是面向他人的美德。

五、医患的陌生关系与美德

医生面对的患者在很长时间里是熟人患者,即使在新中国成立后相当长的时间内,实行定点医疗和转诊制度,医患关系还是比较稳定的。而"陌生关系与熟识关系具有完全不同的特质。熟识关系乃是人们基于日常交往而形成的稳定联系,交往对象大多是熟悉的面孔,血缘和情缘成为无形的监督力量,调节彼此的关系,因而具有鲜明的私人性。其中,熟识因为被当作相互信任的证据而获得特殊的价值判断"。"熟人交往不必固守规则,仅凭直觉即可做出价值判断。"①在熟人之间办事,经常听到的话是:"我们大家都是熟人,打个招呼就是了,还用得着多说吗?"。在熟人社会中,自我判断就是全部,严格的规则似乎是多余的。由于是熟人相处,彼此知根知底,说大话、撒谎,是很难行得通的,而诚实、讲信用,尽可能帮助他人,甚或舍己利人,自然得到熟人的赞扬,而且这些善言善行,很容易在熟人之间流传并成为美谈。

---

① 程立涛,乔荣生.现代性与"陌生人伦理"[J].伦理学研究,2010(1):17-20.

美德在古代以联邦制的社会结构和家族血缘关系为背景生根开花，这与熟人社会的特质密切相关。但是，尽管美德适合熟人社会的土壤，但亦存在严重的缺陷。熟悉或亲近者之间的交往并不意味行为的正当性，许多不正当的、非正义的行为可能在美德掩护下发生。熟人社会缺乏规则，有的只是情与义，甚或是哥们义气，一些极不公正、有违伦理常规的事因此而发生；同时，亲近性道德是有区别和边界的，近亲、远亲、沾亲、熟悉、比较熟悉、很熟悉的熟人间的关系是不同的。《礼记》中有"亲亲以三为五，以五为九……而亲毕矣"。随着"而亲毕矣"的出现，以亲情为纽带的道德则随之受挫。

现代工业文明和市场经济社会再加上医学精细的专业分工，使得陌生的患者成为医生面对的常客，医生需要常与那些来自四面八方从不认识的患者打交道，这和先前医生看病的对象常是那些相熟面孔或见过一两次面的患者大不相同。陌生关系和熟识关系有很大的不同，陌生关系带有天生的心理障碍与疏离感。因为不相识、不了解，人们常有这样的疑问：你是什么样的人？你可以值得信任吗？你会不会骗我？在医疗实践中，面对不认识的医生，患者总是有意或无意地揣测：你会真心为我治病吗？你会不会将我当作牟利的工具？我得小心点。而医生面对不认识的患者，也可能自觉或不自觉地设想：你能真心信任我吗？你会不会有意找我的茬、挑我的毛病？我得防范点。这种陌生的医患关系，有时表现为某种礼貌性的客气，但这种"礼貌"消除不了"疏远"与"世俗的漫不经心"，改变不了彼此首先产生的自我保护意识。陌生人之间这种交往，呈现出陌生医患关系的暂时性、脆弱性和"非私人性"。陌生人之间这种普遍存在的心态，扭曲了陌生人的本真性，也妨碍了人际的正常交往与和谐关系的建立。

如今医患间基本上是陌生人的关系。现时医患间出现的许多问题与医患间的陌生关系相关，医生和医院也深感医患陌生关系带来的苦恼。面对充满流动性的陌生医患关系，构建陌生医患关系伦理，其目的是化解非理性无序状态所造成的猜疑和不信任，消除彼此间的诸多不稳定性因素，保证医患双方行为在合理范围内运行，同时维护彼此的合理利益。这样，在医患之间建立陌生人伦理，摈弃圈子意识，克服熟识人与陌生人之间的双重待人标准，就是适应医患关系陌生化所必需的，而要做到这一点，办法就是借助市场机制和规约等现代社会通行交往惯例，按平等的规则行事。在医疗领域，最为有效的规则就是让医患双方履行知情同意原则。医生首先向患者告知病情和诊治方案，包括可能预见到的后果；而患者需要在弄清医生的告知内容后，表示同意或不同意（包括部分同意与全部不同意)。通过这种形式,患者对医者产生了放心感,而医者确认了患者的意向后,则可以尽责尽力地为患者诊疗,从而将彼此陌生的、互不摸底的、相互猜疑的关系拉近了一步。知情同意原则不仅表示了医生对患者自主权的尊重,而且为彼此诚信地对待对方奠定了基础。从这个角度说,知情同意原则是亲近性伦理向陌生人伦理过渡的桥梁,是对亲近性的超越,拉开了医患伦理关系现代化的序幕。

但是,大量的实践表明,知情同意原则的履行并不像原先设想的那样,它并未消除陌生人之间的隔阂与猜疑,陌生人之间的距离犹存。相反,实际上,知情同意原则在许多患者看来,只不过是医生的护身符,是医生保护自己、免于责任的一纸契约;而现今对医生来说,知情同意原则的履行,意味着在法律上患者给予了医生治疗处置权,在知情同意书规定的框架内行使医疗处置行为是合法的,在这个范围内出现了问题,医生不承担责任。而现今对许多医疗过失的处理与调解,也的确是依照事先约定的知情同意所规定的事项来处理的。亲近性伦理向陌生人伦理过渡中出现了裂痕,产生了内在的悖论与冲突。陌生人之间需要公约或规则消除因彼此陌生带来的诸多隔阂与猜疑,但公约与规则的履行缺少了熟人之间彼此的情感与信赖,公约与规则的这种作用仍是有限的,熟人之间曾经作为情感联系的纽带不复存在。因为作为制度化的陌生人伦理,只要求人们遵守规则而不要求人们成为情感相近的好人。对统一性规则的关注,将人们之间联系情感的纽带抛弃了,而缺乏情感纽带联系的伦理规则,不仅抽离了道德不可缺少的情感基础,而且也必然导致履行责任与义务的持续性与长久性丧失,"一锤子买卖"的心态,是注定无法发挥其应有作用的。

这就是说,从亲近性伦理过渡到陌生人伦理,需要契约与规则的判断标准,需要抛弃亲近性伦理的那种只认人的熟悉与否,而不看事情的正确与错误的判断标准,需要抛弃情感,而情感的被驱逐,剩下的只是规约空壳了,成为不食人间烟火的条条框框了了。"由熟变生"是现代医患关系面临的必须破解的难题,是医患关系伦理现代化的必然;而"由生变熟"则必须以亲近性伦理为补充和延续,这也是当今社会呼唤儒家伦理某种复归、眷恋先前的乡土伦理的原因。我们应当关注医患间伦理关系的现代性,同时也需要反思、批判和完善现代伦理关系。

现代性的陌生人契约、规则伦理能否容纳亲近性的伦理呢? 为何陌生人之间的规则伦理需要传统的亲情伦理补充呢? 原因如下:

● 任何人都不是孤立存在的,即使是陌生人之间,也是彼此利益相连。"凡真实的人生皆是相遇。当陌生的'你'与我相遇时,我步入与你的直接关系里。在相遇中,我敞亮自身,履行爱的义务,使自身成为伦理存在。"①陌生人彼此相遇的过程,开始是彼此相互凝视,进而彼此沟通和交流,逐渐形成相互之间的情感联通。这种基于内在的心理感通,"赋予陌生人以明确的道德价值内涵,从而导致陌生关系转向伦理关系"②。这就是说,在陌生人的彼此关系中,同样存在亲近性关系的基础,同样会逐渐产生彼此相连的感通,而这种彼此相连的情感联通形成,必然会拉近彼此间的距离,并逐步消除彼此间的疏远和隔离。而这一切,也必然为美德的产生提供客观基础。

● 伦理是个体参与社会生活的符号,陌生人的出现,提示的不只是熟人的存在,还有他人和社会利益的存在,也提示个人行为关注他人和社会利益的必要性,而这正是陌生人伦理的价值源泉。对陌生人的存在及其伦理的理解,扩大了人们关于爱的视域和爱的对象的认知,提升了人们的伦理自觉性,逐渐形成了把"他人"视为"我们"之一、视为亲近性"同类"之一的意识,从而激发并重塑个体超俗的心态,培养了尊重他者的意识,唤醒了自己对生活统一性和丰富性的自觉,而这一切,都是在丰富医学美德。

● 构建医患间陌生伦理,核心是医患间彼此信任和尊重。为此,首先要建立一般性的规范,如知情同意原则、患者守则等,以设定外在约束;但同时也需要关爱、诚信、耐心这些德性伦理,以消除陌生医患间的隔膜、猜疑与疏远,化解矛盾,调解纠纷,弥补裂缝,融洽关系,进而实现"由生变熟",使双方能够放心、踏实地进入医疗中;而调节陌生关系的各种规范、规则一旦失去关爱、诚信等美德的支持,也就成为失去灵魂的空壳。

● 陌生人伦理有助于培育人们的法律和民主意识,而法律、民主意识的提升,必然反过来推进"亲疏有别""圈子意识"等传统观念的革新,并因此扩大和丰富美德的内涵。陌生人之间关系的构建和维护离不开法律和种种规范,没有适当的法律和伦理规范,无法为彼此不识的陌生人之间的正常交往提供保证,而法律和规范的实行必须革除"双重标准""圈子意识"等亲近性的所谓"伦理",而这在实质上是将旧的传统美德提高到一个新的水平。"海内存知己"远比"亲不亲,故乡人"的胸怀更广阔、更高尚,是更高层次上的美德。其实,早先的医圣,如《希波克拉底誓言》中的"无论至于何处,遇男或女,贵人及奴婢",孙思邈的《大医精

---

① 程立涛,乔荣生.现代性与"陌生人伦理"[J].伦理学研究,2010(1):17-20.
② 程立涛,乔荣生.现代性与"陌生人伦理"[J].伦理学研究,2010(1):17-20.

诚》的"若有疾厄来求救者,不得问其贵贱贫富",对患者都是不问亲疏、平等对待的。而他们的这些论述,实际上包括了陌生人在内的患者,蕴含着与现代意义大致相同的平等、公正理念,是至今不衰的医学美德的充分体现。

医患关系道德的维护,离不开医学美德。以陌生人伦理取代亲近性伦理,是当代建设和谐医患关系的需要。长期以来,我国人际间的伦理关系是以亲近性伦理为主导的,看病找熟人,成为当前患者的流行语,这是妨碍诚信医患关系建立的一大障碍。必须打破亲近性道德的狭隘性与封闭性,适应当今医患关系频繁变动的新情况,逐步实现医患关系的"由生变熟",在陌生人中形成相互理解,彼此信任。

"由生变熟"是接纳陌生人的过程,是对亲近性熟人关系的超越,"在本体意义上,是个体存在向类存在的扩展"①,是医患伦理关系现代性的必然趋势。

六、叙事医学与医学美德

叙事医学就其主旨而言,就是促进和培育医生关爱患者、同情患者的美德,促进和培育医生的美德,促进和培育医生与患者同呼吸、共患难、共同抗击疾病的美德。

就医学的本源说,它是随着"人类痛苦的表达和减轻痛苦的最初愿望而诞生",而"叙事医学的诞生是为了保证在任何语言环境和任何地点,医生、护士、疗愈者、治疗师在与患者相遇时使他们可以全面地认识患者并尊重他们的悲痛"②。这就是说,对疾病的叙事,对疾病带来痛苦的表达、同情和理解,不仅与医学的产生与发展相连,也与医师的美德直接相关。对疾病的叙事,将激发医师对生命的关爱,激发医师对患者的同情心,从而激励医生关爱患者,并将尽一切努力为患者解除病痛。

爱是医师美德起点,而叙事医学则是构筑医师关爱生命的一把火。点起这把火,让这把火生生不息,就能为医学美德奠定坚实的基础。叙事医学为医生提供了倾听患者故事的机会,帮助医生最大限度地理解疾病给患者带来的痛苦,了解患者得病后的种种遭遇,如患病后工作的中断乃至工作能力的丧失,以及由此给家庭生活带来的压力和悲观甚或绝望的情绪。这些关于疾病的叙事,在医生与患者的心灵之间架起了一座贯通的桥梁。疾病的故事深深感染了医生,使医

① 程立涛,乔荣生.现代性与"陌生人伦理"[J].伦理学研究,2010(1):17-20.
② CHARON R.叙事医学:尊重疾病的故事[M].郭莉萍,主译.北京:北京大学医学出版社,2015:Ⅴ.

生与患者的心彼此贯通起来，由此产生医生对患者的理解与同情，进而激发了帮助患者解除疾病的决心和勇气。医生与患者之间的共情，是叙事医学必然结出的硕果。

在叙事的过程中，"一个陪伴患者走过很长时间的医生会获得关于那个患者的丰富生物学知识，有助于医生做出及时、准确的诊断，再通过有力的治疗方案，为患者提供有效的照护"①。诊治方案的决策，远不限于来自教科书和治疗指南。切实可行的诊疗设想和实施，更多地有赖于对患者生活、工作环境、个人经历、家庭境遇、情感波折的充分了解，而这一切，警示和启发医生必须审慎、严谨、敏捷、刚毅地实施诊治。

医生与患者由于各自的不同地位、处境与经历，在对许多问题的认识上，如对疾病、死亡、残疾、发病原因、经济耗费等多个问题的认识和感受是不同的。在医生眼中，死亡是生命指征的消失，是呼吸的停止和脑细胞的衰亡，医生在描述死亡时，没有恐惧与哭泣，没有悲痛欲绝的情感；而在患者眼中，死亡则意味着家庭的崩塌、个人事业的终结、年幼子女孤苦伶仃的处境……而这种认知感觉的差异，其后果必然是医患双方在面对死亡时的情感距离，而这种情感的差距则是医疗过程中的冷漠代替激情、失望代替希望，结局是患者的失望与医生的失落。要避免这种可怕的结局，有望从叙事医学中得到弥补和挽回。比如对疾病的起因，医生先前一般只是从细菌传播、病毒感染，或者是基因异常等方面解释疾病，而患者则认为可能是自己长期生活在某种环境条件下或长期从事某种工作所带来的后果。医生从患者的叙事中，可能增加对疾病发生多因多果的理解，克服原先过于狭窄和片面的认识，从而拉近医患双方的认知距离。医生习惯依据科学提供的知识认知疾病，患者则习惯从个人处境方面认知疾病。叙事医学为医生提供了新的认知疾病的渠道，为医患双方就疾病起因达成共识奠定了基础，从而为医患双方的共情提供了助力。

"只有当医生在某种程度上理解了患者的经历，医疗照护才能在谦卑、信任和尊重中进行。"②医疗诊治和照护，需要谦卑、信任、尊重、敏捷、谨慎等品质，这些品质当然有赖于医务人员在长期工作和习惯中养成，但同时也需要从疾病的故事和医疗实践中吸取养分，以促进这些品质的培养。患者经历的痛苦，以及这

① CHARON R.叙事医学：尊重疾病的故事［M］.郭莉萍，主译.北京：北京大学医学出版社，2015：8-9.
② CHARON R.叙事医学：尊重疾病的故事［M］.郭莉萍，主译.北京：北京大学医学出版社，2015：8-9.

些痛苦给患者本人带来的诸多伤害,能够帮助医生理解患者的需求。医生通过这些谦卑、尊重、谨慎的服务,减轻患者的痛苦;至少他们能意识到:我们不能再给患者增加痛苦了。

当代的医学是高度技术化的医学,医院成为用技术装备起来的建筑物。在过去缺少设备、仪器的情况下,医生诊治疾病时需要弯下身体或蹲在床旁倾听患者的心音,需要接触患者的身体,需要观察患者神志的变化。而现今却发生了很大的变化,医生可以通过各种理化检测、监护设备轻而易举地获得这一切,医生们为治疗这些疾病获取医学科学知识耗尽心血而无暇顾及患者对疼痛、苦难和死亡的情感体验,这使得他们的行为似乎与被疾病折磨的患者相隔很远。他们对疾病的理解,如何治疗疾病、如何在感情上回应疾病的出现,都与患者有巨大的差别,从而导致医患之间的疏离。叙事医学能帮助医生驱散冷落和麻木,将温暖、关爱和柔情带给患者,促使温馨回归医学。

疾病的故事应当不只是患者罹患疾病的故事,也应当包括医生与疾病抗争的故事。当今的医疗实践,不仅需要医生了解罹患疾病的患者的经历和遭受的痛苦,也有必要让患者了解医生,了解医生为治疗疾病所付出的良苦用心,了解医生在整个与疾病抗争的过程中的情感经历、烦恼与担心。绝大多数医生都在尽可能为患者提供最满意的服务。面对当今的医疗环境,医生们常在如履薄冰的状态下工作。医学的不确定性几乎是无法避免的。患者能否理解这种不确定性?能否看到自身遇到的不确定性?能否不将不确定性归罪于医生?无论医生做多大的努力,疾病的治疗,特别是慢性病的诊治,都需要患者的配合和自身的努力。患者能否主动积极地配合诊治安排?如何面对那些不遵医嘱、我行我素的患者?在安排各种检查和运用新技术、新药物时,过度与不及的标准如何把控?患者的体力能否承受?是否会背上过度医疗的恶名?如此等等,在医患沟通时,医生向患者讲出自己的心里话,讲出医疗决策的艰难经历,讲出决策中的种种忧虑与担心,在双方对话中回应患者可能的疑问与困惑,肯定是有益于诊治的。

当然,医生的叙事形式应当是多样的。可以是在查房中的穿插,可以是诊疗过后的放松聊天,可以是双方沟通时的延展,当然,也可以通过媒体宣传医生全力以赴地救治患者的生动事迹——这种种均与病历有所不同。这种来自医患双方的深切交流与沟通,肯定有助于双方情感的连通,而这种双方情感的连通,既能使患者放心,养成尊重医生的美德,也能便于医生抛弃那些抑制自身主动性和创造性的牵挂，让医生能够没有任何思想包袱地施展技艺，放开手脚，尽心尽力地践行忠诚、担当、刚毅等种种美德。美德的传承是需要合适的平台的。而叙述医患双方与疾病抗争的故事，就是构筑医学美德的平台之一。

第五章 关于医学伦理学的基本原则

一、医学伦理学的基本原则

长期以来,学界对医学伦理学的基本原则没有全面和明确的界定,或者将生命伦理学的四原则直接作为医学伦理学的基本原则。然而,尽管医学伦理学与生命伦理学存在同一性,但就其研究对象的主要指向和研究范围而言,二者仍有差别,因而在处理和对待医疗实践中各种问题时,适用的伦理原则也应有所差别。忽视这种差别,往往会给医疗卫生服务事业造成不应有的损失。

1. 医学伦理学与生命伦理学的同与异

关于生命伦理学与医学伦理学的关系,是我国和国际医学伦理学界长期存在争议的一个问题。有人认为,生命伦理学包括医学伦理学,生命伦理学是医学伦理学的发展与延伸;也有人认为,医学伦理学包括生命伦理学,或二者是两个不同学科。如此等等的不同认识,一直未能统一。但近几年以来,这一问题似有逐渐取得一致的趋势。《医学与哲学》杂志 2020 年第 19 期就此发表了多篇文章[1]-[5],学者大致认同这样的观点:"医学伦理学与生命伦理学同属于应用伦理学,但各自的渊源不同,研究领域也有不同。""生命伦理学内容更广泛,议题更新,医学伦理学更古老和悠久,内容更多地集中在临床领域的伦理问题方面。""医学伦理学与生命伦理学既有联系,又有区别。""从现有学科内容看,两者你中有我,我中有你,亦呈交叉状态;从生成过程看,前者是后者的理性基础之一,后者是前者的某些拓展与深化;但从研究对象、学科主题、内容主体看,两者明显有别,并不完全相同。""生命伦理学已经形成独立且完整的研究领域和学术形态。"

---

① 丛亚丽.医学伦理学和生命伦理学学科定位再探析[J].医学与哲学,2020,41(19):1-4.
② 孙福川.历史的沉思:医学伦理学与生命伦理学学科特点及定位[J].医学与哲学,2020,41(19):5-11.
③ 冯泽永.医学伦理学与生命伦理学的联系与区别[J].医学伦理学,2020,41(19):12-16.
④ 马永慧.医学伦理学与生命伦理学关系类型辨析[J].医学与哲学,2020,41(19):17-21.
⑤ 陈化.医学伦理学和生命伦理学的学科使命之辨[J].医学与哲学,2020,41(19):22-27.

"将两者混为一谈,或者将生命伦理学视为医学伦理学的新形态,显然都已不合时宜。"2020 年出版的《中华医学百科全书:医学伦理学》将医学伦理学与生命伦理学分别立为两个辞条,并就这两个学科进行了明确的定义。其中"医学伦理学"的定义是"研究临床医学、公共卫生、医学科研实践中的伦理规范,调节医务人员与患者关系应遵循伦理规范的学科。属于应用伦理学范畴,是医学科学体系的重要组成部分"①。而生命伦理学的定义则是"以生命科学技术开发、应用过程中遇到的问题为主要研究对象的新兴学科,是应用伦理学的分支,是生物学、医学与包括伦理学在内的人文及社会科学之间的交叉学科"②。为慎重起见,百科全书在最后定稿时,曾将上述定义送请国内著名专家和《医学伦理学》教材历任主编审阅,并采纳了他们提出的一些意见。两个学科的相同点是,"生命伦理学可以理解为医学伦理学发展的现代阶段,但实际上医学伦理学和生命伦理学已经是生物—心理—社会医学领域中两个有关系,且在某些方面相互重叠但又各有侧重的不同的应用伦理学学科"③。

就医学伦理学与生命伦理学的不同点,《中华医学百科全书》"医学伦理学卷"列举了如下 7 点:①两者产生的背景不同。生命伦理学出现的导火线,是纽伦堡审判颁布的《纽伦堡法典》和美国等一些国家、地区发生的一系列以人体作为试验对象的科学研究;医学伦理学则与临床及与临床相关的情境直接相连,临床情境是其主战场。②两者的研究范围不同。生命伦理学的内涵远比医学伦理学广阔,凡与人类生命伦理有关的方面均可纳入生命伦理学视域,而医学伦理学则以包括医患关系在内的医疗实践和保健服务中的伦理问题为主要领域。③两者的主体内容不同。生命伦理学虽然也讨论临床伦理问题,但其主体内容无疑是围绕生命技术开发、应用中的问题和宏观卫生保健政策的伦理问题展开的,生命伦理学不存在类似医患关系的核心关系,而医学伦理学则以临床问题和医患关系为主体内容,将患者利益至上视为核心价值,这是医学的使命所在。④两者处理伦理问题的原则不同。生命伦理学的四原则对生命伦理学④来说是适当

① 杜治政,丛亚丽,王延光,等.中华医学百科全书:医学伦理学[M].北京:中国协和医科大学出版社,2020:1.

② 杜治政,丛亚丽,王延光,等.中华医学百科全书:医学伦理学[M].北京:中国协和医科大学出版社,2020:3.

③ 杜治政,丛亚丽,王延光,等.中华医学百科全书:医学伦理学[M].北京:中国协和医科大学出版社,2020:2.

④ 杜治政,丛亚丽,王延光,等.中华医学百科全书:医学伦理学[M].北京:中国协和医科大学出版社,2020:2-3.

的,但它却不能满足医学伦理学的要求,将患者利益置于首位对医学伦理学来说是至关重要的,但对生命伦理学来说则并非如此。⑤两者的工作模式不同。生命伦理学主要通过制定伦理规范解决生命伦理问题。医学伦理学虽然也需要通过制定一些规范解决医疗实践中的伦理难题,但更需要医师的美德,医疗实践中大量伦理问题的解决离不开医师的美德。美德在医疗实践中一直具有核心作用,生命伦理学虽然也需要美德,但它更为侧重的是经过商谈形成的共识——规范、指南来解决伦理问题,仅凭美德无法判断代孕这类问题的取舍。⑥两者受众对象不同。医学伦理学的主体对象是从事医疗保健服务的医务人员,而生命伦理学的参与主体则较广,既有专业人员,也有公众和从事法律、政策制定、宗教界的人士。⑦两者的目标不同。医学伦理学以提高医疗服务的质量、维护患者的身心健康为目标,生命伦理学则是以社会长远利益和社会公众利益为导向①。

2. 医学伦理学的基本原则

《生命医学伦理原则》一书的作者比彻姆和邱卓思,提出了自主、不伤害、有利和公正四原则作为生命伦理学的基本原则,并且得到了医学、生命科学和伦理学界的认同。欧美各国和我国在当今生命科学研究与应用中,基本上是以此四原则来处理生命技术中的各种伦理学问题的。尽管各国学者就生命技术开发与应用实践中遇到的伦理问题提出了一些意见,但作者在多次再版该书时对四原则却未做修正和调整。比如,有的学者主张将有利原则与不伤害原则合并,但作者仍认为有利原则与不伤害原则是有区别的,在2022年出版的最新版本的第8版(即作者认为是本书的最后版本)中,对此作了详尽的说明,仍坚持四原则不变。

既然医学伦理学在许多方面不同于生命伦理学,那么从逻辑推论的角度看,也不宜将生命伦理学的四原则原封不动地植入医学伦理学。医学伦理学应当另有思考,将生命伦理学的四原则中适用于医学伦理学的原则移植入医学伦理学,同时应根据医学伦理学自身的特点,补充适合于医学伦理学的原则。从这一思路出发,笔者认为可将患者利益置于首位、自主、不伤害、公正、友善五原则视为医学伦理学的基本原则,同时也使医学伦理学的原则与医师专业精神一致起来。

医学伦理学主要是由适应临床医学的需要而生成的。在临床实践中,临床医生与患者的利益关系,谁的利益服从谁的利益,是医生,同时也是患者首先关

---

① 杜治政,丛亚丽,王延光,等.中华医学百科全书:医学伦理学[M].北京:中国协和医科大学出版社,2020:2-3.

注且必须明确的问题。因而世界各国的历代医家,以及历史上和现有的医学伦理的诸多文献,对此都是一致认为,应将患者利益置于首位。这就是说,患者的健康利益应优先于医生利益和其他方面的利益。医生为患者诊治疾病,为患者开出的处方,首先的着眼点是缓解患者的痛苦或根除疾病,帮助患者恢复健康,而不是考虑医生能有多少收入。将患者利益置于首位,并不否定医生的利益,而是将医生的利益置于患者利益之后。

由于医疗保健涉及患者的生命安危,而且这种安危往往处于十分紧急的状态,常是稍纵即逝,因而古今中外的医生,在遇到患者求救时的第一反应就是迅速投入抢救,而不是首先算计向患者要多少钱。这是医疗职业的特点,也是自古以来形成的医疗行规,因而将之列为医学伦理学的首要原则,理由是十分充分的。医学伦理学与生命伦理学的情境大不相同,生命伦理学较少面临患者生命紧急安危的场景,未将患者利益至上原则列为其应当遵守的原则是不恰当的。

将患者利益置于首位,首先是医生对患者健康利益的考量。《生命医学伦理原则》列出了有利原则的三项要求:应当防恶或避害;应当去恶去害;应当行善或增利①。而这些方面都涉及患者生命和健康的切身利益。将患者利益置于首位,首先应当考虑的是诊治技术对患者健康的利弊取舍,应当尽一切努力防恶避害、去恶去害、行善增利。因此,将有利原则并入患者利益优先原则中是适当的,且有利的内容远比这三项要求更全面,没有再另行列出的必要。自主、不伤害、公正三原则,完全适合医学伦理学的情境,故均被纳入医学伦理学的原则。

在医学伦理学原则中增加友善原则,是基于临床医学面临的人际关系越来越复杂和越来越广泛的现实:不仅有传统的医患关系、医医关系,还有随着医疗卫生保健事业的发展、医疗系统内部的关系、医疗系统与医学科研系统的关系、医疗与医药开发商业系统的关系等,这些关系越来越影响和制约医疗保健服务各方面的工作。理顺和融洽这种种关系,使这些关系形成合力而不是阻力,最重要的办法是友善。友善包含"友"与"善"两个向度。"友"是与医疗保健服务各方都是朋友,是朋友就要团结。即使是实力再雄厚的个人、医院和团体,也无法掌控医疗卫生保健服务的所有环节。理顺医疗卫生服务系统内部或外部的关系,处理好这些关系中不断发生的问题,调节相互关系中的矛盾和冲突,需要遵循友好原则,团结一致,构成合力;"善"是指涉及医疗保健的各方都要善待对方,在对

---

① 比彻姆,邱卓思.生命医学伦理原则[M].刘星,等译.8版.北京:科学出版社,2022:170.

方遇到困难时伸出善意之手予以帮助。

也正是鉴于这些情况,欧洲保健系统一直认为:"对于今天和明天的医疗卫生保险来说,基础原则很可能是团结、责任和支援的三分体。"2011 年,英国智库纳菲尔德生命伦理学理事会(Nuffield Council on Bioethics)发表的《共济:对一个在生命伦理学正在兴起的概念的反思》中,提出了共济概念①。共济理念的基础就是"善",它有利于处理当前医学实践中的许多矛盾和冲突,为这些矛盾和冲突的解决提供一种新的出路。尽管这个报告提出共济的理念是从生命伦理学角度思考的,但它也完全适合当今医学伦理学面临的情况。"友善"原则既体现了团结,也融入了"共济互助"的要求。

3. 置患者利益于首位的内涵

将患者利益置于首位这一原则,有两个要点必须把握:一是患者利益是什么? 二是首位是何意? 这里所指的患者利益,主要是指患者的健康利益。患者因病求助于医生,其目的当然是为了把病治好,恢复健康。恢复健康当然是患者最关切的利益,置于首位的利益是就健康利益而言的。恢复健康往往要付出一定的费用,现在大多数国家普遍实行了医疗保险,恢复健康所花费的医疗费用主要由医疗保险支付,但有时自己要承担小部分,尽管患者也关心医疗的花费,但这不是患者最关切的利益;即使花费较多,即使自己承担的部分较大,但只要病治好了,患者也是不大计较的。只有在花了钱而病依然如故时,患者才在意经济上的花费。因此,将患者利益置于首位,核心是患者的健康;"首位"的含义,是说医生要把帮助患者恢复健康放在第一位,其他的利益,医生可以关心,但只能放在第二、第三位……必须排在患者健康利益之后。

医学的目的是治病救人,这是古今中外所有名医大家都一致公认的。孙思邈在《大医精诚》中提出,"凡大医治病,必当安神定志,无欲无求,先发大慈恻隐之心,誓愿普救含灵之苦";《希波克拉底誓言》强调,"无论至于何处,遇男或女,贵人及奴婢,我之唯一目的,为病家谋幸福";《胡弗兰德医德十二篇》指出,"医生活着不是为了自己,而是为了别人,这是职业的性质决定的";2021 年修订的《日内瓦宣言》重申"我首先考虑的是患者的健康"。所有这一切,都表明医生首先考虑的是患者的健康,它是医学的一贯宗旨,《新世纪的医师专业精神——医师宣言》明确"将患者利益放在首位的原则",结合当前医师专业精神面临的挑战,适

---

① 英国纳菲尔德生命伦理学理事会.共济:对一个在生命伦理学正在兴起的概念的反思[J].邱仁宗,整理.医学与哲学,2017,38(6A):90-93.

应医师利益多元化的特点,强调在医师种种利益面前,不是否定这些利益的正当性,只是强调要把患者利益放在这些利益的首位。比彻姆和邱卓思的四原则中,有利和不伤害原则,继承了古代医家"为病家谋幸福""我不得将有害药品给予他人""医师在任何情况下不赞助、容忍或参与折磨行为、虐待或非人道的行为"的观念,但没有体现如何处理医生利益与患者利益关系的准则,而这恰恰是当今医疗实践无法回避的现实问题,是当今临床现实迫切需要解决的问题。将患者的利益置于首位,是就医生而言的,只有医生根据循证医学和他掌握的其他医学知识才能确定患者的健康利益在哪里、是什么。当然,医生根据患者的病情,提出诊治方案,其中包括治疗需要和可能达到的目的,也就是患者来院治疗的利益目标,而这只能由医生向患者做出说明并征得患者的同意,或经过医患共同商量决定的。患者的利益目标,绝不是患者本人说了算的。患者可以表达自己的希望,申诉本人的要求,但这种种希望和要求只有在医生运用他所掌握的医学知识评估确认后,方能确定是否属于患者的最佳利益。患者最佳利益,不一定是患者自己认为的利益,更不是家属和亲友认定的利益目标,这些只能视为医生的参考。患者最佳利益目标,是由医学科学界定的。

患者最佳利益目标的确定,是在比较不同诊疗方案后得出的结论。当代医学的发展和进步提供了多种诊疗方法。一个患者所患的疾病,常有多种诊疗方案可供选择,当然也就呈现出不同的治疗效果,其中包括经济耗费的多与少、副作用的轻与重、治愈时间的长与短、医生个人的经验、患者价值观的取舍等等。患者的最佳健康利益是在这种种效益的比较过程中得出的。有时一个医院或一个地区因设备、医生的水平与经验等因素的不同,以及患者个体的差异性、耐受性的不同,同种疾病患者的最佳效益可能有所差异。就具体特定的患者而言,谋求绝对均等的最佳效益是难以办到的。即便患的是同一种疾病,因为患者具体的特质都是独特的,而"医学对可复制性和普遍性的追求冲淡了医生对观察和描述独特性和创造性的认识"[①],同样也模糊了对患者最佳利益的认识。从横向比较来看,患者的最佳利益只能是一个近似值,这些都是估量患者最佳利益必须考虑的因素。

4. 理清将患者利益置于首位有关的几个概念

① 以患者为中心不能代替患者利益置于首位的原则

以患者为中心是我国医院和医生普遍认同的概念。"以患者为中心的医疗

---

① 比彻姆,邱卓思.生命医学伦理原则[M].刘星,等译.8版.北京:科学出版社,2022:61.

是一项起源于美国和英国的理念和临床运动,强调在医疗卫生的全过程中要涵盖患者的视角和要求,尊重患者的选择,关注患者对疾病信息和教育的渴求,鼓励患者家属和朋友的参与,保证治疗的连贯性和合作,直面患者的情感因素。运动的领导人之一毛艾拉·斯图尔特(Moira Stewart)写道:'患者喜欢以患者为中心的医疗⋯⋯它寻求对患者整个世界的整体认识——也就是他们的整个人、情感需求、生活中的问题;能够在整体上找到问题所在,并一致同意对这些问题采取管理措施⋯⋯能够增强医生和患者之间的持久关系。'以患者为中心的医疗实际上就是没有分歧的医疗。"①这是对以患者为中心这一概念的权威解释。

从这一解释中,可以看出"以患者为中心"包含的内容是十分广泛的,它几乎概括了临床医学的要义和宗旨,最终目标是实现没有分歧的医疗,其内容远远超出了将患者利益置于首位的原则。将患者利益置于首位只是其中的一个方面,以患者为中心涉及的是临床医学的全部,而将患者利益置于首位涉及的只是医生利益与患者利益的关系,涉及的只是在医生视域中的诸多个人利益与患者利益的关系,它不能代替以患者为中心的理念。

医生为患者提供的服务可以有多种选择,这种选择对于患者来说有小利、多利、大利和不利之差别,患者利益第一的原则要求医生选择对患者最有利的选项。大量的事实表明,践行以患者为中心,并不能约束将医务人员自身利益置于首位的种种行为,如目前许多医院存在的过度医疗、滥用高新技术、重复收费、收取回扣、扩大特需服务的范围、提高医疗价格等,这些行为并不直接违背以患者为中心的原则,某些甚至还可以在以患者为中心的口号下进行。同时,以患者为中心,也有针对医院诸多工作的彼此关系而言的含义。医院的工作除医疗工作外,还有后勤保障、政治思想、职工文化教育、职工福利以及文化娱乐等。在这些工作中,要以什么为中心?以患者为中心,围绕患者这个中心进行,但它没有回答这些工作与患者的利益关系的问题,没有回答在两者发生冲突时应以何者为先。而将患者利益置于首位,正是针对服务与被服务双方的利益关系而言的;反过来说,执行将患者利益放在首位,只是说在处理医患关系时,要将患者的利益放在首位,它没有回答这些服务与患者利益的关系。故两者各有各的指向目标,不能相互取代。有的医院为门诊量增多和手术室日夜忙碌而欢呼,这与以患者为中心似乎不矛盾,但它并不体现"将患者利益置于首位"的原则,甚至是相去甚远的。

---

① CHARON R.叙事医学:尊重疾病的故事[M].郭莉萍,主译.北京:北京大学医学出版社,2015:35-36.

② 医学人道主义不能等同于将患者利益置于首位

"防病治病，救死扶伤，实行社会主义医学人道主义，全心全意为人民身心健康服务"于 1981 年在上海召开的第一次医学伦理道德学术会议上首次被提出，随后由当时的卫生部和中国科协向全国地区卫生机关、医学院校和地区科协转发的会议"纪要"得到确认，并被写入医学伦理学的教科书中，这一表述也获得医学界和伦理学界的认同。但是，这段文字是对医学根本任务与宗旨的表述，它与医学伦理学应遵循的伦理原则的基本精神应当说是类似的，但两者也有区别。

在探讨医学伦理学的基本原则时，有必要理清伦理规范与医学理念和宗旨、与美德品质、与一般常规道德等几个概念的同与异，否则难以对医学伦理学基本原则有大体一致的认识。医学道德的基本原则，或者说医学伦理学的基本原则，可以作多方的理解。医学的根本任务与宗旨，就是医学道德或医学伦理学的基本原则，也可以说是医学道德、医学伦理要体现的基本精神，脱离或背离这个精神，就无医学道德、医学伦理可言。

1941 年 7 月，毛泽东主席为中国医科大学毕业生题词的"救死扶伤，实行革命的人道主义"，既是对医学使命与宗旨最精辟、最准确的概括，也是对以医疗为职业的医务工作者所应遵循的伦理道德最基本的要求；1981 年 6 月在上海召开的第一届医学伦理道德学术讨论会，将医德的基本原则表述为"防病治病，救死扶伤，实行革命的人道主义，全心全意为人民服务"，随后修改和完善为"防病治病，救死扶伤，实行社会主义医学人道主义，全心全意为人民身心健康服务"。这一表述仍然是就医学的宗旨和医务人员的根本使命而言，当然也可以认为是医务人员应当具备的基本的道德品质，但它对于规范医务人员在具体实践中的医疗行为，判断这些行为的是与非、善与恶，显然是难以实现的。

医学伦理学制定的伦理道德规范，是作为衡量医生行为的是与非、善与恶的准则提出的。顾名思义，规范的释义是指约定俗成或明文规定的标准。要达到这一目的，制定的规范必须满足以下四点要求：

● 必须是适宜观察、评价任何医疗行为的，过于抽象和过于一般性的原则，难于准确实践，因而也就不适合作为评价行为规范的指标；

● 是可以衡量的，是可以认定其是与非、善与恶的性质，可以区分为好与不好、一般和很差等不同等级的；

● 具有广泛的普适性，是不同国家、不同地区医务人员需要共同遵守的；

● 是可以做到的,不是脱离实际的空谈,有可操作性。

将患者的利益摆在其他利益的前面,放在首先考虑的位置,在此前提下考虑医务人员自身利益,而全心全意地为患者服务,若认为没有给医务人员自身利益留下空间,可能是不现实的;医学是没有国界的,医学术语、疾病的诊治要求和标准常是全球通用的,因而对医疗干预行为的伦理原则,尽管因国别和地区的不同有所差异,但基本精神仍是一致的。全心全意为患者的身心服务,将患者利益置于首位这两种表述,就其基本精神与意旨来说,两者是相通的,但两者对于医疗行为的规范与约束作用是大不相同的。前者只能说是对医生提出的一般性的要求,难以具体衡量,也没有讲清医生利益与患者利益的关系,而医生的利益也不是可以忽视的,因而难以发挥具体的约束作用;后者则是可以衡量的,将患者利益放在何种位置,是患者利益服从医生的利益还是医生的利益服从患者的利益,从医生的处方可以明确辨识。

在伦理道德实践中,存在两种不同类型的伦理道德规范。一种是通过个人品德修养习性形成的美德品质,有时也被称为规范,如古希腊英雄社会提倡的勇敢,柏拉图在他的著作《理想国》提出的正义、智慧、勇敢和节制;亚里士多德《尼各马可伦理学》一书所列出的正义、智慧、慷慨、自重、友爱、上进、温和、诚实等德目,以及古往今来备受欢迎的诚实、忠诚、友爱等品德,也可以视为道德规范。也正因为如此,伦理学界在很长时期将美德伦理也视为规范伦理学的一部分。2012 年 6 月,原卫生部颁发的《医疗机构从业人员行为规范》,就是属于这种类型的道德规范。这种经由个人习惯修炼、国家倡导或教育形成的道德品质规范、要求,不是针对某一具体情境或某一特定问题的需要而形成的道德规范,没有特殊具体的场域限制,它适用于医疗机构从业人员几乎所有的场景,它与真正意义上的伦理道德规范有很大不同。

规范伦理学讨论的规范,大多不是通过个人习惯养成的,而是通过伦理学的研究、公众的协商达成的共识,不是依靠个人的自觉信念和自律,而是依靠外在约束力的推动发挥作用。例如,撤除某些无法恢复正常呼吸患者的呼吸机的场景中,这些伦理规范的生成,一般出自社会道德实践中产生的矛盾与冲突,产生于调节这些矛盾与冲突的需要。规范伦理的每一原则,都来自实践的需要,都有明确的针对性。如将患者的利益置于首位视为医学伦理学的首要原则,是因为在医疗实践中有太多的利益关系,出现了太多的背离患者利益、背离医学基本宗旨的事情,需要制止这类事情的发生以维护患者利益。规范伦理萌生于现实世界的需要,而非产生于个人对美德理想的追求。

本书讨论的伦理规范或伦理原则,即规范伦理学讨论的规范,是就这种类型的伦理规范而言的,而非泛指做人做事的一般道德要求。为了区分这种不同类型规范,可考虑将具有硬性约束作用的规范称为"硬规范",将那些仅具有号召和导向作用的美德品质规范称为"软规范"。

③ "患者至上"与将患者利益置于首位的内涵有所不同

患者至上大体上体现了将患者利益放在首位的精神,但患者至上的内涵较为广泛,体现在各个方面,而这些方面并不一定都能够实现"至上"。比如,一个患者要求立即住院,但病情有轻有重,床位也是有限的,所以不一定每个患者都能做到"至上"的,有的患者要求也不一定应当"至上"。医院和商店不同,商店一般可以提"顾客至上"这样的口号,而医疗领域则不同。是否应当满足患者的所有要求,是否都能"至上",受两个条件的限制:一是病情。患者不能超越病情提出要求。一个重症患者,急待抢救,和那些病情较轻的患者相比,他是可以而且应当"至上"的;而在病情较轻且床位有限的情况下,病情较轻的患者就要等一等,暂时不能"至上"。二是医学科学的允许度。医学科学要求之于当地、当时的允许度。科学不承认的允许度,当时当地的医学科学水平无法办到的要求,是不能"至上"的。超越这两个条件的要求,医院一般不应满足,并非患者提出的所有要求都应予以满足。所以医院对"患者至上"这样的口号,要慎重对待和处理,避免陷入被动。而"将患者利益置于首位"则不然,一般地说,在任何时候和场合都是应该将患者利益置于首位的。

④ "将患者利益置于首位"不排除医生合理的利益要求

将患者利益置于首位,会不会影响医生的合理利益而抑制医生的积极性?恰恰相反,这样做不仅不妨碍,反而有利于谋求医生的合理利益。在不违背患者利益的前提下谋求医生的利益,就使得这种利益具有正当性与合理性,即"以义取利"。美国诺贝尔经济学奖得主米尔顿·弗里德曼(Milton Friedman)在谈到斯密的两本著作时曾说:"不读《国富论》不知道怎样才叫'利己',读了《道德情操论》才知道'利他'才是问心无愧的'利己'。"[1]

在患者利益优先前提下谋求医生个人利益,就是守住医生利益不侵犯患者利益这个边界,就是"问心无愧"的利益。许多事实表明,在维护患者利益第一的前提下,仍有保障医生利益的广阔空间。相反,如果医生们首先一心一意为自己

---

[1]　斯密.左手《国富论》 右手《道德情操论》[M].焦亮,译.北京:中央编译出版社,2009:序言3.

谋利,就可能使医生利益陷入"取之不义"的困境,进而广受社会批评,从根本上扭曲了医生的形象。只有在坚持患者利益优先的前提下,增进医务人员利益的努力,才能具备坚实的道德基础和持续发展的可能,从而赢得社会的认同与广泛支持。

当前保健体系中的利益关系十分复杂,有患者的利益,有医院和医务人员的利益,有医药开发商的利益,有保险公司的利益,当然也有管理部门的利益。如何协调这些利益关系? 如何使这些利益关系彼此协调而不发生矛盾与冲突? 要做到以上这些,首先就必须明确这些利益关系中首要利益和次要利益,必须明确医疗服务的宗旨和目的,并以此为基础处理诸多利益关系。在患者利益第一的前提下,谋求医生、医院和其他各方的利益,就是要使各方的利益有明确的、经得起历史检验的道德基础。

显然,我们应当毫不动摇地承认患者生命与健康的利益是首要的和基本的。只有肯定这一点,只有大家都承认首先要为患者提供有效的、经济上承受得起的医疗服务,才能理清其他利益关系,才能摆正医生与医院的利益,让医药开发商、保险公司等各方的利益各得其所。医疗改革的一些措施难以落实,各路大军各行其是,就是因为没有在患者利益优先的原则上达成共识,或者只是口头上而非行动上的一致。

"将患者利益置于首位"是医院和整个卫生工作的宗旨,是医疗卫生工作的生命线。只有在将患者利益置于首位的前提下,医疗保健服务的其他各项工作才能有正确的方向,才能更好地发挥作用。比如,目前一些医院不断扩大特需服务的范围,增加特需服务的床位,将好医生安排于特需服务,这的确满足了一部分高收入人群的需求,但如果从患者利益优先的原则思考,将如此多的医疗资源投放在特需服务上,是否符合公平地对待广大普通患者的需求呢? 一些医院为了方便患者交款,设法增加窗口、减少排队,这当然有利于患者,体现了以患者为中心的理念,但如果从患者利益优先的原则思考,则更应当在降低医疗费用、减轻患者负担上下功夫,而这样做的医院可以说是凤毛麟角。可见,只有在坚持患者利益优先原则的前提下,以患者为中心的种种努力才能真正惠及患者,并抛弃那些华而不实,甚至有悖于患者利益的举措。当前一些医院尽管把以患者为中心的口号喊得很响亮,但背离患者利益的事却层出不穷,这生动地说明以患者为中心和将患者利置于首位两者的本质差异,这也正是这些年来将患者利益置于首位的声音愈来愈虚弱的原因。

二、将患者利益置于首位的原则不能动摇

近几十年来,我们医学伦理学界争论各类伦理问题的根源是什么? 医学伦理实践最缺失的是什么? 医学道德没有守住的底线,引发医学道德防线全面崩溃的原因是什么? 我们可以毫不迟疑地说,那就是没有坚持将患者利益置于首位。

1. 全部医学伦理学的根基

医学伦理学有许多理论与观点,但其中最基本的根基是将患者利益置于首位。这是医学伦理学的起点,也是医学伦理学的终点。从希波克拉底、孙思邈到1948 年的《日内瓦宣言》、2006 年的《新世纪的医师专业精神——医师宣言》,都反复强调"将患者利益置于首位"这一观点。

医学伦理学有很多支撑点。医生的天职是敬畏生命,关爱患者的生命和健康;"至重为人命,最难却是医";医学必须公平,保证每一个人都能得到其应当得到的医疗。"任何医疗体系的基本问题都是道德问题""医疗不是一种谁给的钱最多就卖给谁的商品,而是一种必须平等分配的权利"[①];医疗服务必须尊重患者的自主权;医生必须保守患者隐私;医疗必须为患者提供最优的、公平的服务。如此等等都是医学伦理学的重要要求。但是,所有这些重要要求,并非自然而然地实现,而是通过广大医务人员和各级卫生管理干部共同努力才得以实现的。

然而,任何人都有个人利益的追求,医务人员和所有卫生工作干部也不例外,所有从事与医疗服务有关的人士,该如何处理这一神圣事业与个人利益的关系呢? 按照自古以来医学职业的道德要求,应当将患者利益放在医务人员个人利益和其他利益之前,在这个前提下处理医疗服务的一切问题。为何唯独对医疗部门提出这样的要求? 这是由医疗服务的对象及服务的特点决定的:①医疗服务直接关系人的生命与健康,在涉及生命安危与健康面前,其他利益和种种其他考虑只能为之让路;②医疗保健服务对象处于疾病状态,不同程度地丧失了生活、行动和思考的能力,常处于任人摆布的状态,如果医务人员将自身或其他利益放在首位,可能会造成不可想象的后果;③只有在确认患者利益优先原则的前提下,才能理顺其他各种利益关系,才能讨论遵守其他原则。

比如,医疗卫生管理部门长期推行基本药物制度,其目的是减轻患者负担并使患者得到合理的治疗。这一医疗改革措施能否收到预期的效果,关键在于医

----

① 里德.病无所依[N].参考消息,2009-09-30(9).

院、医务人员和其他相关部门能否将患者利益放在首位。如果医疗部门和药物开发、生产、销售部门将自身的利益放在首位,就可能采取各种办法绕过基本药物制度,或大幅度地提高基本药物的出厂价格,或向患者推荐非基本药物,或分流医院药物的消费而虚报基本药物在整个药物消费中的比重,使基本药物制度的初始目的大打折扣。推行基本药物中曾经遇到的种种困难,也正好说明这一点。又如,关于知情同意原则,其本意是尊重“我的身体我做主”的自主权,使患者得到更好的医疗服务。但如果医务人员将自身利益放在首位,就可使之成为推卸责任、保护自身的手段。关于医院公益性的回归,更好地印证了将患者利益置于首位的重要性。的确,要求公立医院将社会公益放在首位,需要国家加大对医院的投入,使医院从解决自身员工待遇和医院运转的困难中解放出来;但是,如果“将谁的利益放在首位”这个问题不解决,即使国家加大投入,医院公益性也难以回归。其他诸如过度医疗、滥用高新技术、重复收费、降低医疗费用、收受回扣、红包等医疗顽疾的解决,无不与“将谁的利益放在首位”这个根本问题相连。

2. 当今强调将患者利益置于首位更重要

当今,由于多种因素正冲击和消解将患者利益置于首位的原则,在医疗保健服务和医学伦理学工作中重提和强调这一原则更为重要和迫切。

哪些因素在干扰将患者利益置于首位的原则呢?《新世纪的医师专业精神——医师宣言》对此进行了明确而深刻的分析。这份宣言明确指出:“目前,医学界面临着科技爆炸、市场力量介入医疗体系、医疗卫生实施中存在的问题、生物恐怖主义以及全球化带来的压力。结果,医师发现越来越难以承担他们对患者和社会所肩负的责任。在这种情况下,重申医师专业精神根本的、普遍的原则和价值,即所有医师追求的理想,变得尤为重要。”这份宣言在其最后部分明确指出:“现代医学实践面临着前所未有的挑战。改变医疗卫生体系与兼顾患者的需求,以及达到这些需求所需的有限资源都越来越多地依赖市场的作用,其中以放弃将患者利益放在首位与传统职业责任之间的挑战最为突出。”[①]

当前更需要强调将患者的利益放在首位,有以下原因:

● 医学技术在当今得到了极为迅猛的发展,医生对付疾病的办法和手段更多,医疗服务领域不断扩大,医生获得了更大的权威,这种权威有可能使医生的利益超越患者的利益,或者将其他利益置于患者利益之上。

---

① 美国内科学基金,美国医师学院基金,欧洲内科医学联盟.新世纪的医师职业精神:医师宣言[J].中华心血管病杂志,2006(4):289-290.

● 医学由于其高度的技术化和精密化,更需要资本和市场的支持。"在全球化与科技进步的共同推动下,价格昂贵的新兴医疗产品和医疗服务种类持续增加。新的生物科技和医药产品层出不穷,有史以来第一次形成一个规模空前的全球潜在医疗市场"[①],一些大型医院、医疗中心成为社会资本的重要部分,成为获取利润的重要平台,医学技术与资本及权力的联盟已经成为客观事实。这是消解将患者利益置于首位这一原则的最重要的体现。

● 医学价值和医生工作的多元化,分散和遮蔽了医生首要的责任是为患者服务这一根本宗旨。当今医学不仅要秉承治病救人的使命,同时也肩负着医学科研、医学教育、普及医学科学知识,甚或为国家争光等多重使命。多重职责集中于医生一身,必然可能出现有意无意地忽略治病救人这一最为重要的医学使命,可能发生多目标主次不分或以次代主的情形。

● 当今出现的趋利化的潮流,也在不同程度地将医生卷入其中,并正在消解"将患者利益置于首位"的原则。从20世纪80年代初起步的医学伦理学,尽管积极普及伦理学的知识,在医药院校中开展医学伦理学的教学,制定种种伦理规范,但均收效甚微。其原因就在于在上述几方面因素的作用下,医学伦理学难以抵御趋利主义潮流。

尽管如此,由于医学关系人的生命和健康,关系人类的基本权利,我们绝不能知难而退,放弃原则,绝大多数医务人员也不会听任患者利益被其他利益淹没或践踏。因为这意味着将产生一系列不堪设想的后果,意味着可以不顾患者的生命安危而谋私利,意味着从根本上否定医疗卫生保健服务的性质与宗旨。因此,尽管做到这一点不容易,也许在少部分人看来有点不合时宜,但我们仍必须知难而上,大声疾呼"将患者利益置于首位"。这是医疗卫生服务事业的天职,也是医学伦理学的灵魂。我们很难要求所有医务人员"毫不利己、专门利人",但"将患者利益置于首位"这个底线是不能突破的。

将患者利益置于首位,不仅是就医生与患者的关系而言,它同时也适用医疗服务的一切领域。比如,目前仍在探索的医疗改革,首先面临的也是医疗服务部门、医药开发商、医疗保险公司、患者几方利益关系的调节和处理。是将医疗服务部门、医药开发商的利益置于首位,还是将人民健康的利益置于首位?这一矛盾正是医改方案多次反复周折和难于按始初本真意旨执行的关键。美国和其他一些国家的医疗改革,也曾反复经历多次,其中重大分歧之一,就是认可医疗保

[①]　夏皮罗.下一轮全球趋势:将决定你未来15年的世界[M].刘纯毅,译.北京:中信出版社,2009:29.

健服务市场化,还是承认医疗市场存在市场失灵,这需要加强政府的管制。比如,在奥巴马政府推行医疗改革时,美国医学会发表声明认为医疗服务应通过独立的市场提供①,公开反对加强国家对医疗市场的调控。在美国医学会看来,医生和医院不惧怕市场,他们唯有从医疗市场化中才能得到更多的好处。我国医疗改革遇到的问题也是如此。是什么原因阻碍医改目标的实现呢?无非就是"利"字,就是一些部门死抱着本群体、本部门的利益不放②。

没有患者利益至上,就没有医学伦理学,就没有医疗改革的成功。从根本上说,不将患者利益置于首位,就是医学本质和宗旨的丧失与背离。

3. 生命伦理学四原则不能替代患者利益优先的理念

美国学者比彻姆和邱卓思提出的生命伦理学四项原则,即尊重自主、不伤害、行善、正义原则。自四原则提出以来,逐渐为世界各国生物技术研究人员、医务界和医学伦理学界所接受。但是,此四原则是就生命伦理学而言的。生命伦理学与医学伦理学有所不同。比如,生命伦理学不存在医学伦理学面临的以医患关系为主轴而发生的各种伦理问题,将四原则作为医学伦理学应有的全部原则并不完全适当。

具体地说,四项原则与医学伦理学要求将患者利益置于首位的原则,是从不同的角度出发的,二者解决的问题和指向不同。四原则是针对从事生命科学研发的科学工作者和医师们在应用种种先进技术时,要从人权和以人为本的观念出发,要尊重受试者和患者的自主权,任何研究和诊疗必须得到受试者和患者的同意,不能将研究者和医师的意旨强加于受试者和患者;要努力做到公平合理,各种研发和诊疗措施,不能伤害受试者和患者,要对受试者的身心健康和患者的疾病有利。但是,这四原则没有回答服务者与被服务者的利益关系,没有回答谁的利益可以而且应当优先的问题,没有回答在两方利益发生冲突时,谁的利益应当服从谁的利益的问题,而这恰恰是医疗服务中不可避免而且必须回答的重要问题。因此,尽管四原则在生物学研究方面受到欢迎,但在医疗实践中,"四原则方法在理论及实际运用上却遭到各方的激烈的抨击"③,其严重不足在于忽略了医生这一道德主体人格德行的重要性。

正如有的批评者指出的那样:"四原则学派将道德简化成仅仅是原则与规则

---

① 于盟.医学会公开反对医改计划[N].健康报,2009-07-15(8).
② 李凡.谁在阻碍新医改[N].21世纪经济导报,2010-06-24(2).
③ 戴正德,李明滨.医学伦理学导论[M].台中:正中书局,2001:52.

而不够强调道德主体德行及人格特质。""由于北美生命伦理学的特色是以政治学上的自由主义及个人主义为基础,四原则方法因而被批评为偏好重视自主、隐私、自由及个人权利的自由个人主义,并相对忽视了社群主义,轻视了群体、共同利益、相互关系及团结之价值。""四原则方法缺乏一个系统性的整合,一个可以整合所有原则的道德理论,因此无法提供一个统整性的指引方针。"女性主义者则批评"四原则方法适用于陌生人之间的互动,但不适用于朋友及亲密关系之间,它只是存在于全是陌生人社会中最微薄的道德要求"①。

综上可以认为,四原则对于医疗保健服务来说有以下不足之处:

● 它忽视了医学道德主体——医生道德修养的重要性。而医生主体道德意识在整个医学伦理学中有至关重要的作用;

● 四原则彼此间缺乏有机的联系而未能构成完整的医学伦理道德概念体系;

● 过于强调个人权益,忽视了个人利益与社群主义、集体主义的关系;

● 四原则未能体现医患间的真诚与友爱关系,只能视为医学伦理学最低层次的伦理要求。

因此,为适应医学伦理学的实际需要,必须对四原则进行改进和调整,必须补充以患者利益优先的原则,并将之视为首要的原则,同时增加调整医疗服务各方人际间关系的原则,即友善原则。在当前医疗实践中,我们可以看到一些遵守了四原则但却损害了患者利益的事例。肖志军案件为我们揭示了这两者不可取代的性质,揭示了四原则之不足。医方从尊重患者自主权出发,坚持患者或家属不签字不手术虽并无过错,但此类事情为何受到多方质疑呢? 原因就在于忽略了医师和医院挽救生命的至高职责并为此应当做出更多的努力。如果将患者利益置于首位,将挽救生命当作医生和医院的天职,即便患者(家属)因某种原因不签字,也要设法采取其他办法,如反复向患者(家属)说明手术的紧迫性、医院领导会商并请示有关领导部门做出特别决定、寻求其他方面的理解和支持等,而不是轻易放弃救治②③。此外,有利、不伤害原则也应从患者利益优先的原则出发,才能使有利、不伤害原则真正落到最佳处。事实上,目前对许多疾病的诊治可有多种方案,这些方案确有优先、比较优先或无需优先之别,但从不同利益出发的

---

① 载正德,李明滨.医学伦理学导论[M].台中:正中书局,2001:53.
② 陆彤.拒签悲剧险被大连孕妇重演[N].大连晚报,2007-12-20(B4).
③ 高原.美国:责任之外求助道德[N].参考消息,2007-12-06(14).

医生可以对此做出不同选择。不同品德的医生在遵守有利、不伤害的原则时可以提供大相径庭的服务。而现实中很多医生绝不满足于仅仅是有利、不伤害这样最低标准的要求,而是努力提供最好的医疗服务。这样的事例不胜枚举。也就是说,由于医方这一道德主体的德行不同,执行四原则可以有不同效果。在医方利益优先的原则下,同样也可以不违背四原则而做出多种医疗处置,做出很多可能有悖于患者最佳利益的事情。当前医疗领域内的诸多事例,也说明了这一点。

就医疗保健领域而言,只有在患者利益优先的前提下,才能更好地践行四原则。只有真正地将患者利益放在首位,我们才能真正实行知情同意原则,而不将它作为推脱责任的借口;只有将患者的利益放在首位,我们才能做到对患者全面负责,包括提供有效治疗和减轻经济负担;只有将患者的利益置于首位,我们才能做到公正地使用医疗资源,公平地对待患者。

这些年来,医疗服务中发生的许多事情。尤其是不给钱不治、不签字不治的"两不治"所造成的不良后果,无不与我们这些年来对这一原则坚持不够认真有关。这也是我国医学伦理学发展过程中最为重要的教训。医学伦理学要与时俱进,及时接受新观念,但那些最基本的、支撑医学伦理学基础的、古老传统的观念,仍是不能丢弃的。

三、患者自主权在实践中的若干问题

自主原则在临床实践中的集中体现就是知情同意。在我国,知情同意权最早见之于 1994 年卫生部制定的《医疗机构管理条例》相关规定:如患者清醒,必须征得患者同意,并取得家属或关系人的签字。此前 1982 年颁布的《医院工作制度》,签字对象规定为家属或单位。之后,随着《中华人民共和国执业医师法》《中华人民共和国侵权责任法》的颁布,患者自主权的制度才正式确立。即使从 1994 年算起,患者自主权的实践在我国也只有三十年的历史。在这三十年的历程中,社会公众和医疗卫生界的广大医务人员,基本上接受了患者自主的理念,在实践上成绩斐然,但也存在一些有待解决的问题。这些问题影响知情同意权的实际落实。

1. 正确认识尊重患者自主权的性质、范围、标准、条件

在近十年患者自主权的实践过程中发生了一些偏差,首要原因是对患者自主权的认识未能准确到位,主要表现如下:

● 患者自主权的确立,是医疗卫生领域中带有根本性的思想革命。自古以来,医疗是由医生做主的,医生是患者生命、健康大权的掌舵人和决策者,而家属则被视为患者天然的代言人,医生一般以家属的意见为准。在传统的医患关系下,患者处于医生家长主义和家属家长主义两重家长主义的管辖下,而患者自主权的确立,从根本上颠覆了两千多年以来形成的这种传统,医生与患者及患者与其家属的关系发生了根本性的转向:患者从客体变成了主体,从他者转向自我;医疗由医生对患者的恩赐转变为患者本人理应享有的权利;知情同意从诊疗工具理性转变为对患者人格尊严尊重的价值理性。不能将患者知情同意的自主权仅仅理解为一种手续、一种程序、一种形式,而应将其视为医疗秩序根本性的变革。当前,医疗实践中知情同意未能真正到位和出现种种变异,莫不与对患者自主权的性质认识不清有关。

● 厘清患者自主权的定位。自主可以从多方面理解:①自主的思维:德沃金认为,自主是人的一种特性。人是有思想的动物,可以对自己的处境、需要进行思考,这种由大脑生理本性产生的思维功能当然是自主而非听命于别人的。自主赋予人独特的人格,赋予生活的意义。②自主的行为:指人的行为具有自主性,每个人可按自己想要的东西采取行动而不受制于他人。思维自主是不受限的,任何人都可以自主地思维,但自主的思维不一定都能变成自主的行动。行为或行动是受主观和客观条件限制的。伦理学的自主是指行为自主而非思维自主,这也就为伦理学留下了空间,研究行为自主的条件,研究行为应当限制和不应当限制的条件、领域或场所,正是伦理学的任务。③自主含意的多维性:自主也可理解为自治、自我管理、自我选择。伦理学讨论的自主,不是指自治、自我管理,而是特指自主选择,是仅就疾病诊治中对诊治方案具有自主选择和决定的权利而言的。"即使是具有自治能力、能很好地管理自己健康的自主者,也会因为疾病、沮丧、无知、胁迫或其他原因影响他们的判断和选择,从而导致他们无法就某些特定的选择做出自主决定。"[①]行为的自主——尤其是疾病诊疗决策的自主选择,是伦理学自主概念的具体指向。

● 患者自主是相对而非绝对的。尊重患者自主权的根本出发点在于身体是属于每个人自己的,当然应由自己而非由旁人管理、处置,它意味着以往那种疾病诊治完全由医生说了算的医学父权主义时代的结束,也意味着一项重要的人权在医疗领域内的确立。但患者自主并不因此具有绝对的、至高无上的意义,在

---

① 比彻姆,邱卓思.生命医学伦理原则[M].刘星,等译.8版.北京:科学出版社,2022:110.

患者自主权与生命权发生冲突时,在患者不理智时,维护患者的生命是医生与患者的第一要务,当两者发生矛盾时,自主权应当让位于生命权。试想,生命没有了,自主又有何意义?北京朝阳医院接受了患方家属拒绝剖宫产手术的要求,尊重了患方家属的选择权,但却导致孕妇死亡,引发社会的强烈反响,原因在于未能理解自主权的相对性;暨南大学附属第一医院一产妇生命垂危,但本人却明确表示不实施剖宫产,医方在紧急情况下征得家属同意,违背患者本人意愿实施了剖宫产手术,挽救了患者生命。这种将生命权置于自主权之上的选择显然是正确的,但也引发了如果患者出现了不良后果医方是否要承担法律责任的争议。某医院患者病情严重需紧急进行手术,但患者家属拒绝手术,并冒着巨大风险自行驾车转院治疗,考虑途中可能发生意外,医院安排救护车及医护人员跟随患方转运车辆,随时准备在发生危险情况时立即给予抢救,直至患者到达 300 余公里外的一个医院,在患者得到安全保障时方撤离①。该案例是医院面临患者知情不同意与患者生命受到严重威胁两难之境的无奈之举,但也不失为处理两者发生矛盾时的智慧行为,既坚持了生命至上的最高原则,又没有忽视患者的知情同意权,避免了北京朝阳医院因同意患者家属拒绝剖宫产而致孕妇死亡的悲剧重演,这是我国在实践某些特殊情况下的患者知情同意权的一条重要的经验和教训。

● 患者自主权的异化。尊重患者自主的根本目的是为患者提供更好的医疗保健服务,帮助患者更好、更早地恢复健康。它的目的不是给医生提供护身符,不是给患者提供制约医生、对抗医生的紧箍咒,更不是患者的一纸"卖身契"并因此由医生摆布。当患者自主背离这一宗旨时,尊重患者自主的理念就被曲解了,知情同意的原则也因此而被异化了。当前知情同意原则的异化主要表现如下:①视知情同意书如商业的合同。知情同意书从外在形式看,和商业性的合同有某种相似,但其性质则是根本不同的,它不是等价交换的协议。知情同意书是医患双方以诚信为基础的,医方对患者自主权的尊重和患方对医方的信任形成的一种约定或委托,根据患者接受的约定或委托,医方行使对患者的诊疗。双方在人格上是平等的,但双方各自的境地是不平等的,医方较患方而言仍是处于强势地位。而商业合同是当事人或当事双方经过协商之后设立、变更、终止民事关系的协议,双方无论在人格上或其他方面,均是平等的,不对称、不平等的双方难以形成公正合理的商业合同。②将知情同意书视为医生的护身符。由于当今医患

---

① 刘宇峰.知情不同意发生的境遇、类型与应对[J].医学与哲学,2019,40(20):11.

纠纷已成为一种常态,患者诉讼医生的事件屡屡发生,知情同意书的签订在客观上有利于减少医患纠纷,但它与护身符有本质不同。即便患者应允接受某种医疗措施,但医方仍需承担治病救人的道德责任,仍然对医疗中可能发生的一切承担相应的责任。知情同意书不是免责的契约,相反,它对医生提出了更高的要求。③将知情同意书视为患者的"卖身契"。在签署知情同意书的过程中,一些患者将之视为"卖身契",误以为签订了知情同意书,医生就可以任意处置患者的身体,这是对知情同意的极大误解。知情同意约定的医疗举措是经过严谨科学论证后确定的,其范围、深度是有严格限定的,绝非随意而为。在诊疗过程中,患者可以及时提出疑问,要求变更或终止约定。但是,也应该看到,由于知情同意原则产生的历史背景是"针对医生和科学家的不道德行为和潜在的不道德行为应运而生的","医患关系的对抗性这一假设似乎统领了生命伦理学的一切"[1],以及尊重患者自主权以医患双方签订"知情同意书"这种法律形式表达的权力让渡,已经为知情同意原则打上了异化的烙印,在一定意义上已经将医患矛盾公开化。④知情同意书越来越程式化,知情同意的种类越来越多,项目越来越细,知情同意的基本理念被日益繁杂的细节淡化和消解。⑤医患双方对自身权利的过度要求和保护以及相互防范的心理状态,使本应相互依存的医患共同体日益分裂,不信任的情绪不断加剧。如此种种,都极有可能促成尊重患者自主权异化局面的出现,知情同意原则极可能潜在地成为伤害医患双方的双刃剑。澄清误解、恢复尊重患者自主的根本目的是为患者提供更好的保健服务,这是当前进一步实践和完善尊重患者自主权、落实知情同意原则的第一要务。

● 区分形式上的自主与实质上的自主。医学中的患者自主,意味着承认患者"有权持有自己的观点、做出选择以及根据自己的价值观和信念采取行动。这样的尊重通过尊重的行动表现出来,而不只是尊重的态度"[2],要区分形式上的自主与实质上的自主。若以为患者在知情同意书上签字后,就完成了对患者自主的尊重,万事大吉,医生可以放手而为,这其实是对尊重患者自主的误解。实质上而非形式上的尊重患者自主,区别的要点如下:患者是否真正持有自己的观点和要求;是否根据自己的观点和要求对诊治自身疾病患者的方略做出了符合本人意愿的选择;医患双方是否对达成的意愿采取行动。其中任何一点的缺

---

① CHARON R.叙事医学:尊重疾病的故事[M].郭莉萍,主译.北京:北京大学医学出版社,2015:286-287.
② 比彻姆,邱卓思.生命医学伦理原则[M].刘星,等译.8版.北京:科学出版社,2022:113.

失,都意味着只是形式上的尊重而非实质上的尊重。但是,就目前对尊重患者自主权的实际情况而言,医方大多满足于一纸知情同意书在手,患方虽签了字,但对于签了字的知情同意书的内容的理解则是茫然的,实际上仍处于形式上的尊重,离实质性的尊重仍有较大的差距。"我们需要为具体情况下实质性自主制定具体标准。"

● 明确患者自主需要的基本条件。患者处于弱势状态,很多事仰仗他人。医生在履行知情同意原则时,需要对此有清醒的认识,与不具备基本自主条件的患者商谈知情同意书是没有意义的。患者自主有两个基本前提:一是患者的人身是自由的,他或她不是别人的附属物;二是具有能动性,能够根据本人的意愿采取行动。就实现自主的一般情况而言,必须具备以下三个条件①:①意向性。即患者是有意识地按自己的意识采取行动,有意愿通过知情同意实现自己的某种愿望,这是患者自主的前提。患者没有采取行动的意识,对医生的意旨无动于衷,没有同意或不同意的意向,抱着无所谓、不在乎的态度,是难以被认定为自主的,这一点医生必须心中有数。自主不等同于自愿,自愿是自主的必要条件,没有自愿的自主不是真正的自主。②理解自己的行动所达到的目的和一切可能的后果。仅有意向性还不够,还必须理解医生提出并经本人同意的意见所要达到的目的,以及其他可能的后果。"若行动者对行动不甚理解,则该行动就不是自主的。"当前医疗实践中,医生们在履行尊重患者自主权这一原则时,往往在向患者做了简要的说明后,就拿出笔来要患者签字,丝毫不考虑和评估患者是否理解,而没有理解的自主是虚假自主。当然,此处所谈的理解只是对医生意旨的基本理解而非完全彻底意义的理解。③自己的行动是不受控制的。不受控制既指外部因素的干预,也包括内部可导致自我迷失因素的控制,如患者精神障碍等因素所致的影响,这一点切不可忽略。

● 尊重患者自主权是一个由尊重、告知、理解、能力判定、自主同意、授权六个环节构成的完整过程,缺一不可。目前我们在实践中往往只注重告知与同意,甚至将尊重患者自主、履行知情同意原则仅仅理解为"告知"与"同意"而无视其他环节,这是对尊重、知情同意原则的稀释和误解。没有尊重、理解、能力判定、授权的知情同意,不是完整的、确切意义的知情同意。以授权来说,目前在我国这种实践中常常是被忽视的。1905 年,美国发生了患者安娜·莫尔诉讼医生威廉姆斯的经典案例。医生获得了安娜·莫尔的同意,对她的右耳

---

① 比彻姆,邱卓思.生命医学伦理原则[M].刘星,等译.8 版.北京:科学出版社,2022:113.

进行手术。在手术中,医生判断应当手术的是左耳而不是右耳。法院裁定,医生应当获得患者同意才能对左耳进行手术,即医生只能在患者授权范围内手术,不得超出患者同意的范围①。这一案例表明,患者具体授权是知情同意不可缺少的环节。

2. 关系自主

《生命医学伦理原则》一书的作者在第 8 版第四章中的"自主、权威、社群和关系"一节中,回应了部分学者对自主的批评。这些学者认为,该书作者过于狭隘地将自主视为独立的、原子式的和理性的控制,且试图在肯定自主性的同时,通过关系来解释它。该书作者对这一批评持肯定态度,并且认为这种"关系自主性"的解释源自一种观点,即人的身份和选择大体上(无论是好还是坏)都是通过社会交往和一系列交叉的社会决定因素(如种族、阶级、性别、民族和权威结构)形成的②。作者还在该书的第五章和第七章对关系自主性作了讨论。

的确,我们随处都可以看到,医生在履行知情同意原则时,患者自主无不是在一定社会关系中实现的。任何一位患者,都不是原子式的独立存在。他们身边的配偶、父母、子女、兄弟、姐妹,以及朋友、同事等,这些人都关心他的健康;不仅如此,患者的健康还与亲朋好友的切身利害密切相关。有的患者是家庭经济的支柱,而治疗费用的支出和家庭、亲属有着直接的关联。有的患者是家庭全方位的支撑者,其健康与家庭安危息息相关,患者的健康危机往往等同于家庭危机。如此种种原因必然促成对患者健康的关心。关心患者对医生提出的诊治方案的选择,希望他早日回归健康,特别是他们的近亲属,如配偶、父母和子女。这种种关系必然渗透在患者的自主决策中,影响患者的选择。医疗活动是一个涉及多方(医生、患者、家属)的复杂互动实践,自主不能脱离人际关系而存在。因此,患者自主是一种关系的自主,是在诸多社会关系中实现的自主。

厘清和辨别患者所处的种种关系,对各种关系可能施加于患者的积极或消极的影响要有清醒的认知,并在履行知情同意时分别对待。积极发现和吸纳善的、有利于患者健康利益的关系影响,回避、消解对患者自主消极的、不利的或妨碍患者健康的影响,这是尊重患者自主权不可回避的现实问题。无视关系自主的客观存在,将患者自主视为原子式的自主,很可能导致患者自主的变异,或者是根本消解患者的自主。"如果关系自主性没有忽视我们此前论及的且稍后将

---

① 比彻姆,邱卓思.生命医学伦理原则[M].刘星,等译.8 版.北京:科学出版社,2022:129.

② 比彻姆,邱卓思.生命医学伦理原则[M].刘星,等译.8 版.北京:科学出版社,2022:113-114.

进一步论述的自主三个条件,那么,这一概念是可以得到辩护的。"①这里提及的三个条件,就是意向性、理解、不受控制,这也是衡量关系影响患者选择好与坏、积极与消极的三个条件。

3. 关于知情同意的功能

知情同意是尊重患者自主权的基本要求,也是医生尊重患者自主权的集中表现。如果进一步思考,体现尊重原则的知情同意还包含多种功能。尼尔·迪克特(Neak Dickert)和他的合作者认为,知情同意可能有几个不同的功能,例如,给予透明度、允许控制和授权、促进与参与者价值观的一致、保护和促进福利、促进信任、满足监管要求、促进研究诚信②。这是就包括科学研究在内的知情同意而言,如果单就临床实践中的知情同意而言,体现对患者知情同意权的尊重,至少包含以下功能:①向患者公开有关该患者将要进行的医疗的全部信息,为其本人决策做准备;②增加医患间的信任,消除彼此间可能发生的隔阂或误解;③知情同意的过程使医生知晓患者的要求、顾虑等各方面的信息,便于医生完善诊疗方案、消除分歧,形成医患同心合力的医疗,有助于使诊疗取得更为理想的效果;④便于在诊疗全过程中得到患者的配合和支持,有利于诊疗方案的顺利实施和获得更为理想的效果;⑤知情同意所形成的书面资料,便于监管、追究责任和总结经验;⑥为医疗安全预设保护屏障。如果能够全面了解知情同意所要实现的诸多目标,将具体的实践过程与之对照,改进不足之处,我们就会全面细致地认真履行知情同意的原则,而不会将之简单地理解为取得患者的同意,医生可以按规约行事,避免可能发生的不良后果。

知情同意不仅是尊重患者自主权的集中表现,同时也是医患安全的保护伞。可惜的是,由于我们对知情同意的功能没有全面地认识,一些本可以通过履行知情同意原则得以避免的问题屡屡发生,这是这些年的医疗实践留给我们的重要启示。

4. 信息的告知不当和告知的难点

尊重患者自主权需要向患者告知相关信息,一般已为医务界所了解和接受,但哪些是不当的信息告知,以及这些不当告知信息引发的不良后果,却未引起重视。不当的信息告知,必然会导致错误的知情同意,并可能带来严重的后果。"一个错误信息可能会使患者或受试者的同意无效",信息告知的差异可以产生

---

① 比彻姆,邱卓思.生命医学伦理原则[M].刘星,等译.8版.北京:科学出版社,2022:114.
② 比彻姆,邱卓思.生命医学伦理原则[M].刘星,等译.8版.北京:科学出版社,2022:128.

完全不同的结果。如一项关于肺癌手术与放射疗法选择的研究显示：如果以生存率表达结果，25%的人选择放射疗法而不是手术；如果以死亡率表达结果，则有42%的更偏向放射疗法。因为手术并发症可能导致立即死亡，而放射疗法则没有这种危险[①]。目前实践中发生的信息不当的告知，主要有如下几种：

● 没有针对性的、漫无边际的信息告知。告知是知情同意的前提条件，医生必须提供足够的信息帮助患者做决定，但"足够"与之相伴的常是漫无边际的告知。有的医生以为对患者告知越多越好，以为只有这样才算尽到了告知的责任。如某患者患了某种疾病，按告知要求，只需将有关这种疾病的发病原因、本人当前的病况、治疗方案、可能的愈后及患者和家属需要注意的事项告知即可。但该医生与患者交流沟通时，向患者谈及了许多与此病无关的情况，或者对某些应当告知的内容无意地扩大了范围，提供了许多患者无需知道的信息。这种漫无边际、缺乏针对性的告知，反而事与愿违，增加了患者的思想负担，降低了信心，导致患者难以决策，影响了情绪，为即将开始的治疗带来了困难。知情同意前的告知，必须是有针对性的、必要的，有利于后续的治疗，有利于增强患者的信心，有利于医患合作。

有针对性的告知，当然首先是针对患者病情的告知，其中包括病情性质、特点、现况、治疗方案及其科学根据、可能的愈后和可能的风险、治疗中（包括术中）及治疗后（包括术后）可能出现的情况、注意事项等；其次也要顾及患者可能的特殊愿望、价值观的取向，包括宗教信仰，以及人格特点或特性等，尽可能为患者营造舒适、少有困惑的、理想的诊疗条件（环境）。一些教学医院，还应当对学生实习中观摩或参与手术（包括麻醉）有所交代，并认真听取患者的意见。如果患者或患者家属经解释后仍然拒绝，则应予以尊重，避免不必要的纠纷，特别是一些私密性的检查，更应尊重患者的保密要求，绝不可任意行事。

● 没有或缺乏科学证据的信息告知。一些大型医院，特别是一些教学医院，科研几乎是医生们的一项常规性工作。有的医生可能无视医学科研规则，将某些没有经过严格科学试验的新药、新手术方式、新疗法用于本人管辖的患者，因而在告知时常常夸大效绩，甚至哄骗、诱导患者使用。1998年，拥有硕士学位的P某在湖南湘雅医院检出患有粒细胞白血病，在该院经过两年的治疗，病情一直控制在慢性期。2000年9月，P某由湖南中医学院一附院客座教授W某首创的白血病"筛选法"自体移植，为一位朱姓患者成功做了这种手术，术后这位患者心

---

① 比彻姆，邱卓思.生命医学伦理原则［M］.刘星，等译.8版.北京：科学出版社,2022：142.

肺功能、肝肾功能、骨髓检查正常,容光焕发地离开了医院的报道。随后几天 P 某夫妇又相继在几家报纸上看到了同样的报道,被报道吸引,他们到 W 某医生那里咨询,W 某答复说:"湘雅医院放化疗的办法是割韭菜的方法,只有我的这个办法才是根治的办法。"2000 年 10 月,P 某住进了中医附一院,并在一份"创新骨髓移植术知情同意书"签字手术。但术后很快复发,P 某意识到这是一个失败的手术,随后多次上访中医附一院和相关部门,均未得到满意的答复,绝望的 P 某回到家中服药治疗,在与接受该手术的病友交流中,了解到多位患者都有复发,他愈来愈坚信,W 某的手术是为谋财赚钱的手术。2001 年 7 月在湖南中医学院内,38 岁的凶手 P 某对准 67 岁的老医生 W 某连捅数十刀。行凶结束后,P 某并未逃跑,而叫人报警。8 月 13 日,P 某被长沙市中级人民法院判处死刑,于同年 9 月 28 日执行。《南方周末》记者就此组织过多次深入的调查。调查显示,P 某的慢性粒细胞白血病,不是自体骨髓移植术的适应证;P 某当时的病情没有"完全缓解",不具备自体移植的条件;由湖南省中医药管理局授予 W 某的两项专利(即医疗器械"自体血紫外线照射充氧处理装置"和"快速生血剂")属实,但使用这两项专利均未获得相关部门批准,因而是违法的。调查还透露,接受过 W 某手术的 16 人,当时大多已过世①。此案例提示,没有科学证据的告知,造成的后果可能是十分严重的。

● 医疗风险的过度告知。医疗风险是医疗中难以避免的,医疗风险告知是患者决策的重要依据,也是患者知情同意十分关注的课题,因而对风险的告知是医生需要慎重考虑的事项。必须如实地、充分地告知可能的风险。隐瞒或遗漏重要风险的告知,可能给患者决策造成严重的后果,医生也会被追究责任。从当前履行知情同意的实行情况看,大多数医生对此均有较为清醒的认识,几乎所有的知情同意书对此都有明确和详尽的要求。目前需要引起关注的是风险过度的告知。鉴于现今医患关系的复杂性,为避免患者的医疗诉讼,一些医院的知情同意书将所有风险全盘托出,有的甚或达几十项之多。如一项子宫颈癌手术的可能风险,竟达四五十项之多②。风险如此之多,使许多患者萌生了拒绝手术的念头。不少患者对如何决策举棋不定,一些患者因此而放弃了应当做的手术,错过了治疗的机会。

在医疗风险告知的问题上,涉及对风险的评估。只有那些可能给患者造成

---

① 李小荣.迟到的真相:硕士患者杀医案调查[N].南方周末,2001-12-13
② 刘虹,姜柏生.医学人文新论[M].南京:东南大学出版社,2020:351.

伤害的风险才应当告知患者。"风险的表述是描述性,因为它们表示了有害事件发生的概率",但风险的表述又是评价性的,"风险评估包括对负面效果(尤其是伤害)的概率进行分析和评价。风险识别是指找出某个危害。风险测定是指该危险变成伤害的概率和量值。风险评价是指确定已经识别和测定的风险的可接受性",这是《生命医学伦理原则》对风险的界定①。同时该书还将风险区分为微量风险、最小风险、合理风险和最高风险的不同等级,认为所谓的微量风险是可以接受的,而美国食品药品监督管理局认为,"低于百万分之一的患癌风险是微量的"②。风险评估的核心是效益、成本与风险的权衡问题,这是评估风险必须抓住的关键。风险是与效益相比较而言的,没有风险的效益当然无需讨论,问题主要发生于有效益,同时又有风险的医疗干预,这就需要将效益与风险进行全面比较和评估来确定何者应取、何者应舍。

如何在充分且适当的告知和过度告知之间划出一条界线,既要尽到告知的责任,又要避免过度告知可能产生的不良后果,是告知需要慎重思考的难题。根据以上论述,以下几点可供医生们参考和选择:①对于引起不良后果有直接的因果关系、危害大于效益的风险,属于必须告知的内容;②区分风险的不同等级,除百万分之一的微量风险外,其他最小风险、合理风险和最高风险均应如实告知患者;③任何医疗都存在一定的风险,关键在于区分合理的、可接受的风险和不可接受的风险,合理的、可接受的风险就是效益大于风险和成本的风险;④合理的、可接受的风险评估,需要依据病情的具体情况、疾病最好和最坏的可能预后、患者的身体素质、生活习惯、经济的可承受性等因素进行综合判断。一些大型的综合性医院和专科医院,可根据自身以往的经验,评估某些疾病的风险等级,列出具体应当告知的风险项目,为经治医生提供参考,避免风险告知的盲目性和随意性,尽可能避免告知不及和告知过度的问题。

● 医疗坏消息的告知。"坏消息的告知是医患沟通最为复杂的内容,也是让医生最为发怵的环节""在一线医务人员中,有 90%的人不敢向患者告知'坏消息'。"③这是在履行知情同意原则及与患者交流沟通中的一道难题。

医疗实践中所谓的坏消息,一般是指那些可能给患者及其家属带来打击,导致其生活、工作、学习发生严重困难的消息,其中包括恶性肿瘤、抢救过程中出现

① 比彻姆,邱卓思.生命医学伦理原则[M].刘星,等译.8 版.北京:科学出版社,2022:261.
② 比彻姆,邱卓思.生命医学伦理原则[M].刘星,等译.8 版.北京:科学出版社,2022:260-262.
③ 赵铁夫.面对坏消息,医生怎么做[N].健康报,2016-01-22(5).

的死亡、严重的终身残疾等；国外学者也有将坏消息定义为"任何可能严重影响患者对未来看法的消息"[①]。坏消息告知的重要性和难处在于以下 5 点：①可能给患者或家属带来剧烈的、突发性的精神冲击，令患者及家属一时难以接受甚或可能发生猝死、精神错乱等意外；②对那些有一线希望治愈的疾病治疗可能带来困难；③可能影响医患彼此间的信任，恶化医患关系；④影响患者和社会对医学、医院和医生的信任度；⑤医务人员缺乏对坏消息告知的经验和技巧，容易发生沟通不畅，进而导致医患对抗的局面。因此，必须将坏消息的告知当作重要问题来处理，切不可粗心大意而随意处置。2004 年 8 月，江苏泗洪县某医院一位麻醉师在病房做术前检查时，见患者身体瘦弱，对患者说："你的病情很重，要做开胸手术，要做好准备！"话音刚落，患者吓得面如土色，扑通一声倒在地上，不省人事，送入抢救室，90 分钟后死亡。一项有关医疗诉讼案件调查称，因对涉及患者生命安危等严重的医疗信息告知不当引发医患纠纷的比例高达 90% 以上[②]。如此等等情况，说明医疗坏消息的告知，确实是需要认真对待的。

　　要不要直接告知患者，特别是癌症信息要不要直接告知患者的问题，一项对 2 000 人的问卷调查中的关于"如果亲人查出癌症，你会告知他真相吗"的提问，74% 的亲人选择向患者隐瞒所有或部分告知，只有 26% 的人选择告知患者所有信息；而当这个问题换成"自己患有癌症"时，却有 85% 的人希望得知所有信息。如此悬殊的认知差异提示我们，当代人对死亡的认知已经不同于二三十年前——许多人已经开始接受死亡。任何人都是无法拒绝死亡的，特别是那些经历了长期重病折磨的患者，多少已经有了思想准备，他们希望得知真实的信息，以便做好身后的安排，尽可能过好余下的日子，而隐瞒反而令他们焦虑不安；而家属总希望他们的亲人能够更多地生存一些日子，害怕知道真实情况后悲观失望，这种心情也是可以理解的。但是，由于人均寿命的延长，曾经的不治之症已经成为一种较为常见的慢性病，而科学技术的进步，许多疾病并非都是不可治愈的。自 2006 年起，世界卫生组织等一些国际医疗机构将原先作为不治之症的癌症重新定义为"可以治疗、控制，甚至治愈性的慢性病"，和高血压、心血管疾病、糖尿病一样，经过服药和其他治疗，可以长期带病生活。据此，国际和我国医学界已经开始逐步转变对待癌症等重病的认识，并且倾向于除少数精神、思想较为脆弱的患者需要暂缓甚或不告知外，一般主张采用科学、合适的告知程序直接告

---

① 　晏英.医疗坏消息告知程序构建研究［J］.医学与哲学,2020,41(22)：26-32.

② 　晏英.医疗坏消息告知程序构建研究［J］.医学与哲学,2020,41(22)：26-32.

知或者在适当的时机告知,不主张一味地隐瞒或至死时也不告知的做法。这样做的好处不仅是对重病患者知情权的尊重,而且更有利于医方与患者、家属的相互配合,做好疾病的治疗和晚期生命的维护,也有利于患者本人安排自己的余生,避免出现恐惧、猜疑、尴尬的场面。

但是,不论是持开放态度还是保守态度,对于坏消息的告知,都应坚持科学合理的程序与规范,不宜随意处置。在这方面,我国的某些医院,以及美国得州MD 安德森癌症中心的 SPIKES 模式,日本心理肿瘤医学会总结的 SHSRE 模式等,都已积累了成功的经验。这些国家的经验,可概括为以下几个点:①进行换位思考、体会患者的悲痛、与患者共情,是做好告知的前提。首都医科大学北京安贞医院外科主任医师赵铁夫根据自身的临床体验,认为"医生心平气静、不带任何感情的沟通方式肯定不是好的方法""在传达坏消息的同时,医生也要表达出悲伤的情绪,这会让患者的感觉好些。与不带个人情感因素的医生相比,家属更容易接受眼中含着眼泪的医生的表达。"那种"现在的情况就是这样,患者病情太重,抢救半天也没有什么效果。如果要继续抢救的话,你们经济上能否承受,你们好好考虑要不要放弃"的告知,是绝对不可取的。赵医生说,"试想,家属突然听到这个坏消息,会是什么反应? 号啕大哭,抓住医生不放,甚至大打出手的事都有可能发生"[1],这些切身体验,说明了与患者共情的重要性。②设置安静、平和、舒适的告知环境。人来人往、嘈杂、喧闹的环境本身就可能加剧患者烦躁不安的情绪,一般应在专门设置的谈话室进行。③正式告知坏消息的谈话前,要有一个过渡铺垫的前奏,诸如关于病情的发展过程,患者的生活习惯等,为患者接受坏消息做好思想准备。④告知坏消息的内容,力求准确、简明、通俗易懂,力避含糊不清、似明非明的表达言辞,避免可能发生的误解或误判;谈话中应有适当的停顿或沉默,便于患者或家属接纳,同时观察反应,及时在随后的谈话中予以应对。⑤提供附加信息的支持。例如,介绍今后的治疗措施,对可能的预后的说明,以及对患者个人生活安排提出建议,鼓励患者、家属和医生共同合作,参与治疗和生活管理。⑥表达医方将尽一切努力做好治疗和护理的意愿,同时鼓励患者增强信心,安心接受治疗,与医生一起争取更好的效果,消除被遗弃等顾虑和不安情绪。

● 隐瞒与故意的不告知。尊重患者的知情权,并不是说所有的医疗信息都需要告知患者。《生命医学伦理原则》一书提出的故意不告知包括"医疗保密、知

---

① 赵铁夫.面对坏消息,医生怎么做[N].健康报,2016-01-22(5).

情拒绝、安慰剂治疗、临床随机试验、遗传咨询和警告第三方的义务"[1]共六项，就临床(医学研究除外)方面而言，医疗保密(指不宜公布的有关医疗信息)、知情拒绝(指某患者诊疗方案或某医疗信息为患者拒绝的信息)、安慰剂治疗三项的不告知，已为医务界认可并成为行业规范，无需讨论。目前需要关注的是以下几种情况的不告知：①个人隐私的不告知。因诊疗需要，患者将某些隐私告知医生，医生是否应尊重患者意愿，不告知其家属或其他人？或者患者家属将本人与患者有关的隐私告知医生，但家属不愿患者知道，医生是否应尊重家属的意愿，不告知患者？对此应持的态度是，如果私密不影响社会公众利益，不影响不告知方的健康及其他合理利益者，均可尊重要求方的意愿不予告知；如果不告知影响社会公共利益或不被告知一方的利益，则应采取适当的方法或途径告知相关方，这种情况下的隐瞒不告知是不道德的行为。②当患者有权要求医生告知的信息涉及可能伤害患者或他人(如配偶或家庭成员)的内容时，医生可根据具体情况隐瞒不告知或选择性告知；一般地说，至今并没有规定尊重患者自主权可以凌驾于医生最佳医学判断之上。③当告知信息可能伤害患者，如促使病情恶化，患有抑郁、情绪失落或非常不稳定的患者做出非常不理性决定，可隐瞒不告知；两害相害取其轻，当不告知的利大于告知的利时，可以不告知。④安慰剂的使用通常是不告知，因为担心告知后可能失去安慰剂的效应，临床医生反对告知患者使用安慰剂；但有证据表明，安慰效应用可以在不隐瞒情况下产生，因而一些医生主张告知患者。为调节分歧，美国医学会于2016年更新了安慰剂的使用办法，它规定医生在使用安慰剂进行诊断和治疗前，必须满足如下三个条件：一是争取患者的合作；二是获得患者使用安慰剂的一般同意；三是避免仅用安慰剂处理棘手的患者[2]。

● 患者隐瞒与谎报问题。谈及医生的隐瞒与不告知时，有必要提及患者的隐瞒与谎报问题。美国犹他大学卫生中心和来德尔斯社区学院为深入了解医患关系，针对两个群体开展的一项全国网上的调查显示：60%～80%受访者不愿坦率地向医生提供可能与其健康相关的信息，有超过1/3的受访者不愿直言反对医生的建议；另一种常见的情况是不承认自己无法理解医生的指示。调查报告的第一作者副教授安德烈娅·利维说："如果患者隐瞒自己在吃什么或是否服药的信息，可能对他们的健康产生重大影响。"这项研究刊登在《美国医学会杂

---

① 比彻姆,邱卓思.生命医学伦理原则[M].刘星,等译.8版.北京:科学出版社,2022:134.
② 比彻姆,邱卓思.生命医学伦理原则[M].刘星,等译.8版.北京:科学出版社,2022:137.

志·网络开放》期刊网站上①。这一情况对我们评估与患者的交谈有重要启示,患者隐瞒与谎报在中国也是存在的,应予以关注。

5. 关于患者理解和做决定能力的判断

"能力是知情同意的'守门人'概念,也是知情同意合法性与合伦理性的必要条件。""能力不仅成为判断知情同意是否有效并得到合法尊重的依据,也是判断个体选择是否理性与自主的关键要素。"②理解力与做决定的能力是知情同意中不可忽视的两个重要环节。一项针对癌症临床试验参与者的研究表明,90%的人表示对知情同意过程中的告知满意,他们得到了充分的告知,但3/4的人表示不理解③。在医疗实践中,我们看到医生向患者告知时,患者每每不时点头,但患者是否真正理解告知的内容,医生们很少追问,也很少采用别的办法摸清患者的理解情况;其实很多患者是似懂非懂,甚或根本没有明白医生说的与自身疾病的关系,对诊断、治疗措施、风险、可能益处和预后等信息的理解上,和医生的期望存在很大差异或误区。也就是说,患者不理解告知的内容,告知是没有意义的。要明确,知情不等同于理解,理解也不等于能做出正确的决定,此三者是有差别的。这是千万不可忽视的。

● 理解的性质和程度。所谓理解,是指对医生告知的信息与自身的关系,包括得的是什么病、多种治疗方案的比较与最优选择、可能的预后及需要的花费等内容。所谓理解的性质,是指理解自身疾病诊治可能要经历的真实情况和可能发生的问题,是紧紧围绕自身现实情况的理解,不是脱离自身疾病的一般性理解。理解的程度,是指对自身诊治的最基本的信息的接受与理解,"理解不必是完全的,因为掌握关键事实就足够了。有些事实是无关紧要或微不足道;另一些则是至关重要的,甚至是决定性的"④。例如,一个做剖宫产的妇女对再怀孕的可能性了解甚少,但这一点对她来说是至关重要的,是她必须理解的。对关键性的问题的理解是医生衡量患者是否理解的重要视点。

● 制约理解的因素。衡量患者的理解力,着眼点在于了解制约理解力的因素。一般来说,制约患者理解力的主要因素如下:①个人情绪。包括对专注、冷静、焦虑、不安等情况的观察与评估。②思维的成熟度与理性程度。不理性、不

① 佚名.患者为何对医生说谎[N].参考消息,2018-02-04(7).
② 陈化.知情同意的伦理阐释与法制构建[M].北京:人民出版社,2019:107-108.
③ 比彻姆,邱卓思.生命医学伦理原则[M].刘星,等译.8版.北京:科学出版社,2022:139.
④ 比彻姆,邱卓思.生命医学伦理原则[M].刘星,等译.8版.北京:科学出版社,2022:139.

成熟的人很难有好的理解力。③环境制约因素。如制度、人际关系方面的制约因素,医疗保险的支付制度、家庭的人际关系等。④利益冲突。疾病治疗后对家庭经济收入的影响、医疗费用患者本人承担部分的支出等方面的利益冲突,都可能影响患者的理解。患者受制于这些因素的程度均应有慎重的评估。

● 区分法律与医学对患者做决定能力的不同。一般来说,在临床决策中,我们常将知情同意的能力等同于法律上的民事行为能力,即将年满 18 周岁且心智正常的人作为判断标准。但实际上,这个法学标准的宏观视野常不太适应医学决策的复杂性和多样性,对医疗问题的理解力与判断力的评估,还必须仔细考量医疗决策的具体情况,建立合理的医疗决策程序。如医疗决策不仅与决策人的年龄有关,不仅取决于个体能力,而且与医疗问题的复杂程度有关。例如,一个患有肺结节的患者是否需要切除结节,年龄条件回答不了这个问题,必须辅以必要的专业知识,还必须诉诸医疗知识丰厚的专业人员。2007 年发生的肖某拒绝院方为其妻子提出剖宫产的建议,当时医院仅从排除肖某是否精神正常和医患诚信等方面思考,未能从肖某的知识结构以及他原先对疾病的预期和现实的突然转换来判断肖某行为的"不可理喻";再如,法律规定由于出现心智障碍不具备行为能力的人,在医学上也属于无行为能力的人,但医学上的心智障碍的认定要比法律标准复杂得多。2013 年颁布的《中华人民共和国精神卫生法》,规定"精神障碍患者住院治疗实行自愿原则",赋予了某些精神障碍患者合法的自主权。其中因精神障碍是否赋予自主权,需要依据本人的情况和精神科专业人员的评估才能确定。

● 对风险的评估。这是医生制定医疗方案和患者做决定必须认真考虑的关键。成功的医疗往往规避了医疗风险,而失败的医疗常常出现在风险的节点上。这也是患者做决定必须认真对待的问题。由于医疗的不确定性导致医疗风险在某种程度上的必然性,欧美学者以诸多判案为依据,将医疗风险评估能力区分为四种不同情况:①语言、文字、肢体动作等的表达能力;②对决策相关信息的理解能力;③对疾病的治疗方案选择的后果评估能力;④运用相关信息推理的能力[1]。决策成功与否,一般取决于患者个人能力和需要决策问题的难易程度这两个因素。医生以这两个因素为导引,结合面临患者的具体实际和自身的经验,参照评估能力的四种情况,大致能够对患者的决策能力有一个适当的评估。当患者决策出现下列三种情况时,需要特别警惕和认真思考:一是患者拒

---

① 陈化.知情同意的风险决策能力评估探究[J].医学与哲学,2020,41(9):13-16.

绝有利于其健康的方案时,并不一定意味患者缺乏知情同意的能力。患者拒绝医生的诊治方案有诸多合理的理由,如价值观的差异、与相关医院的比较、经济上不可承受性等,医生切不可仅以患者"无知"来解释其拒绝的原因。二是当患者同意选择具有较大创伤性或风险较大的治疗方案时,很可能是患者决策能力的丧失或受阻的表现,因而不必须要完全尊重患者的选择,而需要对其决策能力进行评估。尽管患者同意接受具有创伤性的治疗,如果这种治疗给患者带来了事实上的严重后果,医生可能面临被起诉的后果并承担法律责任。三是患者做出的决定前后矛盾,特别是当后面的决策可能伤害患者的健康时,则需引起注意,需要找出患者改变决定的原因,同时评估患者是否发生心智方面的变化,对患者的行为做出合理的解释,帮助患者做出合理的选择。

● 辨别和排除干扰患者理解与决策的外在因素。患者做决定的前提是自愿,自愿是自主决定的首要前提,但自愿并不等于自主,如果某种外力干扰患者自主,使得患者无法自主决策,自愿就变成虚构的,所以不受控制是自主决策的关键条件。

然而,任何患者(即使完全具备决策能力)的决策都会受到一定外力影响,无任何外力影响的决策几乎不存在。比如,医生就是影响患者决策无法避免且是十分需要的因素。一般地说,影响或控制患者做决定的外在因素"包括爱、威胁、教育、谎言、操纵性建议或情感诉求,所有这些对不同的人产生的影响和道德理由,都可能有很大的差异"①。这些因素大致上分为三类,即说服、强迫和操纵。而且这三种外力影响因素,既可能是消极有害的,也可能是积极有益的。

说服(包括教育),大多数情况下可能对患者决策是有益的,如医生说服患者接受某种诊疗方案,一般是对患者决策有益的,当然也有少数不利于患者健康的建议。强迫,同样是影响患者决策的外力因素,如对某些精神病患者的约束治疗,就是强迫,但强迫也可能造成伤害患者的情况,特别是出现于某些非医学需要的场景。操纵,"操纵是除说服和强迫外几种影响形式的统称。操纵本质是通过胁迫或说服以外的方式左右人们去做操纵者想要做的事情"②。信息操纵就是医疗中常见的操纵,如撒谎、隐瞒某种信息、夸大某种信息;患者代理人为了自身的某种利益,也可能操纵患者,如引导患者做无医疗需要的检查、手术、住院等。

---

① 　比彻姆,邱卓思.生命医学伦理原则[M].刘星,等译.8 版.北京:科学出版社,2022:145.
② 　比彻姆,邱卓思.生命医学伦理原则[M].刘星,等译.8 版.北京:科学出版社,2022:145.

但是,这些影响患者决策的外力因素可能有益也可能有害。医生在尊重患者自主权、履行知情同意的过程中,必须辨别各种外力影响因素的正与负、积极与消极的不同作用,力求排除负面外力因素对患者决策的影响。辨明正与负、积极与消极影响的关键有两个指标:一是对患者健康的好与坏;二是是否尊重患者的自主权。即使是有利于患者健康的建议,也需获得患者的自主同意,绝不可以越俎代庖。除某些智能存在严重障碍不能行使自主权的患者以外,未获患者自主同意的决策,都是不可接受的。

6. 同意的复杂性

同意不只是一个简单的同意与不同意的问题,由于患者的具体情况存在差异,且同意与不同意的多样性,呈现在医生和患者面前的同意常常是一个较为复杂的问题。明晰知情同意的复杂性,对于切实履行知情同意原则、避免医患纠纷,都具有重要意义。

知情同意的复杂性的具体表现如下:患者本人的同意(包括书面同意、口头同意、明示与暗示、肢体示意同意、某些特殊的无声示意的同意);本人因某些特殊情况无法履行同意手续时的代理同意、推定同意(代理同意的法定代理人有配偶、父母、子女和其他亲属,其资格认定和顺位排序需经相关法律认可;在亲属代理人不能到位的情况下,可由律师、单位负责人、伦理委员会等代理);知情同意的豁免情形(如急症、公共卫生干预事件、匿名化研究等)。如此等等的复杂性,学术界均有讨论,本书不再重复。

本书根据当前的实际情况提醒关注以下三点:①区分三种不同情况的同意。真正理解的同意、糊里糊涂的同意、按别人意见的同意。这是知情同意实践中经常出现的情况,而这三种不同情况,其中特别是糊里糊涂的同意更是经常发生,此种同意在医患间不发生分歧时似无关紧要,但一旦医患间发生矛盾和分歧时,往往带来很多麻烦,甚或产生严重的冲突。在与患者签署知情书时,必须对患者理解与做决定能力的情况进行评估,衡量患者对所签署的知情同意书是否真正理解、是否具备做决定的能力。②关于家属代理权问题。近些年,在重视传统文化的背景下,一些学者呼吁回归家长主义,认为家长主义体现了家族亲情,体现了传统文化的继承。特别是关于癌症患者的告知,有人认为,"一旦癌症的这一身份得到确认,家庭就应承担起照顾和关怀患者的责任……医生应当将癌症患者的家庭作为告知对象"①。这是一个需要慎重思考的主张。首先,健康是

---

① 陈化.知情同意的风险决策能力评估探究[J].医学与哲学,2020,41(9):13-16.

每一个人自己的健康,理应自己做主,需要什么,缺的是什么,他本人最了解,即或是他的配偶、父母,也不一定清楚,癌症患者也有自己的自主权。其次,由于医学科学技术的进步和普及,不少癌症已经可能治愈或延长生存期限,癌症也是一种能够与人共存的慢性病逐渐成为许多患者的共识。越来越多的癌症患者希望了解本人的病情,恐癌的情绪已逐步减少。再次,让患者知道本人患的是什么病,有利于患者配合治疗,有利于安排自己的生活。许多病例证明,患者知晓自己的病情远比隐瞒病情导致其疑神疑鬼的后果要好,特别是在癌症之类的疾病已经成为常见的慢性病的情况下更是如此。最后,现在的家庭,与二十世纪八九十年代先前的家庭相比已经发生了深刻的变化,大家庭的体制已经瓦解,子女一旦成年,大多与父母分居,兄弟姐妹来往也不多,家庭观念逐渐淡薄。最为重要的,一旦成年,经济就开始独立,各人都有各自的账户,国家医疗保险制度已经遍及城乡,在这种情况下完全由配偶、父母或其他家庭亲属做主已不可能;传统也有糟粕和精华之分,家长主义绝不是好传统,盲目地回归传统,是对民族、国家、个人都是不负责的表现;花了几十年的工夫才获得的自主权,应当珍惜而不宜否定。当然,对于癌症这类特殊患者,在告知的方法与步骤方面无疑是需要注意和讲究的。③知情同意的授权。在我国实行知情同意的实践中,早先仅要求患者对所要做的手术在经过深思熟虑后表示对医生提出来的方案同意或不同意,比如手术知情同意书往往只涉及对手术同意与否。但2010年中国医院协会发布的《医疗知情同意书参考指南》中,要求手术知情同意书写明患者同意的手术的部位与范围,这一点医生切不可疏忽。《生命医学伦理原则》提及了一个案例,医生获得了切除安娜·莫尔右耳的同意,但实际应当切除左耳①,这个教训说明患者授权的重要性。医生手术不能超越患者同意的范围,因而在一般同意后还应有患者的具体的授权。授权的环节将一般同意具体化,可以防止某些差错发生,这也是完整的知情同意中不可缺少的环节。

7. 弃权与知情不同意

2022年10月,第73届世界医学会全体大会修订的《世界医学会国际医学伦理准则》第15条规定,"医生必须尊重患者在任何时候以任何理由拒绝或撤回同意的决定",认为"患者的知情同意、知情拒绝是保障其知情权、自主权的主要表现"②。就此,本书在本章中已有专门的论述,此处不重复。

---

① 比彻姆,邱卓思.生命医学伦理原则[M].刘星,等译.8版.北京:科学出版社,2022:129.
② 世界医学会.世界医学会国际医学伦理准则[J].医学与哲学,2022,43(20):10-14.

8. 如何看待知情同意与共同决策的关系

近些年医务界开始重视医患共同决策，认为只要在疾病允许的情况下，医患共同决策远胜于医生单方面的决策。从知情同意演进到医患共同决策有两个问题需要引起关注：

● 医患共同决策能够替代知情同意吗？共同决策与知情同意是两个不同性质的问题。共同决策是如何完善决策、如何为患者提供更好的诊疗方案的问题，是充分发挥患者在诊疗中的作用，避免单一的医生决策的局限性，形成医患双方对疾病诊疗的共识，以便取得更好的诊疗效果。而知情同意是出于"人人固有的生命权。这个权利应受法律保护。不能任意剥夺任何人的生命""人人有权享受为维持他本人和家属的健康和福利所需的生活水准，包括食物衣着、住房医疗和必要的社会服务。"①知情同意是对这一根本人权的尊重和实践。两者的性质不同，不能相互取代。即便是最完善的共同决策，仍需履行知情同意的程序和手续。

● 医患共同决策与知情同意是何种关系？医患共同决策与知情同意是相辅相成的关系，知情同意是共同决策的前提和基础，共同决策是知情同意的延伸与完善。

众所周知，由于医生掌握不断发展和丰富的医学知识，同时具有能够熟练地运用医学科学技术的技能，"医务人员是患者利益最佳代表"已成为社会公众的习惯性思维。但随着患者利益的不断丰富及其多元化的变迁，"对于一项医疗干预是否能实现患者利益最大化，医务人员并非最好的判断者，即使医务人员能够判断出来，也不一定能按照最好的方式解决"②。同时还需顾及的是，医务人员的利益也具有多元化，一项医疗决策呈现在医生面前的不仅有患者的利益，同时也有医务人员自身的利益，而许多事实也证明，医生自身利益干扰患者利益并非罕见。患者参与决策，医患共同决策，有利于平衡医患双方的利益关系，有利于更好地体现患者利益优先的原则。

同时，医患共同决策有利于避免唯科学主义的陷阱。一项诊疗决策是否最好，是否最有利于患者，不仅应当符合科学规则，要有充分的科学依据，而且也需要充分结合患者个体情况，全面反映患者身体特质、生活习性、家庭及经济状况，

① 联合国人权委员会.世界人权宣言[EB/OL].[2023-03-23].https://www.un.org/zh/about-us/universal-declaration-of-human-rights.
② 陈化.知情同意的伦理阐释与法制构建[M].北京：人民出版社,2019：348

乃至个人爱好、价值观等,而这些都有赖于患者参与才能实现。

此外,医患共同决策还有利于知情同意权和诊疗方案的实施。在共同决策过程中,患者可以充分反映本人所患疾病的各种情况,表达本人对诊治的需求、困难、顾虑和希望,而这一切是十分有利于医生确定和完善诊治方案,减少误判,避免可能发生的差错。在共同决策中,医生也可以向患者提出种种需要配合的要求,要求患者主动参与,及时反映本人的感受,以便修正、完善诊治方案,共同承担医疗风险,从而形成医患同心合力的医疗,实现医患双方都满意的医疗结局。

从现已开展的共同决策的实践来看,从知情同意走向共同决策,或者说将知情同意进一步引向共同决策,将知情同意与共同决策结合起来,既克服了以往医生家长主义的缺陷,同时也纠正了从医生权威走向患者权威的偏差;既尊重了患者的自主权,又维护了医生的权威,实现了医患双方共赢的理想局面。有的学者提议放弃知情同意[1],但经过长期努力争取到的患者知情同意权是不应放弃的,它的不足可能通过医患共同决策得到克服。

患者自主,是当代医学伦理学最为重要的成就,也是医学权力转换和调整的重大转折,对医疗保健服务影响极大,是提高医疗保健服务质量、建立新型医患关系的关键之举,必须认真总结经验,加以发扬光大,使其生根开花,结出更丰硕的果实。

9. ChatGPT 情况下的知情同意

在过去的 10 年里,尽管人工智能的成果不断涌现,但整体来说没有给医疗系统带来根本性的影响,但 ChatGPT 出现后,它可能以以前无法想象的方式改变医疗实践。美国《福布斯》双周刊网站 2023 年 2 月 13 日发表的题为《ChatGPT 将永远改变医疗保健的五种方式》一文列举了 5 点[2]:①以指数级的速度变快变强;②模拟医生做出临床决策的方式;③提供 24 小时的医疗援助,因为它不会疲劳;④预防医疗差错;⑤帮助医生做得更好。美国田纳西州开展了一项调查,把同样的一组问题交给 ChatGPT 和人类医生,看哪一边的答案更优,经专家们判断,AI 取得了压倒性胜利。在显示信息质量高低的指数和共情方面,AI 得分比人类医生得分高出 3.6 倍和 10 倍。在对一个"漂白粉进入人眼时怎么办"问题的回答中,AI 的回答从嘘寒问暖的贴心话开始,然后告诉你可用干净水从眼头

① 陈化.知情同意的伦理阐释与法制构建[M].北京:人民出版社,2019:348.
② 珀尔.ChatGPT 将永远改变医疗保健的五种方式[N].参考消息,2023-03-17(7).

到眼尾轻柔地清洗眼睛,如果刺痛或是充血,请去看医生,这与态度冷漠的人类医生形成鲜明对比。

今后患者面前可能有两个医生,一方是原先的人类医生,一方是 ChatGPT 医生。两方都给患者提出诊断和治疗意见,两个医生都可以和患者对话、交流,甚或 ChatGPT 医生在某些方面可能胜过人类医生。但人工智能终究还是机器,是依据信息工程师输入的信息设计出来的大功率、生成式的信息语言系统,它不是道德主体,不能承担道德责任,不能对簿公堂。在医生、患者、ChatGPT 系统三方对话中,医生仍是三方的主体,最后拍板的仍是医生,患者仍需与医生而不是与人工智能系统签订知情同意书,仍是医生对患者负责。目前看来,尽管ChatGPT 在很多方面可能胜过医生,但完全取代医生还有待时日。

四、知情不同意是知情同意原则的重要补充

从古希腊时期至 20 世纪中叶以前,医学伦理的主要形态是医师的美德,无论东方的中国医生还是西方的古希腊医生,都以忠诚于患者的生命、健康和优雅的礼仪彰显医师的美德。当时有关医德的文献,不仅没有要求医生实行知情告知的表述,反而表现出父权主义的倾向,如《希波克拉底文集》中的"礼仪论"这样写道:"有时需要严厉而善意的批评,有时要用关心、挂念之辞安慰他,不让他知道未来的结果和现状。若将未来的结果和现状全盘托出,很多患者只会往坏处着想。"①直至 19 世纪初在英国医生托马斯·帕茨瓦尔斯所著的《医学伦理学》一书中,知情同意的观念仍然没有出现。现代的"知情同意原则是人权运动的产物,也是人类文明进步在临床活动中的反映"②。

1. 临床实践中知情同意原则形成的特殊路径

关于知情同意原则的起源和发展,学术界一般都认同美国学者比彻姆和芳登的观点:知情同意在医学科研和医学实践两个领域有各自独立产生和发展的历程③。对医学科研中的知情同意原则最早有所提及的是 1891 年普鲁士内政部长发布的一项指令。该指令要求治疗结核病"必须不能违背患者的意愿"④;

① 希波克拉底.希波克拉底文集[M].赵洪钧,武鹏,译.北京:中国中医药出版社,2007:137.

② 强美英.医疗知情同意的法伦理思考[J].医学与哲学:人文社会医学版,2010,31(5):14-16.

③ BEAUCHAMP T L, FADEN R R. History of informed content[M]//POST S G. Encyclopedia of Bioethics. 3rd ed. New York: Macmillan reference USA,2004.

④ VOLLMANN J, WINAU R. Informed consent in human experimentation before the Nuremberg code [J]. BMJ, 1996, 313(7070): 1445-1449.

纽伦堡审判后发表的《纽伦堡法典》、随后于 1964 年世界医学会通过的《赫尔辛基宣言》、由美国国会通过的法案成立的委员会于 1978 年发布的《贝尔蒙报告》，以及国际医学科学组织委员会和世界卫生组织于 1982 年制定的《涉及人体的生物医学研究国际伦理指南建议》，分别对生物医学研究知情同意各方面的问题做出了详细的阐述和规定。

医疗实践中的知情同意原则的发展有着和前者不同的历程。"医疗实践中知情同意原则的起源不是医学职业道德内部演进的结果，而是在普通法（common law）的侵权理论基础上，由美国的一系列司法判例来确定的。这些案例最初确定的是患者'同意权'，然后开始注意保护患者的'知情权'，并因此演进成了'知情同意权'。其法理基础也从一开始的'故意侵害'责任转变为后来的'过失'责任。"[①]

促成临床实践中确立知情同意原则的主要案例有 1905 年的"莫尔斯诉威廉姆斯案"（Mohr V. Williams）、1914 年的"施伦多夫诉纽约医院协会案"（Schloendorff V. Society of New York Hospitals）、1957 年的"萨尔戈诉小利兰·斯坦福大学董事会案"（Salgo V. Lenand Stanford Jr. University Board of Trustees）、1960 年的"纳坦松诉克兰案"（Natanson V. Kline）、1972 年的"坎特伯雷诉思朋斯案（Canterbury V. Spence）。在 1905 年的莫尔斯案中，法院判决认为，没有经过患者同意而变更原先商定的手术方案，是对患者"身体完整性"的侵犯，背离了公民"自我决定的权利"这一首要权利。在 1957 年诉斯坦福董事会案中，医生为患者做了腰部手术后瘫痪，患者起诉医生没有事先告知。法院不仅关注患者的知情权，更关注其同意权，最后判决患者胜诉，并提及了"知情同意"一词。在 1960 年的纳坦松诉案中，患者纳坦松在乳房切除手术后的钴放射治疗过程中受到了严重伤害，于是指控医生没有事先告知钴放射治疗可能的危害。法院认为医生应当就疾病性质、治疗、替代疗法、后果等内容用通俗的语言向患者告知，并明确医疗告知的"医师标准"。在 1972 年的坎特伯雷诉思朋斯案中，患者坎特伯雷接受了椎板切除后，从病床掉落致瘫痪，二次手术失败，遂起诉医生没有事先告知可能出现这种 1% 的风险。此案的判决明确了医生告知的范围应当包括使患者做出选择的事项，即所谓的"患者标准"。

这些案例的判决，推动了知情同意原则的完善，也促成了 1973 年美国医院协会代表局通过《美国医院协会患者权利议案》。议案第 3 条规定，患者有权在

---

① 刘月树.知情同意原则的起源与发展[J].医学与哲学，2012,33(5A)：17-19.

任何治疗前获得关于知情同意所必需的信息,尤其是特殊的手术、治疗的重大危险,以及可能的误工期限。1975 年,欧洲议会理事会要求当时的 16 个成员国采取措施,保证包括患者知情同意权在内的患者权利的落实。1981 年,美国医学会司法委员会首次确认知情同意作为一项"基本的社会政策",要求即使在有不同意见的情况下,也要尊重患者的自主权利。在科研知情同意权的互动影响下,临床实践必须尊重患者的知情同意权,也逐渐得到了世界各国医学界的普遍认可。

临床实践中知情同意这种独特的发展历程表明,它是外部强加而非医学内部演进的结果,它的矛头直指医学父权主义,代表了患者一方的呼声而非医师的主动意愿。当今一些医生仍认为:"自主原则成为医生履行天职的障碍。""强调患者自主原则不仅不能增进患者的利益,反而会对患者的长远利益产生影响。"①这一切使得它与科研中的知情同意相比,必然面临更为复杂的情况,面对在医学科研中未曾发生过的许多问题。

患者知情同意权在我国已经实行了 30 多年,它"抛弃了医患不平等的理念,树立并接受了民主平等的价值观"②,开启了我国医患关系的新一页。2010 年一项针对全国东、中、西部 10 城市城乡各半的 4 000 名患者调查显示,86.1%的患者认为知情同意非常必要和有必要,只有 6.95%的患者认为没有必要和必要性不大。这表明知情同意得到我国广大患者的认同③。但大量的实践同时表明,"随着大规模检查器械的使用,加深了医患双方的距离与隔阂,而忽视了对患者最佳利益和自我决定权的保护"④。2011 年 9 月北京某医院耳鼻喉科医生被刺案、2013 年温岭刺医案、2017 年陕西榆林杀医案等,表明知情同意原则并未能完全填平医患间的沟壑、拉近医患间的距离。

2. 知情同意是一把双刃剑

知情同意原则实施过程中暴露出来的问题有两个方面。一方面是知情同意权利制度在实践中有待完善。诸如在患者具有同意能力时,对患者同意权没有

---

① 李亚明.从医患关系模式的角度分析如国医疗领域中"自主性原则"[J].中国医学伦理学,2014,27(4):537-538.
② 强美英.医疗知情同意的法伦理思考[J].医学与哲学:人文社会医学版,2010,31(5):14-16.
③ 王德顺,杜治政,赵明杰,等.知情同意若干问题的患者观点研究:全国 10 城市 4 000 名住院患者问卷调查研究之八[J].医学与哲学,2011,32(5):38-42.
④ 赵银仁,陈国芳.权益冲突:医疗中知情同意权行使的困境与出路[J].医学与哲学,2019,40(8):75-78.

做出任何例外;未对近亲属代为行使知情同意权做出任何限制;保护性医疗措施的规定不完善;未对在紧急情况下医疗机构采取的措施的免责事由予以规定①;"知情同意的实践走向了形式主义与法律主义,片面追求程序上的合法性,甚至遗忘了医疗行为的终极价值"②;等等。鉴于这方面已有诸多研究讨论,此处不再重复。本书关注的是知情同意原则实施过程中暴露出的问题,以及知情同意原则存在的隐匿性缺陷,而这些问题对于知情同意原则是一种硬伤,具有重要意义。这方面的主要问题如下:

● 知情同意未能从根本上消除医患间的壁垒与戒备。当代生命伦理学的知情同意原则,"是针对医生和科学家的不道德行为和潜在的不道德行为应运而生的"。"医患关系的对抗性这一假设似乎统领了生命伦理学的一切""医生与患者的关系,医生与伦理学家的关系总是充满了冲突,医生与科学家的私利把患者和医学置于危险的边缘,这种危险就需要生命伦理学进行干预,以保护患者的利益和医学的美德""一旦医患关系被认为是对立的,就会出现契约性的保护措施,以便双方互相提防"③。叙事医学创始者丽塔·卡伦(Rita Charon)在《叙事医学:尊重疾病的故事》一书的"生命伦理学的缘起"一节中的这些论述,深入地阐述了知情同意原则的缘起和背景,同时也给予人们提示,知情同意原则后面隐匿着医患间的对抗性和不协调性。

历史上医学父权主义的长期影响,在医学高科技可能给医学带来巨大利益的情况下,促使医生和科学家们形成的利益冲动远远超出了早先那种谋利诉求,患者生命健康的自主权可能进一步受到威胁,而知情同意原则作为法律具有权威性,无疑为患者利益设置了一条防护墙,阻挡了利益冲动对患者自主权的威胁,有力地维护了患者的利益。但"患者权利的过度凸显,亦造成医生权力空间的挤压与萎缩,最终导致医生或研究人员主动性的丧失"④。种种情况表明,知情同意原则在实行中,同时也将医患间相互防范表面化和公开化。从各类知情同意书目前签订的情况看,对医疗风险的告知越来越多、越来越详尽,而知情同意书中医方未有任何承诺。医生在获得患者同意后,为下一步治疗提供契约合同性的保证,可以放心开展诊治而免遭诉讼,如同获得了"护身符";而患者在听

---

① 苏皮,加米力.论患者知情同意权[J].医学与哲学,2015,36(7A):36-39.

② 强美英.医疗知情同意的法伦理思考[J].医学与哲学:人文社会医学版,2010,31(5):14-16.

③ CHARON R.叙事医学:尊重疾病的故事[M].郭莉萍,主译.北京:北京大学医学出版社,2015:286-289.

④ 陈化.知情同意的伦理阐释与法制构建[M].北京:人民出版社,2019:348.

取医生的解释和说明后,一方面理解了自身的疾病和治疗后果,但同时也怀着种种不安,如猜测医生有无可能是为了赚钱,有无可能将自己当作科研的试验品,特别是想到在发生意外时而医生不承担任何责任,自己失去了诉求可能,签下知情同意书如同签署"生死状"。知情同意书签了,但医患间的壁垒并未消除,彼此的担心和疑惑仍存,医患之间并未因知情同意书的签订而消除彼此间的戒备,这是许多事实证明了的。

● 知情同意书的契约形式扭曲了医患关系的诚信本质。医学不能没有法律的维护,好的医患关系需有一定的法律规定作补充。但医患关系按其本性和特点来说,本质上是一种诚信关系,是依靠医生的"诚"和患者的"信"来构建双方诚信关系,而不是以法律关系来谋求患者的最大健康利益的。由于人体疾病发展变化的不确定性,疾病的转归常常不能按照医生的设想和患者的预期发展,始终充满着变数。医生的预想和患者的期盼常要面对未能如愿以偿或落空的现实。面对这种结局,医生虽有遗憾但不会有负罪之感,患者虽有些失落但不会有责备医生之辞。这是诚信关系特有的相互理解的结果。在这种诚信关系的情势下,医生一般会根据病情的发展情势和患者的可承受程度,尽力争取患者预料或未曾预料到的理想效果,而在这种努力中,一旦发生某种难以预料的意外,患者也能理解和接受。正是这种诚信关系,为医生充分发挥聪明才智提供了动力,甚至敢冒风险挽救患者生命,以往许多医学奇迹都是这样创造出来的。

但是,一纸知情同意书的签订,将这种情结化为乌有。因为有知情同意之约,医生必须谨守约定,不能逾越雷池,即使实践出现了原先未曾料到的有利情况可以争取更好结局,医生也只能止步于知情同意的约定以防一旦未能如愿时的诉讼危险,而患者则紧握手中的知情同意书,死死盯住医生的一举一动,以防医生做出不利于自己的行为,甚至录像录音,以备诉讼之需。知情同意大大制约了医方的主动性和创造性,也削弱了患者的宽容,而创造和宽容是医疗实践不可缺少的,也是患者最大利益的要求和保障。

知情同意是一项法律制度,这种法律的约束是必须的,以保障患者最基本的权利不受侵犯。但知情同意原则保护的是患者的人格权,其核心是患者的自我决定权,而不是患者自身健康的最大利益。自主虽然对患者来说是十分重要的,但只能是患者在医疗中自身利益最基本的要求——患者要求的不只是自主或只满足于自主,也不是只满足于对自身人格的尊重。患者求医的最大愿望是治好疾病、恢复健康,尊重患者自主虽然是对患者人身的尊重,具有重要的人格意义,但它只能是医疗活动的最低要求。正常的、符合患者利益的医疗活动,应当尽可能地将知情同意的法律权利上升为一种对患者健康负责的道德自觉,而且只有在法律权利上升为道德自觉的条件下,尊重患者的权益才能真正确立和实现。时下医生和患者对知情同意权的认识,只关注了知情同意的法律层次的意义,只关注了法律对患者人格权的法律保护,而没有意识到知情同意法律层次的意义并非知情同意权的最终目的。特别是一些患者不适当地维护了自我决定权,忽视了这种自我决定权背后更为根本的生命和健康,因而在死死揪住自我决定权不放的同时造成了许多不应发生的悲剧。

我们必须认识到,法律与道德是互相支持、互相依赖的。正如英国学者哈特所说:"存在两类规则———一些规则主要是靠对不服从的惩罚威胁来维护,另一些规则依赖于有指望对规则的尊重、负罪感或自省来维护。"[①]"法律天然即具有一种道德属性,在其形式的外壳下,流动着伦理的血液。"[②]知情同意法律规定的外壳,如果没有内在的道德血液流动,知情同意就会失去其本来的真谛。当前我们对知情同意的认识,就是忽略了其内在需要的道德血液,因而出现了在一些情况下知情同意走向反面的教训。

● 知情同意原则的法律规定,抽掉了医患关系不可缺少的情感共鸣。从古至今,医患间始终存在一种纯净无邪的情感关系,医学本身就是因同情患者的痛苦而产生,也是因为企图阐明疾病产生的原因和消除患者的痛苦而逐渐走向科学。即使是现今,医学也仍然需要情感,当今医学正是因为种种原因,淡薄了医患间的情感而致医学于困境中。但是,知情同意原则因保证患者自主权的尊重而形成知情同意的契约,却把医患间不可缺少的情感抛弃了。医生按知情同意书的约定行使相关的诊疗活动,患者按签订的契约检查和接收医生诊治的结果,没有达到要求则诉诸法庭,要求赔偿。医患间因知情同意书的签订而成为缔约的合同双方,这种约定将医患间的情感连接完全删除了。但医患间如果没有情感的联结,将是一种什么样的后果呢?

众所周知,患者是一个弱势群体,特别那些处于弱势地位且处于死亡边缘的患者,他们需要得到救助。医学和医院最先就是出于同情和关爱,为救助患者逐步兴盛起来的;即使在今天,医学也不能没有关爱生命的大爱情感。古往

① 哈特.法律的概念[M].张文显,译.北京:法律出版社,2008:62.
② 胡旭晟.论法律源于道德[J].法制与社会发展,1997(4):1-10.

今来,医学始终被认定是关爱生命和挽救生命的仁术,医生仍承载着"仁爱重托、救人性命"的重任,医生不可因钱、因权、因势而拒绝对患者的治疗。而驱使医生如此勇于承担此项重任的,就是对生命垂危之人的同情与关爱。境遇伦理学家约瑟夫·弗朗西斯·弗莱彻(Joseph Francis Fletcher,1905—1991)认为:爱在良心上始终是约束我们的唯一原则,爱是唯一普遍的原则,爱是一种态度,一种意向和倾向,一种偏好的目的。爱在特定的境遇中,只表达了爱的东西都是善的,爱是永恒的善①。爱生命,爱患者,始终与医学形影不离。没有对患者的情感,没有爱,就没有医学,就没有医学长久不衰的尊严与荣誉,就没有永照人间的医学光辉。

一纸知情同意书虽然是重要且不可缺少的,但它未能在实践上鼓舞患者与疾病做斗争,未能帮助患者找到疾病和死亡的意义。在得到患者的知情同意后,更重要的是医生"需要学习倾听患者,尽最大努力理解疾病给患者带来的痛苦,尊重患者对于疾病叙事意义的理解,并为所看到的所感动,从而在行动中能够为患者着想"②。也就是说,真正切实地帮助患者解除疾病的痛苦,需要医患之间的情感共鸣。而知情同意不但未能提供这种情感共鸣,反而在某种程度上加剧了隔阂与疏远。

知情同意维护了患者人格尊严和生命健康的自主,但同时也伤害了医患间的诚信和情感共鸣。医学需要法制,但法制为医学设置的是最起码的底线,而医学是不能仅满足于这个底线的。医学需要诚信,需要情感,需要医患同心协力。在当前医师职业精神淡化和医患彼此戒备的情况下,知情同意已经背离其初始的本意,在某种意义上说,知情同意是一把双刃剑。

3. 知情不同意是知情同意的另一种形式

在医疗实践中,医生们只关注患者对告知的同意态度,从而实现签订知情同意书的目标,却忽视了知情不同意的现象。其实,患者的"知情同意权包括知情权、选择权、同意权和拒绝权"③,"知情不同意是患者知情同意权的另一种表达形式"④。同意与不同意是同时并存的。有同意,则必然有不同意。没

---

① 弗莱彻.境遇伦理学:新道德论[M].程立显,译.北京:中国社会科学出版社,1989:54.
② CHARON R.叙事医学:尊重疾病的故事[M].郭莉萍,主译.北京:北京大学医学出版社,2015:3.
③ 履行知情同意原则的指导意见:2008年6月修订本[J].医学与哲学:临床决策论坛版,2008,29(10):2-6.
④ 首都医科大学宣武医院,天津医科大学附属肿瘤医院,天津医科大学眼科中心,等.如何应对知情不同意[J].医学与哲学:临床决策论坛版,2008,29(10):2.

有不同意,就不可能有真实的同意;只有经过思考(包括对不同意的思考),才能实现真正的知情同意。从不同意到同意,是真实的知情同意必要的历程。知情不同意是知情同意的本质属性,这是以往对知情同意认识中忽视了的问题。

患者和医生的基本目标是一致的,有其共同认识和利益的基础,这是知情同意能够成立的前提。但患者和医生之间也存在诸多差异,笔者在《共同决策:弥合分歧,营建医患同心的医疗》一文[①]中曾作过论述,此处不再重复。就知情同意而言,患者和医生难以或者不能一下子达成真正的一致、容易出现不同意的原因有如下一些因素:①对医学知识理解的差距。医生是经过较长时间专业训练的。医学在数千年的发展中,已经成为一门较为复杂而又丰富的知识体系,尽管医生努力向患者介绍了疾病的必要知识,但患者在短时间内是难以理解和真正认同的。②担心医生的专业水平,怕医生诊断错误或在手术、用药方面出现差错,影响治疗,给康复带来不利后果,特别对某些有风险的检查或较大的手术等诊疗措施,患者一般表现十分谨慎、犹疑甚或常不予同意。③由于医院经营的市场取向,一些患者怀疑医生的执业动机是为了多赚钱,对某些高技术检查和费用较高的项目,常存戒心,并表示不同意或犹豫不决。④医患所处的境遇不同给医患双方认知带来的差异。医生由于职业的特点,一般从医学科学层面考虑诊疗的需要,而患者既要面对疾病,也要面对家庭、工作、社会等各方面的现实,对医疗的选择是多视角的。视角的不同,也容易与医生产生不同的看法。⑤医患双方所受的社会制约因素影响不同。医生在诊治中所受社会制约因素较为单一,而患者则处于家庭、职业、生活压力诸多因素的影响下,甚或可能受到直接干预,远比医生承受的压力大而多。⑥成年患者出于宗教信仰和价值观念的不同,对医疗方案常出于这方面的原因不予同意。⑦来自经济负担的因素,也会影响患者对诊疗方案的态度。特别对于某些较为贫困而医保水平较低的患者,常因经济支付不起而不同意医生的方案。一份对中国东、中、西部城乡各半的 4 000 名住院患者知情不同意的调查显示:有 34.6% 的患者知情后怀疑医生的正确性,19.9% 的患者知情后不同意是认为医生是为了赚钱;另有 35.7% 的患者是因为经济负担不起而不同意;9.8% 的患者顾虑家人意见而不同意[②]。2015 年另一

①　杜治政.共同决策:弥合分歧,营建医患同心的医疗[J].医学与哲学,2018,39(4A):1-6.
②　姜兰姝,杜治政,赵明杰,等.知情不同意社会心理因素分析:全国 10 城市 4 000 名住院患者问卷调查研究报告之九[J].医学与哲学,2011,32(5):43-45.

份调查提供的情况如下：患者不同意医生医疗方案的原因，56.2%的人来自不信任医生，50.1%的人认为医生想赚钱，87.3%的人是因为经济困难，49.1%的人受家属的影响，74.3%的人因为风险太大①。还有一份调查表明，49.3%和32.4%的住院患者认为存在和可能存在利益冲突，不详的占7.9%；认为医生将患者利益放在第一、个人技术放在第一、经济利益放在第一的住院患者分别占39.6%、21.2%、39.2%；看病时承认留意医生言行且有必要、未留意但有必要、未留意且无必要的分别占上海住院患者的11.2%、81.21%、6.8%，遵义的调查结果则分别是32.2%、38.3%、29.5%。两地差异有统计学意义②。这些情况充分说明，知情不同意有着广泛的认识和社会基础，并且在患者中占相当大的比重。切不可认为，只要签订了知情同意书，就万事大吉。如此种种情况说明，即使签订了知情同意书，并不意味着患者的疑虑消除，更不意味着他们放心踏实，对医生百分百放心。它提醒医生在履行知情同意原则时，认清患者同意的障碍因素，并根据这些障碍因素进一步与患者沟通，在医患沟通中有针对性地进行告知，从而顺利地得到患者的同意。

知情不同意与知情同意形成的思维背景有所不同。一些对医生和医院持信任或比较信任观点的患者，常出于对医方的诚信，比较容易接受医方提供的信息和意见，一般采取接受的态度，有的患者甚至可不假思索地表示同意；但对那些对医方提供的信息和处理意见表示不同意的患者来说，一般是经过深思熟虑的，他们在涉及本人或家属的生命和健康的问题上，一般不会轻易表示接受或不接受。有调查显示，住院期间，37.7%的患者最担心诊断错误，35.6%的患者最担心医生不负责任；有54%的患者在第一家医院看过病后，还要到第二家医院再诊治，以便两者对比，发现问题③。由此可见，知情不同意可能更能反映患者对告知的认知真实情况，它更能突出地反映患者关注和医生易忽视的问题，形成医患双方各自的敏感领域与钝感领域。根据这些差异可更好地处理对患者的告知，充实知情同意的内容，使知情同意真正落到实处。

① 陈化,张文承.医务人员视角下知情同意临床实践之实证研究：以广州地区为例[J].医学与哲学,2015 36(7A)：43-45.
② 杜治政,赵明杰,孔祥金,等.中国医师专业精神的患者一般观点：全国10城市4 000名住院患者问卷调查研究报告之一[J].医学与哲学：人文社会医学版,2011,32(3)：2-9.
③ 姜兰姝,杜治政,赵明杰,等.知情不同意社会心理因素分析：全国10城市4 000名住院患者问卷调查研究报告之九[J].医学与哲学,2011,32(5)：43-45.

4. 对话与协商,从知情不同意走向知情同意

知情不同意可分为以下几类:全部不同意或部分不同意;患者同意家属不同意或家属同意患者不同意;诊疗起始阶段同意而后续阶段不同意。口头同意但拒签知情同意书,也应列入知情不同意的范围。不论哪一种不同意,医生都必须面对而不能置之不理,否则诊疗活动就无法进行,而处理的前置条件是必须对不同意是否出自患者内心真实要求、是否具有行为能力做出评估。对于患者已有充分知情和理解,且具有自主能力、是经过理性的判断、没有外界的干预、不侵害他人和社会利益的不同意,医生应根据不同情况予以认真对待和妥善处理。只有对那些无行为能力或限制行为能力的患者、对精神处于极不稳定状态的患者、对药物发生思维影响的患者、对外力不正当干预等情况下做出的不同意,医生可不予考虑。如何针对不同情况的不同意进行处理,以求得患者的认同,许多论文做了较为充分的论述,本书仅就通过告知与对话,将不同意转化为同意开展进一步的讨论。

告知与对话协商,两者有本质的不同。告知是医生单方面根据医学科学的要求和对患方情况的了解,就如何诊治疾病向患者的告知。告知没有或少有医患间的互动,没有给患者的申述留下充分的余地,没有给患者名正言顺的发言权,而这正是产生知情不同意的重要原因,也是知情同意原则不充分、不彻底的重要表现,同时也是知情同意需要知情不同意补充的理由。告知与对话协商的不同主要有以下几点:①两者的主体不同。告知是医生单方面的行为。医生是告知的主体,是主动的,是知识的掌控者;患者是接受告知的客体,是被动的,是知识的接受者;而对话协商则是医患双方的共同行为;但医疗不只是医生单方面的行为,也需要患者的互动,需要听取患者的意见,医生安排的方案,需要患者根据自身的情况加以补充和修正。在对话协商中,医患双方都是主体。②两者的哲学思维基础不同。告知模式的哲学思维认为医疗的正确性和合理性只能来自医生掌握的知识和医生的智慧;而对话协商模式则认为医疗的正确性和合理性来自医患间的主体间性;医生与患者都是医疗行为的主体,医生对疾病的诊治方案的形成,就是医生与患者两个主体互动的结果,而不只是医生根据某些资料的主观判断。医患间的主体间性比医生的主体性更重要,是医疗关系中更为重要的关系。真实的临床医学,是发端于医患主体间性的存在。只有通过医患间的交往,也即医患主体间性,才能形成医患间的共识,形成医患间的共同尺度和共同视野。主体间性的哲学,为我们重新认识医患间的关系,重新确定临床的真

实,重新认识患者的知情不同意,提供了和以往完全不同的思路。有的医学专家说:在诊疗中,医患应该是相互配合的专家,一个是懂医学的专家,另一个是了解自己生活环境、心理的"专家",只有两个专家相互沟通,制定出的医疗方案才贴近患者的实际。这是对医患主体间性很好的注释①。知情同意原则单一的医生告知,反映了它的哲学基础的缺陷,这也正是一些告知不为患者接受并出现不同意的原因。③两者的医疗观念不同。知情同意单一的告知,仍然留下了父权主义医患关系的浓厚痕迹,仍然是以医生为中心医疗思想的反映,而医患对话协商,则是医患共享、以患者为中心的医疗思想的反映。在知情同意原则看来,医生由于掌握了医学知识,处于告知角色的地位,一切均由医生主宰,患者只需听从和同意即可。显然,在知情同意原则的视域里,患者是配角,处于边缘地位,只有患者同意配合医生才是合理的医疗。知情同意与对话协商两种模式的不同,反映在了两种不同的医疗观念中。

对话协商之所以能将知情不同意转化为知情同意,正是因为对话协商反映了医疗活动的真实,反映医患间的真实,而知情同意原则的不足,也正是因为以上种种原因导致的结果。由于知情同意原则的提出,旨在尊重患者的自主,知情同意过程中出现的知情不同意,只能依赖新的思想加以调节才能获得解决。

当然,采取对话协商的办法应对不同意,并不是一定要将患者的不同意都转变为同意,同时也包括医生理解患者的意愿和情境后,接受了患者的不同意,放弃医生原先的安排或部分安排。有调查显示:在问及对与医生对话后患者的态度,62.5%的患者经医生的解释后接受医生的安排,只有37.3%的患者坚持己见②。从不同意到同意是医患双向的转向,尽管其中以患者放弃不同意、接受医生的意见为多。

五、医患共同决策走向弥合差异,同心协力

在医患共同决策中,医患双方彼此充分表达意愿,弥合分歧,消除疑虑,达成医患同心,进而医患合力,共同战胜疾病。有学者如罗伯特·威奇(Robert Veatch)曾提出放弃知情同意,认为知情同意必将被某个更为强大的概念取代。在这一模式中,患者的参与性更高③,这个模式就是共同决策。以共同决策为主

---

① 詹启敏."北大医学"在融合中求创新[N].健康报,2017-03-24(7).

② 姜兰姝,杜治政,赵明杰,等.尊重自主权:如何面对患者的知情不同意:全国10城市4000名住院患者问卷调查研究报告之五[J].医学与哲学:人文社会医学版,2011,32(4):37-40.

③ VEATCH R M. Abandoning informed consent[J]. Hasting Center Report,1995,25(2):5-12.

题的医患对话协商,是弥补知情同意短板的一剂良方,是知情同意发展的理想升级,是在更高形态和水平上构建和调节医患关系的明智选择,是维护和实现患者最大利益的最有力的保障。

1. 医患分歧及其演变

关于医生与患者两个不同主体在利益问题上的同一、差异、矛盾、冲突,本书在第三章已作过论述,但由于医患彼此所处的地位、对医学的认知、对疾病的感受、对医治疾病的耗费等方面的认识存在差异,彼此在认识上存在分歧。在医学的早期,由于医生以治病谋生,患者有病只能求助于医生,在当时环境下,医患间少有对抗与分歧。在西方,"三大宗教强调对穷人和患者的责任感"[①],将医学视为一种善事,医患间可以说是同心的;在中国,医学被视为仁术,很多医生由儒而来,而儒家视"仁"为治国立人之本;《史记》"扁鹊仓公列传"记录的扁鹊、淳于意所诊的 32 个病例,医患间大体上是和谐的,患者一般会接受医生的判断,听从医生的安排,较少出现患者对医生的诊疗提出异议之类的事情。

医患分歧的公开暴露,始自实验医学的诞生。以物理、生物化学等近代科学为基础的近代医学,开辟了疾病诊治的新领域,医生们可能通过物理、化学、生物学等种种工具和手段认知疾病,不必再像先前那样,紧贴患者的床边,俯身弯腰,倾听患者的诉说,观察患者动作和各种表情,以揣测种种疾病的可能并提出诊治意见。但自实验医学出现以来,医患间对疾病、病因、死亡等的认识差异,从原先不明朗、无意识等状态,转变为现在明白无误地显现出来了,具体表现如下:

● 医生对疾病一般是从患者身体细胞结构等方面进行了解,从血压、体温、白细胞、血小板、占位性病变等方面了解疾病,而患者则首先是从患病的经历及其所带来的巨大痛苦和压力来感受疾病的。

●"医生往往把疾病当作狭义的生物学现象,需要进行医学干预;而患者则往往在个人生活的整体框架和范围内看待疾病。"

●"医生的学术理想、科学上的竞争压力、职业的优越感和贪婪往往遮蔽了医学的主要目标——服务。""患者感到医生抛弃了他们,对他们的痛苦不以为然,在描述症状时也不相信他们,他们被冷淡的医疗所物化。"医患两方存在情感上的差距。

●"患者对医学能力不切实际的幻想也让很多医生感到无奈,觉得他们无法

---

① 彭斯.医学伦理学经典案例[M].聂精保,胡林英,译.长沙:湖南科技出版社,2010:10.

满足患者日益膨胀的希望和要求;而患者总希望医疗能逆转不健康的行为方式、糟糕的选择、偶然性和坏运气带来的后果。"

● "医生的直觉是把复杂的事情简单化,而患者的直觉是把简单的事情复杂化。""医学还原主义限制它所要看到的东西,把患者繁芜生活中与疾病的生物学现象无关的东西统统剔除,可以说医学是去隐喻化的,在这种冲突中牺牲的是患者生活的独特性。"

● "医生和患者对死亡的理解有着根本的差别。医生对死亡有唯物主义的认识,接受我们都会死亡的现实;而患者因其关于疾病和死亡的经历不同,一般不会有这样具体的意识。医生会把死亡当作一种技术上的失败,而患者则觉得死亡既无法想象,也无法避免。"

● 医患"对疾病起因的理解可以非常不同甚至相互矛盾,经常导致医患之间令人困惑的、有害的分歧。医生坚信是病毒和基因异常引起的关节细胞的自身免疫反应而引发了类风湿关节炎的症状,而患者则坚信他手上的疼痛是由于长年累月干家务活动引起的"。

● 医患身份不同也存在差异。就医生总体来说,接受过长期教育,他们拥有较高知识、文化,也有较高的收入,他们中的很大部分来自社会的特殊阶层,他们的修养、精神气质、俯视他人的高傲姿态,与那些受教育不多、长期在基层从事劳动和服务、说话缺乏条理的大多数普通患者相比,差异是一目了然的。

● "羞耻、责备和恐惧等情感在医患之间竖立起最不可摧毁的分歧之墙""负罪感充满着患者和医务工作者的生活",但医患两方对此有完全不同的理解。比如,"一旦医生认定是患者导致了自己的疾病,他们就会相应地把自己的责任由治疗转向审查""患者进入医生诊室,即使做个常规的检查,心理也会充满恐惧,他会跟我说什么呢? 他会让我做钼靶检查吗?""如果医生没有生过病或家里没有人生病,他不会习惯患者的恐惧"。

以上是笔者从《叙事医学:尊重疾病的故事》"弥合医疗卫生工作中的分歧"这一章中摘录出来的部分内容。本书作者是内科医生,她用她的亲身经历和感知过的事例说明医患间的种种分歧,也许比人文学者那种逻辑归纳更为贴切,更便于了解医患分歧的实际。

2. 在共同决策中弥合差异

为何共同决策有助于弥合分歧、促进医患双方趋向认识一致呢? 在以共同决策为主题的医患对话协商中主要有以下几种原因:①医生对患者诸多方面的情况能够有更充分的挖掘和深入了解,包括患者的价值选择与偏好、患者经济上的承受程度,这些信息可能大大超越常规问诊所得知的信息。②在共同决策中,患者对自己的情况和要求有更多的时间作充分的表达,而不致被医生打断和止住;因为是共同决策,医生必然会予以更多的关注而不能有任何心不在焉式的倾听。③在这种对话协商中,可以充分了解彼此的疑惑和不安,医患双方的疑惑能够得到充分回应,进而消除彼此的疑惑与不安,形成医患同心合力。④因为是对话协商,患者家属当然也可参与,而这种情况下的参与,无疑为消除医、患、患者家属三方之间的不一致提供了机会,至少可以避免某些矛盾和冲突。⑤在以共同决策为目标的协商对话中,患者可以向医生诉说疾病给他和家人带来的痛苦和不幸,医生的倾听拉近了医患间的情感距离,医患间由生疏转变为理解、同情,进而相互共情,从而填平了医患间的情感沟壑,克服了知情同意中的情感不足的缺陷。⑥共同决策不止于知情同意书的签订,而是贯穿于医疗的全过程,甚至包括出院后的康复,这一模式避免了在治疗进程中,以及对治疗效果评判等层面出现的分歧。究竟是治好了还是没有治好,医生也要听取患者的意见。⑦共同决策意味着医患双方要共同为治疗承担责任。共同决策不是为了减少医生的责任而提出,但它有利于调动患方的积极性,提高患者的依从性。患者不是消极等待和旁观,而是与医生合力,共同促进疾病的治愈,加速健康的恢复,而这一切无疑分担了医方的责任,增强了患者的责任意识。⑧和知情同意不同,知情同意一般止于告知和告知后的患者同意,对于在治疗过程中出现的风险和副作用,尽管医生事先有所告知,但由于患者缺乏参与,特别是事发前医生难以及时沟通和要求患者的配合,以至事发时患者仍感突然,难以接受,并因此常起诉医生,引发医患纠纷。共同决策贯穿医疗全过程,每一重大诊疗,医生总是要与患者对话与沟通,即或风险发生,患者一般有所准备,甚或是在患者和医生的预料中,这样就大大减轻了医疗风险对医患双方的压力。⑨更重要的是,以共同决策为主题的对话协商,和知情同意最大的不同,在于它将患者置于与医生平等的地位,患者不是像以往那样只是消极地听任医生的指令,消极地执行医嘱;而医生也无需担心自身权威的丧失,因为在这种医患共同决策中,医生始终是对话协商的引领者,对话协商后的结论,最后仍出自医生。即使是最不讲理的患者,也不会认为自己比医生高明,否则他就没有必要来医院求医。应当说,以对话协商为主旨的共同决策,将医生的权威和患者自主放到了最适当的位置,发挥了彼此的长处而避免了各自所短。

从已经开展的医患共同决策实践经验看,要想通过对话协商为主的共同决策实现医患同心合力应对疾病的目标,除了医患间要建立共情的情感联系外,还要在对话协商的共同决策中,关注以下几个问题,以求得在这些问题上的共识:①要通对话协商,结合每个患者的病情特点,引导患者认识到,尽管现代医学有很大的进步,但医学的抗病效力仍是有限的。在已发现的几万种疾病中,能治愈的为数不多,更多是有所改善,但不能根治。对绝大多数疾病而言,医学仍是无能为力的。帮助患者认清自己所患疾病治愈的或然率,实事求是地对待疾病,不苛求于医学和医生,避免产生急躁和不切实际的幻想。②正确地认识医学的不确定性。由于人体生命的复杂性以及医学的局限性,在诊治中存在诸多不确定性。患者所处环境、个体体质、基因、心理素质大不相同,在诊疗中所受的外界影响不同,对药物和手术的承受力也不同,这就决定了在诊治中,疾病的发展与转归存在很大的不确定性,并经常出现一些意想不到的情况,而这些是医生难以完全控制的。帮助患者认清医学的这种特点,能大大缩短双方的分歧,避免纠纷,达成一致。③死亡是不可避免的。人的生命是有限的,许多疾病在目前仍无办法对付。在诊疗中发生死亡事件是不可避免的。医生当然有责任尽可能挽救生命,尽一切努力避免不必要的死亡,但医学无力阻止所有死亡。患者,特别是一些老年患者和患有难治之病的患者及家属,对死亡要有所准备,不能将任何死亡都归咎于医生治疗不力,甚或认为死亡是医生错误造成的,进而迁怒于医生,大闹医院。引导患者和他们的家属正确地看待死亡,是医患同心合力的必要条件。④治愈疾病需要医患双方的共同努力。医生的努力当然重要,但患者的配合和支持也是不可缺少的,这点对于慢性病更为重要。在医院的住院期间,诸如能否按时按量服药、能否控制不利于疾病康复的饮食、能否维持良好的睡眠、保持良好的心态,对疾病的康复都很重要,而这一切,都需要患者及家属的配合和支持。有时一次失误,就能使治疗效果功亏一篑。⑤形成对医疗费用的共识。在共同决策中,医生应当本着实事求是的态度,减少无意义的消耗,细致地告知一些主要的医疗项目所需的费用,消除患者对医生以赚钱目的的误解。⑥保持良好的心态对所有疾病的康复都很重要。而良好心态的营建和维持,需要为患者安排适当的环境条件,特别需要家属精心呵护与培育,当然也需要患者本人放开某些不必要的心结,想开一些,豁达一些。以上这些问题,医患双方如能在对话协商中予以关注并取得共识,可有效地消除分歧,取得真正意义上的同心,进而医患合力,治好疾病。

几十年的实践告诉我们,不能止于知情同意,应当从知情同意迈向共同决策,通过共同决策,修补知情同意的不足,复原知情同意的真貌,实现医患同心合力的目标。同心与合力,两者是互为条件的。没有同心,医患各想各的,当然不可能实现共同决策,更不可能合力治疗疾病;但同心必须进而落实到合力,这样才能实现共同决策的目标。只有从知情同意走向同心,走向合力,才能获得医患双方满意的医疗①。

3. 转换医生思维,重视患者决策的认知和能力

在当前医患共同决策的讨论中,医生们最担心的是患者究竟有多少决策能力参与决策。其实,患者具有某些医生不具备且未能认识到的特殊潜能,这些潜能对于一个正确医疗决策而言是十分重要的,我们绝不可低估患者某些特殊的决策能力。在《季羡林论医患关系》②的短文中,季羡林谈到他于1978年参加对外友协代表团访问时,团员中有解放军石家庄医院领导和一位高级医生,他们在一次谈话中谈到了安眠药的使用。他们给季羡林仔细讲解安眠药的性能,唯恐季老听不明白。季老问他们有没有失眠症,他们说没有。季老偷着发笑,因为他失眠多年,20多岁起就开始服安眠药,比这位医生年龄都长。季老虽然不懂安眠药的医学机理,但实践经验非常丰富。他感慨地说:"如果开设一门比较安眠药学,我自信能成为博士生导师。"久病患者成医的故事还有晚明士大夫黄承昊,他先后于河南、江西、福建、广东做官,但从少年起就体弱多病,病痛缠身20多年,先后发病37次,他在求医和自己诊治的过程中,积累了丰富的经验,并撰写了《折肱漫录》一书,纠正、批评了一些医书存在的缺陷。此书被收录于《四库全书存目丛书》和《续修四库全书》中③。患者参与决策的资源十分广泛,包括患病的经历、接受诊治过程中的感受、愈后的体验等。如关于本人的生活经历和生活环境、家庭关系、工作经历、经济状况、社会关系等,以及本人与家庭、医生、医院的关系,包括对医生和医院信任度、依从度、满意度,还有对健康疾病的自我管理能力等,而这些都是医疗决策必须认真考虑和不能忽视的因素。

为何相当数量的医生对患者参与决策持怀疑态度呢?这主要与一些医生长期形成的习惯性思维相关。这种陈旧的习惯性思维表现是多种多样的,但最为突出的是以下两点。

① 杜治政.从知情同意走向医患同心合力:兼论知情不同意[J].医学与哲学,2019,40(20):1-7.
② 姜炳炎.季羡林论医患关系[N].人民政协报,2017-11-23.
③ 刘希洋.患者·医学·省思·启示:基于明代名士黄承昊的医疗经历[J].医学与哲学,2017,38(11A):82-85.

一是陈旧的医学认识论。这种医学认识论认为,临床实践只是医生根据医学的科学知识和要求,包括目前流行的治疗指南,针对确诊的疾病,由医生单方面付诸实践的行动。如用什么药,对药物作用的判定;做什么手术,手术效果的判定;需要采取哪些辅助性的治疗;患者生活和自我管理;等等。这些均应也只有医生才有发言权和决策权,患者、患者的家属不可能有所作为,只需执行医生的安排即可。他们不了解,临床医学的真谛在于临床,在于医生与患者接触的过程中摸清患者的情况,进而有针对性、有选择性地运用医学知识和治疗指南;在于根据实践,即患者接受治疗后的诉说、反应和体验,修正、补充医学知识和治疗指南的不足,逐渐使诊疗真正符合患者的实际情况。只有这样才能收到较为满意的效果。临床医学的实践和认识、再实践和再认识,绝不只是医生单方面的行为,而是与参与实践的另一方,即与患者相互交流与实践的结果。在临床的实践与认识过程中,存在两个主体,即医生主体与患者主体。一个好的临床实践,是由医患两个主体互动形成的。医生们的知识和经验,只是构成正确临床实践的一个方面,如果没有患者的反映和体验,如果患者的反应和体验不纳入医生的视野,医生的实践是不完善的,甚或是片面的。传统认识论中的实践、认识,再实践、再认识,只限于实践组织者主体的一方,没有考虑到参与实践的另一方。而任何组织和主持实践的一方,都有自身的意旨、愿望和习性。这种意旨、愿望和习性是不可能不影响对客观情况的认识与判断的。正因为如此,一些后现代主义的学者尖锐地批评了传统的客观主义,而这也正是现在已经引起关注的主体间性的理论得以提出的原因。对医学认识由医生单方面的决定行为转变为医患双方互动的行为,是医学认识论和临床思维的一个重要转变。医患共同决策正是基于这种新医学思维。

二是怀疑医患共同决策的思想根源,来自静止的、孤立片面的形而上学思维。长期以来,医生们是根据理化检查的实证来决策的。患者得了何种疾病,经治疗后有无好转,都是以理化和影像检查为依据的。但这种认识并不是全面的,因为理化和影像资料只是人体情况的一个方面,有的只能反映局部的进展与变化,有的则限于静止的片段,难有整体、全面、活生生的图景,因而常出现医生认为已经治愈而患者不认可的情况,甚或导致严重的医疗纠纷。董倩著、东方出版社出版的《懂得》一书,记录了轰动全国的温岭患者刺杀医生的经过。患者L某,于2012年10月在温岭市某医院因鼻炎用微创手术切除下鼻甲,但术后患者却抱怨鼻子不通气、咽喉干燥或有异物、头晕、睡眠不好、胸闷和心情沮丧。患者曾多次投诉医院。医院组织院内外专家会诊,出具多种医学数据,均显示手术成功,没有再做手术的必要。但患者不认可,于 2013 年 10 月持刀刺死主治医生①。原来切除了下鼻甲使鼻腔宽阔但并未消除鼻塞症状,是因为过分空旷的鼻腔使之丧失了过滤空气中的灰尘和给空气加温加湿的功能,所以患者手术后出现了上述感觉。有的医生认为,这是一种主观感觉导致的病,理化检查是查不出来的。它说明局部病变的消除并不等于全身情况的好转,有时可能反而加重了全身的不舒适。系统生理学使人们认识到,基因、细胞不等于躯体,不能限于局部病变而应关注机体整体情况,这似乎成为医学界的共识。近些年来,身体哲学引起了人们的关注,身体哲学认为躯体不等于身体,身体是身与心的统一。对疾病与健康的认识,应当从机体上升到身体,从身体视角认识疾病和健康。机体和身体是大不相同的。身体可以是生物学的身体、医学的身体,还可以是社会的身体、心理的身体、公共的身体、性别的身体、规训的身体、清洁的身体、商品化的身体、技术化的身体、死亡的身体②,身体集心理、社会、文化、历史、经济、政治之大成。身体能"讲话",能用语言表达自己的感受,而细胞、基因、胆固醇等,是没有语言的,只能通过试管、影像提供的资料才能认知。上述病例的教训之一,就是只将疾病、健康视为局部器官的组合,忽视身体发出的"信号"反映出来的问题,这也正是患者有能力参与决策的根据。

主体间性与身体哲学,提供了医患共同决策的理论支撑。转换思维习惯,就会看到患者参与共同决策的潜能,正如拨开云雾能见到青天一样。

4. 重建医生的权威

对医患共同决策持怀疑态度的另一原因,就是担心医生权威亦即医生主导作用的丧失。面对瞬息万变的疾病和如此复杂的现代化医疗,再加上患者及其家属七嘴八舌的情况,没有集中明确和当机立断的医生权威,医疗,特别是那些复杂重危患者的医疗又怎能实施呢?谁能担当集中统领如此复杂的医疗任务?别无他人,只能是医生。医学是不可能没有医生权威的。恩格斯在其《论权威》一文曾说:"一方面是一定的权威,不管它是怎样造成的;另一方面是一定的服从。这两者,不管社会组织怎样,在产品的生产和流通赖以进行的物质条件下,都是我们所必需的。""不管这些问题是怎样解决的,是根据该劳动部门的代表的决定来解决的呢,还是在可能情况下由多数表决的决定来解决的,个别人的意志

---

① 董倩.懂得[M].北京:东方出版社,2017:9.
② 卢普顿.医学的文化研究:疾病与身体[M].苏静静,译.北京:北京大学医学出版社,2016:34.

总是要表示服从,这就是说,问题是靠权威解决的。"他还说:"把权威描写成绝对坏的东西,而把自治原则描写成绝对好的东西,这是荒谬的。权威与自治是相对的东西,它们的应用范围是因社会发展阶段不同而有所改变。"①恩格斯的话是针对社会问题和大工业生产讲的,但也完全适合医学领域的情况。在这里,认为医生的权威是绝对的坏,患者自主是绝对的好,同样是荒谬的。"一些伦理学家把医务人员的个人意见和咨询的一切表达都看作是父权式作风,于是一些医生为了避嫌,不再表明自己的专业立场,让困惑的患者和家属自己做出治疗选择。保护患者自主权的极端就是放弃患者。"②我们主张尊重患者的自主权,主张患者参与共同决策,绝不是否定、消解和淡化医生的权威,只不过不主张沿袭以往那种医生独断独行、无视患者的意愿和要求的权威,不主张沿袭父权主义的权威。

权威有两种。一种是强制主义的权威,这种权威在某些特殊情况下也是需要的。医学在其早期实行的权威,就是这种权威。另一种是在充分理解、心悦诚服地接受服从的权威,是在集思广益基础上形成的集中统一意志的权威。在更多情况下,这种权威能够更好地实现任务和目标。医患共同决策形成的意志,最后由医生统领执行,就是这种权威。这种权威与先前的那种权威不同:一是因为它不是医生独断独行的权威,是医生充分听取患者和家属意见基础上形成的集中统一,是以医学科学与患者实际(包括患者情感)为基础形成的权威;二是这种权威不仅是医生单方面的行动,还包括患者的配合、支持及自我管理,融合了医患双方的积极性和主动性;三是这种权威是建立在医生与患者共同意志与情感的凝聚基础之上的;四是这种权威少有对立和分歧,是一种和谐合作的权威,患者对医生不只是服从,同时也是朋友,在人格上是平等的。应当看到,由于患者权利意识的增长和防病健身知识的增加,以互联网为载体的智能医疗日益逼近,传统的父权主义式的医生权威不可能再存在了。一项关于医患差异的调查表明,在医生队伍中,较为年轻的、低学历的医生比较重视与患者的沟交流,重视患者的感受,而具有博士学位的、高学历的医生则与之相反③,但他们对医疗的

① 马克思,恩格斯.马克思恩格斯选集:第二卷[M].中共中央马克思恩格斯列宁斯大林著作编译局,编译.北京:人民出版社,1972:522-523.
② CHARON R.叙事医学:尊重疾病的故事[M].郭莉萍,主译.北京:北京大学医学出版社,2015:289.
③ 康茜茜,段利忠,赵星,等.关于医患学历差异分析非医疗技术服务影响因素认知现状[J].中国医学伦理学,2016,29(6):971-973.

影响又高于低学历的医生。倡导医患共同决策,营建医患同心的医学实践,更需要关注这部分医生的思维转变。

医患共同决策,是时代的必然,是临床医学思维与实践发展的新阶段,它涉及医生们对当代医学发展全局的认识和传统临床思维的转变,也与现行的医疗规制密切相关。它不可能一蹴而就,需要探索和逐步实践。我们应当借助医患共同决策的良机,弥合分歧,转换思维,重建医生的权威,为构建医患同心的医学而努力①。

---

① 杜治政.共同决策:弥合分歧,营建医患同心的医疗[J].医学与哲学,2018,39(4A):1-6.

第六章　聚焦基本伦理准则　关照多元走向全球

当代医学伦理学和传统的医学伦理学,或者说和 20 世纪 80 年代以前的医学伦理学的诸多不同,在于现时的医学伦理学这个提法不适合完全处于一种崭新的多元文化与全球化环境中的医学伦理学。由于包括医学技术在内的整个科学技术迅速发展,与全球化带来的经济、科学技术和其他各种文化之间的密切交往,生存于历史土壤上的传统医学伦理学不能不面对多元化的社会环境,不能不关心本土化与全球化、传统核心伦理价值理念与多元化价值理念的关系,不能不思考价值多元化的冲击带来的道德权威的消失与道德无序、道德混乱的问题。如何既反映道德本土特色又适应全球化的客观环境、既坚持道德核心价值权威又接纳多元文化的丰富多彩,是当代我国医学伦理学建设的重要课题。

一、植根于多元文化背景下的当代医学伦理学

医学伦理学本质上是一种文化,是这种特质文化对当代医学科学新技术应用与保健服务面临的种种现实问题的伦理应答。用美国学者祁斯特拉姆·恩格尔哈特(H. Tristram Engelhardt, Jr.)的话来说:"生命伦理学是文化自我理解的一个中心部分。即使生命伦理学无法揭示充满内容的答案,我们也可以通过它来理解保健在一个文化中的位置,并且理解一个文化所支持的保健实践和生物医学科学的意义。"[①]这几句话是针对生命伦理学讲的,但同样也适应医学伦理学。

生命伦理学不是由哲人或其他学者头脑主观构造和臆想出来的。生命伦理学植根于现实的生活之中,植根于当代医学科学发展和保健服务的现实之中。以当今生命伦理学最为活跃的美国为例,正是因为 1945 年发生了背离人道原则的 Tuskegee 梅毒试验研究和 20 世纪 60 年代哈佛医学院麻醉主任亨利·比彻(Henry Beecher)发表了揭露一些医学杂志有伦理问题研究的 50 多页的文章,

---

① 恩格尔哈特.生命伦理学基础[M].范瑞平,译.2 版.北京:北京大学出版社,2006:22-23.

以及威洛布鲁克州立学校开展的违背伦理的痴呆病儿感染肝炎病毒研究,1974
年美国国会才通过国家科研法案(公共法则 93348),并决定成立保护生物医学
及行为研究人体受试者全国委员会,才产生了《贝尔蒙报告》,其中包括保护人体
受试者伦理学原则及准则和保护参加生物医学和行为学研究人体试验对象全国
委员会的报告;同样,也正因为在 20 世纪 60—80 年代发生了艾德林案(the Case
of Edelin)、撤除呼吸器的昆仑案(the Case of Quinlan)、代孕母婴 M 案(The
Baby M Case of Surrogate Motherhood)、麦卡非病例(the Case of Macafee)等一
系列判案,才引起学界对于自主、安乐死、辅助生殖技术一系列生命伦理问题的
研究①;再以新西兰为例,"新西兰生命伦理学既不是在一个社会真空中发展起
来的,也不是一门仅在大学背景中发育和探讨的学术性学科,它受到了新西兰在
卫生保健问题上的意识形态及相关学说的影响","影响新西兰生命伦理学的重
要事件之一是 1987—1988 年的卡特赖特调查(Cartwright Inquiry)",即一项开
始于 1966 年的子宫癌研究试验的调查。"新西兰生命伦理学的诞生与发展由妇
女运动、患者权利运动及消费者运动等几场社会文化运动所催生"②,众所周知,
中国对于安乐死的关注及随后出现的广泛讨论,也是由审理汉中安乐死案中国
式的判决引发的。

医学伦理学也是如此。医学伦理学不同于生命伦理学,它有一个古老悠久
的历史传统。但它的固有传统面临严重的挑战,医学伦理学需要跳出传统与现
代生活接轨,而这正是促使生命伦理学诞生的重要因素。传统医患关系的转换,
对患者自主权和知情同意原则的接纳,与医学家长主义及患者家长主义的告别,以
及生命观和死亡观的变化,对避孕、辅助生殖技术、器官移植、人工器官的认可,无
不表明当代的医学伦理学已经处于与先前完全不同的多元文化背景的环境中。可
以说,当代的医学伦理学生存的土壤已经是实实在在的多元文化的土壤。

医学伦理学面临的多元文化环境,不仅有经过传统与现代碰撞的争论最后
接纳多元理念的堕胎、避孕、患者自主、辅助生殖技术、器官移植、人工脏器、严重
残疾新生儿的处置、呼吸机的撤离等,还有经过长时间的讨论也未有一致认识现
在仍在争论的安乐死、脑死亡、代孕、生殖性干细胞研究、胚胎研究等。这些现实
问题目前仍处于多重视角的审视中,肯定或否定之声仍不绝于耳。医学伦理学

---

① 杜治政,许志伟.医学伦理学辞典[M].郑州:郑州大学出版社,2003:696-697,701,708.
② 聂精保,安德森,曾丽达,等.作为社会文化运动的生命伦理学:新西兰生命伦理学的历史与社会学研
究之一[J].医学与哲学,2005,26(9):28-29.

走过的近半个世纪的路程,几乎可以说就是在传统与现代、一元与多元的碰撞磨合与互补融洽中走过来的。而正是这种传统与现代的碰撞,推动了医学伦理学的进步,使它能够与时代同行而不至被时代抛弃。

医学伦理学的多元视角不仅受不同地域、国别、民族、宗教信仰的影响,也有伦理传统理念差异的因素。义务论、职责论、功利主义、权利论、美德论、情感主义等不同伦理思想派别和伦理传统,至今仍在为不同人群提供伦理选择。比如,以代孕为例,功利主义、义务论、情感主义的伦理学,都可以为之提供种种支持或反对的理由。在伦理学的案例教学中,一个案例,经常出现两种甚或五六种伦理审视的答案,令人莫衷一是。从功利的角度看,代孕是应该允许和提倡的,但从义务论、职责论角度看,则背离常规和传统,而在情感主义伦理学视域中,则是根本背离伦理因而是不可取的。

值得指出的是,多元视角不仅来自现今的东方和西方的哲学、伦理学认知的不同,来自基督教、佛教、东正教、伊斯兰教等宗教信仰的差异,还来自各国独特的历史文化背景和传统。在一个较大的国家内部,南方和北方、东方和西方,习惯、历史传统的不同,也影响人们的伦理判断。比如,在中国,南方的广东,在饮食习惯方面就有很多独特之处,某些饮食在广东是习以为常,如吃蛇、鼠、猴脑,而在北方的居民则很难接受,甚或认为是违背伦理的。

发生于不同国别、不同宗教、不同习俗具体历史和现实事件条件下的医学伦理学事件,面对的是一个道德破碎的背景,"这种破碎紧密联系着一系列的信仰的丧失和伦理的、本体论的信念改变"[①]。人们面对新的事件感到茫然,旧的道德观念无法解释眼前的事实,不同人群视域下的差异,人们不能不探求新的、可以接受并指导人们行动的道德命题。但是,尽管如此,人们在寻求这些现实问题的解答时,仍首先着眼于现实的本土文化的资源;每一个医学伦理学问题的具体探索,都无一例外地首先考虑本土的、现实的、具体的道德基础。例如,在美国,在西欧,在中国,对于患者自主权的理解,对于在什么条件下可以结束个人的生命,对于在什么条件下可以允许将一个人的心脏移植给另一个人如此种种问题的道德选择,无不打上本民族的文化标记。因而像堕胎这样每个民族都可能遇到的同一问题,其道德是非则可能完全相反。"科学真理,如同人类所有的真理一样,是在具体的历史条件下形成的"[②],伦理学也是这样。对于当今人们遇到

① 恩格尔哈特.生命伦理学基础[M].范瑞平,译.2版.北京:北京大学出版社,2006:19.
② 恩格尔哈特.生命伦理学基础[M].范瑞平,译.2版.北京:北京大学出版社,2006:47.

的种种现实的伦理难题的思考,首要的不是事实,而是对事实的评价和价值判断。伦理学一词,就其词义的来源,是指人们的习俗而言。这样,人们对面临的新事件的判断,就不能脱离原质文化的习俗和价值标准。人们在设定新价值结构之前,已经从原有文化中得到了许多道德直觉并形成了自己的道德良心。例如,医师们在谈论优秀医师的榜样时,事实上在他们的心目中已经存在一个"角色榜样"的美德标准。由此我们可以认识到,一方面,医学伦理学无法超越本土文化,无法超越民族的传统道德习俗;另一方面,医学伦理学也不能拘泥于本土文化。顽固地拘泥于本土文化,就无法面对新的医学科学技术,就无法为人民的健康享受新成果提供伦理学的支持。只有植根于本土民族文化中,同时又吸收多元文化的优秀成果,将多元选择与本土文化习俗融为一体对道德难题进行回答时,才能为本国人民所接受,才能发挥其调节人们行为的作用。

　　的确,在基督教和罗马教皇看来,堕胎是不可取的;但是,对于已有 14 亿人口的中国来说,在过去相当长的一段时间内,只有严格控制人口,允许堕胎,才能推动中国的繁荣发展。我们不必要求基督教、罗马教皇允许和推行堕胎,同样,我们也没必要去理会基督教和罗马教皇对我国允许堕胎政策的指责。道德的宽容和对多元文化的确认,是人们和平相处的必需。正如德国政治家施密特所说:"在全球化时代,迫切需要树立一种对其他文化和宗教的有关学说持尊重和宽容态度的普遍意愿。这种宽容不是漠不关心式的宽容,而是出于尊重和重视世界上所有存在的、在历史上出现的其他基本信念而产生的宽容。"①这也许是美国已故的伦理学家恩格尔哈特一再强调的允许原则。他认为允许原则"为世俗的多元化的社会中的人们提供了通过相互同意来产生道德权威的程序"②。"允许原则"只是认可道德异乡人所持不同的道德观,你要堕胎就堕胎,你反对堕胎就反对堕胎,互相理解,谁也不干涉谁。但是,人类社会的许多道德并不都是可以并存不悖、互不影响的。比如对人类的基因编辑,难道治疗性基因编辑与生殖性基因编辑可以各行其是吗? 生殖性基因编辑的种种严重后果谁来承担? 因而允许原则只适应于某种特殊的具体情况,并非解决当今所有伦理问题的良策。

　　当今,社会是多元化的,包含着带有各种各样的道德情感和道德信仰的共同体。这种多元性总是客观存在的,即使是隐蔽的。摆在当今医学伦理学面前的任务,就是要在如此多元化复杂的环境背景下,寻求各种不同多元之间的共识,

①　施密特.全球化与道德重建[M].柴方国,译.北京:社会科学文献出版社,2001:69.
②　恩格尔哈特.生命伦理学基础[M].范瑞平,译.2 版.北京:北京大学出版社,2006:110.

以此协调人们之间的关系,形成和谐共荣的社会秩序。这种协调人们之间的共识有没有可能成功呢? 有的学者认为,我们无法获得一种具体的、充满内容的俗世道德或生命伦理学来作为标准的世俗的道德或生命伦理学。因而,留给世俗领域的乃是许多种世俗的、充满内容的道德和生命伦理学的多种声音。试图建立一种全球的统一生命伦理学是不可能的,甚至被某些学者称为当代的乌托邦。但是当今的世界,任何国家试图置身于多元的世界之外而成为独处的"世外桃源",也是不可能的。因为任何国家、任何文化、任何宗教信仰和任何地区的人,都需要生存,需要交往,需要互通互补,需要合作,而生存、交往、合作、互通互补就应有规矩。这种情况就同时为建立相互能够接受、容纳的医学伦理成为可能。以多元文化的独特性否定必要的通约,否定一定范围内的一元的全球能够接受的伦理学,是不现实的,也是与现实世俗生活的需要背道而驰的。

况且,文化多元和道德多元不是在任何情况下都是绝对的。道德多元是不可避免的,那么,多元主义应当定位于何种范围内? 首先,多元文化或多元道德存在于任何一个大范围的社会或国家。在一个大范围社会或国家之中,往往是由多民族或由多地域的人群组成,他们常因所生活的环境不同而受着不同的影响,因而自然形成有别于其他民族或地区人民的文化与道德特征。比如,中国有56个民族,而民族的差异在很大程度上就是文化的差异;即使是汉族,也因其分布在辽阔广大的地区,东北与西南的人们的生活习俗、所接触的周边影响有很大的差别。中国有几千年的历史,历史上曾经产生儒、法、道等诸子百家,蒙古族、满族曾经统治过全国,这就决定了中国社会必然是一个文化多元与道德多元的社会。相反,在一个小规模或地域窄小的国家或社会,则很难形成典型的多元文化和多元道德。其次,多元文化或多元道德一般表现或体现于常规生活或传统生活之中。诸如从生、老、病、死这些人类普遍存在的问题中,一般都能看到多元文化与多元道德的身影。相反,从那些新时代、新环境发生的事物引发的伦理问题中,一般较少观察到多元文化的痕迹。最后,多元文化、多元道德一般更多地发生于纯属于个人生活或较小范围的领域,较少见于公共政策或涉及广大人群利益关系的领域。如某人是否实行安乐死、是否放弃治疗,一般不影响他人利益,涉及他人的关系较少。相反,在公共政策、涉及他人利益密切的问题上,则道德多元化的空间较小。道德与文化的多元有其存在的一定空间。道德、文化多元是普遍的,但对于一个大规模的社会或领域辽阔的国家来说,它并非绝对的,也并非都是多元的。

二、无法回避的全球化潮流和全球伦理

处于如此复杂多元背景下的医学伦理学寻求伦理共识,不能不思考当今全球化的潮流。当今,尽管抵制全球化的声音此起彼伏,但全球化仍以无法否认和无法阻挡的势头向前推进。"什么是全球化? 全球化可以分为经济、文化、政治等层面。一般认为经济层面最为根本","全球化的更为重要本质是全球金融市场的出现。全球化就其本质来说是现代性市场经济的逻辑推到极度,是自由主义的一次无边界(限制)的大实验"①,随着经济的全球化,不可避免的是文化的全球化。文化的全球化是迄今为止最敏感同时也是受到批评最为激烈的国际话题,但事实上,文化的全球化从未止步。"空前规模的新的全球性的文化基础设施的建立,创造了巨大的跨国界的渗透能力而且使成本逐渐下降;各种文化交换和交流的强度、总量和速度都在增加;作为全球文化互动主要内容的大众文化和商业交流的兴起;文化产业中的多国公司在文化产品的生产与分配所需的基础设施和组织的建立以及所有权中均占主导地位,以及文化互动在地理范围上发生的变化"②,如此种种事实,表明文化的全球化的确是我们无法回避的现实。

但是,全球化在当今也的确处于新的低潮。有研究宣称,全球化经历了五次浪潮,第四次浪潮于 2010 年拉开序幕,2010 年前后是全球化的黄金时代③,但以 2018 年特朗普上台推行一系列美国优先、去全球化的政策而告终。特朗普倒行逆施的政策,诸如建造关税壁垒、撕毁或退出美国曾经参与的诸多国际协定、限制资本和科技的流动、打击在美国的外国资本、叫嚣与中国及其他国家的脱钩、封闭移民,此外再加上新冠疫情和俄乌冲突的影响,的确给全球化泼了一大盆冷水,世界各地的商业规则正在被改写,投资者和公司不分国籍相对平等的原则正在被抛弃;地缘政治正席卷股市约 20% 的科技行业,以防范泄露国家机密和间谍活动为由大大限制了科学技术的交流与合作;企业开始减少接触地缘政治风险或规定不稳定的国家和行业。2018 年中国对欧洲和美国的投资下降 73%,跨国公司跨境投资的全球价值在 2018 年后下降约 20%;随着全球经济形势的衰败,形形色色的地区协议和各个领域的势力纷纷掌控贸易和投资,世界日益变得

---

① 包利民.全球化的伦理观照[J].维真学刊,2001,6(2):34.

② 赫尔德,麦克格鲁,戈尔德布莱特,等.全球大变革:全球化时代的政治经济与文化[M].杨雪冬,等译.北京:社会科学文献出版社,2001:477.

③ 洛茨.全球化会否迎来第五次浪潮[N].参考消息,2022-08-04(12).

越来越碎片化,因而"宣称拥有如此漫长历史的全球化将走向终结的声音不绝于耳"①。但是,也有学者认为,全球化的历史走向终结或许显得有些操之过急。"全球化此前曾多次被宣布死亡:2008 年全球金融危机之后,2016 年英国脱欧公投和特朗普当选美国总统之后,以及新冠疫情暴发之后。但这些预言都没有验证"②,然而每一次受挫后的全球化照旧前行。当前的情况也是如此。德国大型物流企业敦豪和美国纽约大学根据贸易、资本、信息和人流的数据计算显示,全球化程度的指数(以 2001 年为 100)在新冠疫情下的 2020 年为 124,与 2019年的 125 相比略微下降。观察联合国机构的统计数据,2021 年赴海外游客降至新冠疫情前的 3 成左右,但货物贸易量和海外直接投资已突破之前的水平③;尽管美国多方设阻,但 2022 年中美贸易升至 6 906 亿美元,创历史新高,对华年度商品贸易逆差增长 8%,达 3 830 亿美元。美国对华出口额增至 1 538 亿美元,进口额增至 5 368 亿美元④。因而有学者认为,全球化并未终结,只是因种种原因,"全球化进程无疑已经显示出去全球化和慢全球化的双重特点"⑤。技术进步、数字时代以及技术和信息传播的速度,肯定会影响全球化退潮力度,因为世界已经对全球化形成了深度的依赖。

特别需要指出的是,医学的全球化在全球化的潮流中处于特殊的地位,15世纪以来形成的科学实验为基础的现代医学,早已是全球化的医学了。奠基于物理学、化学和数学基础上的现代医学,将对疾病的研究、疾病性质的认定和诊断标准、治疗措施预后的估计等,置于全球统一的标准基础上,虽然这些标准可能因国家、地区的不同而有所不同,但这些不同无不是以全球标准为基本参照系数制定的;现今的医学,无疑是全球化的医学,尽管还有不同国家、地区的传统医学的存在,但医学的主体无疑是当今全球都承认和接受的以现代科学为基础的现代医学。疾病流行的无国界,对疾病研究的全球合作、应对和控制疾病的全球行动以及人民对健康的渴求,是任何政治势力和意识形态无法改变的,也是不以人们的意志为转移的。这一切都说明,医学的全球化和医学全球化行动,是无法避免的,而且在事实上是全球化的先锋。这一点,在最近几年经历的抗击新冠疫情的工作中,表现得最为清楚。谁也不能置身于全球的病毒传播的洪流之外。

---

① 小竹洋之.全球化走向终结还是继续扩大[N].参考消息,2022-08-12(12).
② 布雷默.全球化还未走到尽头[N].参考消息,2022-10-27(13).
③ 小竹洋之.全球化走向终结还是继续扩大[N].参考消息,2022-08-12(12).
④ 外媒:中美商品贸易额创历史新高,"与中国'脱钩'将是可怕错误"[N].参考消息,2023-02-10.
⑤ 洛茨.全球化会否迎来第五次浪潮[N].参考消息,2022-08-04(12).

　　这就是说,现在的医学伦理学,不仅要面对一个文化和理念多元的环境,还要面对一个全球化的国际环境,面对全球化带来的种种问题,面对全球性的医学提出的种种伦理问题。而由于全球性医学展现出来的问题,往往是具有普遍性质的问题,而普遍性质的问题往往比特殊性质的问题更具有根本性的意义。"矛盾的普遍性和矛盾的特殊性的关系,就是矛盾的共性和个性的关系","矛盾的特殊性是矛盾的普遍性的表现形式,个性存于共性之中"①,这就要求我们的医学伦理学不能是封闭的,而必须是开放的,既要思考我国自身文化传统和现实国情的特点,也要思考其他国别和地区不同文化的传统及现实的特点。我们必须敞开胸怀,拥抱世界;同时也要面对全球化医学不时出现的种种新情况,寻求这两者的结合,找出共同点与不同之处,以共同点接纳差异,以差异补充和丰富共同点。既不能无视自身的特点,也不能闭关自守。实际上,这几十年来我国的医学伦理学,就是在既关注全球不断出现的新情况、新问题、新成果,同时也思考、探索这些新看法、新理念如何与我国自身的情况结合中走过来的。全球化与多元化,正是我国和其他各国医学伦理学生存和发展面临的处境。

　　经济的全球化,文化多元的交错与碰撞,包括医学在内的技术合作与竞争,同时也是利益重新组合的过程。全球化必然伴随着道德、价值观念的重新组合,这也必然将医学伦理学、生命伦理学推向世界舞台。

　　问题在于,全球化医学带来的适应全球化医学需要的医学伦理学、生命伦理学,能否形成全球化的伦理共识呢? 全球化与多元化是否只是对立而不能相互融合和相互包容呢? 实际上,只要我们具体考察一些案例就会发现,全球化与多元化、本土化存在一种辩证关系。"我们所理解的全球化是它本身由本土发展而来的","全球化不是被动地经历而是在许多情况下积极地由本土居民、团体、中介和机构推动","全球生命伦理学并不是指正在超越各种文化伦理价值和原则,或从外界强加于它们之上的伦理价值观和准则,而是和本土价值体系交流产生的全球价值。全球伦理框架源自于世界上不同民族快速增长的多种多样的联系"②,因而全球伦理有两个层次的含义:第一个层次是它有一种自立于国际人权话语,确定了一套最低限度的能够被大家同意的标准;第二个层次是有许多不同的伦理传统,这些本土传统确定了超越和在人权之上什么是伦理的必须。这

①　毛泽东.毛泽东选集:第一卷[M].北京:人民出版社,1951:306-307.
②　TEN HAVE H A M J, GORDIJIN B.全球生命伦理学[J].陈月芹,译.医学与哲学,2015,36(1A):17-23.

些同样的差别可以为全球生命伦理学所用①。这就是说，全球化的、国际的伦理共识，首先是那些人类生存和生活最基本的准则，而这些生存和生活最基本的准则，也是寓于本土的、多元的文化与伦理传统之中的，只不过这些最基本的准则以不同的特殊的形式表现在人们的面前。在这里，全球性的普遍性与本土、多元的特殊性形成了高度的一致性。本土多元的特殊性，是全球性的普遍性的表现形式。1993 年的世界宗教大会，来自 40 多个宗教的大约 200 位代表签署了由德国神学家汉斯·昆（Hans Küng）起草的《通向全球伦理》(*Toward a Global Ethics*)的声明，宣布不同宗教分享共同的价值观，如尊重生命、团结宽容和平等权利②。这个宣言展示了世界宗教的共同性，它生动地说明了全球性、普遍性与本土性、多元性的互动关系。2005 年，联合国教科文组织成员国全票通过了联合国教科文组织起草的《世界生物伦理和人权宣言》，而建立这样一个共同的伦理原则是由发展中国家提出的，它表明全球的伦理框架原则不一定是发达国家或超级大国施加于其他国家的。各方通过两年的协商对声明达成了一致。据统计，至今为止，不同国家的官员代表与不同文化、传统和宗教代表同意了 15 项全球生命伦理学、医学伦理学的伦理准则。这一切说明，在全球化背景下，面对种种文化的多元性，达成某些伦理共识，不仅需要，而且可能。

回过头来看，医学伦理学、生命伦理学不是被动地走进全球化的境遇之中的，其自身也遇到了许多全球化的课题。如基因技术、器官移植、克隆技术与干细胞技术研究及其管理，辅助生殖技术、遗传调控，都需要全球性的合作，其中包括发达国家与不发达国家之间的合作。由于经济全球化和人口的全球流动，各国面临的保健任务，如艾滋病、SARS、新冠等恶性传染病的全球防控，以及各种自然灾害、移民、气候变化引起的全球性的健康问题，都将医学伦理学和生命伦理学推向国际舞台，医学伦理学、生命伦理学不能对全球化引发的种种问题视而不见，不能只限于国家和民族的范围。难道我们可以关起门来预防类似 SARS 这样的传染病吗？难道我们应当拒绝全球基因研究的合作吗？难道可以在干细胞研究上各行其是吗？难道可以通过购买贫穷国家公民的心脏、肾、肝、肺为本国公民进行器官移植吗？难道我们可以独自解决气候变暖

---

① TEN HAVE H A M J, GORDIJIN B. 全球生命伦理学［J］. 陈月芹，译. 医学与哲学，2015，36（1A）：17-23.
② TEN HAVE H A M J, GORDIJIN B. 全球生命伦理学［J］. 陈月芹，译. 医学与哲学，2015，36（1A）：17-23.

带来的种种问题吗？生命伦理学、医学伦理学怎能只局限于自己国家民族的范围内呢？

　　事实上，由于多元文化与道德价值不同引发的医学研究国际合作的摩擦已屡见不鲜。据《华盛顿邮报》《纽约时报》早些报道，美国联邦政府已通知约翰·霍普金斯大学，要求该校无限期搁置所有由联邦政府资助的涉及人体的医学研究，这些研究涉及的资金超过 3 亿美元。其原因是这些海外的研究项目涉及伦理方面的争议。1990 年，耶鲁大学与坦桑尼亚合作的一项关于妇女艾滋病感染的研究，因为坦方不同意告知受试者而被取消；1996 年，中国安徽医科大学与哈佛医学院合作的一项在中国农村进行人体试验的研究项目也因未能认真履行知情同意而受到责问①。2001 年 8 月 29 日，30 个尼日利亚家庭在纽约的联邦法院向辉瑞制药公司提起诉讼，控告该公司 1996 年在他们的孩子身上进行的一次抗生素临床试验有悖伦理。原告控斥，辉瑞公司未经当事人同意而在大约 200 名儿童身上进行脑膜炎新药的试验，造成了 11 名儿童死亡，余者出现大脑损伤、瘫痪、耳聋等症状，而辉瑞公司则认为在尼日利亚的试验死亡人数低于脑膜炎传染的总死亡率，利大于弊②。同样的事情也发生在关于干细胞的研究中。近几年来，在国际技术合作中出现的"脱钩"论，如 2023 年 3 月，美国德克萨斯州议员提出了拟禁止公立大学招收中国籍学生的议案。但这些"脱钩"却遭到明智的美国学者的反对，哈佛大学研究中国问题的教授威廉·柯比说："任何一所大学如果不竭尽全力从世界各地招揽最优秀的人才，都是在自我伤害，是在走下坡路。"③可以肯定，此类纠纷或插曲还会因对国际合作的需求不断增长而日益增多，但这些只是大潮流中的小插曲，小插曲过后仍是大潮流的奔腾。

　　如此种种情况说明，尽管合理的多元主义是民主公共文化的永久性特征，但是现代社会的主流经济主义和科学技术普遍主义却将人们引向共同居住的地球，同时也将人类文明引入永无终结的伦理和文化冲突。因此，我们需要普遍适用的伦理解决这一全球性的问题④。任何一个国家或民族，尽管它可能局部抵制或延缓全球化在本国、本民族的进程，减轻其影响，但它却不能根本阻止全球化的潮流，更不能将自身孤立于全球化之外。出于对国内旅游资源的开发并从

---

①　熊雷.我拒绝成为人体试验对象[N].南方周末,2002-01-24(12).

②　金姬.尼日利亚状告辉瑞人体试验　调查报告六年未公布[EB/OL].(2007-06-06)[2023-06-21]. https://news.sohu.com/20070606/n250425368.shtml.

③　鲁道夫.美与中国学术"脱钩"将损失巨大[N].参考消息,2023-04-07(13).

④　卢风.多元主义与普世伦理[J].维真学刊,2003,11(1):66.

中得到实惠,出于对全球性自然灾害的共防共治,出于对国内外资源的互补,出于对人才和知识资源的渴求,出于人类命运共同体的必然,任何国家或民族迟早都会被卷入全球化的潮流中,任何国家或民族的独特文化,不论是何等优秀,都不能与世隔绝,都要面对其他国家的文化和道德传统的碰撞,都无法避免在不同文化交流中相互合作与交融,并在相互交流中形成某种共识。汉斯·昆(Hans Küng)在 20 世纪 90 年代就提到,已经没有人怀疑我们的世界正在空前地被世界性政治、世界性技术、世界性经济和世界性文明所塑造,我们需要一种世界伦理。没有这种基本的伦理共识,任何社会都迟早会陷入混乱与独裁之中。没有全球伦理,就没有良好的全球秩序。确立宏观伦理学乃是我们这个时代哲学伦理学的首要任务①。也正如德国前总理格哈德·施罗德(Gerhard Schröder)所说:"道德基本价值对人类社会共处和全球合作有着重要作用,其意义是法律无法取代的。""现代社会的分化使各阶层成为排他性的利益群体……因此,培养公共道德是关键,是关心公共利益。"②因此,今日之医学伦理学、生命伦理学,必须适应两种情况,即必须适应同质文化,并扎根于同质文化中,同时又必须在一些方面适应异质文化,学会与异质文化相处并达成某些共识,以满足全球化现实对道德的需求。也就是说,"人们发现自己是在两种道德观照中享受自己的道德生活:一种是能够与道德朋友共享的,另一种是能够与道德异乡人共享的"③。

事实上,医学伦理学、生命伦理学的许多国际性的规范已经存在了。诸如世界医学会制定的《赫尔辛基宣言》、联合国大会通过的《世界人权宣言》《世界人类基因组与人权宣言》等,难道不是国际性医学伦理学、生命伦理学的存在的体现吗?我们不能因为文化是多元的而否认形成某种全球道德规则的可能。我们要尊重文化的多元,不能以某种全球统一的道德需求而否认文化多元的合理存在,更不能搞什么文化霸权和道德霸权,但也不能无条件地歌颂道德多元和文化多元。医学伦理学、生命伦理学在尊重民族文化传统特色的同时,也要面向世界以适应当今全球化的需求。医学伦理学、生命伦理学既是多元的,同时也是国际性的,而这种国际性绝不只是一种空洞的道德原则,它同样也是生动的、具体的。我们无法建立一个否认多元道德观念的存在的全球

---

① 卢风.多元主义与普世伦理[J].维真学刊,2003,11(1):66.

② 施密特.全球化与道德重建[M].柴方国,译.北京:社会科学文献出版社,2001:译者序 8-9.

③ 恩格尔哈特.生命伦理学基础[M].范瑞平,译.2 版.北京:北京大学出版社,2006:29.

统一的医学伦理学、生命伦理学,但我们完全有可能形成许多具有普遍世俗意义的同时也具有民族特色内容的全球医学伦理学、生命伦理学。多元文化、多元道德与全球医学伦理学、生命伦理学并存,就是当代医学伦理学、生命伦理学的现实。

三、关键在于医学伦理基本准则的认同

有一种观点认为,不同质的文化有一种天然的排他性,不同质的文化具有不可通约性特点,不同道德共同体之间存在难以逾越的鸿沟,全球公共的伦理准则是不可能存在的。在罗马教皇看来,堕胎、代孕、安乐死永远是不能饶恕的罪行。一些从古希腊就开始争论的问题,今后仍将是各执己见的结局。的确,不同历史条件形成的文化传统及道德传统,有其深沉的、不易变换的一面,这也正是各种文化和道德传统能够在长期历史发展中保持其固有韵味的原因,企图建立一种绝对观念的统一的医学伦理学或生命伦理学是不可能的。20 世纪的实践已经表明,一种希望统治世界的意识形态已经主要由于其自身的信念丧失而坍塌了。即使是在同质文化社会或道德共同体中,企图统一人们的思想,要求全体人民只接受一种思想、只按一种思想指令行事也是难以办到的。任何人的头脑都属于他自己。头脑思维的本性决定了每一个人都是自由思想的,而任何人对任何问题的看法都由其自身的特殊处境决定。但是,"全球化使得人们日益清晰地看到社会舞台的局限性、风险的共同性和集体命运的相关性。日益变小的世界已经不允许人们将行为后果外化,而把代价和风险转嫁给他人"[1]。在当今,"躲进小楼成一统"是难于成事的。

不同文化与不同道德体系之间,也存在相通的一面。"一个重要的考虑是,在世界上几乎所有的道德之间,有许多共同的基础。从婆罗洲到火地岛,从拉斯维加斯到新西伯利亚,没有人希望别人对他撒谎,成为暴力的无辜受害者,或被专断地分享集体劳动成果。确实,反相对主义者早就论证说,表面上看来是道德文化多样性,实际上是一组基本价值在不同社会和自然条件下不同表现的结果"[2],尽管我们在生命伦理学的国际交流中有过种种争论,并且在一些问题上谁也说服不了谁,但是我们常常能够彼此理解对方的观点,而且不难发现,彼此的相同并不比相互间的分歧少,"在一个特定的国家和地区,道德价值观会不同,

---

① 包利民.全球化的伦理观照[J].维真学刊,2001,6(2):35.
② WIKLER D.国际生命伦理学和伦理学相对主义[J].医学与哲学,1996,17(12):69.

但作为一个世界共同体,共同点还是可以找到的"①。

谁都知道,当今的社会,即使是那些生活在穷乡僻壤的人,也不能不与其他人交往,也不能不与道德异乡人发生关系。这是因为当今社会的任何人,他个人的生活,他的吃、穿、住、行,都要与他人发生关系,远不是仅仅依靠自己就能够解决的;特别是市场经济和科技全球化的发展,将人们的学习、就业谋生、郊游休闲、人际交往推向了一个广阔的空间,人人都是在全球广阔空间游离的一分子。"现今生命伦理学与所有国家相关,并且考虑了人类所有的忧虑。尽管生命伦理学可能主要起源于西方国家,现在已经延伸到全球层面并且和全球相关"②,当今的时代,每一个人都是地球的一分子,每个人的生活都与全球的变化息息相关,许多从前属于民族和国家内部的问题,现在都需要从与其他国家、其他民族相互关系,从全球的视野来思考和解决。比如,如果某一国家公开允许器官买卖,允许医生使用购买来的器官进行器官移植,那么就会在另一些国家出现以杀人获得器官而牟取高额利润的行业,一些贫穷落后国家的贫困人群就可能被迫成为器官商业化的牺牲品。事实表明,全球化对于科技的促进及发展,其释放出的福音与破坏力是并存的,而就其某些破坏力而言是史无前例的。全球化的世界格局使得一些诸如克隆人、贩毒、卖淫在一个地方被禁止,而在另一地方得以广泛流行。在全球化中,一人一地的危害可以迅速波及全球,因而人们认识到,在今天世界的格局中,人们在许多方面具有共同利益,他们的利益并不是互不相关的。完全着眼于国家视域的伦理规范和法规已经无法适应这种情势,需要及时超越国家、民族的视野,建立适应跨国家、跨民族、跨文化的共同体或共同的道德规范,才能适应各个国家、民族对福利、安全和幸福的期盼。共同的命运,共同的目标,共同的利益,必然催生出共同的伦理。这样,我们就可以看到,已经被历史传统铸造成各种各样的多元文化并分割为零散的道德碎片,有了重新在某些方面集合的可能。这样,在民族的、国家的多元生命伦理存在的同时,也必然产生国际性的医学伦理学、生命伦理公约,即使开始时涉及的范围较小。

但同时也应当肯定的是,这种公约只能是最基本的伦理共识。所谓最基本的伦理共识,是指那些对所有人都有利的、谁都离不开的、任何人在生活和工作

---

① TEN HAVE H A M J,GORDIJIN B. 全球生命伦理学[J]. 陈月芹,译. 医学与哲学,2015,36(1A):17-23.

② TEN HAVE H A M J,GORDIJIN B. 全球生命伦理学[J]. 陈月芹,译. 医学与哲学,2015,36(1A):17-23.

中不可缺少的伦理原则、理念。一般地说,最基本的伦理原则主要有尊重生命的神圣和尊严、自主、平等、正义、和平、团结、友爱、互助、包容、共享等。比如,任何人自出生以来,当然希望受到尊重,希望享受到人应有的尊重而不被人侮辱,希望自己的生命由自己做主不是被人剥夺,因而维护人的尊严与生命的神圣,就是能够为任何人接受的伦理原则。再如和平,尽管有人喜欢战争,生来好斗,以战争为乐,但这终究是极少数人,对绝大多数人来说,都希望过和平的生活,只有和平的环境,才能为他和他的家庭带来幸福、安康,因而和平也自然而然地为绝大多数人接受。团结也是如此。团结涉及人们如何处理彼此间的关系。人与人之间的关系,有大至一个国家全体人民之间的关系,小至一个家庭内部父母兄弟姐妹之间的关系,中间还有无数规模大小不同群体人们之间的关系。无论哪一种范围内的人群关系,团结带来的好处总是要多于四分五裂带来的种种弊端,因而团结也成为人类生存与发展需要的普遍适用的伦理原则。

这种在全球人类生活中起着普遍作用的基本伦理准则有着如下特点和意义:①全球普遍适用的医学伦理学、生命伦理学基本准则在整个伦理体系中只占极小的部分,"生命伦理学的全球化只是更加融合过程中的一小部分"[1],它只存在于人类共同生活最基本的领域,如生命、健康、饮食、环境条件等。人类生活更多的领域,如家庭、社区、个人偏爱、各种不同专业,以及生活诸多方面,都有适合各种具体情况和本土特点的多元伦理以满足人们的伦理需求。②适合人类需要的共同伦理准则虽然仅是伦理体系中的极小部分,但其作用则是巨大而又广泛的。人类共有的伦理准则是针对人类最基本的生存需要共同遵守的准则,这种基本准则一般存在于人类生存和生活基本的领域,因而是所有人的共同需要,是所有人都需要遵守的,也正因为如此才成为全人类的共同的伦理准则。比如生命,这是任何人之所以能够成为人的根本存在,因此必须要求所有人都承认并遵守生命的神圣与尊严,生命的神圣与尊严也就成为人类共同的伦理准则。③人类共享的基本伦理准则,在整个伦理体系中,起着举足轻重的作用,它是人类伦理体系的奠基石,是多元伦理的掌舵的定海神针。任何处理具体事件和问题的具体的多元的伦理,只有符合或者说不违背人类共同的基本伦理准则,具体的多元伦理才能被确认进而被人们认可。大到人口、战争、环境、贫穷、腐败、移民,小到家庭父母子女间的关系、同事间的纠纷,都不能背离生命的神圣与尊严

---

[1]　TEN HAVE H A M J, GORDIJIN B. 全球生命伦理学[J]. 陈月芹,译. 医学与哲学,2015,36(1A): 17-23.

的原则,否则这些具体的多元的伦理准则就不会得到认可,难行其道。如战争中战俘的处理,必须尊重战俘生命的尊严,只有这一原则得到确立,才能使交战双方交换战俘成为可能。医学中的知情同意原则,也是以生命的尊严、神圣、自主为基础的,也正因为它体现了人类共享的基本伦理准则,才能为各国政府和人民确认并承诺遵守、践行。可能有诸多理由要求适应本国、本地区的情况采取某些过渡的、折中的办法践行知情同意原则,但所有这些过渡的、折中的办法都不能背离任何人的生命属于他本人、任何人对于自己的生命和健康有自主权,它不属于家庭、医生或本人所在单位的原则。④人类共同的基本的伦理准则与针对具体事件和问题的多元具体的伦理是互补的,是相辅相成的,两者出现在合适的场合,共同构成人类需要的完整的伦理体系。人类共同的伦理准则,如果说没有多元的具体伦理的支撑,就难以应对各种各样的具体伦理需求,自身也因此失去了栖身之所,成为漂泊无根的飞絮。人类共同基本伦理准则,本身不是独立存在的实体,它一般寓于适应于具体的多元伦理中。比如生命的神圣与尊严,总是寓于如何处置严重残疾的新生儿、如何判定呼吸机的撤除、安乐死在何种条件是可以被允许的、生殖性基因编辑为何不可取等这样具体事件中,生命的神圣与尊严的原则本身没有独立存在的场域;同样,多元的具体伦理如果没有基本伦理的依托和奠基,多元伦理就犹如一座大厦失去坚实的基础支撑一样。⑤人类共同基本伦理,常常能够为多元伦理的选择提供指导。人类处于如此多种多样的庞杂伦理体系中,每一个具体事件或每一个具体问题,人们都能找到几种或更多的伦理原则、规范提供选择。究竟选择何种伦理原则来指导自己的行为呢? 当然要考虑本土文化的特点,但更重要的是这种选择是否体现或背离最基本的伦理准则。某些即使是符合本土文化或者本身就是本土文化的沉积物,如三从四德、缠足、童养媳等,尽管是本土的,但因为与尊重生命等人类基本道德相背离,最终也会被抛弃而不为人们理会。

任何特质的文化和道德传统,都是在与其他特质文化及道德传统的相互交往中成长起来的,因而也总是默默地吸收他种异质文化的精华。在这一过程中,有时可能是自己的某些成分渗入他种文化中,有时是他种文化悄悄地成为自身文化的一部分。不同特质文化相互交融而形成文化共同体,其基础在于某些基本共同的伦理准则的联通,最能说明这一点的是中国满族文化与汉族文化的关系。在长达几百年的历史中,满族文化与汉族文化实现了交融与互补,在汉族文化中留下了某些满族文化的足迹,而满族文化则因为汉族文化的渗入而不断丰富,同时又没有完全失去其满族文化特色。我们毕竟不能否认这样一个真理,文化也好,道德也好,不论其是历史上的或现行的,最终不能脱离经济这一现实。不论什么民族,不论什么国家,也不论什么宗教,都有一个生存和改善生活的期求。文化、道德当然不一定都是经济的直观反映,但终究是不能脱离经济而存在的。当人类生存面临困难和威胁时,那些妨碍生存、妨碍改善生存的文化与道德传统,终究是要适应新的并让位于新文化与新道德传统。缠足、束腰、童养媳,曾经是中国的一种传统,曾几何时,这些传统随着经济发展和社会进步的需求而无声无息地消失了。如果罗马教皇遇到了因人口膨胀而出现的生存压力时,如果他的善民面临因人多地少而可能出现饥荒时,他们不一定会认为堕胎是一种罪恶。

提出重视和研究全球伦理共识基本伦理准则,意图不是建立一种全统一、无所不包的医学伦理学、生命伦理学。面对如此庞大复杂的各国历史发展差异性和文化多样性的世界,建立一个包罗万象的全球医学伦理学和生命伦理学是不可能的。这里有必要提及一下全球生命伦理学的由来。范·伦塞勒·波特(Van Rensselaer Potter)于1971年出版了《生命伦理学:通向未来的桥梁》(*Bioethics*:*Bridge to the Future*)之后,于1988年继续出版了他的第二本有关生命伦理学的著作《全球生命伦理学——建立于利奥波德的遗产之上》(*Global Bioethics*:*Building on the Leopold Legacy*)。在此书中,波特说他写作这本书的灵感来源于他的同事奥尔多·利奥波德。利奥波德是美国野生动物保护的一位先驱,他主张伦理学的发展可分为三个阶段。第一阶段:伦理学关注人与人之间的关系;第二阶段:伦理学关注人与社会的关系;第三阶段:还未出现,伦理学将要处理人类与其所处的环境的关系。波特确信全球生命伦理学的产生预示着利奥波德伦理学的第三阶段的出现。在全球生命伦理的思考中,波特还借鉴了皮埃尔·泰尔哈德·德·夏尔丹(Pierre Teilhard de Chardin)的一些想法。波特研究了夏尔丹"地球的联通"观点,这一观点认为,随着国际旅游常态化和经济交流的网络化,以及在精神领域的相互渗透,人们不可避免地被卷入整体化进程中,一个全球共同体将出现,这不是因为人类将接受同一个真理或追求同一件事情,而是逐渐认识到彼此间的依赖和共同命运。在夏尔丹看来,人类正在变得越来越统一,越来越互相依赖,而且更加注重彼此间的合作。波特意识到夏尔丹和自己一样重视人类进步中的问题和生存。进步是人类的共同目标,应当努力建立美好的未来,而实现这一目标最好的方式就是将生物科学和人类价值观联系起来。波特的全球生命伦理学,是着眼于寻求某种全球共识的基本价值观。它着眼于融合所有可以获得的智力资源,形成某种合力,解决人类面临的诸如人口、贫穷、气候变化等困扰人类的诸多难题。当今的医学伦理学、生命伦理学,与所有国家相关,与所有的人相关。全球共识的基本伦理准则,能够将不同国别、不同地区、不同宗教信仰的人联系在一起,去努力争取更美好的明天。我们应当从更宏观范围、更高层次来看待寻求全球共识的基本伦理准则的价值和意义。

四、全球伦理与多元文化之间的桥梁

人们不仅要承认多元化和全球化的并存,而且更需要多元化与全球化连接与结合,只有将两者连接起来,才能克服各方的不足,才能获得两者结合的益处。那么连接多元化与全球化之桥是什么呢? 连接两者的桥,正是人类共同生活需要的基本准则。为什么最基本的伦理准则能够将两者连接起来? 为什么最基本的伦理准则,既能通向多元化、多极化,又能通向全球化、一体化? 原因如下:①基本的伦理道德准则,往往包含着多元文化最底层的本意和私欲。任何多元文化,都是以人为中心形成的文化,与人的本性息息相关的,只不过因为他们的历史发展传统、生活地域的差异等方面的原因,使他们的生活习惯、道德观念、人伦关系呈现出各自不同的特点,但所有这些特点并未根除、吞噬人的基本特性,只不过这些基本特性因具体特殊情况有了特殊的表现形式,由此可以认为,基本的伦理准则与各种不同的多元文化是相通的,它一端连接多元化的社会,一端连接全球共同体,它是连接这两者的桥梁。如尊重生命的原则,对任何以多元文化组成的共同体,都是可以得到辩护的,而对于全球化而言,则更是不言而喻的,尊重生命的原则就理所当然地成为连接多元文化与全球化之间的桥。②全球化与多元化是并存不悖的,全球化本身就是多元化构成的。适应时代发展需要出现的全球化,如前所述,包括两个不同层次:自立的国际人权话语和许多不同的伦理传统。"这些'本土'传统观念确定了超越和在人权之上的什么才是必须的。这些同样的差别可为全球生命伦理学所用"①,两者并存表明了两者的内在联系;试想,如果没有丰富多彩的多元化,还有什么全球化呢? ③全球化的维度有利于促进重新思考和审视多元文化的内在价值,尤其在寻求共享的道德观时,多元文化更好地意识到自己的存在,从而也推动了多元化与全球化的连接。一个

---

① TEN HAVE H A M J, GORDIJN B. 全球生命伦理学[J]. 陈月芹,译. 医学与哲学,2015,36(1A):17-23.

最好的范例是联合国教科文组织启动的人类文化遗产的项目,将一些国家和地区具有独特的文化项目,定位为世界文化遗产,授予"世界文化遗产"的称号,号召全人类加以共同保护和发扬,这使得原先历来视为各个国家和地区自己的文化项目,成为全人类共同的遗产,因而产生了一种全球语言,使得丰富多彩的当地文化现象获得了普遍意义。"将文化遗产看作世界遗产意味着一项全球文化项目,这个项目寻求建立一个新的总体以代表人类,确保它们的身份并且激发一种全球团结和责任感的全球共同体。这个将全球共同体创造为道德共同体的过程通过全球生命伦理学领域'共同遗产'概念的运用得到了进一步的加强"①,从人类共同的文化遗产到人类共同财产,如海床、外太空之类的共同财产的概念,文化遗产将多元文化与全球化融为一体了。④人类共同的基本价值具有提升和净化本土多元文化的作用,也表明多元化与全球化的紧密关系。历史传统、习惯与地域差异等原因形成的各种多元文化,由于受地域狭窄的限制,其中一些并不是有益于本地居民的。多元文化常常是优劣并存,良莠不齐,并因此经常演变成内部与外部的冲突,而人类基本道德的价值理念与多元文化连接与贯通,有利于净化和淘汰本土多元化中一些不健康的成分。比如,在家庭中,一般是由家长做主,医疗中则是由医生做主。家庭成员的命运掌握在父母手中,患者的命运掌握在医生手中,但父母并不能都真正理解子女的要求和意愿,医生也不都了解患者的一切。每个人的生命和命运,终究是应掌握在他自己的手中,因为他终究是属于他自己的。而自推行知情同意的自主原则逐渐冲破了家长主义(包括医学)的束缚后,成年后的子女能够自己安排自己的生活,患者享有知情同意权,因而大大增进各方的积极性,逐渐减少了彼此间的纠纷。当然,还自主权于每个人自己,有时还需要经历某种过渡,暂时采取一些变通措施,而国家、民族的自主,常常需要经历种种激烈的斗争,但基本原则对提升和净化本土文化的方向性的作用是不会改变的。

习近平总书记在中国共产党与世界政党高层对话会议上发表了《携手同行现代化之路》的主旨讲话,提出要"共同倡导弘扬全人类共同价值",要"共同倡导重视文明传承和创新",要"共同倡导加强国际人文交流合作"。通过基本价值理念连接多元化与全球化,无论对医学伦理学、生命伦理学,或者对构建世界秩序的有序性,在当前都具有特别重要而紧迫的意义。就医学伦理学、生命伦理学而

---

① TEN HAVE H A M J, GORDIJIN B. 全球生命伦理学[J]. 陈月芹,译. 医学与哲学,2015,36(1A):17-23.

言,由于医学和生命技术的日益全球化,医学和生命技术不受国界限制的特征已经十分突出,当今任何一种新的医学技术或生命科学任何理念的突破或技术的问世,随即迅速波及全球。比如,循证医学、精准医学、靶向治疗一经提出,迅速为各国医学界接受,在全球医学界掀起了学习和运用的热潮;微创技术一出现,很快成为各国医学界共享的医学成果,为各国患者带来了福音。而这些新理念、新技术的传播引发的社会伦理问题,当然也会随之引起各国对医学伦理学、生命伦理学的思考和关切。而对这些新理念、新技术伦理问题的回答,虽然需要考虑各国历史传统和现实特殊性而呈现出某些特点,但其基础性理念一般是共同的,因为无论是哪一个国家或地区,医学的服务对象依旧是患者,依旧是个体的生命。患者和个体生命共同性的本质特征,就决定了医学伦理学、生命伦理学具有共同的通约性。独立于患者和个体生命之外的特殊准则是没有的,否则就会背离患者和个体生命的共同诉求。医学伦理学、生命伦理学在关注自己国家的历史、文化传统的特殊性的同时,应当更关注医学伦理学、生命伦理学的共同性和全球性,只有这两者的完满结合,才能促使医学和生命科学的成果更好地造福于患者和广大人群,切不可以民族、信仰、宗教的不同而拒绝人类共同的价值观,拒绝医学伦理学、生命伦理学的根本宗旨。大量的事实证明,只有将基本的共同伦理准则与民族、地区、国别的特殊性有机结合,才能更好地体现其特征的精髓而不是外在的皮毛,才能真正发挥伦理学保驾护航的作用。

构建有序的国际秩序需要谋求基本价值理念与多元的结合。当今世界是一个多元世界,国别、地区多元,价值观多元,宗教信仰多元,治国理政观念多元,国际交往规则多元,但是,生活在如此多元世界的人,要在地球的范围内共处。交通、通信的进步,以及经济、科技的全球化又将人们拉在一起,谁也不能逃出地球,独立于这个多元世界之外;而共处就需要共处的规则,需要能达成共识的基本准则,否则就没有和平安静的生活,这对谁都是没有好处的,所有对争端、对抗绝不妥协的最终结局,是难以达成共识。当今全球的争端、矛盾、对抗,乃至战争,无不是因未取得共识引发的。因此,探索和谋求某种共识,是构建全球有序世界的唯一出路,而在构建全球共识的过程中,医学伦理学、生命伦理学可以发挥先锋队的作用。这是因为生命、医学对于全球任何国家和地区的人民,都是最基本的需求。有病的患者都希望得到治疗,生命对任何人来说都是最宝贵的,因而较之于战争、经济、科技这类问题,更容易取得某些共识。这一点在全球性的公共卫生事件中得到了充分的证明。当然,这种共识不是按照某个国家的霸权行径实现的,而是本着互利互惠、相互包容的原则经过反复协商取得的,尽管这一过程可能复杂曲折,有时甚至令人灰心绝望,但终究是会有成功之日的。因为即使是那些控制欲膨胀的狂人或独裁者,如果顽固不化地坚持蔑视生命,视人民如蝼蚁,最后也是必然垮台并被人们唾弃的。医学伦理学、生命伦理学应当扩大视野,为促进人类命运共同体的构建而努力。

　　前些年,在我国医学院校医学伦理学的教学中,引进了国外的案例教学法,引导学生独立分析、思考问题,克服以往那种灌输式的教学方法,诱发学生的智慧和思维激情,是很有意义的。但这并不是说,案例分析就是一切,理论的、特别是基本理论的讲授毫无意义。的确,当代生物技术发展中提出的许多伦理问题,常常使人们的道德选择处于两难境地,案例教学顺应了这种情况,通过分析具体案例,引导学生多方位思考,设想种种道德选择的可能。特别是因为道德常与历史传统、文化渊源紧密相连的情况更是如此。处于不同文化渊源和历史传统的人,对同一问题常有不同的回答。忽视这种差别,强迫人们接受一个答案、一种观点,既不可能,也无益处。特别是因为我们长期习惯于用一种观点、一种思想观察和处理问题,总是不遗余力地追求大一统的思路,其实更应关注多元。面对如此丰富多彩、生机勃勃的医学伦理学、生命伦理学,克服这种死板教条、束缚思维的教学法,确实是现实而迫切的。但是,这并不等于可以忽视共同的基本伦理原则,也不能认为可以对寻求共同认识无动于衷,重视案例教学,无疑是对的,但它忽视了多元中谋求某种可能的统一。如果说案例分析的目的就是止于一大堆各种各样的伦理选择,伦理学还有什么作用? 这里涉及医学伦理学、生命伦理学多元与一元的问题,涉及多元与一元如何相通的问题。在当前国内外医学伦理学、生命伦理学的研究中,有一种强调多元、唯多元是求的倾向。我们似乎不应对多元一律持反对的观点,而且也应当承认在当今纷争不断而又需彼此和睦共处的地球村中,只有承认意识形态和道德习俗的多元,同时又积极探索多元中的统一,人们才能共同发展,共同繁荣。舍此之外,就是纷争不断,甚或是战争和杀戮,结果是两败俱伤,谁也占不了便宜,因而是没有出路的。

　　当前,民族主义如火如荼,全球化虽然暂时受挫,但并未停步,医学伦理学、生命伦理学在多元主义与基本价值之间摇摆不定。当医学伦理学、生命伦理学追求基本价值理念时,它担心其丧失本土文化而缺乏根基,而当其崇尚多元、保持自身民族和地区特色时,又期望某种具有共同约束力的基本规范的支持。包括医学伦理学在内的诸多社会文化课题,都面临全球化的境遇与文化多元如何选择的思考。在全球化步伐如此急迫的情势下,人们的交往如此密切,需要共同应对和合作的问题愈来愈多。面对当今世界所面临的许多争论,不能止于允许,还需要寻求全球共识,需要在全球共识基础上产生全球行动,通过全球的合作和努力解决人类面临的种种难题。我们要在尊重多元化的同时,还要在能够达成共同认识的情况下,努力寻求道德和认识的共同点,以促进全球的和睦与合作。正因为如此,施密特在他的《全球化与道德重建》一书中,大声疾呼重视全球化过程中道德共同信念的建设。他说:"解决上述问题(指全球共同面临的失业、环境污染等——本文作者注),除了需要上述政治、经济举措外,还需文化政策措施,需要达成一些世界公认的最低限度的道德基本准则。"[①]因此,一个负责任的伦理学家,不能只限于以诠释不同文化应有不同伦理观念和赞赏伦理多元为荣,不应将自己的目光只盯住道德的多元化,更不应当倡导什么本土化的伦理学,将自己封闭起来,而应致力于寻求人类共同伦理原则和全球伦理的建设,以促进全球交往和合作。我们不仅要重视不同文化背景伦理观念的差异性,而且要重视不同文化背景伦理观念的相容性和通约性。当前伊斯兰文化与基督教文化的某些冲突,岂不正好向我们提出了这方面的挑战吗?一味地强调文化道德传统的差异性和不相容性,一味地提倡道德的多元化,不讲人类道德的共同性和通约性,只会给人类的进步事业增添麻烦。事情难道不正是这样的吗?在医学伦理学案例教学中,一些学生反映说,案例分析倒很有趣,但分析完后,什么结论也没有,有些甚至令人失望,就反映了这方面的问题。

在今日中国高等医学院校讲授医学伦理学,有三方面的情况是不能不顾及的:一是传统,深厚的、悠久的中国历史和道德传统。二是现实,中国卫生保健制度改革的现实,诸如医院管理的二级核算、分配政策个人收入与创收直接挂钩、个人账户与社会统筹相结合、卫生区域规划、医疗联合体等,都是我国保健服务实施过程或正在实施的措施,其中无不体现一定的伦理原则。三是国外医学伦理学或生命伦理学的发展情况。我国医学伦理学起步晚于国外医学伦理学二三十年,因此在我国医学伦理学的教学和研究中,经常引用和介绍国外医学伦理学的成果,这无疑是需要的,也是正常的;但是引用和介绍也有一个和自身情况相结合的问题。即使是那些具有普遍意义的国外理论和经验也是如此。例如,像西方生命伦理学中具有核心意义的维护个人权利的理论,无疑具有普遍的意义,我国的医学伦理学应当借鉴和吸收其精华,这是毫无疑义的。讲医学伦理

---

① 施密特.全球化与道德重建[M].柴方国,译.北京:社会科学文献出版社,2001:7-8.

学,讲对患者的关爱,不讲患者的医疗权和健康权,不讲这些权利是人生而就有的(并非某人、某组织赐予的),不讲当前某些改革措施对这种权利的侵害,就是没有讲到点子上。在这方面,不应当否定文化的特殊性,但承认特殊性并不一定应否定普遍性的存在。如知情同意,按医学伦理学、生命伦理学的要求,应当是患者本人的权利,任何人不能自认为可以代表患者而行使这种权利,除非患者面临某些不能表达自身愿望的特殊情况。但是,在中国,常是家属代表患者表示这种权利。家属(如儿女)在许多情况下确实代表了患者本人的愿望,但不代表患者本人愿望的也大有存在,特别在患者本人没有经济自主权的情况下更是如此。对于这些为子女操劳一生、到头来没有任何经济自主权和没有任何医疗保险的患者来说,不用说如何治疗,就是要不要治这样的问题,如果没有外力的支持,本人的意愿也是难以实现的。他们常常是两眼含着泪花,以祈求的神情注视着儿女们。因此,对于家属同意的问题就要做具体分析和区别对待,起码在现时不能全部加以肯定而宣布无须关注患者本人的意愿。有的人认为提倡普遍真理和具体情况相结合,就是拒绝普遍真理,就是"挂羊头卖狗肉",未免有些武断吧。诚然,既然是普遍真理,就应当适用于一切情况,但是,任何普遍的真理,在不同境遇下都有特殊的表现形式,这也是普遍存在的事实。例如,就个人权利而言,在德国,在日本,在北欧,就与美国有很大的不同;在德国,在日本,在北欧,人们交往中的社群主义色彩,岂不比美国浓厚得多吗?在医学伦理学的教学和研究中,谋求传统、现实、发展现状的理想结合,探索中国医学伦理学自身的特色,有待我们共同努力。

五、重视跨文化的医学伦理学研究

要在医学伦理学、生命伦理学领域里取得某些共识,形成全球性的医学伦理学、生命伦理学,我们就必须重视跨文化伦理学的研究。

跨文化的医学伦理学、生命伦理学研究,首要的要求是在充分尊重不同文化背景的医学伦理学、生命伦理学的前提下,对那些不同文化背景下的伦理思想、观念进行诠释,即对各种伦理观念形成的历史渊源、文化背景、哲学基础、发展过程及其内涵做全面的考察和分析,而不是简单地贴上某种标签。比如,对美国及西方国家生命伦理学自主和知情同意原则的研究或诠释,就要了解西方国家自文艺复兴以来关于反对神权、争取个人权利的历史,了解个人权利在他们价值观中的地位,了解纽伦堡法庭对纳粹审判以来他们为保护个人自主权不受侵犯的种种努力和斗争。如果不了解中国的皇权、族权和家长制对于个人命运的意义和影响,如果不了解中国长期形成的国家至上、家庭至上、社群主义和单位主义,我们就很难理解在中国实行知情同意原则所面临的环境背景及某些特殊性;如果不了解中国自改革开放以来社会的变化,诸如城市的变化、农村的变化及各阶层相互关系的变化,就很难理解在履行知情同意原则中遇到的种种具体问题。其他诸如安乐死在不同国度的不同命运,器官捐献难于广泛推进的原因,严重缺陷新生儿的出路,以及当前在医疗服务中普遍存在的过度治疗与无效医疗,莫不与具体的文化背景相关。即便是保健服务这样看似无多差异的问题,对于如何实现为本国人民提供人人享有保健服务的目标和路径,也无不与各国的具体历史条件、经济发展水平和文化沿革相连,跨文化的伦理学研究确实是重要环节。只有做到充分的诠释、研究,才能充分理解和尊重,才能对不同国度和民族的伦理观点做出比较和评价,才能有利于不同伦理观念之间的取长补短。

跨文化伦理学的研究不仅要着眼于不同文化背景下的道德观念的差异,而且更需要重视相互间的共同性与相通性。生活在地球上的各国、各族的人民,虽然因其历史、地理、气候等方面的不同,形成了各具特色的文化,但他们又有着许多相同的追求。如为了战胜各种天灾人祸,为了提高自己的生活,形成了许多共同的习惯和品德。因而各种各具特质的文化与道德观念,其差异不是绝对的,而是存在许多共同品格的。当深入不同国家、民族考察当地的民情习俗时,我们就可以发现这些共同特征。因此,跨文化医学伦理学、生命伦理学的研究必须跨越简单的二元逻辑,不能将各种不同伦理观念对立起来,因为它们彼此并非不可通约。事实上,在历史的长河中,在各民族和国家的相互斗争、相互交往、相互共处中,已经形成许多相互认同的价值观念。如在政治生活中,要尊重个人权利,民主、自由、平等被视为全世界人民的共同追求的目标;再如在经济交往和商业贸易中,要讲诚信、不能欺骗;在医疗服务中,要忠实于患者的健康利益,不做伤害患者的事。不同文化的这种共同性,在各种不同文化中几乎随处可见。

跨文化医学伦理学、生命伦理学的研究更需要关注不同伦理共同体,或者说是道德异乡人之间交往与合作的途径与通道。如何减少不同道德主体之间的摩擦与纠纷,如何促进不同道德主体之间的合作,如何适应医学与保健服务的全球合作的需要,形成更多的伦理共识,以及与不同伦理共同体之间交往、对话的方式等。从以往的历史教训中我们可能看到,那种因国力的强大并掌握着军队、舆论等工具,企图压服另一个国家或民族接受自己的道德观、价值观,没有一个是成功的。罗马帝国、拜占庭帝国是这样，中国的秦王朝是这样，当前某些国家的实践也是这样。强制、暴力解决不了不同文化交往和共处的问题，是一条行不通的道路。

有哪些有助于不同文化、不同道德共同体之间的共处与合作的妙方良策呢？恩格尔哈特提出的允许原则，被认为是处理道德异乡人并解决他们之间争端的首选方法。允许原则的核心内容如下：任何不涉及别人的行动，别人都无权干涉；需涉及别人的行动，必须得到别人的允许。"这种允许原则已经得到辩护：它是可能具有道德权威地解决道德异乡人之间的道德分歧并且有可能维持一种最起码的俗世的有关称赞和责备的伦理学语言的必要条件"[①]，的确，允许原则体现了对不同文化的尊重。我的观点，我的行为，不涉及你，你就无权干涉；涉及你的事情，要有你的同意才可以，这的确体现了对他人的尊重。但是，第一，允许原则是以个人的行为不影响别人为前提，实际上，人世间的个人行为，其中许多是要影响别人的，只有很少一部分与别人无关。在当今人与人之间的关系如此密切的情况下，少有个人行为与他人无关。比如抽烟，这似乎是个人的事，但你抽烟，别人就要被迫吸你的二手烟，就要妨碍别人的健康。第二，允许原则是以不存在需要共同遵守的一般道德规范为前提的，但实际生活中却存在许多共同的道德约束。第三，就涉及他人的行动需要得到他人允许而言，也有不同的具体情况，不能一概而言，其中常有是涉及仅限于很少的个人（甚至仅是一人）或者涉及较多的人或者涉及大部分人的区别，而这种种不同又是具有不同意义的，不同的情况对于允许或不允许是否应当区别对待呢？恩格尔哈特对此未有提及。因此，允许原则很难认为是解决道德争端理想的、充分的原则。

宽容（或者说是包容）原则也是人们经常提到处理不同道德共同体或不同意识形态之间关系的一项准则。"观念差距的永恒性，只有用宽容去应对，否则就不会有自由，就不会有公平"[②]，"宽容是从此成为爱的一种形式""宽容是一种文化和文明。中庸、妥协、变通，都含有宽容的成分"[③]，的确，对持有不同道德观念或不同意识形态的人，采取宽容或包容的态度，是彼此和睦相处的前提。所谓宽容或包容，就是承认对方存在的合理性，承认对方的观念和自己所持的观念一样，都是不同历史条件下的最佳选择；所谓宽容，就是不以自己喜爱取舍对方，不

① 　恩格尔哈特.生命伦理学基础[M].范瑞平，译.2版.北京：北京大学出版社，2006：110.
② 　孙慕义.论医学宽容[J].医学与哲学，2002，23(6)：23.
③ 　孙慕义.论医学宽容[J].医学与哲学，2002，23(6)：23.

以自己信奉的观念否定对方,强迫对方接受自己的观点对其实行压制或禁止;所谓宽容,就是要善于在不同观念和见解之间实行妥协、变通和让步,以求得双方共存共荣;所谓宽容,也包括对错误的宽容,"宽容错误的选择不是一件普通的事""宽容毕竟是就我们认为是错误的或不适当的东西而言才有意义。我们并不需要宽容好人好事,我们只需要宽容坏人坏事"①。何以对错误可以而且应当宽容?这是因为"掌握着一种意识形态或政治上正确性的强制性国家造成的危险似乎大大超过了由于宽容(并不是接受,也不是赞成)安乐死和杀婴这些严重罪行所造成的损害"②。许多国家的历史表明,压制政策所造成的后果远远大于宽容错误所造成的后果,如果说宽容也有消极面的话。显然,在道德异乡人之间,在不同意识形态的人之间,以宽容的态度对待对方,才能和平共处,才能在共处中求得共识,才能有利于全球生命伦理学的生存。宽容与允许的差别,在于宽容包含比允许更多的内涵。

但是,宽容似乎没有比商谈更能表达我们对获取全球医学伦理学、生命伦理学解释的期求。宽容更多地表达的是对待不同道德观念,也即对待道德异乡人之间的平等态度,并未明确表达对获求共同道德信念的期求。在这方面,将商谈与对话作为获得生命伦理学的全球共识似乎更明确、更充分一些。"只有通过世界各个国家、各种宗教、各种文化之间的充分对话才能做到"③,要建立全球伦理,就必须确立一定的对话规则。由阿佩尔和哈贝马斯推动发展的商谈伦理学值得关注。所谓商谈,就是相互交流与沟通,就是从相互交流与沟通中寻求一致,就是求同存异。求同存异既是商谈的原则和基本维度,也是商谈的目的。既然是不同道德体系之间的对话,必然存在不同点,如果不采取商谈的态度,就必然形成以一种观点否定、压制另一种观点的后果,最终破坏了商谈的基础,也破坏了达成某些共识的可能;当然,商谈的目的,不仅仅是了解对方,也不仅仅是和平相处,相安无事,而是在全球化的背景下,共同应对那些需要采取共同行动的问题。例如,如何共同抗击传染病、如何应对克隆人、如何对待器官走私,如何合作开展那些需要全球合作的科学研究,如何遵守科学探索的共同规则,以及如何应对气候变暖等。因此,商谈不是最终目的,商谈必须以求同为归宿,如果商谈只是为了存异,只为停留在彼此了解的阶段,就失去了商谈的意义了。

---

① 恩格尔哈特.生命伦理学基础[M].范瑞平,译.2版.北京:北京大学出版社,2006:28.
② 恩格尔哈特.生命伦理学基础[M].范瑞平,译.2版.北京:北京大学出版社,2006:28.
③ 卢风.多元主义与普世伦理[J].维真学刊,2003,11(1):67.

将商谈与允许、宽容统一起来，似乎是构建国际医学伦理学、生命伦理学、探求某些基本价值目标的理想途径和方法。其中，允许是商谈的前提，宽容是对不同道德观点的基本态度，而商谈、对话则是基本方法，求同存异则是商谈各方应当遵守的基本规则。

基本伦理理念一般是从各种文化道德重合之处产生。实现全球生命伦理学，达成某些基本伦理理念的共识，应当遵循最小化原则。从"基本伦理必须遵守最小化原则"开始[①]，从全球普遍关心的问题开始，从威胁世界大家庭最迫切的问题开始；也就是说，必须从最一般性的问题开始。这是因为，当今世界许多事实表明，威胁全球人类共同性的问题，常是那些关系人类生存的基本问题，如生态环境、疾病威胁等，而正是这些问题，不同道德共同体之间容易形成一般共识，而这些问题虽然覆盖面广，但涉及的道德面窄，因而它是最小的。探索全球生命伦理学，不能追求最大化目标。追求最大化目标，必然将各种各样的伦理问题纳入视野，而这必然导致对伦理多元化的否定，导致对一些属于民族国家范围内伦理问题的否定。比如，如果将安乐死、堕胎、代孕这类众多的不属于关系全球命运的问题寻求全球划一，不仅不可能实现全球化的目标，且极可能增加矛盾和冲突；即使是那些达成共识的全球伦理，如何在不同的国家和民族中实行，也要允许实行手段和步骤的多样性。全球医学伦理学、生命伦理学，全球性的基本伦理原则，只是全球性问题基本观念的统一与一致，并非实行步骤与形式的一刀切。

六、警惕多元主义与相对主义

在医学伦理学、生命伦理学的研究中，存在一种多元主义与相对主义的倾向。当今，似乎流行着这样一种观点：医学伦理学、生命伦理学越多元化、越本土化、越民族化越好。以为越是民族的，越是本土的，就越有生命力，就越体现时代的要求。其实，这是一种误解。

本土化与全球化是文化交融过程中同时存在的两极。医学伦理学、生命伦理学的跨文化研究，要十分重视和尊重不同文化背景的道德体系，文化道德的多元性永远是文化道德的特点，是人类和谐共处的前提，探求全球医学伦理学、生命伦理学不仅无意于否认道德的多元性，而且正是要维护这种多元性；但在全球化的过程中，在全球文化交流过程中，无疑会出现文化道德的趋同，正像全球化

---

① 程光泉.全球化与价值冲突[M].长沙：湖南人民出版社，2003：211.

过程中看到的多种趋同一样。在不同文化、道德、艺术的相互交往中,必然会形成相互学习、取长补短的局面,因而形成某些相互融合的倾向,何况客观情况在许多方面要求这种趋同以适应全球化的需要。"全球普遍伦理价值既不是现实的一个事实,也不是一个虚幻的梦想,而是全球化即人们的社会交往实践普遍化或普遍社会交往的历史进程的产物和表现"①,从历史上看,人类曾经经历过几次大的文化交流与碰撞,并形成了几次大的文化融合。特别是中国与日本自汉、唐以来的交流,至今仍在两国的文化中留下了明显的痕迹。大量的事实说明,"每个国家都拥有自己的语言和民族特性,并且希望把它保存下去,每个国家都有自己的历史,并且不想遗忘它"②。几乎遍布全球的华人,基本都既融入了当地社会,又吸纳了当地民族、国家的文化。但同时,他们也仍然鲜明地保留了中华文化的特点。他们难道不是一种多元文化的参与者吗?

我们必须区分文化多元化与多元文化主义。多元文化主义还有其他解释,如英国学者沃特森在《多元文化主义》一书中将多元文化的(multicultural)与多元文化主义(multiculturalism)并列,并加以区别的。他对"多元文化的"界定如下:"多元文化指的是那些可见的、普遍的、容易得到的文化多样性的产品,如食物、服饰、音乐、戏剧,有的时候也指特别的职业——而且在整体上它有其确切的理由:我们都很乐意生活在多元文化的社会,因为它使我们生活方式变得多姿多彩,增加了我们作为消费者选择的范围。而在另一方面,'多元文化主义'它不仅仅是从'多元文化'演变而来的一个名词,它将我们的注意力从这些单纯的可见的多样性方面转移开来,转而去关注世界上具有不同倾向的、现存的、更为深刻的哲学政治涵义,以及这些差异性如何竞相在国家和全球范围内得到认同的方式,它们有时是彼此和睦相处的,有时则激烈冲突。"③清华大学哲学系教授卢风在其《多元主义与普世伦理》一文中则使用"合理多元主义",在多元主义之前加上"合理"两字加以限定。他认为"这种合理多元主义(reasonable pluralism)却掩盖了一个极为重要的事实,即在现在公共民主文化中,仍有相对统一的综合信念——经济主义。它不是宗教的和超越的,但确实是综合的"对跨文化医学伦理学、生命伦理学研究是十分重要的。多元文化指的是在一个民族国家内所有的多元文化,这通常是由所谓族裔群体所支撑的;多元文化主义在另一方面意指致

① WIKLERD.国际生命伦理学和伦理相对主义[J].医学与哲学,1996,17(12):663-667.
② 施密特.全球化与道德重建[M].柴方国,译.北京:社会科学文献出版社,2001:24.
③ 沃特森.多元文化主义[M].叶兴艺,译.长春:吉林人民出版社,2005:114.

力于提倡共存文化的多元化的优点——强调异质性的价值以对抗同质性",多元文化主义过于强势可能会导致社会分裂成多个文化群体,各自高举其特色,而引至近年的所谓文化战,多元文化主义也可引致反移民运动①。多元文化与多元文化主义的区别如下:多元文化仅限于承认文化的多元性,它的矛头主要针对文化霸权主义,反对只承认某种文化而否认异质文化,反对文化消融论、文化无差别论。而文化多元主义则将多元文化绝对化、凝固化,看不到不同文化之间的融合与对接,不承认文化在其发展演变中的同一与吸收,否认不同文化之间的同质性。文化多元主义常常用一些偶然的、孤立的、自给自足传统社会中的例子来证明文化道德的隔离性与不可通约性。如他们举例说阿拉斯加爱斯基摩人的老年人,常从原野走到冰上去死,这样他们就不会吃光少得可怜的食物。但是爱斯基摩人还有更多与其他民族相同和大致相同的习俗,如行善、敬老的习俗等。文化多元主义强调不同文化价值观的差异性和特质性,这对不同文化人群之间相互尊重、和睦共处是有好处的,但文化多元主义看不到不同文化之间价值观的相同性或互融性,同样也不利于不同文化人群的和睦共处。

这里还有必要指出,一般的文化多元与道德多元有一定的区别。一般的文化,如绘画、音乐、戏剧的多元,可以说多元就意味着丰富多彩,尽管它们之间也存在融合与整合,尽管人们对待不同形式的音乐、戏剧可能因个人喜爱有所不同,但这并不妨碍人们之间的交往。但道德却与此有所区别,因为道德肩负着协调与规范人们行为的功能。在全球化的过程中,由于人际间的频繁交往,这种协调与规范则更为重要和迫切,因而在道德领域的多元主义更是社会发展的阻力和消极物。道德多元主义有着比文化多元主义更多的危害,特别在当前国际、人际和民族交往频繁的形势下,其危害与日俱增。可见,从道德与一般文化发展规律的某些不同,我们可以更加感受到对全球医学伦理学、生命伦理学更多的迫切需求。

道德多元主义与相对主义另一个共同特点是它们否认共同的基本价值的存在,认为一切都是相对的,不可能有适用于一切人的基本价值观。有没有适应人类需要的基本价值理念呢?当然有,中国共产党提出的 24 字的社会主义核心价值观,就是人们需要遵循的基本价值观。"人类文明的核心,是人类在长期进化发展中形成的具有普遍世界意义的价值准则,以及由这些准则所规定的基本制度"②,

---

① 沃特森.多元文化主义[M].叶兴艺,译.长春:吉林人民出版社,2005:114.

② 李一平.关于道德的多元化:就《生命伦理学基础》与恩格尔哈特的对话[J].医学与哲学,1997,18(8):323.

一个国家,一个民族,不论历史长短、疆域大小,只要它告别蒙昧,走向文明,就必须尊重人类的基本价值,和世界各民族携起手来,共同推动历史前进。人类文明的基本价值是相对稳定的,而各民族的特色则是流动变化的。对于医学伦理学、生命伦理学来说,有没有具有基本普遍意义的价值观呢? 当然有,如关爱生命、珍惜健康、医生要行善,这就是具有基本价值意义的价值。不管哪个国家或民族,恐怕都不会有例外。有的学者从安乐死、堕胎这类多年争论无法取得一致的情况出发,认为道德多元是永恒的,建立有实质内容的医学伦理学、全球生命伦理学是不可能的。的确,人们在安乐死、堕胎这类问题上争论多年而无结果,但是,在安乐死、堕胎的背后,在如何对待死亡、生命的问题上,难道不同道德共同体之间没有某种共识吗? 另外,在经过几十年、几百年后,难道这些问题在不同道德共同体之间不可能达成一致的认识吗?

这里还可能涉及一个如何看待民族特色与传统的问题。多元涉及的是横断面的广阔空间,特色与传统涉及的是纵向面的历史长河。医学伦理学、生命伦理学不能脱离民族特色与传统,因而它必然是多元的。但医学伦理学、生命伦理学同时也必须超越民族与传统。当今,医学早已迈出国家和民族的界限,在其发展中遇到的许多问题是人类共同的问题,需要人们采取共同的伦理观以应对。在这种背景下,过分强调国家民族特色或地区的特异性,将突出特色提到一个不适当的位置,否认具有普遍意义基本伦理原则的存在,就可能将不同文化与道德共同体之间的合作拒之于门外,就等于将本民族和本国孤立在世界国家民族之林,就等于将自己置身于时代的潮流之外。按照毛泽东的说法"矛盾的普遍性和矛盾的特殊性的关系,就是矛盾的共性和个性的关系。其共性是矛盾存在于一切过程中,并贯穿于一切过程的始终"①,坚持民族特色、坚持道德的多元性,不能离开人类的普遍规律。在伦理学的发展过程中,基本伦理理念不应成为民族特色的祭品。我们要坚持价值的多元,但同时不应忽视当今迫切需要具有普遍意义的基本伦理。至于说到传统,则更需仔细思量。在一些人看来,传统似乎都是财富,都是宝贵遗产,应当无条件地加以发扬和继承。的确,任何一个国家或民族,其发展是不可能离开传统的,而且应当继承和发扬好的传统。但是,谁也无法否认,传统并不都是积极的,即使是像我们这样有几千年历史传统的泱泱大国,也并非所有传统都值得发扬,如几千年承袭下来的专制传统、家长制传统、讲形式、讲排场、以情殉法、中庸哲学等,在许多情况下,往往也是一种历史的后拉

---

① 毛泽东.毛泽东选集:第一卷[M].北京:人民出版社,1951:307.

力,它们像一种无形的绳索捆绑着我们,使我们前进不得。当前我们在改革道路上遇到的阻力和困难,其中许多不正是这种负面传统的影响吗? 在我们生活中经常发生的对个人权利的侵犯以及我们在推行民主体制建设中的反复探索,还有我们长期摆脱不了的人治与法治关系的困局,不正是这些负面传统在制约着我们吗? 在医学伦理学、生命伦理学方面,我们为何难以推行知情同意原则? 脑死亡的立法为何难以提上日程? 医院公益性为何难以归位? 这些问题得不到解决,都多多少少受到传统的影响。我们不是民族虚无主义者,我们更不是要将传统一概否定,但我国长期形成的传统,终究是在几千年封建专制制度下形成的传统,终究是为适应封建帝王需要形成的传统,难道这种传统我们可以不加分析、不加批判地全部继承下来吗? 何况传统也是变化的。当今许多传统本身就对当时面临的以往传统实行变革后形成的,并发展为今天的历史传统。苏东坡说,不识庐山真面目,只缘身在此山中。日本企业文化颂扬终身制,不管有无需要,常以加班表示对企业的忠诚,对上级唯命是从,提点意见常被视为不是好员工。身处这种企业的员工常以此自豪。但从局外人看来,这种文化已经严重阻碍企业的发展,认为日本企业近一二十年没有生气可能正与这种企业文化密切相关。有些时候需要跳出传统看传统。但并不是说,今日之医学伦理学、生命伦理学完全不从传统儒家思想中吸取思想资源。我们必须清楚地认识到,儒家学说所讲仁爱、仁义与今日生命伦理学提倡的对个人权利的尊重、对个人人格之尊重,是大不相同的。即使对生命的关爱,如古代医家所提倡的“医乃仁术”的观点,也与今日我们主张生命权属于人类的基本人权的观点相差甚远。对于今日中国的医学伦理学、生命伦理学,我们不能重复中学为体、西学为用的道路。

徘徊在多元文化与全球化的医学伦理学、生命伦理学,应谋求多元与一元之间的平衡,找到多元与一元适当的生存土壤,从而使医学伦理学、生命伦理学既是民族的、本土的,同时也是具有国际性的。

七、走向全球伦理

我们生活在一个多姿多彩、光怪陆离的地球村,同时又面临日益趋同、联系紧密的全球化潮流,致力于将这个地球村日益变成一个全球化的世界。我们如何在这样的环境下相处? 我们如何在这样的环境下看待当今的医学伦理学、生命伦理学? 结论是什么呢? 结论就是聚焦基本价值理念,同时又重视多元、关照多元;通过基本价值理念,通向种种多元,通向接受以基本价值理念为基础形成的共同体,构建多元与共同体结合的新世界格局。比彻姆、邱卓思在他们的《生命医学伦理原则》一书中公开声称:"我们致力于创建一种全球生命伦理学,因为这些原则是普遍适用的,而不仅是地方性规则。"①我们应当以这样的眼光和视域构建医学伦理学、生命伦理学,并充分认识到医学伦理学、生命伦理学的基本价值理念具有的全人类性特征,促进全球文明建设,使世界变得和蔼、安宁、合作,少彼此防范,少互相对抗,尽可能控制战争和种种不人道灾难的发生。

---

① 比彻姆,邱卓思.生命医学伦理原则[M].刘星,等译.8版.北京:科学出版社,2022:446.

第七章　医师专业精神与医学伦理学

医学伦理的实践与落实，主要有赖于医师忠诚于医师专业精神的辛勤劳动，医师专业精神与医学伦理学无论在理论方面或实践方面，都有着极为密切而直接的关系。

一、职业道德、专业精神与社会公德

1. 职业与专业

"职业是人们在社会生活中对社会承担的一定职责和所从事的专门业务"[①]，一种职业角色，即"从业者所履行的在总体上具有社会价值之功能的角色，并通过这些活动和全职工作来谋生"。"'职业'这个词已变成指称人们用来谋生的几乎所有工作"[②]，从概念涉及的内容方面看，职业与专业是一致的，在很大层面是意思上的一致性成分，专业有时也是一种职业，但两者仍有着某些不同，职业不一定都能称之为专业，但所有的专业当然是一种职业。职业比专业的范围更为广泛，专业是职业的进一步发展与提升。职业在其服务于社会中，为了更好地发挥该职业的作用，逐渐分离出一部分人，他们专门从事探索该项职业服务领域的范围和边界，研究满足该服务领域所需要的科学知识和技能，并不断汲取新的科学成就以丰富该领域涉及的学科，解决该职业领域发展中出现的种种难题，引领该职业不断向新的更高水平前进。可以认为，专业是职业的结晶和升华。《桃花源记》中的"晋太元中，武陵人捕鱼为业"，这里讲的"为业"，指的是以捕鱼为生的职业，但这个武陵人肯定不是从事渔业的专业人员，因为作为从事渔业的专业人员需要具备一定的条件，即对渔业、水产业有专门知识的了解。以捕鱼为生，和从事水产研究与开发为目标的专业人员，其区别是不说自明的。人为了生存，都有一定的职业。工农商学兵，这是几个大的职业。但不

---

① 卫生部.卫生职业道德[M].南宁：广西人民出版社，1995：3.
② 比彻姆，邱卓思.生命医学伦理原则[M].刘星，等译.8版.北京：科学出版社，2022：8-9.

是所有工农商学兵都是专业人员；职业是可以较为容易转换的，今天做工，明天可以经商，而专业则稳定得多。职业大多与生计相关，而专业绝不止于谋生，同时还肩负着该专业的历史使命。人们不能任意地、轻易地从一个专业转变到另一专业。

由于社会的进步，在几次社会大分工的基础上，逐渐形成了许多不同的社会分工，并以此而形成了许多不同的职业，人们以从事不同的职业谋求自己的生存，同时也满足社会的需求，构成整个社会生产与生活的大合唱。有的学者认为"职业是作为人们常规的谋生手段的一项活动，也可称为行业。而专业是要求专门学习和严格训练的"。比如，"医学是一门专业（profession），不是或不仅是一种职业（occupation）"[①]，"两个核心的职业（此处应译为'专业'——本书作者注）特征——服务取向和专业化的知识体系"[②]。这就是说，专业的形成有两个基本条件：一是专门的、稳定的服务取向和服务领域，即专门从事某种固定的服务，明确地不同于另一种服务；二是系统化的知识体系。比如，采矿是一种职业，但为了查清矿源，确定矿藏品种，评估产量，需要有一部分人研究和掌握地质结构和矿产形成的理论，这样在采矿的劳动大军中，就形成了地质工程师这样一支队伍，因而也相应地形成了地质专业。保健服务也是如此。因而我们可以认为：专业是从某一行业的一般劳动中分离出来的，以专门知识为载体并由掌握这一专门知识的知识分子承担的专业分工。

美国医学社会学家 F. D. 沃林斯基（Fredric D. Wolinsky）在《健康社会学》一书中谈及"什么是职业"的问题时认为，职业"是与别的行业不同的行业"，他还引证亚历山大·莫里斯·卡尔-桑德斯（Alexander Morris Carr-Saunders）和威尔逊（P. A. Wilson）的话："职业两个主要特点，一是此行业的人组织起来成立协会，一是政府对此的干预。"[③]奥利弗·E.威廉姆森（Oliver Eaton Williamson）认为，行业向职业的转化经历了五个阶段：①使行业成为非业余性的；②使此行业的人员进入专门训练机构；③建立如卡尔-桑德斯和威尔逊所说的协会；④垄断此行业；⑤建立约束行业行为的伦理标准[④]。在这里，译者将该书中的"occupation"译为"行业"，而将"profession"译为"职业"。从中文习惯和作者的原意看，似应将"occupation"译为"职业"、将"profession"译为"专业"。查核 *The sociology of*

① 邱仁宗.医学专业的危机及其出路[J].中国医学伦理学,2006,19(6):5-8.
② 科克汉姆.医学社会学[M].杨辉,张拓红,译.7版.北京:华夏出版社,2000:181.
③ 沃林斯基.健康社会学[M].孙牧虹,译.北京:社会科学文献出版社,1999:341.
④ 沃林斯基.健康社会学[M].孙牧虹,译.北京:社会科学文献出版社,1999:341.

health: Principles, professions, and issues 一书的英文文本发现，原作者对
"profession"与"occupation"作了如下解释："The definition of profession：What
is exactly a profession? It is an occupation that is set apart from other occupation.
How is that occupation set apart from other occupation? Society conceives of that
occupation as being different than the other occupation. What makes society
consider this occupation as being different? A variety of things，depending on
the particular society or scientist trying to define a 'profession'"。作者在使用
"professions"时，列举了医师、牙科医师、注册护士、药剂师、兽医等，而使用
"occupations"时，列举了营养师、医学记录管理者、理疗师、牙科助理等①。从作
者的行文中可以看出，由"occupation"到"profession"的转变，其重要的区别在于
知识要求程度的高低。而根据《辞海》《现代汉语词典》等权威工具书，"职业"与
"行业"视为同义语，行业就是指职业，但"职业"与"专业"是有区别的，《现代汉语
词典》对"专业"有三条注释，三条注释都与专业的知识相关。一般地说，专业是
指从业人员需要经过专门的知识、理论教育或培训，并在特定领域经过实践，获
得应有的资质，具备明确的准入标准，并得到专门机构认证可以从事；而职业则
是指个人所从事的作为主要生活来源的工作。

2. 职业道德与专业精神

恩格斯曾说："实际上每一个阶级，甚至每一个行业，都有各自的道德。"②职
业道德一般是社会道德和特定的职业要求相结合的具体体现，"职业道德是社会
道德的重要组成部分"③。什么是职业道德？职业道德是指职业范围内的特殊
道德要求，指执业人员在工作中应该遵守的道德原则，使行为规范化，旨在维护
职业信誉，确保对客户、雇主、社会及相关利益者的尊重和负责。

人们的职业千差万别，职业道德也各有不同，有多少种职业，就有多少种各
自特殊的职业道德。每个行业都有职业道德。比如，从事矿业开采的工人，按时
上下班，严格遵守操作规程，将安全视为第一位，就是采矿职业最重要的职业道
德；环卫工人为做好环境卫生，就必须具备不怕脏、不怕累、见缝插针的精神，这
种精神就是环卫工作的职业道德。职业道德既是某种具体职业的道德要求，同

① WOLINSKY F D. The sociology of health：Principles，professions，and issues［M］. Belmont：
Wadsworth Pub. Co.，1988：219-222.
② 马克思，恩格斯. 马克思恩格斯选集：第四卷［M］.中共中央马克思恩格斯列宁斯大林著作编译局，编
译.北京：人民出版社，1972：236.
③ 卫生部.卫生职业道德［M］.南宁：广西人民出版社，1995：5.

时也体现一般社会公共道德的基本精神,背离公共道德精神的职业道德是不会被社会和行业认可的。

职业道德的具体内涵"是由不同的职业及其职业责任、不同的服务对象、不同的服务方式和手段、不同的服务效果决定的"①。职业道德的共同特点如下:①职业道德总是与特定的职业紧密相连,具体的职业是职业道德的根基,特定的职业道德只适应特定的职业。某种道德要求对某种特定的职业是适当的,但对另一种职业可能是不适宜的。如保密在医疗服务中是医生必须遵守的,但对某些职业来说不一定是必备的;也正因为如此,一定的职业道德只能约束从事该职业的人员,只能在特定的职业范围内起作用。②职业道德的核心内容,首先是明确认定特定职业的宗旨和对社会应当承担的道德责任,并以此为根据将某种特定职业纳入社会整体事业体系,获得全体社会成员的认可和接纳,成为社会整体事业的有机构成部分,发挥其在社会运转和社会进步中的作用。这是各种具体职业能得以生存和发展的基础。不为社会需要的职业,与社会整体结构需求相矛盾的职业,是很难立足于社会的,如打架斗殴、偷盗、卖淫等,尽管不同社会及其不同历史时期常有发生,但从未成为一种正当的社会职业。③职业道德包括一般社会道德操守和特殊职业操守两部分内容。因为一般的社会道德,是做人的底线,是各种职业的从业人员都需要具备的,故将之视为职业道德必要的组成部分,如诚实、诚信、尊重他人、对工作负责等。适应职业特点的职业道德,当然是职业道德的重点内容,不具备职业特点的职业道德,不能称为职业道德。如从事执法的人员,公正不阿,秉持正义,就是这一职业最为重要的职业道德,不具备这种品质,就不能公正执法,就与这一职业的宗旨完全背离,就不能成为执法的专业人员;对于医生来说,关爱生命,敬畏生命,就是医生最重要的职业道德,不关爱生命、不敬畏生命的人,是不能以医疗为职业的。④职业道德既有历史继承性的特点,也需要适应不同时代职业变化,淘汰陈旧过时的内容,补充新内容。特别是那些涉及民生基本需求的职业,因为其需求和作用的普遍性,其职业道德一般都是稳定不变的,如前面提及的公正对于执法的专业人员,人道主义对于从医的专业人员,几乎自古以来,都将之视为从事该项职业的基本道德要求。但即使这些行业,其职业道德也有不乏流动、变化的一面。如当代不少的医疗职业,其为了适应当代医疗面临的新情况而更新了原有的职业道德规定,补充了新的职业道德内容。如是否应将病情告知患者、给患者诊治是否要有患者的同意与

---

① 卫生部.卫生职业道德[M].南宁:广西人民出版社,1995:3.

授权,对某些特殊的生死问题的特殊处理等,与以往历史曾经认可或否定的内容相比,都有了根本性的变化,因而职业道德是兼具稳定性与变化性特点的。⑤职业道德的普适性与民族性的问题,也有自身的特点。特别是那些与民生密切相关的职业,那些普天下所有人都离不开的职业,这些职业在不同国度、不同民族、不同地区都是不可缺少的,因而也就是普遍存在的,如教师、医师、会计师、建筑师、厨师等,任何国家、任何人都离不开这些职业。既然职业道德源于职业自身特点的要求,那么职业道德就其一般特质而言,是普适的,具有全球性的特点。不论何国、何地、何民族的医师的职业道德,首要的是关爱生命,这一点,全球医师的职业道德均是如此。但职业道德同时也具有地区性、民族性、时代性的特点。如教师,在一些信仰伊斯兰教的国家,教师一般限于男性,女性是不能成为教师的,在他们看来女性教师是不符合伊斯兰教的道德要求;在不少国家,因宗教、历史传统的不同,医师在为不同性别患者诊病时,也有不同的要求,必须遵守不同的道德规范。但是,就职业道德的普适性与特殊性两者的比重而言,普适性是主要的,特殊性居于次要地位;特别是由于经济、技术的全球化,由于交通、通信技术的迅速进步,世界范围的人员流动日益频繁,职业道德的普适性也随之提高。而职业道德普适性的提高,反过来又促进了全球人口的交往,有利于增进彼此间的了解,有利于不同国家、地区、民族人民之间和睦相处。来自世界不同地区但却是从事同一职业的人彼此相见,总有说不尽的话,常有亲如一家之感。职业道德的倡导和践行,是促进人们和谐相处的一剂良药。

职业道德与专业精神有无不同呢?专业精神与职业道德的总体精神是相同的,职业道德是从事该项职业的所有人应当遵守的基本道德,专业人士是该职业队伍中的一员,当然应当遵守职业道德。但专业人员不同于从事该项职业的一般员工,采矿工程师不同于采矿工人,环境卫生工程技术人员不同于环卫工人。在医疗卫生队伍的人员中,医生与其他医疗卫生工作人员是有严格区别的,因而职业道德与专业道德也是有不同的。专业人员与一般行业人员的工作对象、任务和使命不同,其道德对象、责任当然也应有所不同。比如,医生对患者的生命和健康承担责任,对促进医学科学的发展承担责任,对防控传染性疾病也承担责任,而一般的医疗卫生工作人员的责任是做好本职工作,对这些没有义务和责任。

由于专业与职业存在某种区别,因而在医疗部门,人们一般将医生等人的专业道德称为专业精神,以便区别于一般医务人员的职业道德。这一点,比彻姆和邱卓思在《生命医学伦理原则》一书中特别做了如下说明："'职业'这个词已变成指称人们用来谋生的几乎所有工作。"专业人员通常是指"通过他们所受的专门培训为其患者、顾客、学生或消费者提供重要服务或信息的义务来确认其身份"。"医疗行业一般都给专业成员规定并实施了各种职责,以确保与之打交道的人发现他们是称职的和可信的"①,故而专业人员的职业道德,国内外一般均称之为"专业精神"。我们讨论医师的道德操守问题时,起初没意识到职业与专业的不同,将"professionalism"译为"职业精神",好在后来改过来了。职业道德与专业精神的不同点主要在于专业人员除遵守一般的职业道德以外,还对专业科学知识的应用、发展、前途,以及专业的社会影响和对社会公众承担责任,特别是职业价值观的确认与守护。专业精神是专业在形成和发展过程中逐渐积累的一种对专业社会责任和专业人员行为规范的总认识,是以专业为基础而形成的一种适应专业行为需要的意识、价值理念和行为规范,是专业存在和发展的本质特征,是维护专业的神圣性与崇高性的重要保障。其内容包括专业的价值目标、社会责任、科学意识和科学作风、行为规范四个方面。专业精神对专业的意义和重要性在于促进专业的稳定和发展,维护专业的纯洁性和崇高性,在专业目标和专业限度内调控专业的社会作用,监控背离专业目标和专业宗旨行为的发生。一种失去专业精神的专业,是很难被社会接受和认可的。比如,法律从古至今可以认定为一种专业,而"公正"则是法律专业精神最集中的体现。如果法律失去了"公正"的专业精神,法律专业也就不存在了,也就没有人相信法律了。职业犹如大海中的一条航船,而专业精神则犹如航船上的罗盘和舵把。医师专业精神是一种职业道德,属于职业道德范畴,但由于从事医疗诊治活动的人一般需要经过较长时间的专业知识的培训,并经过国家相关部门严格考核方能进入这个队伍,因而从事医疗诊治活动的人一般用"专业"取代"职业",其职业道德一般称为专业精神。当前,医学专业精神面临严重的挑战,医疗专业因专业精神面临的危机而处于有可能迷失方向的境地,这威胁和影响着医疗专业的社会存在及其作用的发挥。探讨医学专业精神面临的诸多矛盾,协调和解决其中的种种问题,是理顺当前保健服务面临许多社会问题的需要,而这些与一般普通职业员工是无涉的。

3. 职业道德、专业精神与社会公共道德

职业道德、专业精神是社会总体道德体系中的组成部分,是社会道德体系中

① 比彻姆,邱卓思.生命医学伦理原则[M].刘星,等译.8版.北京:科学出版社,2022:9.

的特殊道德。从覆盖面的大小角度看,社会道德体系可区分为公共道德和特殊道德两大部分。职业道德、专业精神不是公共道德,它反映了特殊专业或特殊部门的道德要求,与公共道德虽有一些共同处,但也有诸多不同点。

职业道德、专业精神与社会一般公共道德是有区别的。"公共道德的本质是指关于人的行为正当与否的规范"[1],"我们把所有在乎道德的人"都认同的一整套普遍规范合称为公共道德"。[2] 公共道德的核心原则与某种文化、生活习惯、群体或个人无关,它是所有道德生活的人都知晓并接受的规则,如不撒谎、不偷盗、不杀害或伤害他人、遵守诺言等,他们知道违背这些道德规则是人所不齿的,会招致良心不安。

公共道德适用于所有地方的人,是评判所有人行为的道德标准。公共道德由义务性行为、美德性行为、权利性行为多方面的内容构成。义务性行为如不可杀害他人,不给他人制造痛苦,阻止犯罪行为或灾害的发生,营救处于困难危险境地的人,讲真话,爱护儿童和保护老人,不偷盗,不惩罚无辜者,遵守法律法规等;美德性行为如诚实,正直,忠诚,感恩,坦诚,讲信用,善良,博爱,见义勇为等;权利性行为如公平,自由,平等,尊重他人,乐善好施,慷慨助人等。这些公共道德对人类社会所起的稳定和发展作用都是一样的,没有某种道德高于另一种道德的差异,也没有第一、第二的排序要求。

公共道德的特点如下:①"公共道德是人类经验和历史的产物,是普遍的共享的产物。"[3]所有的公共道德理论都"以普通的、共同拥有的道德信仰作为初始内容"[4],它是人类生活长期积累的结果,具有相对稳定的特点,如诚实、不说谎,几乎是为社会任何时期认可的公共道德。任何社会都有谎言存在,有时谎言也能实现某种目的,但相对于诚实而言,谎言的积极作用远逊于诚实,其消极作用远大于它的积极作用。所以古往今来,社会都将诚实而不是说谎列为社会公德。②公共道德是由遵循道德准则信仰的人共同信仰才能确立的,没有道德信仰的人,不讲任何道德的人,心目中也就不存在公共道德。每一条公共道德,都是那些信仰道德的人经过无数历史阶段的洗礼铸成的。③公共道德有适用范围大与小的区别,适用范围极大的,例如,适用于全人类的公共道德,一般与文化、群体或个人的信仰、地域生活习性的特点无关,而那些较小范围的公共道德则常打上

① 比彻姆,邱卓思.生命医学伦理原则[M].刘星,等译.8 版.北京:科学出版社,2022:4.
② 比彻姆,邱卓思.生命医学伦理原则[M].刘星,等译.8 版.北京:科学出版社,2022:5.
③ 比彻姆,邱卓思.生命医学伦理原则[M].刘星,等译.8 版.北京:科学出版社,2022:6.
④ 比彻姆,邱卓思.生命医学伦理原则[M].刘星,等译.8 版.北京:科学出版社,2022:478.

地区生活习惯与文化特点的烙印。④公共道德一般不接受多元论,公共道德不是多元主义的,如果是多元的它就不是公共的,它与特定的特殊道德不同。特殊道德在某些情况下可以接受多元论,"在特定的道德中我们接受道德多元论"①,如医学伦理学对生命可以根据生命神圣、生命质量、生命价值的不同对生命有不同的选择,而这种多元选择在极广阔的地域范围是难以得到认可的。⑤公共道德具有抽象、普适、简明扼要的特点,它与特殊道德较为具体、不普遍适用、内容丰富的特点不同,而正是公共道德这种特性,才使它能够成为公共道德;公共道德如果是具体的、只适合某种具体情况,它就不能成为公共道德。⑥公共道德具有排斥先前与之不一致的道德理论的特点,"所有公共道德理论都认为,任何与这些先于理论的道德观念不一致的伦理学理论都值得怀疑"。② 比如,早先认为妇女只能深藏室内,抛头露面是不道德的,而现今当男女平等视为公共的社会道德后,大多数人不认可先前那种道德观了。⑦公共道德存在一定的局限性。公共道德旨在涵盖范围广泛的各种情况,但这种涵括范围广泛的道德原则框架在无法解决实际运用时遇到的某种矛盾与冲突时,其局限性就显露出来了。"诚实"一般认为是普遍适用的公共道德,但在实践中,"诚实"有时反而是助纣为虐,与道德的正面作用背道而驰。"任何普遍指导框架都不可预料到所有冲突",而这正是公共道德的局限性。托马斯·纳格尔(Thomas Nagel)强烈主张,"大量互不相干的义务和价值观是道德固有特征","一定程度的不统一、冲突和模棱两可是道德生活扑朔迷离普遍特征。这些特征不大可能被道德理论完全消除"③,这些只能寄希望于具体的特殊道德,寄希望于道德的具体化和反思平衡等。公共道德的局限性,有待于特殊道德的补充。正是在这一点上,公共道德与特殊道德构成矛盾统一的关系。但不管怎样,我们不能否认公共道德对于凝聚社会各方力量、净化社会风尚、引导人们善行的巨大意义和作用。

作为职业道德、专业精神的特殊道德与公共道德是何种关系,这是我们思考医师专业精神关心的课题。社会道德体系中的公共道德与包括职业道德、专业精神在内的特殊道德两部分的关系在空间层面是一种互补关系。公共道德一般适应于公共场合,适应于不同地区、不同人群等多类人员相互交往的场域,这些

---

① 比彻姆,邱卓思.生命医学伦理原则[M].刘星,等译.8 版.北京:科学出版社,2022:6.

② 比彻姆,邱卓思.生命医学伦理原则[M].刘星,等译.8 版.北京:科学出版社,2022:478.

③ 比彻姆,邱卓思.生命医学伦理原则[M].刘星,等译.8 版.北京:科学出版社,2022:464.

空间领域交往的人群交流、讨论的问题,大多是彼此都涉及的事项,一般是具有公共性质的问题,讨论这些具有公共性质的问题当然需要有公共道德的语言,舍此无法进行交流讨论,当然更无法达成共识。比如,如何调控气候变化,这是一个典型的具有全球性质、各国都关心的公共课题,缓解和调控气候的恶化,需要全球各国的共同努力。探讨控制气候恶化的各种措施时,只有遵从公共道德的原则,而不是从狭隘的民族自私主义的观点出发,才能达成某种共识。诸如核扩散、生物恐怖主义、烈性传染病、AI的合理运用等,只有以遵守公共道德为基点,才能迈出步伐,否则将一事难成。公共道德能够指明某些特殊的全球性问题的共同利益,具有将不同人群拉在一起的凝聚力,从而形成共识;而特殊道德以不同职业或具体的事项、问题为对象,这些特殊的职业、事项或问题,都有特殊的道德问题,必须由熟悉这些职业和问题的人来制定相应的职业道德或某种专项道德,而一般公共道德是无法满足不同职业、不同事项或不同问题的具体道德要求的。

公共道德与特殊道德在内容上也存在互补关系。公共道德是特殊专业道德的基础,任何特殊的职业道德和专业精神,必须体现公共道德,至少不违背公共道德。不体现公共道德、违反公共道德的职业道德和专业精神的特殊道德,是不会被社会认可的。如将医疗职业视为赚钱的买卖,执法部门徇情枉法,就背离了医学、司法这类社会职业的本真,这种不道德的职业观,是不会为社会大众接受的;当然,作为社会的各种职业的职业道德、专业精神必须同时体现具有职业特点的道德要求。如医学领域内的知情同意原则,一般公共道德不能提出这样的要求,因为社会上不少事情是无须履行知情同意的,消防人员扑灭火灾,是无须履行知情同意的,只要发生了火灾,就无条件地扑灭。不反映职业特点的职业道德要求,是不能成为名副其实的职业道德、专业精神,职业道德、专业精神必须具备职业道德的特点。我国 20 世纪 80 年代初期制定的某些医务人员职业道德规范,大多属于公共道德,没有较好地反映职业特点,因而对医务人员行为的约束作用甚微。

特殊道德与公共道德在某种情况下可以互相转化,其中包括公共道德向专门领域特殊道德的延伸,也包括特殊职业道德向公共道德的转化。事实上,一些职业道德,就是公共道德延伸而来的。某些职业道德"新的内容通常都是从公共道德中延伸而来,而不仅仅发于某个宗教传统的经文中"[1]。一些宗教的道德传

---

① 比彻姆,邱卓思.生命医学伦理原则[M].刘星,等译.8 版.北京:科学出版社,2022:7.

统延续至今,如罗马天主教的决疑论以完善法律体系,《犹太法典》的宗教、法律、道德规范,其中不少就是从公共道德中延伸而来的,这些道德规范得益于公共道德。再如,医疗资源分配的公平、正义原则,就是受近代社会公平、正义的影响而进入医疗领域的,医学自身的情况难以自行生成这样的道德原则;当然,特殊的职业道德,由于其中某些规则的普遍意义而逐渐转化为公共道德也常有之。如医学关爱生命的人道主义思想,现已成为普适的公共道德。人道主义诞生于文艺复兴时期(当时称为人文主义),其矛头主要针对中世纪的封建及宗教的等级特权、以神为中心、禁欲主义等,和现在以关爱生命为宗旨的人道主义不同,现代社会公共道德的人道主义,是由医学中的人道主义演进而来。当今,人道主义已经不仅是医生专业道德,而是社会普遍公认的公共道德。

特殊道德与公共道德也存在不一致或矛盾的一面。在大多数情况下,专门的社会职业为获得社会的认可,其职业道德(包括专业精神,以下同)一般是与公共道德一致的,但职业道德常常首先考虑的是职业的利益,特别当某种职业自身管控部门出现以后,这些职业的管控部门常将维护本职业利益纳入职业道德规范,因而可能产生职业道德与公共道德的冲突。以医学为例,"从古代医学到当代医学,医生制定了许多准则,但是并没有得到患者和公众的认可。这些准则很少诉诸更一般的道德标准,或诉诸传统和医生判断等之外的道德权威的渊源。这种职业规范的阐明往往更有利于保护职业利益,而不是提供广泛和公正的道德观点,或解决患者和社会的重要问题"①。如 1847 年的《美国医学会伦理准则》有一条规定,医生不得批评以前负责同一病例的医生,这样的规定有利于增强同行之间的团结,避免相互攻击和矛盾,但从患者利益角度看,则未必是正确的。医学存在诸多不确定性,医生个人诊疗业务也非十全十美,出现差错是在所难免的,从错误中学习是医学诊疗技术进步的重要途径,不允许批评同行的差错,就等于堵死了医学进步的一条重要通道。更重要的是这样的职业规则,对患者是不负责的。不议论同行,不批评同行出现的差错,几乎是历代医师职业态度一贯立场。直到不久前修订的《世界医学会国际医学伦理准则》的 31 条才有所进步,但仍有"犹抱琵琶半遮面"的感觉:"医生应当尊重同事的医患关系,除非应相关方要求或需要保护患者免受伤害,否则不能干扰这种关系。这不应阻止医生为了患者的最佳利益推荐替代方案。"②显然,这段文字

① 比彻姆,邱卓思.生命医学伦理原则[M].刘星,等译.8 版.北京:科学出版社,2022:9.
② 世界医学会.世界医学会国际医学伦理准则[J].医学与哲学,2022,43(20):10-14.

是经过精心推敲的。以包罗多种内容的"医患关系"，代替医生如何对待同行发生的医疗差错这一实际的具体问题；不能主动指出同行的差错，只能是应相关方的要求或保护患者免受伤害，才能干预这种"医患关系"；不是正面指出医疗差错，而是以推荐最佳利益的替代方案这种形式表示对差错的态度。这段文字未正面涉及如何对待同行发生的医疗差错的老问题，却将维护同行的团结放在首位，而置患者利益和促进医学科学进步于从属地位，这种微妙的心思可谓是彰明较著了。

从事医疗职业的专业人员发生的医疗差错，要不要向患者主动承认并公开道歉？这也是职业道德一个比较重要的问题。就国内外众多医疗职业道德而言，一般是主张不主动公开向患者承认医疗差错的，在这方面少有明确的规定，一些著名的医师职业规范，如2022年修订的《世界医学会国际医学伦理准则》共40条，均未提此事。唯独《新世纪的医师专业精神——医师宣言》在"职业责任"一节中，明确地指出："医师也应该承认患者由于医疗受到伤害的医疗差错，应该立即将情况告知患者，因为不这样做将严重危害患者对医师的信任。"这是所有医师职业道德规则对医疗差错处置最明确、最勇敢、最坦诚的表态，而且该宣言还明确认为坦诚地承认医疗差错，有利于增进患者和社会对医师的信任，有利于做好医疗差错预防和改进医疗技术服务，还能为补偿医疗差错对患者造成的损害提供基础。遗憾的是，尽管许多国家医疗行业组织宣称接受这个宣言，但宣言中的这一规定并未得到认真履行。在美国，政府出面干预此事，近一半的州才将应向患者告知差错经州议会确定为法律规定。值得一提的是，行业从业人员或行业的产品发生的差错应告知服务对象，几乎成为行业普遍认可的职业规则，如商业、会计、法律、建筑、教师、国家公务员等，均有一旦发生工作差错或产品质量问题立即告知服务对象的要求。事实上，如何对待医疗差错，是影响患者和社会对医师信任的一个重要问题，许多医患纠纷，特别是那些医学暴力事件的发生，都与此密切相关。目前，一些国家的政府对医疗差错和事故的处理，已提到法律议事日程上来。目前企业普遍实行了不合格产品的追回、补偿制度，不合格的汽车，不管有多少，甚或几百万、几千万辆，也是要召回和赔偿的。古代某些犯有严重失误的皇帝，也会发《罪己诏》。为何医疗差错就不能主动承认？何况医学界反复强调现今的医学仍存在诸多不确定性，医生在工作中难于完全避免差错，很多患者也接受这种认识，但在实践中一旦发生了差错却不承认，岂不是自相矛盾吗？这也是医疗失信于民的一个重要原因。医务界担心主动承认错误差错可能引发其他种种问题,这可能是事实,但引发的问题应当通过适当的方法解决,不能因此而将诚信这一根本的道德原则置之脑后。职业道德或者专业精神不能违背公共社会道德,职业道德、专业精神不能出现与公共道德不一致的情况。我们相信,医疗职业道德面临的这个问题,将随着社会进步能够得到解决。

特殊的职业道德应与公共道德一致,但两者仍是有区别的。某些公共道德不能成为专业道德。如公共事业中某些道德难题的破解,公共道德允许采用抽签的办法解决。一只在大海中航行的游船,遭遇风险,需要减少载重以保证全体成员继续航行的安全。谁先跳水以减轻船的重量,一般公共道德认可由抽签决定谁先跳水。因而有的医师主张将这一办法应用于紧缺医疗资源的分配,有两个同时等待供体心脏移植的患者,但供体心脏只有一个,如何分配,由抽签决定,谁抽中了,就享用这颗移植的心脏。但这一设想遭到人们普遍反对,因为两个等待心脏移植的患者,病情并不一样,也许一个可以等待一定时间并无生命危险,另一个不移植就可能很快死亡。显然,从人道主义的原则出发,这颗心脏应当分给最需要的患者。电视剧《唐医生的一切》中就有运用这一原则处理了两个患者争一个心脏供体难题的剧情。同样,还有一些专业道德规则,也是难以适用于公共道德的,"职业伦理学的问题通常产生于专业标准之间的冲突或专业义务与非专业义务之间的冲突"[①],或者说,回答应对此类问题是专业伦理学的重要课题,这正好与公共道德相反。公共道德由于其适用对象是最广大的社会公众,其职能是社会广大公众提供共处的一般性原则,它不回答具体的道德问题,更不涉及种种具体的矛盾和冲突,否则就失去道德的公共性,而职业道德则不然。职业道德必须立足于职业的具体实践,特别是职业内部与外部的关系,尤其是内部与外部事务中的矛盾与冲突。若公共道德具体化和职业道德一般化,都会改变两种道德的初始本质。我国现实的公共道德和职业道德的不足,根源在于没有区别这两种道德类型的不同。就道德责任而言,两者也是有不同的。不能认为,忠诚地履行了职业道德,就算履行了自己全部道德责任,就达到了应有的道德要求。职业的道德责任、要求,与公共道德的责任、要求有所不同。北京朝阳医院的肖志军案,朝阳医院的医生履行了知情同意原则,他们是按知情同意原则办事的,执行了职业伦理规则,没有错,但这与公共道德有偏离,没有很好地履行人道主义的公共道德,没有处理好职业道德从属于公共道德的大原则。一位患者向自

---

① 比彻姆,邱卓思.生命医学伦理原则[M].刘星,等译.8版.北京:科学出版社,2022:9.

己的医生吐露了自己想杀死一位妇女的想法,随后果真杀死了这位妇女。考虑为患者保密的义务,医生没将这种危险告知这位妇女。加利福尼亚最高法院判处这个案例时,多数法官认为"当治疗师判断出或按照职业标准应当判断出他的患者对他人构成严重暴力危险时,他有义务采取合理的措施保护预定的受害者避免这种危险",并判断该案例的保密要求应当让位于"使公共安全利益免遭暴力袭击"①。同样,也有反过来的例证,如在现有某种药物极度紧缺的情况下,如果说医生必须在挽救本人的生命和患者生命之间进行选择,照顾患者的道德义务并不是压倒一切的。所有这些情况说明,公共道德与特殊的职业道德,有时并不都是一致的。一般地说,只有满足了公共道德要求的职业道德,才算尽到全部道德责任。

二、医师专业精神

1. 医师专业精神演变发展的历程

医师专业精神是紧紧伴随着医学与医学伦理学发展的过程走过来的。从历史角度看,医师专业精神的形成、发展和成熟经历了一个从自发到自觉、从个人操守到医疗干预伦理、从个体到群体又从群体到个体、从业务单项到业务多项的过程,是一个不断发展和丰富的过程,同时也是一个不断从感性上升为理性的过程。根据医学发展的不同水平和医师执业方式的不同,可将医师专业精神的发展历程区分为以下几个不同阶段。

（1）启蒙和初始形成阶段

这个阶段西方是公元前430年前后至公元10世纪左右,中国则是从公元前战国时期延续到16—17世纪。医学是从本能和经验开始的。早期的医学和巫术结合在一起,人们相信超自然的力量是疾病发生的原因。既然超自然力量是疾病的原因,制服这种力量当然也要依靠超自然的力量,这就为巫医的出现提供了可能。医寓于巫中,早期的医生就是巫术师,医生没有从巫师中分离出来,当然谈不上医师专业精神。据阿尔图罗·卡斯蒂廖尼（Arturo Casriglioni）的《医学史》提供的资料,在公元前4000年,美索不达米亚人就开始形成系统的医学思想,产生了亚述巴比伦医学;公元前2000年,埃及医学有了长足的进步;以色列人的医学形成于公元前1500年。这一时期前期行医特点是以个体游走式的行医为主,医生游走四方,上门看病,如亚述和巴比伦的医生经常外出会诊,远至埃

---

① 比彻姆,邱卓思.生命医学伦理原则[M].刘星,等译.8版.北京:科学出版社,2022:12.

及,有的医生免费为贫民治病。罗马帝国后期,行医被认为是不高尚的职业,自由民都不愿意做医生,最早在罗马行医的大多是希腊人。而罗马帝国末期,已经有了公共医学教育,在哈德良皇帝所设立的学校中,医生们已有了一定的地位。罗马帝国覆亡的时候,医生在罗马的地位已经有所上升,在宫廷中,在国家官职中,他们都有很高的地位。许多在民间看病的医生,开始有固定的诊所,被允许向富有的被庇护的公民索取报酬,医生成为一个阶层,受到法律的保护。继罗马医学之后是拜占庭医学和基督教教条医学。当时人们普遍盲从充满巫术和占星术的东方迷信,助长了教会传教士的权势,人们转向基督教。教会在各地设置住所、救护所、收容所,收容贫民和受疾病折磨的人,将有病的人送至医院,由男护士照护。一些公立医院在各地建立起来。公元400年法比奥拉在罗马建立了第一个大医院,同一时期在耶路撒冷建立了一些医院。除民间游走行医外,由医生、神职人员组成的医院,成为当时行医的新形式。随后阿拉伯医学兴起。百科全书派统筹当时的医学知识,促成了医学诊断和治疗标准化的起始,同时方便了医学的传播,出现了阿拉伯黄金时代最著名的医生阿维森纳(Avicenna)和从7世纪末开始建立并持续了4个世纪的萨勒诺学校,这对医学的进步和医师成长产生了重大影响。

医德意识最早以蒙昧和无意识的形态出现的。约公元前1776年出现的《汉谟拉比法典》,其中涉及医学方面的规定涉及不同的医术收费、医生手术致患者死亡如何处罚等,表明古代的巴比伦医生是在一定法律允许下行医的;关于医师专业精神较为成熟的规范,首推公元前430年前后的《希波克拉底誓言》。尽管这个誓言首先表示医生在医神阿波罗、阿斯克勒庇俄斯和健康之神海基雅、痊愈之神巴拿西以及男女诸神前宣誓,保留了某些"巫"的痕迹,但以下几点主要内容无疑是医学现实的真实要求:医生要尽其所能与判断力所及为患者利益着想,永不存一切邪恶之念;尊师敬师亲如父母;对愿意学医之人,将尽心传授;不行堕胎术;不做任何伤害患者的事;保守职业秘密。这个誓言显示出希腊早期医师的职业道德达到何等的高度。《阿萨福誓词》是公元3—7世纪古希伯来的医德文献,据说是由伯拉基亚胡的儿子阿萨福和查布达的儿子约哈南传授其门徒的。《阿萨福誓词》要求不得做庸医害死任何人,不得给私通怀孕的女人打胎,不得泄露患者隐私,不得拒穷人于门外,不得贪人财物或贿赂,不得利用任何方式的偶像崇拜行医,不得让骄傲的精神把你弄得目空一切。这一时期还有古波斯名医《阿巴斯:给一位医师的忠告》(也译为《阿巴斯:医生须知》),忠告医生要尊师重道,对患者要出于良好的动机和道德动机,不能只为了发财;要珍重自己的信任,保守患者的秘密;要上门看病,不分昼夜;不要过奢侈生活,不饮酒,要和善,要仁爱,要慈悲,要恻隐。这忠告里还对医生行医作风也提出了多种医德要求。生于1135年阿拉伯医学后期的迈蒙尼德斯(Maimonides)是一位有名望的医生,据说由他撰写的《迈蒙尼德斯祷文》,是继《希波克拉底誓言》后又一著名的医师专业精神的代表作,其中所列的道德标准是很高的,如愿吾视患者如受难之同胞;启我爱医术,复爱世间人;存心好名利,真理日沉沦;愿绝名利心,服务一念诚;神清求健体,尽力为患者;无分爱与憎,不问富与贫;凡诸疾病者,一视如同仁①。但是,这只代表当时少数医生的形象,实际上,很多医生仍是爱钱财的。早先的克劳迪亚斯·盖伦(Claudius Galenus)的一次出诊费就高达今日的数千元;中世纪医生的报酬相当可观,有名望的医生都积有大量财富,即便是名声不高的医生,也常收藏珍贵文物古玩、买房置地。"莫做无代价的服务,莫使医圣希波克拉底传授的睿智,白白给病家医治;因药本昂贵,利润不得不厚;患者苦正深,医生的需索更要获得保证;或要立即付款,否则需有担保之人;过后索取,将成仇敌"②,这些诗句表述的情况与前面提及的两个医德范文完全相反。

中国这一时期最著名的医师专业精神文献首推隋唐时期孙思邈的《大医精诚》,其最主要的精髓是"凡大医治病,必当安神定志,无欲无求,先发大慈恻隐之心,誓愿普救含灵之苦",其他还要求医生诊病应当不问富贵贫贱、长幼妍媸、怨亲善友、华夷愚智,普同一等;亦不得瞻前顾后,自虑吉凶,护身惜命,勿避昼夜寒暑,饥渴疲劳,一心赴救。要不顾自身性命安危抢救患者,这可谓至高至上的医德了。此后,有唐代医生郭常为一患者治病而愈,患者以50万钱高额酬谢,郭常以医药之值不过千金为由而拒收,说"吾直吾之药,计吾之功,不能损千钱,而所受非任,反祸耳"③。宋代名医林通认为:"无恒德者,不可作医,人命生死之所系。"他严厉批评当时那些"庸人假医以自诬,其始初则要厚利"的不当行为④。宋代另一名医张杲在他的著作《医说》中说"凡为医者,须略通古今,粗守仁义。绝驰骛利名之心,专博施救援之志",如此则"心识自明,神物来

---

① 王吉民.新医德文献:医德论文集[C]//医学与哲学杂志社.医学伦理道德学术讨论会论文选编.大连:医学与哲学杂志社,1984:232.
② 卡斯蒂廖尼.医学史:上册[M].程之范,主译.桂林:广西师范大学出版社,2003:334-335.
③ 张鸿铸,何兆雄,迟连生.中外医德规范通览[M].天津:天津古籍出版社,2000:135.
④ 张鸿铸,何兆雄,迟连生.中外医德规范通览[M].天津:天津古籍出版社,2000:151.

相,又何戚戚沽名,齷齪求利也"①。诗人苏东坡在医术方面也颇有建树,他结合本人求医的体会说:"吾生平求医,必先告以所患,而后求诊。""吾求疾愈而已,岂以困医为事哉"②,这种"医不误患,患不困医"的思想,在今天看来仍是颇有见地的。

这一时期中西医师执业的情况和医德规范也有所不同。始初,中西医师和巫师都是混合在一起的,即或是后期的医师仍保留了如相星术、咒符等。就医师的构成而言,中国和西方都有民间游走医生、坐堂开业医生和宫廷医生,但中国的游走医生持续的时间长,而中亚、欧洲的医生较早转变为诊所、医院的医生,游医消退较早。中国这一时期的医生大多自学而成或由师傅传授,而中亚和欧洲的医生这一时期已经开始由学校培养。在医师道德要求上,中国医生主要接受儒家仁爱思想的育染,而中亚、欧洲的医德则更多地受教会的影响。中国医生道德的修养强调个人内心的无愧与安慰,中亚和欧洲的医生注重公众的评议,重视社会的信任。在对待危重患者的处理上,中亚和欧洲主张即使病入膏肓无法治疗的患者,也应尽力维持生命,解除其痛苦,放弃是不人道的,中国则少有这方面的态度。在索取酬答方面,两者似有显著的差异。司马迁在《史记·货殖列传》中说:"医方诸食技术之人,焦神极能,为重糈也。"③他认为医生是靠技术吃饭之人,为多赚点米很辛苦,并描述了医生收入的概貌。中国这一时期乃至以后很长时期,医生的报酬一般由患方自愿支付,少有讨价还价的情况。三国时期名医董奉在庐山行医不收费,每治好一个重病患者,让患者在山上种一棵杏树,杏树成林,又将杏子卖的钱换成粮食以救济穷人;三国时期另一名医华佗,被曹操关在牢狱,一个姓吴的狱卒每日以酒食供奉华佗,佗感其恩,说我没有什么家产,无以回报,愿以我多年写成未曾传世的《青囊书》赠予你,可见即便是当时闻名遐迩的华佗,也只是自食其力而已;《红楼梦》51回讲晴雯有病请王太医看病,宝玉问婆子给多少钱,婆子说我们是大户人家,少了有碍脸面,给一两银子吧。现有的史料也未曾看到中国医生买房置地、玩弄古玩的资料,而外国医生从盖伦开始,许多人是很重视收费的,意大利小说家以医生为题材的小说,常将医生描写成全身穿着紫红色服装,戴一顶镶白毛皮的兜帽,在寇科米罗大街置一所房子,人们的眼中医生是一个富有阶层。

---

① 张鸿铸,何兆雄,迟连生.中外医德规范通览[M].天津:天津古籍出版社,2000:153.
② 张鸿铸,何兆雄,迟连生.中外医德规范通览[M].天津:天津古籍出版社,2000:164.
③ 司马迁.史记[M].刘兴林,点注.北京:中国友谊出版公司,1993:601.

（2）由个体执业转变为合伙和集体执业起始阶段

大约是从公元 8 世纪到 16 世纪前后，继基督教医学、拜占庭医学衰落后，非宗教性医学和古典教义开始复兴。中世纪初期以后，医学隐伏在教会的遮蔽之下，医疗所设置在修道院附近或修道院内。教会医院认为医学是一种对灵魂而非肉体的援助形式，医学是一项慈善事业，教士是执行神的意志。而当时一些人目睹人类痛苦和互相残杀的情况，也皈依了修道院院规，修道院医学一时兴旺起来。当然，即使在这时，民间医学仍然存在。从 7 世纪就开始设立的萨勒诺学校，历经近 4 个世纪，这所非宗教性质的医学学校，带动和充实了民间医学；而从 11 世纪开始到中世纪末期，欧洲先后建立了 80 所大学，其中有些大学（巴黎大学、蒙彼利埃大学）附设了医学课程，15 世纪已有一些组织完善的医科学校，并有管理医业的法令，没有合法执照的私人开业者要接受严格的惩处。这就使得医生队伍的来源由原先的师徒制逐渐转为学校制，很多医生行医方式由走门串户、个人开业逐渐转变为合伙或集体开业，医业的管理被提上政府的议事日程。医生队伍结构也相应发生了变化：①外科医生逐渐与理发师分家，建立于 1210 年的巴黎圣孔德学院对身着长袍的外科医生与身着短袍的理发师加以严格区别，当时的王室三令五申要求理发师一定要通过特别考试，合格后方能担任外科医生；医师公会还为理发师设置专科，用拉丁文授课。②除那些民间医生仍以走门串户行医外，很多医生的行医活动固定在修道院、救护站和收容所，行医开始具有合伙和集体性质。③医药开始分家。13 世纪末叶，意大利境内开始设立公家药房，威尼斯从 1258 年开始制定医师与药师协会的规章，药房成为科学、文化和政治的中心场所，药剂师像医生一样从属于主要行会，待在药房中等候医生诊治的患者。④内科医师的地位进一步提升，被尊为学会会员，能做教皇和王公们的侍医，在大学主讲。⑤一些行医规则、法令陆续出台。如医生未经同业医生会诊，禁止对患者做出预后决定，即使是合理的也不行；任何医生当众毁谤别人，应处以罚金；医生必须脱离宗教由世俗人管理。这一时期由于医学长期处于宗教的影响和控制之下，教士和修女承担医疗照护事宜，教规同时也是医规，所以少有专门的医德文献出现。

（3）实验医学和医生专业组织登台的阶段

14 至 15 世纪欧洲兴起的文艺复兴运动，促成医学颠覆当时不可争辩的盖伦体系，同时也冲破了宗教的桎梏，医学从教会回归人间，回归患者的床边。临床教学的观念和方法牢固地树立起来,有关梅毒、斑疹伤寒等疾病的传染病学、外科学、产科学、药理学等都有很大的进步。这一时期出现的法国外科医生巴累(Ambroise Paré)实现了外科学的革命。由理发师统治的外科开始让位于科学的外科,而由于自然科学一系列的发现和发明,特别是维萨里的解剖学和威廉·哈维(William Harvey)血液循环的理论逐步建立,实验医学也适时诞生。医学和疾病的理念发生了重大变化,先前医生们坚信的占星术开始衰落,尽管这时巫师所起的作用仍很大,但因教会将巫师看作是敌人并进行了广泛的镇压。1562年英国规定施行巫术要处刑。著名医生约翰·韦尔(Johann Weyer)1563年出版的《论魔鬼的威信》和雷金纳德·斯科特(Reginald Scot)的《巫术的发现》等著作,表明医生在反对迷信方面取得了巨大的成功,医师的地位和群众对他们的信任也因此提高。

随着医学越来越走近科学,医生们也不再像几个世纪前那样游走四方而居无定所,以科学为基础的医院一座座逐步建立起来,医生的专科化方向也已显露头角。法国于18世纪末创办了第一所教学医院;帕维亚大学的教学医院于1770年建成;1736年都柏林的米斯医院在1756年开始临床教学;1785年伦敦医院附属的医校开始临床教学;纽约的贝尔维尤医院成立于1735年;在新奥尔良,一所济贫院联合的医院于1737年开设;宾夕法尼亚医院于1751年开设,1786年在费城、1791年在纽约,创立了门诊部;哈佛这个最古老的大学,也于1783年建立了医学院。尽管这时有的教学医院规模小,通常只有四五位教授,一位教授同时兼任讲授几门课程。与此相随的是,医生的职业组织也开始诞生。1700年柏林的皇家医学会宣告成立;1731年法国巴黎外科学会、1737年爱丁堡和伦敦的医学会均宣告成立;英国外科医生于1745年脱离了理发师行会;继1735年波士顿医学会成立后,在这个世纪的后期,美国有7个州,如马萨诸塞州、马里兰州、费城成立了医学会。医师职业组织的出现,对医生专业精神产生了较大的影响。

但关于医师的道德规范,这一时期前半期因教会的影响少有建树。只是到了16世纪才稍有所表现。其中值得一提的有《阿格希里:医生的道德责任》。穆哈默德·哈辛·阿格希里(Mohamad Hosin Aghili))是波斯名医,1770年发表的这一关于医德的文件共计23条,其中"医师绝不能大言不惭,他应该知道真正治好患者的是真主""应该称赞的是他的老师和教授""不能毁谤其他医生""一定要保守患者秘密""医生应该不分贫富,不分贵族与农奴"等,和其他医德要求有共同之处,不同处在于这个文件反映了实验医学的进展,对医术和从事医学研究等方面提出了许多宝贵的见解,如"研究疾病和药物,一定要有攻坚精神""对患者或疾病的诊断和治疗,一定要实事求是""绝不能固执己见,坚持己见""鼓励患者请比自己有经验的医生看病""绝不能垄断医学知识"。在医生个人修养方面,其也有许多精辟的论述。如"发现患者对他的工作并不怎么信任,或者患者打算另找医生,他最好是宽宏大量""医生不能自恃门第,绝不能看轻别人""绝不能痴心妄想,贪得无厌""对一个已经看过许多医生的虚弱患者,绝不能夸口说自己能治""绝不勾引女人"等。这个时期出现的《胡弗兰德医德十二箴》,是德国医生胡弗兰德(Hufeland)为规范医生行为的著作,和以往的医德要求一样,首先强调的是"医生活着不是为的自己,而是为了别人,这是职业的性质决定的。不要追求名誉和个人利益,而是用忘我的工作来救活别人""在患者面前,该考虑的仅仅是他的病情,而不是患者的地位和钱财""应当时刻记住患者是你服务的靶子,并不是你所摆弄的弓和箭"。和先前的观念不同的是,胡氏认为:"即使患者病入膏肓无药救治时,你还应该维持他的生命,解除当时的痛苦来尽你的义务。"这已经接近当今安宁疗护的观念了。要重视公众的信任,"医生需要获得公众的好评。无论你有多大的学问、多光彩的行为,除非你得到患者信任,就不能获得大众有利的好评""一个对生命感兴趣的你,就应当听取那朴素的真理,就应当承认丢面子的过失"。此外关于尊重同行,也有一些精彩的论述。托马斯·帕茨瓦尔(Thomas Percival)是英国医学家、医学伦理学家,1786年他受医院董事会之托,为医院起草一个医学伦理学准则,以缓解日益威胁医院内部的纷争。这就是著名的《帕茨瓦尔医院及医务人员行为准则》。它打破了以往从个体出发处理医学道德的方法,将职业道德作为基于一种允许和鼓励合作的社会职业契约,并于1792年完成了这个"保证无论是官方行为还是医院人员的相互交往,都能受到公认的文明和正直原则的制约"的准则。准则内容分四部分,即医院和医疗机构慈善机构中的职业行为,个人开业或任公职的职业行为,医生与药剂师的行为,某些与法律有关的职责。帕茨瓦尔经过努力,将这个准则扩充为一本书并于1803年正式出版命名为《医学伦理学》。这在医师专业精神发展进程中具有标志性的意义,标志着医师专业精神从医师个人品德上升为一种职业道德,从医师个人品德修养发展为医院和医疗机构的职业道德。医师行医从走门串户阶段发展为医院等集体行医阶段,适应这种变化的医疗行业的职业道德也应运而生了。

（4）医生培养的正规化与医师职业化阶段

19世纪至20世纪的年代，是医学科学突飞猛进的时代，一系列的发现和发明为科学的医学奠定了深厚的基础。伊万·彼得罗维奇·巴甫洛夫（Ivan Petrovich Pavlov）的消化生理学，赫尔姆霍兹（Helmholtz）、埃瓦尔德·赫林（Ewald Hering）的神经生理学，尤斯图斯·冯·李比希（Justus von Liebig）等的生物化学，卡尔·冯·罗基坦斯基（Carl Freiherr von Rokitansky）和鲁道夫·魏尔肖（Rudolf L.K. Virchow）的细胞病理学，路易斯·巴斯德（Louis Pasteur）和罗伯特·科赫（Robert Koch）的微生物学，保罗·埃利希（Paul Ehrlich）的免疫学，英国医师威廉·奥斯勒（William Osler）的临床医学、麻醉法和防腐法，以及产科学、妇科学、儿科、神经病学及精神病学、药理学等方面都有了巨大的进步。这一系列的医学进步大大促进医学教育的科学化和质量的提高，将病房、课室、实验室集中于一体的医院出现了，昔日那种收容所、教会医院、穷人院、合伙开业的诊所及小型医院为大单位制的医学科学为基础的医院取代，医师培训更长时间（5～8年）的学习和实习，使医师职业有了较为牢固和科学的基础，进而促进了医师专业的分工，同时也促进了医师职业化的形成，作为适应医师职业化管理的全国统一的医师职业组织也相继诞生。1770年柏林皇家医学会成立，1731年巴黎外科学会成立，成立于1832年的英国医学会每年召开年会，1857年周刊《英国医学杂志》创办，随后不久出版了《医学会伦理道德与法律手册》（简称《手册》），收录的内容共分四部分，即职业秘密、医生与同道、医生与经营商业、医生与公众。关于"职业秘密"，英国医学会重申了希波克拉底的基本精神，并据此提出了四条原则，即例外情况、应请求指导、必须透露应说服患者、准备证明透露医密的正确性，同时针对未成年人的危重患者如何保密、病历管理的保密、学术会议的保密，做出了明确阐述；《手册》肯定了不论是治疗性绝育手术或优生性绝育手术都是合法的，但必须得到患者的完全、有效的同意；《手册》认为，两个或多个医生秘密私分经费是不道德的，同时规定一个医生应别的医生或下属邀请参加会诊，不直接收费；《手册》明确规定，医生不应与商业发生联系，防止影响对患者的治疗，并列举了医生参加商业经营可能引起的许多危害和不道德行为；《手册》反对医生出于从药剂制品公司分红的目的而向患者推荐药品，反对为商业性产品出具书面证明；关于医生与公众，《手册》指出，医生接触媒体会对大众产生重大影响，提醒医生要备加小心，并强调医德准则谴责医生一切自我广告宣传和出风头的行为。1846年美国医学会成立，经历年发展，组织结构严密而完整，设置了 7 个主要组织,即城镇分会、州学会、专业组织、科学大会、秘书和财务、总部、理事会。顶层机构是学会理事会;理事会的具体办事机构是总部、秘书与财务部门。科学大会的职责是修改学会法案和规定,同时主管调查和研究医生新动态。秘书和财务部门主管学会的财政和程序事项,总部主管日常和研究事务,理事会掌管财产和经济、法律事项。医生加入全国学会有严格的条件并须逐级推荐。医生职业化及职业化形成的职业管理建制,对医师专业精神形成了巨大的影响力。美国医学会于 1947 年制定并颁布的《美国医学会医德守则》共分 3 章 11 节、47 条,涉及医患关系、医际关系、医学职业与社会三方面的内容。它规定医生应该随时迎接患者就医,认真检查,具有责任感;对无法治愈的疾病,医生不应放弃不管,要努力减轻患者痛苦;在对待医际关系上,要求相互帮助、相互尊重、维护同行的团结,维护医师职业的尊严;在社会责任方面,要求维护社会福利、维护公共卫生安全、抵制庸医和伪劣药品、以实事求是的态度对待医疗诉讼;医生必须把治病的方法建立在科学基础上,对于破坏这个原则的任何人,都不应同他发生职业联系;医生应该遵守一切法令,保持职业的尊严和光荣,接受自我克制的纪律,同行业中的伙伴如有非法或不道德行为,必须毫不犹豫地加以揭露;医生行医应该限制真正由他服务提供的职业收入来源,医生收费应和他提供的服务相称;遇到疑难病例必须邀请会诊;医生的光辉理想意味着医生的责任不只限于患者,而且要扩展到社会等。《美国医学会医德守则》分别于 1903 年、1912 年、1922 年、1934 年、1957 年、1980 年和 2001 年进行了修订,由原先的 47 条缩减为 2001 年的 9 条。该会将 1850 年组建的职业道德委员会于 1873 年更改为仲裁委员会,是该组织维护医生权益的一个重大举措。美国医学会在整顿美国医学教育方面立下汗马功劳,由卡内基金会支持,美国医学会直接参与并于 2010 年发表的《弗莱克斯纳报告》,结束了美国医学教育混乱的局面,使医学教育走上了科学工作者的轨道,同时也使美国医学会拥有了更大的权力。此后,1867 年加拿大医学会成立,并于 1868 年发布了《加拿大医学会伦理道德守则》,其他一些国家也相继成立医生的组织。

　　中国的中华医学会是 1915 年 2 月 5 日成立的,颜福庆以会长的名义发布了《中华医学会宣言书》;1916 年,伍连德撰写了《尊重医德刍言》,颜福庆做了《医学之责任》的讲演,1919 年,俞凤宾摘译了美国医学会《医家伦理纲要》并于 1923 年发表,这一切,终于促成于 1933 年发布了《中华医学会医师条诫》。该条诫共计 10 部分 37 条,强调医师的主旨是"服务人群",应有牺牲精神、医业的高尚,应随时回应患者就医要求,要为穷人提供义务服务,禁止医生的独断专行与医界公认相反的学说行医；要求医师应当维护医学职业的尊严、荣誉和地位；规定医师不能因为报酬而牺牲医学职业的地位，不能违反公共利益。与一些国家的情况不同，中国于 2002 年 1 月 9 日在北京成立了中国医师协会，是由执业医师、执业助理医师及单位会员自愿组成的全国性、行业性、非营利性群众团体，是国家一级协会、独立法人社团。医生的职业化和新型医院的出现，迫切要求对医生行医的道德规范进行规范。

在世界上许多国家医生组织一浪高一浪的背景下，1947 年 9 月世界医学会成立了，并于 1948 年的第二届大会审议通过了《日内瓦宣言》，庄严地宣称"终生为人类服务""我要把患者的健康放在第一位"等原则。1949 年在英国伦敦召开的第三届大会又通过了包括"一般义务、对患者的义务和对同行的义务"三项内容的《国际医学伦理准则》。中华医学会于 1947 年加入了世界医学会，为创始会员。自 21 世纪末以来，健康成为人们普遍重视的目标，以治疗为中心的医学随之要求向以健康为中心的目标转变，这对医师专业精神无疑会产生新的、深刻的影响，医师专业精神可能逐渐从以疾病为中心向以健康为主体新阶段的转向。这是有待实践探索和学者研究的课题。

医学随着社会的进步，经历了巫医、宗教医学、经验医学和科学医学发展的不同阶段，医师专业精神也与之相随，走过了原始启蒙、崇拜神灵、宗教信仰、经验世俗、个体到组织和组织到个人的历程，这是一个从无意识到有意识自觉的渐进过程，是一个从低级经验感受向高级理性认识的发展过程，同时也是专业精神从单极向多元、从简单向复杂的升华过程，既是医生个人的、同时也是医师专业组织的医师专业精神结构的双重过程。在长期漫长的过程中，医师专业精神的主旨始终未有变化，但内容是不断变化更新的。

2. 主旨和内涵

对于医师专业精神的理论研究，学者们做了许多工作。有的学者将专业精神定义为"是医生在职业生活和职业活动中应具有的医学科学精神和医学人文精神的统一"①。美国学者埃里克·坎贝尔（Eric G. Campbell）认为，"职业精神是本职业标准的态度和行为，这些态度和行为反映广为接受的职业操守"②。这

---

① 李本富.试论医生的职业精神[C]//北京大学医学部中美医师职业精神研究中心.中美医师职业精神高层研讨会议文集.上海：北京大学医学部中美医师职业精神研究中心,2006.
② CAMPBELL E G. Medicine Professionalism in the United States[C]//北京大学医学部中美医师职业精神研究中心.第五届中美医师职业精神研讨会论文集.北京：北京大学医学部中美医师职业精神研究中心,2010.

几个定义只是指出了专业精神的大致方向,没有回答专业精神究竟是什么。医师专业精神究竟是什么,中国和美国学者的表达稍有不同,美国哥伦比亚大学医学院教授大卫·罗思曼(David J. Rothman)在他关于职业精神的定义中列举了四方面的内容,即利他主义和患者利益至上、终身学习、同侪监督以及对医疗机构的监督、公民参与。他在另一次讲演中,对职业精神的属性列举了"利他主义与对患者利益的承诺、自我规范、保持技术的卓越和公民约定"①。另一美国学者沙伦·莱文(Sharon Levine)对"职业精神是什么"的回答是维持优秀的标准,维持行为的标准,维持公众的信任;关于"职业精神不是什么"的回答是以下 3 项:做我想做的无限自主权,源于规范的自由,源于监管的自由②。ABIM 基金会的丹尼尔·沃尔夫森(Daniel Wolfson)将专业能力、对患者忠诚、为患者保密、与患者保持恰当关系四项列为医师宪章③。加拿大多伦多大学医学博士温迪·莱文森(Wendy Levinson)在医师宪章承诺中列了 10 项:具有职业能力、对患者诚信、为患者保密、和患者保持良好的关系、提高关怀质量、增加关怀能力、公平分配有限资源、具备科学知识、以诚信的态度处理利益冲突、职业化④,这算是比较具体的专业精神了。北京大学医学部研究员李本富列出的职业精神构成要素有以下 5 项:职业认知和职业态度、职业情感和职业责任、职业理想和职业意志、职业良心和职业荣誉、职业作风和职业信念⑤。此外,对医师专业精神还有如下一些表述"医务人员的专业精神中最重要的以及必须遵守的一项,就是为患者谋最大利益"⑥;"医疗专业最重要的道德标准是忠于患者的利益"⑦"医学职业

① ROTHMAN D J. National and International Challenges to Medical Professionalism[C]//北京大学医学部中美医师职业精神研究中心.第七届中美医师职业精神研讨会论文集.北京:北京大学医学部中美医师职业精神研究中心,2012.
② LEVINE S. Professionalism,Physician Payment and Conflicts of Interest[C]//北京大学医学部中美医师职业精神研究中心.第三届中美医师职业精神研讨会论文集.北京:北京大学医学部中美医师职业精神研究中心,2008.
③ WOLFSON D. Putting Professionalism in Context[C]//北京大学医学部中美医师职业精神研究中心.第四届中美医师职业精神研讨会论文集.杭州:北京大学医学部中美医师职业精神研究中心,2009.
④ LEVINSON W. Professional Competence in the 21st century[C]//北京大学医学部中美医师职业精神研究中心.中美医师职业精神高层研讨会论文集.上海:北京大学医学部中美医师职业精神研究中心,2006.
⑤ 李本富.试论医生的职业精神[C]//北京大学医学部中美医师职业精神研究中心.中美医师职业精神高层研讨会议文集.上海:北京大学医学部中美医师职业精神研究中心,2006.
⑥ 许志伟.中国当前的医疗危机与医护人员的专业责任和使命[J].医学与哲学:人文社会医学版,2006,27(9):1-6.
⑦ 许志伟.医患关系的本质:医生的专业视角及其伦理意蕴[J].医学与哲学,2005,26(2):5-8.

精神是指从医者表现在医学行为中的精彩的主观思想及全社会、全人类所肯定和倡导的基本从业理念、价值取向、职业人格及职业准则、职业风尚的总和"①。所有这些对医师专业精神的定义，都从各个不同角度对医师专业精神作了界定和解读，有助于我们对医师专业精神的理解。

关于医师专业精神的主旨和核心是什么，古今中外的医家和学术界的看法基本是一致的，认为其核心是利他主义，患者利益优先。无论是《希波克拉底誓言》、孙思邈的《大医精诚》，还是世界医学会通过的《日内瓦宣言》，以及《新世纪的医师职业精神——医师宣言》，都首先强调"将患者利益放在首位"是医师执业的根本宗旨。医师专业精神的这种界定，是医师执业理当秉承的医学宗旨及其肩负的社会责任集中明确的表达，同时反映医学专业与一般职业的不同。在完成医学专业的历史使命过程中，不可能不顾及医生的利益和其他利益关系，问题关键在于将医生和其他利益置于什么位置，这一界定明确规定必须将患者利益置于其他利益之上的原则，具有极强的操作性。是否将患者的健康利益放在首位，是非常容易识别的，因而可视为检验有无医师专业精神最简单的试金石。这种专业精神是人类共同的、普遍适用的，没有东西方和民族之区分，也没有古代与现代之差异，因而是恒定的、不变的，是任何时候都必须坚持的。《新世纪的医师职业精神——医师宣言》同时还将"患者自主"和"社会公平"与"将患者利益放在首位"一起列为医师专业精神的基本原则，这是对医师专业基本精神的补充和发展。

当然，医学专业的专业精神，还有职业责任等方面的重要内容。例如，如何对待患者，如何对待同行，如何进行医学研究，如何处理与社会和企业的关系，如何对待医疗差错，在公共卫生服务中如何实现医学专业精神，如何对待弱势群体的患者，这些都是专业精神需要考虑的问题，都需要根据医学专业的基本原则逐一研究并提出合理的答案。历代中外医学家和医学组织都对此做过许多研究，发表了许多守则、宣言、规范。这些由相关专业组织发布的守则、规范和宣言，既对医学专业的基本精神提出了明确的要求，同时也对专业其他方面的操守做出了规定。如中国明代医家陈实功的《医家五戒十要》，就是医学专业精神的完整规范；再如经过多次修改的《美国医学会医德原则》共有10条，除第1条明确阐明了医学的宗旨亦即医学专业的基本精神外，同时还提出了"医生必须努力提高

① 孙福川.伦理精神：医学职业精神解读及其再建设的核心话语[J].中国医学伦理学杂志,2006,19(6)：13-17.

医学知识和技能""医生必须把治病方法建立在科学基础上""医生在行医时,应该限制真正由他提供服务的职业收入来源,或者在他的监督下限制对患者的收费"等9条①;1933年公布的《南京市医师公会信条》,就有4项20条之多②。本书前文提到《新世纪的医师专业精神——医师宣言》是迄今为止对医师专业精神主旨和内涵最明确而全面的表达。该《宣言》既是医生们几千年长期实践的总结升华,也是当代社会和当代医学赋予医生的使命,体现了当代社会和医学对医生的要求,是社会公德与专门职业道德、医学实践与医学伦理学的精美结合。这个宣言的前言首先明确认定"医师职业精神是医学与社会达成承诺的基础。它要求将患者的利益置于医师的利益之上,要求制定并维护关于能力和正直的标准,还要求就健康问题向社会提供专业意见",而且特别强调:"医学与社会达成承诺的本质是公众对医师的信任,这种信任是建立在医师个人以及全行业的正直基础上的。"前言还简明扼要地分析了当代医师职业精神"面临着科技爆炸、市场介入医疗体系、医疗卫生实践中存在的问题、生物恐怖主义以及全球化带来的压力"的特殊环境,这种种环境背景使医师"发现越来越难以承担他们对患者和社会所肩负的责任",同时也认识到"重申医师职业精神根本的、普遍的原则和价值——即所有医师追求的理想,变得尤为重要"。《宣言》最后指出:"医学虽然植根于不同的文化和民族传统之中,但是医学工作者扮演的都是治病救人的角色。""医学界必须和错综复杂的政治力量、法律力量以及市场力量相抗争",而"医疗的实施与实践具有很大的差异,任何普遍性的原则都可以因这些差异而表现出各种复杂而微妙的形式"。该《宣言》认为,尽管有这些差异,但医师职业的共同宗旨仍是同一的。《宣言》认为,植根于不同文化、不同民族传统的医学宗旨是同一的,医学与医师职业宗旨是从同一的观点出发,确定将"患者利益置于首位、患者自主原则、社会公平原则"作为医师职业精神的基本原则,同时列出了10项医师职业责任。这10项责任中,其中属于伦理道德方面的责任和专业方面的责任各5项。在关于医师伦理责任的几项要求中,该宣言首先列举了对患者诚实的责任,并根据当前面临的实际,旗帜鲜明地指出:必须保证在患者同意治疗之前,明确如实全面地告知患者病情,明确患者有权对治疗做出决定;应该承认由于医师而让患者受到伤害时,应当立即将情况告知患者,并提出改进措施和恰当的补偿;在履行为患者保密的责任要求时,该宣言指出电子信息系统的广

---

① 杜治政,许志伟.医学伦理学辞典[M].郑州:郑州大学出版社,2003:617.

② 张鸿铸,何兆雄,迟连生.中外医德规范通览[M].天津:天津古籍出版社,2000:151.

泛使用让遗传信息越来越容易获得,履行保密责任越来越重要,同时也明确保密责任偶尔也必须服从公共利益的更高需要;在保持与患者适当关系和责任要求时,该宣言强调医师绝不应该利用患者获得任何方面的利益;在通过解决利益冲突而维护信任责任方面,该宣言针对当前的现实情况,指出医务工作者和相关组织利用与营利性产业交往时谋求利益的严重危害性,医师有责任向大众揭发责任范围内或工作中产生的利益冲突;关于医师职责的责任,该宣言要求作为医师职业的成员,应当最大限度地为提高医疗水平而通力合作,互相尊重并参与自律。无论作为个人还是作为集体,医师有义务参加这些活动,包括参与内部评审并从专业方面接受外界的检查。该宣言在业务能力的责任方面,要求医师必须终身学习,以适应当代科技爆炸时代特征,同时要求医学界作为一个整体,必须使每一个成员都富有能力,形成恰当的机制促进这一目标的实现。关于如何促进社会公众享有医疗的责任,该宣言认为医师专业精神首先着眼点是要求所有医疗卫生体系的目标是统一的、充分的医疗标准,并努力减少阻碍公平的医疗保健的障碍,在各种医疗体系中,努力消除那些基于教育、地域以及社会歧视的障碍,医师在对公平负责时不应考虑个人和行业的利益;该宣言认为医师在对有限的资源进行公平分配时也承担责任,有责任和其他医师、医院以及医疗保健的付费方共同制定高效低消耗的医疗保健指南,并在本人的医疗实践中谨慎小心地避免多余的检查和操作,避免因此给患者带来的伤害、不必要的负担和卫生资源的浪费;该宣言认为医学与社会之间的关系绝大部分是以完整合理的应用科学知识和技术为基础的,因而医师有义务赞同科学的标准、促进研究、创新知识并保证知识的合理应用,对医学科学知识的完整性负有责任。这是有史以来对医师专业精神最全面、最明确、最深刻的表达。它体现了医学宗旨与医师专业精神的统一,体现了医师个人和医师职业组织责任的统一,体现了医学的大众惠泽与医师利益的统一,体现了医师职业传统与时代发展脉络的统一。这个宣言的问世,是医师专业精神革命性的变革,是医师专业精神进程中的一次质的飞跃。当然,这并不是说,医师专业精神已经走到了尽头,已经是至善至美了。该宣言对于医师专业精神的行业责任与个人责任及相互关系关注度不够,阐述也不甚明确;对医师专业精神不可缺位的内部和外部的严格监管紧迫性未有充分的认识。这个宣言发表于 2015 年,距今已经十年。这十年中发生的事,许多是难以预料的。如对 AI 技术,特别是 ChatGPT 可能给医学带来的冲击缺乏预测性的评估,等等。医师专业精神无疑会伴随着医学的进步而更加丰富与完善。

　　医师专业精神是医学专业的自身特点所决定的,有其客观社会的历史基础和特定的要求:①在医学专业领域内,医生的服务对象——患者对医生是绝对信任的,他把自己的健康托付给医生和医院,医生和医院是以患者健康的受托人而出现的。医生、医院与患者的这种信任托付关系决定了医生与医院必须将患者的健康利益作为最高准则。②医学发展成为一种专业,是社会事业的重要组成部分,这就意味着社会、国家授予医学和医生某种特权,认定医生和医院有对患者诊治的权利;有获得患者个人的各种信息甚至个人隐私的权利;有了解患者的家庭、经济、婚姻、经历的权利;有对患者宣布中止工作、免除个人对国家和社会应尽的职责、禁止与社会接触和人们交往的权利;有宣布生命终止的权利。"医务人员被授权为社会成员提供医疗服务""其他声称自己具有同等的治疗技术的任何个人或群体,都不被允许为该社会的成员提供健康护理"①,在医生具有如此广泛而坚实权利的情况下,如果医学不奉行患者健康利益至上的原则,医学会滑向何处? 医学还会得到社会的认可吗? ③医学是一门特殊的专业,从事这一专业的医生,都要经过严格的学习和训练,特别是当代的医学,无论从科学或者技术的意义上讲,都已处于科技的高峰。这就形成了医生与其服务对象患者在知识信息上绝对不对等的情况,患者虽有知情同意权,但患者基本上还是要听从医生指导的,医生处于绝对主导地位。如果医生背离了患者健康利益第一的原则,患者就有可能被利用和被操纵,其后果是很难设想的。④在医患双方之间,患者是绝对的弱势群体。患者由于受疾病的折磨,生理和心理遭受各种各样的痛苦;特别是某些特殊患者,如婴幼儿、精神患者或其他特殊患者,对医生有更大的依赖性或依从性。尽管患者家属在各方面支持患者,但仍然改变不了"医强病弱"的特点。在这种情况下,如果"患者利益第一的原则"得不到遵循,种种伤害患者、侵害患者利益的事情就会发生,医学专业就会受到严重的破坏。

3. 医师专业精神的传承性与时代性

　　从古至今,医学的存在就是为了治病救人,增进人民的健康,因而医师专业精神当然应将患者健康利益视为最高原则。无论过去、现在和未来,医学这一宗旨不会有任何改变,否则医学就不成为医学了。这是其传承性的方面。但这一

---

① 许志伟.中国当前的医疗危机与医护人员的专业责任和使命[J].医学与哲学:人文社会医学版, 2006,27(9):1-6.

基本精神的内涵,也是随着时代的发展而不断丰富。至于某些具体专业传统,更多的表现是随着时代的不同而不断更迭、修正和补充。医师专业精神是以医学专业为基础的,而医学专业、医学技术,无不始终处于发展变化中,医学活动的领域和对人体的干预与以往相比有了十分惊人的变化。同时,由于健康的重要性越来越为人们所认识,健康成为现代公民的基本权利,医学也随之日益受到社会公众和政府的高度重视。另外,医学与经济的关系也愈来愈密切。医疗市场化,医药和医疗器械的生产,各种各样的保健服务,特别是医学由原先的走街串户的个人行为发展为今日之庞大的服务体系和各种各样的医疗集团,这些都表明它已经成为重要的社会事业和产业,"医学本身具有能力去决定自己的历程时,也很大程度上受到社会的世俗、价值观、经济和政治的影响。医学与其他领域相互渗透,医学由政府和私人企业花大量金钱来供养,也同样受到广告和媒体的大力培养,并受到公众口味、想象和愿望的支持"①。即使是医学专业精神的基本内涵,也是随着时代的发展而不断地丰富的。比如,将患者的健康利益置于首位,"患者的健康利益"由于医学的进步,可以有多种不同的解释,如近期利益与远期利益、经济利益与健康效益;在利益关系上,不仅有与医生利益的关系,还有与社会、企业、他人及科研利益等各种复杂的利益关系。这就要求履行医学专业精神时要做具体分析,不能简单化地一刀切。医学这些变化和它的社会处境当然会在专业精神上得到反映。从这一角度看,医学专业精神,特别是涉及一些具体问题时,又有鲜明的时代特点。

当今的医师专业精神有些什么新的特点?与传统的医师专业精神有何不同之处?具体如下:①当代的医师专业精神不仅重视对患者个人的责任,同时也强调对社会的责任。由于当代医学的许多诊治手段,不仅直接影响现在的患者,而且可能影响子孙后代,这是医生在使用医学手段时不能不考虑的;同时,当代医学不仅要为那些直接寻求帮助的患者提供服务,同时也有承担预防疾病、促进公共卫生的义务。当代医学专业精神承载着庄严的社会责任。②尊重患者的自主权,在为患者提供诊治时要尊重患者的选择。在过去,医生一般被认为是患者利益的代表,可以为患者做主,医生做什么一般无需听取患者的意见。这种医疗家长主义在患者对疾病和健康不甚了解和患者权利意识未曾觉醒的情况下似乎是可以理解的,但在当今,这种意识显然是落后了。因而有的医学专业组织将尊

---

① 许志伟.中国当前的医疗危机与医护人员的专业责任和使命[J].医学与哲学:人文社会医学版,2006,27(9):1-6.

重患者的自主权与"患者利益至上"并列为医学专业的基本精神。③公正与公平原则有了更重要的意义。关于一视同仁对待患者,古代医学十分重视。"若有疾厄来求救者,不得问其贵贱贫富,长幼妍媸,怨亲善友,华夷愚智,普同一等""无论至何处,遇男遇女,贵人及奴婢,我之唯一目的,为病家谋幸福",古代和现代医家在这一点上认识是一致的。但当代医学要求的不仅是一视同仁,而且还包括公平合理地使用医疗资源,包括公平地对待弱势群体,包括对弱势群体的救助,这是时代赋予现代医学专业精神的重要印记。④当代医师专业精神更具有全球性和普适性。由于医学涉及人的生命和健康,即使是古代或近代,不论东方和西方,医师专业精神有着许多共同点,但由于当今处于一个全球一体化的时代,经济、科技、信息、交通把全世界连成一体,而医学对于任何国家或地区的人来说,都是不可缺少的,由于医学的全球互动和交流是医学进步的重要通道,医疗旅游日益为人们所青睐,这种种情况逐渐使人们更加需要一种全球性和普适性的医师专业精神。

4. 自治、专业组织与医师专业精神及其社会调控

J. D. 贝尔纳(J. D. Bernard)认为:"科学家们要想拥有巨大的政治影响,就只有通过自己的组织,同抱有促进社会进步的同一目标的其他集团联合起来,才能使人感觉到科学对社会的重要性。"①《健康社会学》的作者沃林斯基指出:"自治是唯一最重要的衡量行业是否成为专业的标准。"②另一美国学者埃利奥特·弗里德森(Eliot Freidson)认为:"授予某专业自治权是由社会对它的成就和进步的承认……这种权力不是谁能自行得到的。"在医学专业中,自治权授予医生和医学会,是因为医生及医学会保证提供高质量的医疗服务和结束《弗莱克斯纳报告》中所指出的一系列问题。这个保证还包括"使医生通过接受专业训练得到可胜任工作的能力和知识,颁发执照,建立职业道德观,控制同行们以保证此专业的质量"。弗里德森还指出:"唯一真正重要的统一标准,是否享有自治权——合法控制其职业的地位……自治是政治、经济权与行业代表性之间相互作用的产物,这种相互作用有时得到教育机构和其它部门的促进,它促使社会相信此行业的工作是可靠的、有价值的。"③一个专业想要得到这种自治权,有赖于高尚的专业精神,而这种高尚的专业精神促成了专业的稳定性和专业的自治权。正是因

①　贝尔纳.科学的社会功能[M].陈体芳,译.北京:商务印书馆,1982:531.
②　沃林斯基.健康社会学[M].孙牧虹,译.北京:社会科学文献出版社,1999:345.
③　沃林斯基.健康社会学[M].孙牧虹,译.北京:社会科学文献出版社,1999:343.

为医学专业对患者负责、将患者健康利益视为最高准则的专业精神,保证医学的服务质量,从而赢得了社会对它的承认和信任,因而获得了自治权。"一旦自治权授予了某个行业,大众就承认此行业,似乎它有广泛的集体性和服务方向性",只有在自治权被授予的基础上,"社会才可以承认其价值和它作为一种特殊行业的可靠性,并授予其自治权"[①]。医学的发展和进步,促进了医生正规化的培训。经过正规化培训的医生为了获得职业的社会地位,自我组织起来并自我管理,这也推动了专业精神的形成,而严格的自我组织和自我管理反过来又提升社会地位。由是可以认为,医学自治及专业组织的出现,是医师专业精神形成和维护不可忽视的因素。

这就是说,特定的专业精神的形成过程,一般经历了自发与自觉的两个不同阶段。开始是由于医学专业的特殊需要,形成了对患者健康利益负责的意识。这种专业精神这时还只是医学界少数专业人士的个人感悟,是这些优秀分子对其所从事的医学事业的社会价值的个人意愿表达,是这些优秀人物对其所从事的医学事业个人自律。而正是由于他们这种严格的自律,赢得了社会公众对医学专业的信任。社会公众对医学专业的信任,确立了医学专业自治权的基础。医学专业依赖社会授予的自治权成立的医学专业组织,进一步强化医学职业精神,实现自我管理、自我约束,从而强化了医学专业的责任,确立了它在国民健康事业中的重要地位。这是医学职业精神发展的第二阶段,即自觉的自治阶段。因而有的学者将自治或自行领导的权力的行业称为专业[②]。一个专业如果不能进行自我管理和自我监督,不能自觉地控制服务质量,从事该专业的人不能用该专业的精神约束自己的行为,该专业就不能被认为是一种成熟的、得到社会认可的专业。仅有少数人的专业精神的表达还不够,还必须有专业精神的自治,才意味着该专业的社会公众形象的确立。由此我们可以看出,医师专业精神是以医学专业为基础形成的,而它的形成又反过来稳定、促进了医学专业的社会地位,使社会确认了医学专业的存在并认可了它在人类健康事业中的独特位置。而这一变化的标志性的表现就是专业自治,就是要求所有从事这一专业的人,都遵守这一专业精神。只有形成自治权,专业精神才从自发走向自觉,而只有在这种条件下,医学专业在社会公众心目中的地位,才正式被确立。由此可见,专业精神实实在在地表明了它在专业形成中的支柱性作用。可以毫不夸张地说,没有专

① 沃林斯基.健康社会学[M].孙牧虹,译.北京:社会科学文献出版社,1999:345.
② 沃林斯基.健康社会学[M].孙牧虹,译.北京:社会科学文献出版社,1999:342.

业精神,就没有专业的存在。

这里有必要讨论一下专业组织对于专业精神从自发走向自觉阶段的作用。在专业发展到一定阶段,从事该专业的人士,一般倾向于建立自己的专业组织,成立相应的协会或学会,而推动专业组织建立的动力,首先来自维护该专业社会地位的需要。从医学发展的历程来看,医学专业组织出现后首先重视的工作,就是加强对医生的专业训练,充实医生的知识和能力,保证医疗服务的质量,颁布职业道德规范,审定行医资格,而这一切,都莫不是围绕医学宗旨和行医目的进行的。而这也表明,正是在医学专业组织形成后,医学专业精神被组织化了,被物质化了。医学专业精神催生了医学专业组织,而医学专业组织进一步强化了、组织化了医学专业精神。医学专业精神的形成及其发挥的作用,主要依靠医生自律和医学行业组织的自治,而这极大地巩固了医学专业的地位。

但是,从医学的历史和现实的情况看,当专业和专业组织的社会地位得以确立和稳定后,专业及专业组织在很多情况下又约束专业精神,专业和专业组织成为专业精神的对立面,同时也带来了一些消极的、不理想的后果:①医学专业化及医师专业精神的形成及其自治,极大地强化了医学专业的技术性及技术复杂性的方面,因而直接或间接地引导医学朝着不断提升技术高度的方向发展,而忽视了医学的人文、社会、心理等方面的发展诉求。医学技术主义倾向的形成与医学专业化及其医学专业精神有着密切的关系。②医学专业化及医师专业精神导致了"医疗服务中的高度严格的阶层化制度的发展,它使医生之间和医生和非医生的卫生工作者之间的鸿沟越来越深,但实际上非医生的卫生工作者们在某些方面提供给患者的服务比医生提供的服务更重要"[1]。医学专业及专业精神强调医学专业的特殊性,强调医学专业知识的重要性和神圣性,这无疑促进了医学专业的发展和提高,但同时也形成了一种偏见,即认为只有经过严格训练的医生才能适应疾病治疗的需求,而轻视社会、心理、行为和一般卫生工作对健康的促进作用;"医生总体上是以对患者负有最终责任的'超级医生'的角色在'超级医院'出现的"[2],医生和非医生卫生工作者难以作为一个有内聚力的团队高效率的工作[3]。③医师专业精神及自治,强化了医学专业的特殊性及随之而来的与

---

① 科克汉姆.医学社会学[M].杨辉,张拓红,译.7版.北京:华夏出版社,2000:197.

② 科克汉姆.医学社会学[M].杨辉,张拓红,译.7版.北京:华夏出版社,2000:197.

③ 科克汉姆.医学社会学[M].杨辉,张拓红,译.7版.北京:华夏出版社,2000:197.

社会疏离、隔绝。医师专业精神是曾以自律和自治而赢得了社会的信任,但因此也就形成了一种"我们的事我们自己管"的惯势,他们不愿看到和听取来自外界的说长论短,经常以不了解医学特点为由抵制外界的批评。"美国医学会一向以为任何对医学知识的外来的管理是对医学职业的对抗,是对美国医疗保健质量的威胁"①,医学一方面离生活越来越近,但同时又与社会越来越远,人们越来越不了解医学。这一切莫不与医学专业化及专业精神的自律与自治的传统相关联。④医学专业化及其专业精神,特别是医院和医学专业组织的出现,促成了医学专业对保健事业和保健权的垄断。从历史的角度看,医学专业及专业精神的形成无疑大大促进了人类健康事业的进步,但当它发展至今天这样的顶峰时,当它自认为是人民健康利益的代表时,它就认为自己应当垄断一切,不管怎样做,它都是对的。医疗行业似乎是"针插不进、水泼不进"的"王国"。⑤医学专业化及专业精神的自治,导致了医学知识的滥用,"职业自治的第三个作用是医生越来越多地重新解释社会现实及美国社会的医学化……医学开始把所有社会偏离行为解释为疾病。随着美国社会生活的多样性,社会偏离行为的定义也越来越多,与典型社会行为不同的偏离行为也越来越多,这样就造成了美国社会生活的进一步医学化"②。⑥医师专业精神及其自治,导致了医学专业过度的自我保护,特别是对医疗差错的掩盖。长期以来,医学界存在一种"不揭短"、不批评同道的传统,这无疑有益于维护医学专业的信誉,但同时也酝酿着"护短"的消极影响,而这不仅无益于医学科学的进步,且势必给患者造成许多灾难性的后果。这一点,在当今许多医疗事故的发生与处理中已十分清楚地显示在人们的面前。

为我们提供了解医师专业精神、医学专业组织积极与消极矛盾关系的典型是美国医学会。1846年在美国费城建立的美国医学会,医生们将它看作是一个医学新纪元的开始,尽管初期力量单薄,效果不佳,但其于1883年创刊的《美国医学会杂志》极大地促进了最新医学知识的传播,对提高医学的声望做出了贡献,同时也提高了学会成员忠实于医疗专业的意识。1902年该学会进行了重组,形成了由区或县地方社团、州或区域医学会、全国代表团、理事会和全国性官员组成多级结构,逐渐扩大了它的权威,成为对美国医学组织和医学实践具有唯一的最大影响的国家社团③。但美国医学专业形成的历史,美国医学会出现后

---

① 沃林斯基.健康社会学[M].孙牧虹,译.北京:社会科学文献出版社,1999:349.
② 沃林斯基.健康社会学[M].孙牧虹,译.北京:社会科学文献出版社,1999:349-350.
③ 科克汉姆.医学社会学[M].杨辉,张拓红,译.7版.北京:华夏出版社,2000:181-185.

的所作所为,特别是维护医师执业的垄断、将医师和学会的利益视为最高利益、推动医疗的市场经营、促进医疗的昂贵消费、鼓励过度医疗、阻碍贫困阶层医疗保障权的落实等,在社会中形成了另一种形象"美国医学会的公众形象变成了一个贸易保护协会",美国医学会属于"另外的特殊的利益集团"。[①]"医疗卫生事业中出现的危机,使大多数批评家指出美国医学会是这种危机的主要根源"[②],值得指出的是,由于美国在当今世界的特殊地位,美国医学会在给予了好的影响同时,也给一些国家的医学组织带来了不好的影响。中国的情况也说明了这一点,在中国近些年来的医疗改革中,医院、医学会和一些医生们,总是在为争取自身的利益而与患者、与社会进行抗争,总是反复调查、统计少数患者对医生的伤害而很少有医院、医生对患者伤害的调查与研究等事实,就表明了这一点,"由于种种原因,职业自治权存在着一个缺点。这个缺点造成了一系列不利后果,而且可以大大超出医学给人们带来的好处"[③]。

这表明,医师专业精神、医学专业的服务方向和宗旨,需要有社会的干预和调控,需要有社会公德给予校正,需要有自律与他律的结合,这种来自医学外部的调控与他律,包括政府对医疗行为的某种约束、医疗费用的控制、医疗产业的管理、医患关系的培育,也包括来自社会舆论的批评与监督,这些对医学专业的正确发展与医学专业精神的落实,是十分重要的。总之,培育一个符合时代要求并具有医师专业精神的医师,有赖医务界的自我努力,也有赖于政府调控和全社会的监督。

三、医师专业精神与医学伦理学

1. 历史渊源

医学伦理学与医师专业精神的历史发展轨迹是同一的,两者都本源于医学,但也有不同的一面,医学伦理学和医师专业精神不是同时出现的,立足的基点也有所不同。古老的医学最先起源于人类的本能,如用冷水缓解发热,用舌舔疮面减轻疼痛,拥抱取暖驱寒,后来学会制造一些简单粗陋的工具,如石针、砭石、燧石用之于简单的外科治疗。那时的医学远不是现在的医学,与现代医学相比相差十万八千里,根本谈不上现今意义上医学伦理学,因而在很长时期,医学伦理

---

①　科克汉姆.医学社会学[M].杨辉,张拓红,译.7版.北京:华夏出版社,2000:183.

②　沃林斯基.健康社会学[M].孙牧虹,译.北京:社会科学文献出版社,1999:340.

③　沃林斯基.健康社会学[M].孙牧虹,译.北京:社会科学文献出版社,1999:348.

学是以医师的个人品德的面貌出现的,医学的宗旨和使命,是通过医师的执业动机和执业态度表现的,或者说医学伦理学起先是寓于医师的执业动机和执业态度之中的,两者是合为一体的。"医学伴随着人类痛苦的最初表达和减轻这种痛苦的最初愿望而诞生"①,但这一切都是通过最初从事这一职业的人承载的。当时从事这一职业的人,既有出于对受疾病折磨者的同情而有志于医学,同时也有通过这一职业谋生的动机,不能忽视医生谋生的动机来理解医生的执业。医师的职业动机与职业责任,张扬医学的善与仁,主导了医学伦理。我们现在看到的从古代直到近代的许多有关医学伦理学的文献,就其内容来说,都是关于医生应当是一个什么样的人,医生应当如何规范自身行为等方面的要求,体现了对医师专业精神的表达,如著名的《希波克拉底誓言》、公元 10 世纪的《阿巴斯:给一位医师的忠告》、18 世纪的《胡弗兰德氏医德十二箴》。1803 年出版的以《医学伦理学》命名的这本最早的医学伦理学著作,其主要内容仍是以医疗为职业的从医职业人员的行为规范和彼此交往的规矩和礼节为主;1847 年制定的《美国医学会医德守则》,也是围绕医生个人和社会对医生的期望而展开的;1949 年世界医学会采纳的《日内瓦协议法》,也是旨在规范医生行医应有的行为。"我庄严地宣誓把我的一生献给为人道服务的事业""我的同行均是我的兄弟""凡信托于我的秘密我均予以尊重",这些都是对医生个人行为的约束和要求。至于中国历代医家关于医学道德的诸多文献,其内容大多集中在"医乃仁术"以及劝告医生诊治疾病应当注意的诸多事项。如《黄帝内经·素问》中的"征四失""疏五过",《左传》中关于扁鹊的六不治,隋唐时期孙思邈《大医精诚》,以及悬壶济世、杏林春暖等故事和传说,都是这一时期医德的代表作。医学发展的过程表明,医学伦理起源于医学实践,起源于最早医者从事探索为解除病痛的动机和种种努力。这种动机和努力的思想凝结就是从医者的职业精神,而此种最初的、原生形态意义上的执业动机和态度就是最早的医学伦理,而这种最初源于医者实践的执业动机和执业态度,伴随着医学实践的发展而日益丰富、提高,最终成为完整意义上的医学伦理学。完整意义上的医学伦理学一经形成,又反过来哺育和催化医师执业的动机、态度和医师执业的方方面面,使医师专业精神不断丰富和完整,使之内容丰富、明确、意识稳定,即现今我们所称的医师专业精神。前文提到过的《新世纪的医师专业精神——医师宣言》是医生们几千年长期实践的总结升华,是医师职业精神发展的顶峰,同时也是当代社会和当代医学赋予医生的使命,体现了当

---

① 卡斯蒂廖尼.医学史:上册[M].程之范,主译.桂林:广西师范大学出版社,2003:8.

代社会和医学对医生的要求,是社会公德与专门职业道德、医学实践与医学伦理学的精美结合。

从历史角度看,专业精神兴起于中世纪行会,它对当时欧洲许多城市工业技术进步具有重要作用。行会对于商品质量、学徒规则以及晋升工匠大师等方面进行控制,对于促进专业精神形成有着重要的积极影响。律师和医生是中世纪晚期及文艺复兴早期开始组建行会的代表。由于他们受过大学教育,两个群体都属于社会精英。行会的进一步发展在很大程度上取决于政治环境和反传统行会制度的资本主义的崛起。由于政治、经济制度的演进不同,美国与欧洲各国在职业化发展方面存在差异。在美国,现代化力量取代了行会的专业组织,成为规范管辖权或影响健康等重要社会利益的主要力量。医学的行业治理与各国的法律、卫生法规、制度密切相关,这方面的差异常导致不同国家专业组织与专业精神的差异。

职业作为一种特殊社会现象不仅引起了历史学家的兴趣,而且也是社会学持续数十年的历史话题,在此方面颇有影响的是英国学者涂尔干。他描绘了职业作为将所有价值的社会力量集中在一起的实体,具有英美社会背景的社会学家以"权力方法"致力于解释医学专业如何在各种背景下获得自主权并发展为对其他职业的主导地位。"权力方法"的支持者通常强调专业人员对其独特服务的垄断地位。另一位学者埃利奥特•弗赖森(Eliot Freidson)认为,专业精神既不能靠市场主导,也不能靠政府官僚的体制主导,而是走"第三条"道路,即专业精神的道路,行业自律和对工作的专业判断及自由裁量权(会逐渐发展为行业垄断)都不可缺少,即行业自律是专业精神的核心要素之一。根据各自国家的国情,专业组织拥有对专业课程管理、专业准入、专业高级培训结构、对患者及同事的责任、广告许可等做出具体安排的权力。一般认为,其中许多问题只有具有适当科学知识、实践技能和经验的专家才能有效解决。当然,在那些超出了专业范围,而且在触及受社会主要价值承载的一些问题的情况下,专业的自律性是无力的。专业精神很大程度上要受到政治、经济等因素影响。在这种情况下,作为更有普适性的哲学、伦理学,有助于解决仅靠自律难以解决的问题,这类问题可以通过纳入哲学、伦理学的评价,进行调整并加以解决①。历史学和社会学对专业精神的简略考察,进一步揭示了专业精神的历史学与社会学的独特渊源,同时也

---

① SALLOCH S. Same same but different:why we should care about the distinction between professionalism and ethics[J]. BMC Med Ethics,2016,17(1):44.

从更深层次上说明了它与医学伦理学的不同。

回顾医师专业精神从最早的《希波克拉底誓词》开始,到 2015 年《新世纪的医师专业精神——医师宣言》问世的这一过程,我们可以看到,医师专业精神起始于一些热心于为患者解除病痛和对诊治疾病追求的医生,他们的追求和努力,促成了医学的诞生、发展和完善。而医学发展与完善,反过来对从业者提出了这样或那样的伦理和专业要求,为他们职业生涯打上了这样或那样的印记,不断为医师专业精神提供丰富而新鲜的内容。医师专业精神从最初集中关注医生应忠实于患者的利益、医业从业者的相互关系以及应有的作风和素质,发展到今天从宏观上关注医疗保健组织的完善、医疗公平和医疗资源的合理分配、医生决定权到患者自主权的转变、全民医疗目标的实现、医学科学的发展与完善,表明医学从业者造就了医学,推进了医学的发展。随医学发展逐渐形成的医学伦理学又辅佐、导引了医师专业精神。在两者相互影响的长期过程中,医师专业精神曾经有过维护医师权益和医学惠民宗旨之间的徘徊经历,而且过度保护行业利益的倾向现今仍然时隐时现,但医师专业精神的大局仍是健康的、向上的。

2. 内涵的异同与关联

医学伦理学是作为医学中的一个学科面世的。医学伦理学是研究临床医学、公共卫生、医学科研实践中的伦理规范、调节医务人员与患者关系应遵循伦理规范的学科①。这个定义有两个要点,一是医学伦理学是一个学科,二是这个学科是研究临床医学、公共卫生、医学科研实践中的伦理规范,调节医务人员与患者关系应遵循伦理规范的,这个定义是关于这个学科的研究对象、结构与体系性、主体内容,主要的目标是立言。医师专业精神是就医学实践的主体力量——医师们在执业中应遵循的道德规范与操守而言的,主要的目标是正行,是医生们的行为规范与操守。但两者也有共同点,即都是以医学为基础的根,或者基础是相同的;两者在维护医学的宗旨的方向上是同一的,医师专业精神赋予医师的使命或者说首要职责,是推进医学更好地服务于人民的健康,同时又不断促进医学的发展,使医学更好地造福于人民健康事业;而医学伦理学则是通过种种伦理规范和医师美德,保证医学干预有利于而不是伤害生命和健康,保证医学的一切实惠能够切切实实落实到人民健康这一基点上。两者的主体内涵是一致的,目标、方向、使命是同一的,基本原则也是相同的。

---

① 杜治政,丛亚丽,王延光,等.中华医学百科全书:医学伦理学[M].北京:中国协和医科大学出版社,2020:1.

　　但两者也有不同的方面。概括地说,医学伦理学与医师专业精神的不同点在于,前者侧重于研究、探索,着重于立"言";后者更多侧重于实践,着重于"行",两者的差异可以认为是"言"与"行"的差异。具体地说,有如下几点:①研究对象、范围的重点有所不同。医学伦理学的客体对象是医学科学(包括技术),其伦理原则、规范,一般是针对医学科学技术而言的,它要求医学科技的研发和应用都必须遵守有利于生命和健康的基本准则,否则就应当予以叫停;而医师专业精神的主体对象是医生和医疗服务行业的行为规范,它所确定的基本原则和各项具体职责,是对医生从业的具体要求,是指称医疗这个行业对社会应当承诺的责任;医学伦理学涉及的对象与范围和医师专业精神有联系,但两者的重点有不同。②两者的使命与责任总体是一致的,但也有不同。医师专业精神侧重于医生和医疗行业行为与活动的伦理要求与专业标准,而医学伦理学特别重视医学科学技术的研究、开发与应用的伦理准则。如什么样的医学技术可以进入医疗服务领域,什么样的技术现在不允许进入,什么样的技术现在、将来均不允许。同时它也重视医生的德性伦理培育。③基本原则的主体内容同一,但也有差异。医学伦理学的基本原则,即将患者利益置于首位、自主、公平、不伤害、友善原则,同时也照应医师专业精神的要求;差异是医师专业精神不仅秉承、维护、实践医学宗旨,保证医学始终忠实于生命和健康,而且肩负着推进医学科学发展,为所有医疗服务系统提供统一的目标和科学的医疗标准,保证较高的医疗质量和医疗安全水平,以及促进医疗资源的公正分配等;医师专业精神在维护医学神圣宗旨的同时,还要求维护医生和医疗行业的正当利益,保证其合法权益不受侵害。医学神圣性的秉承和坚守有赖于医生的主动性和对这一事业的忠诚,因而关心医生的切身利益,是符合医学本身利益的,与医师专业精神并行不悖。④医师专业精神的关键在于医师行为的"诚信",在于医师是否值得社会公众的信任。例如,医生是否将患者利益放在第一位,是否按科学和患者个体化要求的标准给患者施治,是否为患者保守秘密,发生了差错能否坦诚告知患者,讲的话可不可信,等等,患者和社会是以医生的"行"而非"言"评定的。只有医生的"行"体现了医学的"善",医学的"善"才算落实为患者身上的"善",医学和医生方是可信的,诚信是医师专业精神的关键所在,医生和医生的行业组织,必须将诚信视为医生和医生行业组织的"生命";而医学伦理学与此不同,医学伦理学是以它为医学技术应用所确定伦理准则是否体现趋"善"避"恶"、是否以趋"善"避"恶"的目的而行医。医学伦理学的要害在于对"善""恶"标准的把握。⑤医师专业精神较之于医学伦理学而言有更多的可塑性和可变性。医学伦理学植根于医学,而医学是属于科学技术范畴的,有其自身生长、发展的客观规律,意识形态、政治势力可以影响它,甚或可以制造出某种"科学""医学"或"技术",但任何力量也不能阻止或改变医学客观真实性的存在,尽管教皇一度具有无限的权威,但他无法改变地球围绕太阳转的客观规律。医师专业精神是以人为落脚点的,而生活在广阔社会空间的人,无时无刻都要接受各种力量的节制和影响,而以医师为载体的医师专业精神必然会受控于各方力量的影响和节制而经常处于变动状态中。这种变动既有专业精神文本的修改,也表现为"你讲你的""我做我的",表现为置文本规定而不顾的"我行我素",正像今天我们随处可见的医生行为与专业精神规约在某些方面大相径庭的情况一样。尤其是制度文化的不同造成的国家医疗卫生保健制度的差异,常常使得医生对于相同的医疗干预有不同的表现。⑥医师专业精神的载体是双重的,既是医师个人的职业操守,也是专业组织的行规行约;由于医生个人自由执业(个人诊所)的行医方式越来越少,集体开业和大医院的医疗方式越来越多,以医师个人为主体的医师职业精神施展空间越来越小,而以医院或医疗行业组织为主体的医师专业精神越来越重要,同时,医师专业精神受限于医院或医疗行业组织的行规、行约的情况越来越多。如果医院或行业组织的院规、行规背离医师专业精神,医师专业精神则难以独善其身。

医学伦理学与医师专业精神直接关联,有着相互支撑与相互促进的关系。医师专业精神与医学发展是同步的。由于医学日益发展成为一个复杂的科学体系和庞大服务体系,这就必然相应地要求从事此种职业的医师负有诸多责任,如终身学习、不断提高医疗质量、保证医疗安全、促进全民共享医疗资源、注意为患者保密等,特别是当今医学日益往高科技、高信息、高智能方向发展,医师守卫生命尊严、维护人格尊重方面的伦理职责便更加紧迫和重要。医学的作用是通过医师的辛勤劳动实现的,医学伦理的规范是通过医师的行为体现的。医学恩惠以及医学伦理学对医学的辅佐,也只有通过医生的努力才能付诸实施。当然,医学专业精神也有来自社会公德的影响和渗入。现代医学伦理学的某些原则、规范和医师专业精神某些重要内涵,如患者自主和知情同意原则、公平和公正地使用医疗资源、对医学和医师的社会监督、对一些不合时宜医学传统的突破,都不是医学自生的,而是由医学外部的社会公德的影响促成的,有的甚或是权力强加于医学和医师的。而医师专业精神兼具整合来自医学内部和外部这两种伦理品格的特质,从另一方面揭示了医学伦理学与医师职业精神的关联关系。

3. 碰撞与冲突

医学伦理学与医师职业精神同根同源,理应形影相随,相依相伴。但医师作为苍生大众中的一员,也有自己的个人利益及美满幸福的家庭生活的追求,再加上资本、技术、权力对医学和医师专业精神的渗透,医生在秉承医学宗旨和使命的同时面临严峻的考验,如果在追求个人利益和权势时,不能妥善处理好分寸,就会出现医师专业精神与医学伦理的碰撞与冲突。

医师专业精神与医学伦理学的碰撞与冲突,在医学的早期就有所表现。从当时的编年史、遗物和公共律令中可以推测获知,即便是声名不大的医生因职业关系而生活优裕,常常买房置地、收藏珍贵文物古玩①。自医学作为一种职业面世以来,借助医学谋财、谋求个人奢侈豪华生活,不是个别的情况,只不过那时还是一种不自觉、无意识、散在发生的状态。医师专业精神与医学伦理学的碰撞,主要发生在医师职业组织出现以后。作为一种有组织的、有意识的活动,这种碰撞以不符合医学伦理学精神的方式,谋求背离医学宗旨的医生与医疗行业的利益,主要有以下三种表现:一是不顾客观实际需要,严格控制医生的数量以维护医生的高收入。例如,美国医学会成立前后,当时的医疗质量良莠不齐,给患者带来很不好的诊疗后果,医生缺乏适当的足够的训练,美国的医疗弊端暴露无遗。1910年《弗莱克斯纳报告》发表后,促成了医疗质量的提高,仅1915年,在155所院校中有39%的学校关门,至1920年有45%的学校关门。究竟如何控制医生的质量,医生应当有多大的规模才能适应社会的需要,是当时美国医学发展迫切需要解决的问题。由于医学院兴办立案所遵循的国家标准来自美国医学会主管的医学教育委员会,各州和联邦政府为了建立这些标准开始求助于美国医学会。到1925年,美国医学会垄断了训练医生和颁发医师执照的权力,这些权力包括课程安排、学生招生人数、学生录取和学生与教师的比例等。这使得美国医学会拥有很大的权力,在当时的确促进了美国医学教学和医疗质量的提高。医学院校的学生要求入学必须受过大学教育,到1925年,大多数州已经实现只有被允许有行医执照的人方能行医,原先那些传统的科学医学以外的医学被限制甚或是被取消了。这一切的结果使得医生越来越少和医学会越来越享有特权,而医学会也因此而越来越企图长期垄断这种特权,导致美国医生长期短缺,促成了美国医生长期维持高水平的薪酬,加重了患者的负担,加重了医疗保障的负担;同时由于医学院校的整顿使得一些资金短缺的学校关门,原先在这类学校

---

① 卡斯蒂廖尼.医学史:上册[M].程之范,主译.桂林:广西师范大学出版社,2003:334.

就读的大多数黑人学生也因此无校可读,黑人医生也因此而大为减少。黑人在美国人口比例为 11%,但黑人医生只占 2.2%。那些业余医学院和夜校也因医学教学质量不高而关闭,医学教育开始成为高不可攀的教育,门槛高、价格贵、学制长,只有那些家庭经济充裕、有良好教育基础的学生才能进入医学院校学习,经济地位低、缺少良好学习基础的人只能望洋兴叹,这就使得医生这一职业成为少数上层白人阶层的职业。这种情况导致的结果是双重的,既促成和保证了医疗质量的提高,又使美国的医疗消费高于他国,维持了美国医学会的特权。韩国政府为应对老龄化和医生短缺,于 2024 年 2 月宣布 2025 学年医学高校扩招新生 2 000 人,并打算在 2035 年增至 10 000 人,但这个计划遭到医疗界的强烈反对,上万名实习和住院医生因扩招可能影响医生的收入而递交辞呈,罢诊离岗。医疗系统因此陷入混乱,许多病患无法得到及时救治。经几轮谈判矛盾未能解决,最终韩国总理在 4 月 19 日的记者会上,宣布接受非首都圈重点国立大学校长的建议,允许 32 所大学将扩招计划削减一半,事件才得以平息①。这也是医师专业精神与医学伦理学背道而驰的一个案例。二是抵制医疗保障制度的建立和医疗系统的改革。美国号称是全世界最富裕的国家之一,但长期有 4 000 万人没有医疗保险。2007 年布什任总统时曾提出让 4 700 万人受益的医保计划,但由于一些人的反对未获成功。2009 年奥巴马总统上任不久,就把推动医改立法作为他任内最重要的目标之一。他的理想是从 2014 年起,把医疗保险覆盖到全美 3 200 多万当时没有医保的人,从而实现全民保险的目标,其间经过多次博弈,2012 年 6 月 28 日美国最高法院裁决医改法案不违宪,奥巴马的医改方案终于获得通过(2018 年特朗普总统上台后又予推翻)。在这一博弈过程中,美国外科医师协会是该议案的最大反对者,许多医生不支持奥巴马的医疗改革,他们担心今后医生的收入会减少。从近几百年的历史看,"美国医学会非常重要的指导原则之一,是将医生看成基本不受公共控制的独立开业者",自本世纪(指 20 世纪——本书作者注)20 年代以来,美国医学会花很大的精力维护这种状况"。美国医学会作为华盛顿实力强大的院外活动集团,没能"直接参与 1994 年克林顿政府的卫生改革计划,克林顿总统认为美国医学会仅属于另外的'特殊利益集团'",美国副总统戈尔警告美国医学会"不可能再支配卫生改革"②。在历

---

① 李丁丁.记者观察:韩国医疗界辞职罢工潮背后的利益博弈[EB/OL]. (2024-03-15)[2024-04-12]. https://m.gmw.cn/2024-03/15/content_1303686828.htm.

② 科克汉姆.医学社会学[M].杨辉,张拓红,译.7 版.北京:华夏出版社,2000:183.

史上,某些位于中上阶层的白人男性一直反对大范围的医疗保险覆盖,抵制改革,反对政府干预,反对群体执业①。尽管美国医学会反对医疗照顾以及其他联邦医疗计划,但这些计划还是变成了联邦法律。三是提倡医院服务的市场经营。据有关资料称,美国医学会始终是医疗市场经营的辩护者。"例如在1968年,美国医学会的一位主席就公开宣称,医疗应该只为那些有能力支付费用的人服务"②,由于市场经营的取向,美国的过度医疗在全世界名列前茅,在相当长的时间内,剖宫产手术、子宫切除术、心脏起搏器植入术、腕骨管状综合征术、椎板切除术、扁桃体摘除术等手术的比率,美国都高于欧洲、亚洲的一些国家。正是种种医疗服务的市场经营促成了医院的高收入,而医院的高收入维系了美国医院和医生的收入和高工资。每个患者住院日的平均费用,加拿大为 340 美元,德国为 554 美元,法国为 909 美元,美国为 3 612 美元。再看医师的服务价格,简单的髋部手术,加拿大的每例平均收费为 642 美元,法国为 674 美元,美国为 1 634 美元。高昂的服务价格,保证了医师的高收入。从事基本保健护理的内科医生的平均年收入,法国为 95 585 美元,德国为 131 809 美元,美国为 186 582 美元;整形外科医生的平均年收入,法国为 54 380 美元,德国为 200 771 美元,美国为 442 450 美元③。但是,美国的生活成本,比这些国家相对要低,如汽油价格,美国是全世界较低的国家,美国的电器用品也比较便宜。由于美国农产品丰富,美国的食品价格也低;房产在纽约、旧金山、洛杉矶这类大城市比较高,而在一些中小城市,也和中国的二三线城市的价格差不多。从 2000 年到 2006 年,美国通货膨胀率上涨 3.5%,工资上涨 4.5%,而医疗保险费用上涨 87%。而美国的实际医疗效果,则远远落在许多国家之后,如婴儿死亡率,美国在全世界排名 43 位;预期寿命,美国排名第 47 位;新加坡1 000 名出生人口中死亡 2.3 人,而美国每 1 000 人口中死亡 6.3 人④。正是

① ROTHMAN D J. Medical Professionalism in the United States Today: Challenges and accomplishments [C]//北京大学医学部中美医师职业精神研究中心.第五届中美医师职业精神研讨会论文集.北京:北京大学医学部中美医师职业精神研究中心,2010.
② 帕里罗,约翰·史汀森,阿黛思·史汀森.当代社会问题[M].周兵,译.北京:华夏出版社,2002:395.
③ ROTHMAN D J. The Cost of Providing Health Care in the US, Will it Bankrupt the Country? [C]//北京大学医学部中美医师职业精神研究中心.第六届中美医师职业精神研讨会论文集.北京:北京大学医学部中美医师职业精神研究中心,2011.
④ ROTHMAN D J. The Cost of Providing Health Care in the US, Will it Bankrupt the Country? [C]//北京大学医学部中美医师职业精神研究中心.第六届中美医师职业精神研讨会论文集.北京:北京大学医学部中美医师职业精神研究中心,2011.

因为医疗服务的市场经营,保证了医师的较高收入。由此可见,美国医学会和医院的垄断,是美国医疗服务价格高于全世界许多国家的重要原因。这是美国医师、医疗行业组织专业精神与医学伦理冲突的主要表现,也是种种冲突产生的根源。因而有学者认为在美国:"20世纪50至60年代,专业精神相当于保护其成员利益的行会工作;20世纪90年代,专业精神代表着抵制管制式医疗的最美好愿景。"①

4. 中国医师专业精神有待破解的课题

当前中国医师专业精神,就总体的状况而言(包括各级各类医疗卫生服务机构及其成员),仍是以医学的宗旨为指针,在国家医疗卫生保健政策指导下,本着人民生命和健康第一的原则开展工作的,其主流是健康的。这一判断还可以从医疗费用的支出得到证明。根据《2022年我国卫生健康事业发展统计公报》,我国2022年的卫生总费用初步推算为84 846.7亿元,其中政府卫生支出为23 916.4亿元,占总费用的28.2%;社会卫生支出为38 015.8亿元,占44.8%,两者相加为61 932.2亿,占总费用的73.0%,个人卫生支出仅为22 914.5亿元,占总费用的27.0%。这说明我国的医疗卫生事业费用的主体部分是由国家和社会提供支持而非来自市场,这也为医师专业精神提供了经济支撑。一项调查表明,患者对医师和医院服务很满意占18.6%,加上基本满意则占总人数的80.9%,认为医生非常可信的占13.4%,比较可信的占68.6%,两者相加,可信和基本可信的达82%②。这项调查选择我国中、西、东部不同级别医院城乡各占50%共4 000名样本患者为依据,说明大多数患者对医师与医院的服务基本上是满意的,与以往的某些调查对医院与医生们保健服务态度的评价有所不同。

但毋庸讳言,我国医师专业精神也面临诸多艰难和有待破解的课题,其中最为重要的有两个:一是医师专业精神与医师创收改善待遇的矛盾如何解决。部分公立医院采用市场机制管理、营运医院,偏离了置患者生命和健康利益于首位的原则,有违医师职业精神的根本宗旨。以下三个案例充分说明了这一点。

---

① ROTHMAN D J. The Challenges Facing Professionalism in the Delivery of US Healthcare[C]//北京大学医学部中美医师职业精神研究中心.第八届中美医师职业精神研讨会论文集.北京: 北京大学医学部中美医师职业精神研究中心,2013.
② 杜治政,赵明杰,孔祥金,等.中国医师专业精神的患者一般观点: 全国10城市4 000名住院患者问卷调查研究报告之一[J].医学与哲学; 人文社会医学版,2011,32(3): 2-9.

表1 医院科组经济任务与劳动指标计算方案①（案例1）

项目	单位	每月基数	计发标准（分）	备注
收住院	例	医生4	15	未完成当月基数每例扣20分，超额每例按20分计算。收住院不够24小时的不算任务，但补给每例10分。
B超检查	例		5	
心电图	例		3	
脑电图	例		5	
脑电地形图	例		20	按实际收入5%计算
X光				按实际收入10%计算
检验				按实际收入8%计算
理疗				
门诊处方	张		0.15	建立门诊病历，否则不计
……				（以每一患者为单位）

表2 张老师所到两所医院医生静点处方比较②（案例2）

张老师所到两家医院医生所开静点处方比较

治疗步骤	甲医院医生					乙医院医生				
	品名	价格	用法	总计	产地	品名	价格	用法	总计	产地
1. 溶栓	东菱克栓酶	1支388元	共用4支	1 552元	日本	降纤酶	1支116元	相同	464元	中国
2. 活血化瘀	金纳多	1支48.6元	一次5支14天	3 402元	德国	杏丁注射液	1支16元	一次3支14天	672元	中国

治疗步骤	甲医院医生					乙医院医生				
	品名	价格	用法	总计	产地	品名	价格	用法	总计	产地
3. 恢复期	脑多泰	1支42.1元	一次5支14天	2 947元	中国	脑神经生长素	1支27元	一次2支14天	756元	中国
总计	7 901元					1 892元				

---

① 佚名.大夫工资和医院收入有什么关系[N].南方周末,2007-05-10(13B).

② 冯非.医生,能否"量力"开方[N].老年报1882期.

为民医生被打成"阳痿"被迫辞职①(案例3)

胡卫民是湖南省娄底市中心医院的一名心血管医生。他多年来牺牲休息日,义务投入社区医疗科普,开设社区科普讲座309次,累计受益人群达11万人次,自费三万多元印制科普资料;他为患者开的处方都是两张,一张是药物处方,另一张健康知识处方;他从不开提成药,每个患者一般就是一二十元了事,并经常开免费处方;他反对医院制定的"门诊、住院患者发生的药品收入计入开单医生所在科室作为该科室的药品收入,各种化验、检查实行开单提成,如光子刀每次150元、支架置入每次300元、磁共振每单20元、住院每单20元"等规定;他一心为患者,患者不能行走就背着患者送到医院大门;医院没有电梯,坐轮椅无法上楼的患者,他就下楼看病,并抬着患者穿梭于诊技科室。这位被群众誉为"为民医生"的胡卫民,竟遭医院的许多医生的讽刺、威胁,被医院领导殴打、调离医疗岗位,被迫辞职调离娄底。

以上三个案例虽是个案,但具有一定的代表性,它们反映了当前我国医院实行市场经营给医师职业精神带来的消极影响。案例1是医院市场经营操作的具体办法,体现了医生收入是如何与工资待遇挂钩的。这份原始表出自一个二级医院,迄今较为少见,笔者只是录用其中一部分,它向我们介绍了当今我国医院大致相同的做法。案例2是一位患者到两所医院静脉滴注处方价格的比较,静点分溶栓、活血化瘀、恢复期三步,一个医院的价格分别是1 552元、3 402元、2 947元;另一医院则是464元、672元、756元,相差均超4倍左右。案例1和案例2以具体案例反映了部分医院是如何以市场经营机制营运医院的,医院的营利是怎样来的,医院几十、几百亿元的收入是如何入账的。案例3则是一些医生不满当今医院市场化经营的做法,他们呼吁医院回归以患者利益为先的医学宗旨,但他们的意见却不为医院当局容忍,并以种种措施迫使他们无法行医,有的被迫几度离开医院。值得指出的是,类似胡卫民这种现象,在我国先后发生多起,它反映了我国医师专业精神在市场机制境遇下的受阻情况,反映了由此而造成医院经营者与坚持医师专业精神医生的对立,以及医院内部坚守专业精神的医师与迎合市场营运的医师之间的对立,而坚守医师专业精神的医生处于绝对少数和孤立无援、处境困难、被讽刺、被打击的状态。这是评估我国当前医师专业精神不应忽视的情况。

---

① 孙福川."胡卫民现象":职业梦博弈潜规则[N].健康报,2013-07-05(5).

　　二是中国医师专业精神的若干问题的认识有待研究和统一。我国医学界比较缺乏医师专业精神的传统,缺少对现代医师专业精神的研究和深刻了解。中华医学会 1915 年建立,于 1933 发布了《中华医学会医师条诫》,此后再未有修订和编写新的版本。中国医师协会是 2005 年 6 月成立的,2011 年 6 月正式对外公布的《中国医师宣言》,其中的导言要求医师应遵循患者利益至上的基本原则,张扬人道主义的职业精神,恪守预防为主和救死扶伤的社会责任,并列出了平等仁爱、患者至上、真诚守信、精进审慎、廉洁公正、终身学习六条规范。应当说,这个宣言大致反映了医师应当遵守的道德规范。2014 年公布的《中国医师道德准则》列出了中国医师道德准则计 5 个方面共 40 条,其中确定为基本准则的有 7 条,关于医生与患者的道德准则有 21 条,关于医师与同行的准则有 4 条,涉及医师与社会的准则有 4 条,涉及医师与企业的准则有 4 条。应该说,这个准则是比较具体和全面的,具有可操作性,但也存在若干值得研究的问题:①该准则以"患者至上"取代"将患者利益置于首位"值得商榷。如本书在第五章中曾阐述的那样,"患者至上"本源于商业等服务行业,由于医疗需求的特殊性,在很多情况下是难以甚至有时不宜"患者至上"的,而"将患者利益置于首位"则适应于任何情况,同时由于当代医疗实践中利益关系多元化,具有很强的针对性。②作为医师的基本准则,《中国医师道德准则》没有将患者的自主权列为基本原则,而患者自主权是当代医师职业精神的一条重要原则,《中华人民共和国医师法》和《中华人民共和国民法典》两部法律,都将它作为重要的医学立法给予很大的关注,而日常的医疗实践几乎都要遇到患者自主权诸多问题需要面对和处理;该准则第一条提到"给予患者充分尊重",但"给予患者充分尊重"是一个极为广泛的概念,这与"尊重患者自主权"的明确指向大不相同,第十二条不应将"知情同意视为免责或自我保护的举措",但也没有对患者自主权的明确表述;该准则第二十三条"尊重其接受或拒绝任何医疗建议的权利"一句似有不妥,因为不是患者任何建议都应该接受或拒绝的。③该准则的第十三条规定"医师享有对患者处方、治疗或转诊等技术决策的自主权",这不仅没有提及患者自主权,而且似乎与国内外医学界早已开始、如今正在引起广泛共识的医患共同决策,不再强调医生单方诊疗决策权的潮流不合拍。④关于诚信。《中国医师宣言》第三条要求"真诚守信",《中国医师道德准则》第十条规定"不以不实的宣传或不正当的手段误导、吸引患者",第十一条规定"不以所学的医学知识和专业技术危害患者或使患者处于不必要的风险处境",这些均是对患者诚信的肯定,然而对如何面对医疗差错,两者均没有任何涉及。众所周知,当代医学尽管有很大的进步,但医学仍然存在诸多不确定性,医疗差错的发生,是在所难免的,不少患者也逐渐认可。既然如此,医生一旦觉察到发生了医疗差错,就应当立时告知患者,并立即采取措施纠正,这是任何一个对患者负责的医生应当毫不迟疑地去做的事,但两者却没有相关表述,而这正是医生诚信最为重要的要求,也是当前引发医患纠纷的重要原因和症结之一。也正因为如此,《新世纪的医师专业精神——医师宣言》和一些国家都将向患者及时告知医疗差错作为医师责任的重要操守。⑤"公正"是现代医师专业精神的重要选项,因为医学技术的进步,诊治疾病需要的资源十分广泛,而其中某些资源又比较紧缺;医疗保险、公共卫生等方面的资源分配的问题都被提到日程上来,所以"公平正义"成为当代医学伦理学的重要课题。这些问题的解决当然与卫生保健政策密切相关,但具体落实都离不开医生。这些问题不是以"古代"的那种"一视同仁"的思维能够回答的。以"一视同仁"替代"公正"是不准确的。

我国的医生行业,缺乏专业权威。医生执业能力不均衡,无论是医学教育学制,还是医师考核的标准,各省、市之间,都不均衡。虽然都称为"医生",但专业水平严重参差不齐。历史上,医生多被作为"工具"对待,就是现在老百姓认为的"有用";行业管理缺乏独立性,医师业务能力的管理与考核缺乏自主性,表现为医师资格的获得也依赖于卫生行政部门的审批;卫生保健制度某些环节的不合理在客观上也促使有些医生的行为偏离职业道德。

我们必须面对而不是逃避这种现实,必须深入研究当代医师专业精神面临的现实,探讨如何走出目前的尴尬与纠结的局面。

四、医师专业精神面临的挑战

种种现实的情况表明,当前我国医师专业精神面临诸多挑战,具体如下:

1. 坚守医师专业精神与谋求医生利益矛盾的挑战

医师专业精神的第一要旨,是将患者生命和健康利益置于首位,维护患者的生命和健康,这是自古以来医师从业的信条;但医生也是人,而且是付出相当的经济支出和长时期辛苦努力才获得从医的本领和资质的,当然有权获得其应有的利益,这是天经地义的。医师的报酬一般高于社会的某些其他行业,也是许多国家和医学界的共识。我国的医生们要求获得与其工作付出相称的酬劳,是无可厚非的。问题在于这样的酬劳如何获取和具体的标准如何制定,亦即获取的手段是什么和究竟多高的酬劳是适当的这两个具体实际问题如何解决。由于国家财政对医院,特别对三级医院财政补贴不足,迫使医院自谋出路以解决医院经营、三级医院包括对员工的薪酬在内的财政补给,其具体办法就是以企业经营管理的办法为参照,实行科室的二级核算,医院的经济指标落实到科室,分配到医师个人,谁的理化检查、药物、手术量大,收益就高,这当然大大调动了医师和某些员工的积极性,医院的收入大增,医院发展、员工待遇等问题得以解决;而医师的待遇,视医院各自创收的绩效而定,未有大致统一的标准。这样就导致出现了过度医疗、无效医疗、扩大手术指征等弊端,因而形成了医生谋求自身收入与坚守医师专业精神的冲突。这是当前中国医师专业精神面临的挑战。不采取妥善的办法以应对这一挑战,不摆脱医生谋求自身的收入与坚守医师专业精神的矛盾,中国医师的专业精神就难以走上理性的轨道。

问题在于对坚守道义与谋求利益两者关系的认识和处理。坚守医师专业精神,是否与谋求医师的利益水火不相容? 鱼与熊掌是否不可得兼? 许多事实证明,"义"与"利"并不是绝对排斥的。"义"在许多情况下需要"利"的支持,空洞的与"利"不发生关系、不沾边的"义",是难以维系和坚持的;同样,"利"在许多情况下也有利于"义"的落实,"利"不能不顾"义",只有兼顾"义"的"利",才是真正的、无愧于良心的"利",问心无愧的"利",才是不为世人指责的"利"。比如,公平是重要的"义",但实现真公平、合理的公平,必须有一定的经济能力(利)为基础。两手空空,一贫如洗,何谈公平? 医师谋求应得的"利",就要使这种"利"符合"义"的要求,至少不违背"义"的基本要求。当前那种医生个人收入与个人创收挂钩的办法,就是一种不"义"或少"义"牟利的办法,这种办法对过度医疗、过度用药、过度手术等诸多弊端的产生具有不可推卸的责任,而这些都是有害于患者的生命和健康的,是与医师专业精神相背而行的。

有没有既坚守医师专业精神,又使医生谋得的"利"是合理"利"呢? 这种路径是有的。比如说,医方首先尽一切努力,为患者提供完善的医疗服务,对这些优质的医疗服务收取高一点的费用,这种以"义"取"利"的办法,患者是能够欣然接受的;同时对医师的收入,只要要求不是无止境的,不是越高越好,维持在一个合理的限度内,也应该认为是合理的;与此同时,除正当的合理的收入外,不寻求且拒绝不合理的收入,如回扣、红包之类的收入等等。推行维系"义"与"利"结合的、体面的、社会公众认可的医生薪酬也是可能的。近些年我国遭受两次烈性传染病(SARS病毒,新冠病毒)的袭击,两次传染病的抗击中,医务人员都有非凡的表现,老百姓欢呼白衣天使又回来了,国家对他们付出的辛劳给予了一定的物质报酬,这就是"义"与"利"的结合。可惜疫情过后,有些医务工作者又恢复了旧态,老百姓感叹白衣天使又走了。探索坚守医师专业精神与谋求医师合理待遇的结合与平衡,是走出当代中国医师专业精神面临的挑战的紧迫任务,也是摆脱当前医疗行业饱受社会公众指责的出路。

2. 技术伦理挑战

技术伦理挑战来自三方面。首先是能否忠诚地坚持科学精神与科学标准的挑战。由于医学技术的迅猛发展,推行新技术除患者受惠外,给医院和医生带来的好处越来越多,对医生参与研究、应用各种新技术的吸引力越来越大。就医师专业精神而言,医师"对科学知识负有责任。医学与社会之间的关系绝大部分是以完整和合理的应用科学知识和技术为基础的。医师有义务赞同科学的标准、促进研究、创新知识并保证知识的合理应用"[①]。医师对执行科学的医学标准、促进研究、创新知识体系和合理运用知识都承担责任义务,而当今医学实践在这方面都存在大量问题,且这些问题大多与医师专业精神的伦理责任密切相关。以治疗指南为例,我们是不是都按科学标准办事?医学和其他科学不同,要结合患者的具体情况执行科学标准,但除了患者的具体情况外,在诊治中,实际还有许多与科学标准无关或者违背科学标准影响医疗行为。2006年,大连市医保中心与《大连日报》共同开展的2006年上半年部分单病种收费情况调研显示,胃大部切除费用四个三甲医院高者45 700元,低者22 075元(均为一次性手术,不含化疗)[②]。差别竟如此之大!如此巨大的差别是否与医师专业精神有关?某省一位教授因体温略有上升体感不适,到该省一个大医院就诊。医生简单询问了病情,随后开具化验单和CT检查单。患者检查化验后,医生开了包括抗生素等7种药,共计1 500多元。次年这位教授到美国女儿家,因同样的症状就诊华盛顿的一家医院,一位女医生问过病情后,让患者躺在床上做体检,随后告知患者,没有什么大的症候,无须服药,回家后多喝水,卧床休息两三天就可以了[③]。更有甚者,有的医生甚至直接为厂家促销,大谈茅台酒的治疗功能,大肆为茅台酒助销[④]。这虽然是早些年发生的事,但它提醒我们,对利益的贪求,可能使医

---

① 美国内科学基金,美国医师学院基金,欧洲内科医学联盟.新世纪的医师职业精神:医师宣言[J].中华心血管病杂志,2006(4):289-290.

② 张宁,云晓.住院治疗哪个医院合适[N].大连日报,2006-07-10.

③ 余维钦.中美医生的处方[J].中外文摘,2009(8).

④ 戴鹈峰,陈中小路."茅台酒护肝说"涉嫌学术研究造假[N].南方周末,2006-10-21.

生置科学精神而不顾。其次是能否遵守生命技术开发与应用的伦理规范。当今生命技术已成为医学技术开发的热点。一方面,当前临床医学的攻克目标和先前有所不同,许多课题是企图从分子和亚分子层面寻找病因和治疗对策;另一方面,由于基因技术的进步,特别是 CRISPR/Cas9 技术的诞生,使得科学家能够通过消除、代替或添加部分 DNA 序列来编辑基因组的新技术,进而治疗某些遗传性疾病,提升机体的某些功能。CRISPR/Cas9 是迄今为止最有效、低廉和容易的治疗方法,它使得基因编辑实际上能够在所有活细胞中进行,包括在活体内进行。现代医学处于突飞猛进的时代,参与科研、开发新的项目,也是医师们的职责范围内的事,科研的选题、立项、试验、应用的全过程,都无不渗透着医师专业精神。立题是否有益于人体生命和健康,试验过程是否遵守必要的规则? 对受试者的各种权益是否尊重? 最后的科研成果是否真正有益于患者? 这些无不与医师专业精神相关。特别是当今生命科学的开发已经进入基因编辑、干细胞再生、人造生命、机脑对接、ChatGPT 等这样的阶段,给医师创新带来种种新的机会,但同时也向医师提出保卫人类神圣与尊严的要求,历史悠久的医师专业精神遇到了从未有过的挑战,医生们是否应当参与那些从事人造生命、生殖性基因编辑、头颅移植、定制婴儿、芯片取代人脑等涉及人类神圣与尊严的医学应用研究等,更是医师专业精神现今需要回答新的伦理课题。最后是借鉴其他学科的成就发展医学面临的挑战。当代科学技术已经呈现蓬勃发展的形势。物理学、化学,特别是智能科学、大数据、云计算、心理学、社会学都有长足的进步,都有向医学领域渗透或跃跃一试的气势。比如 ChatGPT 在医学领域的应用,不仅从事智能科学的理论家和实践者对此十分关心,而且这还是广大医务界当今的热门话题。生成式人工智能能取代医生吗? 医生能做的事生成式人工智能都能做吗? 传统的医患关系在生成式人工智能情况下还存在吗? 其他种种科学技术的成果被引进医学,有哪些伦理挑战? 医生应当拒绝些什么? 应当接纳些什么? 接纳的条件除技术或实际操作的条件外,伦理学有无必须遵守的界限? 界限是什么? 作为一个医生的职业操守,技术的容忍度是什么?

3. 公共事务与权力的挑战

几千年以来,医学面对的是患者个人的疾病和健康,一般视为个人的私人事件,不属于公共事务。但是,20 世纪后半期以来,医学的性质和重要性在国家视域中的定位发生了变化。《世界人权宣言》《经济、社会和文化权利的国际公约》将公民的生命与健康列为基本人权,认为人人有权享受为维持他本人和家属的健康和福利所需的生活水准,包括食物衣着、住房、医疗和必要的社会服务。这些国际公约,得到绝大多数国家承认并为之实现而努力。其中医疗一项,我国和其他许多国家一样,为全体居民提供了各种类型的医疗保险制度,居民看病费用的绝大部分由国家的医疗保险支付;在公立医院行医的医生,实际是受国家的委托行使维护全体居民生命和健康的职责,医生行医具有了公务性质,一些国家已经将医生列为国家公务员。这一点,在此次新冠疫情防控中,医护人员由国家统一调配,岗位和任务完全由国家的相关机构指挥。这种情况根本改变了以往医生自由职业者的特点,改变了医生以往那种以个人专业技能谋生的性质。医生执业性质变化的这种情况,给传统的医师职业精神可能带来哪些变化,可能提出哪些新问题,有待进一步研究。但是,有一点是可以肯定的,那就是医生为患者诊治疾病,不只是出于对患者遭受疾病折磨的同情与慈爱之情,而是肩负国家保障公民生命权与健康权兑现的重托,被国家赋予履行国家对人民承诺的医疗保障权,他们是在行使国家赋予的某种权力;患者从医生为其提供的服务中,不仅直接感受到医生的关爱,同时也深深体会到国家对公民的爱护和责任。就医生行医来说,患者的感受是双重的,既有医生的,也有国家的,特别是疗治型国家①的出现,医生行医代表国家行使特定的权力,加强了医生的权威感和使命感,强化了医生的地位,扩展了医生对患者原有的强势,一些公立医院医生服务态度与私营医院医生服务态度的差异,就鲜明地体现出来了。在这种情况下,患者来院就诊,没有先前那种患者为表示感谢向医生送礼表达高兴之情;而患者则认为公立医院是国家兴办的,理应为我们好好服务。这种情况在重大紧急的公共卫生事件中,医生们的权威和患者的表现,更为突出和令人印象难忘。医师专业精神面临一种新的挑战,医生们要不要继续保持在患者面前的谦虚谨慎态度?要不要细心的体贴与关怀?比如说,与患者的对话,是粗声大气、理直气壮、教训批评,还是仍需轻声细语、和蔼可亲?

权力的挑战,还表现在医生与政府对医疗卫生事业管控权力的分配与纷争。既然国家承认生命与健康是人人应当享有的基本权利,国家当然有理由介入和掌控医疗,但为历史传承下来的医生行医自主权是否应当坚持和保持下来?国家管控医药卫生事业权力的边界在何处?如何协调国家管控医疗与医生的自主权?这也是当代医师专业精神面临的新课题。而近几年新冠疫情防控的实践中,某些国家医药卫生人员与政府管控的冲突和不协调,已经对疫情管控造成一定

① 奥尼尔.身体形态:现代社会的五种身体[M].张旭春,译.沈阳:春风文艺出版社,1999:123.

障碍并带来巨大损失,如美国首席传染病科学家安东尼·斯蒂芬·福奇(Anthony Stephen Fauci)与时任总统特朗普在对待疫情管控的两种不同方略,给美国人民带来的灾难与不便,是令人深思的。

医学技术权力争夺与掌控的纷争还表现在医师队伍内部。目前,在一些医院,特别是一些大型医院,医师们对技术的掌控权是非常看重的,也十分敏感。对手术的主刀权、科主任的任职权、论文作者的署名权、科研项目的立项与主持权、项目的领奖权,使得一些人一旦某种新技术在手决不轻易分享,并且实际上已经形成了一股争夺的暗流。医师专业精神要求的尊师爱徒、言传身教、全力培养年轻人的道德传统,在当今的时代,也日益淡薄。医师专业精神在这方面的要求,关系医学事业的千秋万代,这方面的挑战是医师专业精神无法回避的。

4. 医师个人心态面临的挑战

医学界面临着科技爆炸、市场力量介入医疗体系、医生们对技术权力迫切追求等变革,使得"医师发现越来越难以承担他们对患者和社会所肩负的责任",医师们普遍存在着极大的心理压力,个人心态面临严重的挑战。2014 年 8 月,人民论坛问卷中心的《当前社会病态调查分析报告》列举了当前我国社会的多种病态,如信仰缺失、看客心理、社会焦虑症、习惯性怀疑、暴戾狂躁症、审丑心理、炫富心理、娱乐至死、自虐心理等。这些社会病态也影响医师们的心态,并且成为医师专业精神的严重障碍。比如,某些医生存在信仰缺失,处于复杂的利益冲突的纠结中,究竟是将患者利益放在首位还是利己当头,常常犹豫不决;有些医生不再坚守"患者利益至上"的医学宗旨,信仰缺失、焦虑等负面情绪不可避免地蔓延到这个群体。有调查表明,我国医生大多也处于高度焦虑中,他们为房子、孩子、升职等事情困扰,少有心思去思考和坚守医师职业精神这类问题。怀疑一切在某种程度上已成为公众的习惯性思维。而患者对医师的无端猜疑,则极大地伤害了医师职业精神。此外,少数患者的暴戾狂躁行为也殃及医生。动辄打人,伤害甚至杀害医生的事件时有发生。面对这些突如其来的情况,有的医院主张"以暴抗暴",在医院设置派出所,为医生提供安全帽和棍棒等。然而这些举措无疑是火上浇油,导致医师职业精神荡然无存。我国医师职业精神的建设,必须认清来自社会异化思潮的影响并予以抵制。

心态挑战也来自医生自身。当前,我国医疗卫生改革仍处于进行状态,许多医疗秩序和人际关系未能理顺,医师在诸多复杂关系和矛盾中执业,工作强度大、医患关系紧张、科研和升职压力大,国家规定的工资待遇不高,社会信任度低,这一切使得医生们难于全心全意地投入医疗服务中。有学者将当前我国医师职业心理归纳为共情疲劳、职业应激、晋升压力[1]。这些情况催生了医生们的特殊心态:埋怨社会对待医生不公平,心气不顺,深感憋屈,情绪消沉;社会不正之风很多,不能只要求医生讲职业精神;误认为收点红包,拿点回扣,算不了什么大事,无需小题大做;随大流,得过且过;自守本分,对那些医疗队伍中的暗流,不表态,但也不随流。医生自身队伍中这种状态,无时无刻不在抑制医师专业精神。

外部环境影响和医生内在心态的结合,使得医务界弥漫着一种对构建和维护医师职业精神十分不利的情绪。我们需要对一些不利于建设医生专业精神的有关问题进行反思,分清正确与错误或不当的界限,为培植医师专业精神生根开花创造条件。例如,医师职业精神与医改的关系就值得深入思考,目前在这方面已经遇到了瓶颈。医师专业精神要求有医改的依托,而医改则要求医师专业精神的支持,但因医师专业精神的变异和医改未能完整到位,因而实际上形成了两者互相制约。再如,如何看待独善其身与举世皆浊的关系。目前医务界或隐或现地存在这样一种思想,认为在当前"一江春水向东流"的情况下,医务界不可能独善其身。人人都向钱看,医务人员怎能不谈钱?这也正是需要我们反思的问题之一。事实上,医务界的大多数人并未受社会情绪影响,坚守一心一意为患者的情操,尽管他们很劳累,收入也不高,但仍兢兢业业尽职于救死扶伤的崇高事业。严格说来,我国医学界缺乏现代医师专业精神的传统,我们是在一个缺乏现代医师专业精神传统的情况下构建现代医师专业精神的,所以格外费力,这也是在这一过程中出现了种种对医师专业精神缺失过分容忍的原因。此外,还有一种声音主张,医师的情况各不相同,觉悟和医德水平也良莠不齐,用一个标准要求难以做到。当今是一个多元化的社会,应当承认多元化,容许不同医德水平的存在。的确,由于个人的情况不一,从业时间长短不同,对医师专业精神的理解、体会和实践不可避免地存在差别,用一个尺码要求和评价所有医生是不现实的。医师专业精神的修养是一个不断发展完善的过程,在这一不断完善的过程中,所有医生的目标是一致的,但到达终点、实现目标、修成正果的时间可能有早有晚。时间的早晚,并不意味着医师专业精神可以是多元的。如果医师专业精神可以多元,那就没有共同一致的职业精神可言了。一种职业规范,它对社会承诺的责任,必须是统一的,一元的,如果各行其是,则必然从根本上瓦解这一职业的

---

① 陈志红,杨丽芳.临床医师职业相关心理问题探析[J].医学与哲学,2019,40(20):59-60.

社会责任,并最终为社会所抛弃。著名伦理学家麦金泰尔认为"当代道德危机是道德权威的危机,人们无从找到这种合理的权威",当代严重的道德危机的症候,是"严重的道德无序状况"①。提倡和发扬医师专业精神,就是要结束和消除当前在医疗服务中道德无序状态,为医生执业创造良好的条件。端正心态,解除压力,应对挑战,是当前我国医生队伍和医师专业精神建设中不可忽视的重任。

五、期盼好的医师专业精神

好医学有赖好医生的实践,而好医生当然是以医师专业精神作为自己行动指南的。好医学、好医生与好的医师专业精神三者的相互关系,从更高层次上揭示了医学、医学伦理学与医师职业精神的相互关联。美国哈斯廷斯中心主任丹尼尔·卡拉汉(Daniel Callahan)在1993年至1996年间,组织了由14个国家的科学家、医学家、伦理学家、哲学家、心理和行为学家参加的关于"医学目的——确定新的优先发展战略"专题研究,最终就这一研究发表了《医学目的——确定新的优先发展战略》的报告,提出未来的医学,应当是"一门有节制和谨慎的医学,一门供得起和经济上可持续的医学,一门对社会敏锐的和多元的医学,一门公正和公平的医学,一门尊重人的选择和尊严的医学"②。这就是人们通常所说的好医学。尽管已过去30多年,但这些好医学基础性标准并未过时,至今仍是当代医学努力追求的目标。

这些好医学的标准大致刻画出了一个什么样的医学才是好医学。这些标准也许不为现代某些医学家赞同。他们可能认为只有用最先进的科学技术装备起来的医学才是最好的医学,只有学会并能够使用最先进的医学技术的医生才是好医生。先进的科学技术对医学当然重要,医学也的确是在不断更新医学技术的进程中为世人提供福祉的,但医学技术不是生命、健康的唯一重要条件,生命和健康与社会生产力的发展水平、人们的生活方式、人们的健康素养和习惯紧密相连。能否用最先进的技术装备医学,医生能否掌握、使用最先进的医学技术,不是好医学、好医生的唯一条件。医学好与不好的最终标准在于能否为社会大众带来健康、长寿的身体,这是医学成功与否的金标准。大量的事实证明,先进的医学技术并不总是与健康、长寿存在必然的因果关系。当今的美国,是世人公

① 麦金泰尔.德性之后[M].龚群,译.北京:中国社会科学出版社,1995:译者前言9.
② ANON. The Goals of Medicine: Setting New Priorities[J]. Hastings Cent Rep, 1996, 26(6): S1-S27.

認的医学技术最发达最先进的国家,但美国人的平均寿命前些年只居世界人均寿命第 47 位,婴儿死亡率也高于许多国家,其他一些指标甚至还赶不上某些发展中国家。先进的医学技术能否起到其应有的作用,还在于技术的正确使用。滥用高新技术,一心只为了赢利和赚钱而使用高新技术,不仅不能造福于人民健康,反而可能残害生命和健康。当今国内许多医院将高新技术作为谋求发展的第一目标,一些医生也竭尽全力追赶高新技术,这是对好医学、好医生的误解。技术对于医院和医生来说,是不可缺少的、必需的、重要的条件,但不是全部,也甚或可以说不是决定性的条件。对于好医学和好医生来说,决定性条件是技术必须紧扣医学的宗旨和目标。背离医学宗旨和目标的技术,对医学只能是有害无益的。在这里,符合伦理要求的医学和与时代并进的医师专业精神武装的医生相结合,体现了好医学和好医生的高度一致。

为人民大众带来健康和长寿的好医学目标,需要多方力量共同实现。这不仅需要政府和民间的各种合作,也需要全球多国政府参与的持续努力。其中,医师是实现好医学诸多力量中的中坚力量。因为在医学的目的探索、研究与应用中,医师都是不可缺少的力量,他们是这些力量中的主体和支柱。他们夜以继日地工作在医学事业的最前沿,他们既是好医学探索的主角,也是好医学的主要实践者,更是好医学成果的主要验收者。医学发展是不是有节制和谨慎,是不是经济上供得起和能够持续的,是不是对社会敏锐和多元的,是不是公平和公正的,是不是尊重人的选择和有尊严的,医师最清楚。当然,政府介入和社会公众的监督也是不可缺少的,但政府介入和社会公众的监督提出的所有问题,仍需要以医师为主体的力量具体解决。就好医学而言,人的努力,首先是医师的努力,是由医师职业精神武装的医师的努力实现的。背离医学宗旨,背离医学伦理学的医学和医师专业精神的医疗卫生的行为与活动,可能将好医学化为乌有。

第三篇

实践：全覆盖，落地生根

第八章　境遇、情感与伦理决策

伦理实践难点之一是伦理决策。伦理学的诸多原则、规范、准则都是根据各种伦理理论论证而确立的。虽然，义务论的伦理学、功利主义的伦理学等各种伦理学流派，基于其各自的伦理理论，都确定了不同的伦理原则或规范。但当伦理学应用于实践时，遇到的往往是各种不同的具体事件和案例，这些事件或案例都有各自不同的具体情况。那些经伦理学家论证的原则和确立的规范，难以原封不动地拿来直接应对那些具体而复杂事件的伦理问题，在任何实践中遇到的伦理问题通常都没有现成的解决方案。比如，当一位难产产妇临盆时，产妇和婴儿都面临生命危险，医生判断二者不可同时保全，在这种情况下，是应该保产妇还是保婴儿？义务论的伦理学和功利论的伦理学立场不同，简单以某种伦理学的原则或规范是无法解决这个难题的。需要依据产妇的身体情况、生育情况，以及其丈夫和父母等各方的的意见，进行分析后才能决定保产妇还是保婴儿。"境遇"包括"境"和"遇"两个方面："境"即环境、处境，指事物所处的环境、处境；"遇"即遭遇，指突然遇到或可能遇到的新发生的情况。进行任何伦理决策或选择时，首先必须考虑要决策的问题所处的环境情况，同时也要考虑种种可能的遭遇，即可能出现的突发情况。因此，境遇是伦理决策的一道重要门槛。

一、境遇伦理决策的提出

20 世纪初期，西方世界面临社会和道德危机，人们道德意识的变化，在当时的宗教神学家、伦理学家中引起了强烈反响。他们深感社会生活越来越复杂，变化越来越迅速，传统的宗教道德已经完全不适应当时的社会，也不适应大多数人们对道德做出合理的决定。这些情况促使宗教伦理学家思考如何将信徒和世俗群众道德意识的变化同西方人们的道德实践协调起来，以解决宗教道德面临的危机。早在 20 世纪 20 年代，美国著名的实用主义伦理学家约翰·杜威（John Dewey）就曾对境遇伦理学作过论证；随后，当时的新神教伦理学家卡尔·巴尔特(Karl Barth)、艾米尔·布鲁内尔(Emil Brunner)、迪特里希·朋霍斐尔(Dietrich Bonhoeffer)、保罗·蒂利希(Paul Tillich)等人从各自的神学立场出发,提出境遇伦理学的思想;但系统地、全面地阐述境遇伦理学,使之成为一种很有影响力的宗教伦理思想,并在世界上引起轰动的,则是美国著名的神学伦理学家、生命伦理学家弗莱彻。弗莱彻一生著作颇多,曾出版过《教会与工会》(1931年)、《基督教及其特性》(1947年)、《医学与道德》(1949年)、《情侣》(与神父 T.沃斯默合著)、《境遇伦理学》(1966年)、《道德的责任:起作用的境遇伦理学》(1967年)、《遗传控制伦理学》(1974年)等。但其中最有影响的是《境遇伦理学》,此书已有十种语言的版本,广销世界各地。它之所以引起人们的关注,并非由于此书内容神奇、例证生动或文字华丽,而是因为它反映了西方社会和近代科技进步,特别是在医学发展所引起的一系列伦理社会问题的背景下,展示了传统基督教伦理教条所处的困境及其对解决途径的探索过程。由此,境遇伦理学成为 20 世纪 40 年代前后在西方开始流行的一种伦理学说。

境遇伦理学亦称基督教境遇伦理学,按弗莱彻的说法,它的战略是实用主义,它的策略是相对主义。弗莱彻坚持将相对主义方法作为他的道德选择基础。他否认道德基本理论、原则、规范对于伦理决策的意义,认为一切取决于境遇过于夸大了境遇意义。"境遇伦理学由于以相对主义作为选择基础。否认道德基本原理,因而属于非理性主义。"[①]但他提出的境遇对伦理决策有意义的观点无疑是值得我们注意的。"弗莱彻反对教条主义,坚持要求解决道德问题必须考虑具体境遇要求,认为这样能提高个人的积极性,有助于人们的道德修养,否则,就会在人们的行动中出现机械行为。对这个论断,我们应给予肯定的评价。"[②]

其实,在 20 世纪 50 年代前后出现的情境伦理、文化情境主义等,都反映了伦理决策离不开具体的境遇、情境这一观点。这一时期的心理社会学派的夏洛特·托尔(Charlotte Towle)提出了"人在情境中"的概念。随后霍利(Holle)提出了"情境",强调个体与他人的关系。1971 年,玛丽·埃伦·里士满(Mary Ellen Richmond)在《社会诊断》一书中主张从环境角度理解人的行为,认为应当从人与环境的关系角度提高个人适应环境的能力。20 世纪 60—70 年代兴起的后现代主义思潮,其特征之一就是以情境主义作为认识论基础,来批判传统的客观主义认识论。情境主义强调社会文化背景信息在创造知识的过程中的建构作用。

①　韩寿根,石振挑,张美生.学科大全[M].沈阳:沈阳出版社,1988:229.

②　石毓彬,杨远.二十世纪西方伦理学[M].武汉:湖北人民出版社,1986:536.

20 世纪 70 年代,情境主义从文化认识论扩展到心理学领域。从 21 世纪起,出现了从个人主义范式向文化情境主义的转变,社会因素对个体心理的影响日益受到关注。特别是西方创伤学的研究,先后提出了"社会创伤""社会政治创伤"等概念,这更加推进了伦理学界对境遇、情境与伦理选择(决策)的研究,并由此取得了许多这方面的成果。例如,在医学界,有就儿童临终关怀伦理决策①、放弃治疗的境遇伦理分析②、手术患者家属不签字的伦理决策③、医师人格特征伦理困境的临床决策④等多项课题的研究,这揭示了境遇伦理在实际运用中有广阔的用武之地。

二、是方法而不是体系

境遇伦理学是作为一种伦理决策方法而不是伦理学思想体系问世的。笔者将它放在本书第三篇"实践：全覆盖落地生根"中的第八章加以讨论,也是从方法论的角度出发,从如何实践伦理学的方法角度考虑的。《境遇伦理学——新道德论》的作者弗莱彻在此书的序言中明确指出："读者将从这里找到方法,而不是任何体系。它是基于境遇或背景的决策方法,但决不企图构建体系。"⑤作者将他这本书加上"新道德论"的副题,同时说明这种"新道德论"是一新的决疑法。他认为体系与方法不仅不同,而且正好相反：前者指同生命、自由、多样性最不相容的东西;而后者则指生命、自由、多样化的存在所离不开的东西。此书从始至终贯穿一种理念：要解决由于现代科学技术发展而产生的种种道德问题,既不能套用现行道德体系或道德原则,也不能依靠构建一种新的道德体系,而只能从人的境遇出发进行考量。用他的话说,"新道德论,境遇伦理学认为：任何事物正当与否,均因具体境遇而定"。他认为这是道德领域中的一次革命。

弗莱彻认为,在道德决断时,实际上只有三种可供选择的方法,即律法主义方法(我国有的学者将之译为"合法主义",笔者认为根据弗莱彻的原意,译为"律法主义"似更妥当)、反律法主义方法和境遇方法。弗莱彻所讲的律法主义,是指

① 彭小兵,胡香.情境理论视角下儿童临终关怀服务的社会工作探索[J].医学与哲学,2019,40(7)：32-36.
② 邵永生.放弃治疗的境遇伦理分析[J].医学与哲学：人文社会医学版,2011,32(11)：19-21.
③ 张小飞,马菊华,方志成.3 例 ICU 患者放弃治疗医患抉择异议的伦理思考[J].医学与哲学,2020,41(12)：20-22.
④ 赵嘉林,刘俊荣.医师人格特征对伦理困境下医疗决策的影响研究[J].医学与哲学,2021,42(6)：49-55.
⑤ 弗莱彻.境遇伦理学：新道德论[M].程立显,译.北京：中国社会科学出版社,1989：3.

那些以系统的正统的伦理规范检验行为的合法性的伦理思想。反律法主义与律法主义相反,主张在伦理决策时,不需要依据任何原则或准则。这种方法断言,在每个当下存在的时刻或独特的境遇中,人们只需要依据当时当地的境遇本身,就能作出正确的道德决策。反律法主义有两种表现形式:一种是自由主义的,认为道德决策是随意的、不可预言的、无规律的、十分不规则的。道德决定是一种本能,完全是无原则的、纯粹偶然的和特定的。另一种形式是存在主义的,认为个人自由是存在主义伦理思想的中心。在存在主义伦理学看来,存在是一种"可能性",是一种潜存的存在,它可以使自己对象化。人的潜存的能力,可以自由地规划自己、创造自己,而无需顾及周围的环境。

弗莱彻认为他提出的境遇伦理学,是介乎律法主义与反律法主义之间的一种决策方法。他宣称,境遇论者在其所存在的社会及其传统道德准则的全副武装下进入道德决策的境遇。他尊重这些准则,视之为解决难题的探照灯,而非导向器,他也随时准备在任何境遇中放弃这些准则,或者在某一境遇下把它搁置一边。他说:"我们有必要坚持认为,境遇伦理学是乐于充分利用并尊重原则的,它把原则视为箴言而不是律法或诫律。我们可以称之为'原则相对论'。""境遇伦理学要求我们把律法置于从属地位,在紧急情况下唯有爱与理性具备考虑价值。"①"境遇伦理学坚定地把原则置于恰当的位置上,发挥其不具有否决权的顾问作用!"②这就是说,境遇论并非绝对反对任何伦理规范,它承认理性是道德判断的工具,但拒绝那种认为"善"是客观地"被授予"事物本性之中的观念。因此,弗莱彻断然否认境遇伦理学是反律法主义的,并认为这是对境遇伦理学的草率理解。境遇伦理学有时又被称为境遇论、语境主义、偶因论、环境论,甚至被称为现实论,但其核心的基本意思是"境遇决定实情,境遇伦理学不承担任何恒定不变的义务"。弗莱彻借用蒂利希的话,认为境遇伦理学的决策方法包含许多具体可靠性的一般规则的宗教与文化的教训,在决断的时刻,具体境遇中应负责任的自我在其中判定教训能否服务于爱③。弗莱彻在论证自己的观点时,多次以堕胎为例,阐述他的境遇论观点。弗莱彻承认,境遇伦理学是实用主义与相对主义的结晶。

在《境遇伦理学——新道德论》一书中,弗莱彻对教条主义、本本主义给予了

---

① 弗莱彻.境遇伦理学:新道德论[M].程立显,译.北京:中国社会科学出版社,1989:21.
② 弗莱彻.境遇伦理学:新道德论[M].程立显,译.北京:中国社会科学出版社,1989:43.
③ 弗莱彻.境遇伦理学:新道德论[M].程立显,译.北京:中国社会科学出版社,1989:23.

尖锐的批评,他反复强调不是现实适应规则,而是规则适应现实。他说,境遇伦理学者在某种程度上同存在主义的拥护者一样,反对对"可敬"的传统文化道德采取墨守成规的态度。他敏锐地指出,连绵不断的传统惯例虽口头上高唱道德律法,但实际却引起了无以复加的冲突。他认为,伦理学和政治学一样,其思想体系已经走进了死胡同。教条主义的本本主义理论和实践,实在太有限、太狭隘了。他大力倡导根据不同境遇自由决断论理。他说,对于真正的道德决断来说,自由是必要的,具体境遇中不受任何限制的方法是必要的。境遇伦理学赋予自由在决定责任方面以极高的价值。而且他认为,哪里有了境遇所提出的问题,哪里就有真正的伦理学。实际上,当我们回顾近几十年的生命伦理学历程后,才能发现:不正是突破一个个传统规范,才使伦理学不断前进的吗?

在弗莱彻看来,行为之善与恶、正当与不正当,不在于行为本身,而在于行为的境遇。他举例说,如果离婚可以为某个家庭中的父母或子女带来情感和精神上的最大幸福,那么,尽管离婚常常被认为不是好事,但爱证明,离婚是正当的。非出于爱的谎言是不正当的,是恶;出于爱的谎话则是正当的,是善。他认为,爱的方法是根据具体情况做出判断,而不是规定诸如律法和善的普遍规则,它不鼓吹漂亮的命题,而是提出具体问题、境遇问题。

弗莱彻强调,依据具体情况决断道德无疑是正确的,但由此而否定任何绝对的东西,似乎就是一种道德虚无主义了。他认为:"科学时代和当代人类的最反常的文化特点或许就是相对主义,相对主义被用来观察和理解一切事物。我们思想方式的相对主义的程度,是我们的前人难以想象的。不但对于具体的思想,而且对于思想本身的思想(认识价值)、对于善本身(道德价值),我们都持有完全的、不可改变的'偶然'态度。"[①]因此,在他看来,任何道德问题的解决都是相对的,其领先地位的正当性由事实来揭示。弗莱彻在其著作中谈到境遇伦理学的前提时也承认,实用主义、相对主义、实证论和人格至上论是其理论支柱。他承认,《境遇伦理学——新道德论》一书吸取了美国实用主义的启示——任何事物(思想或行为),要想成为正确的或正当的,就必须有用。实用主义将美、善与知识三者结合在一个大保护伞——价值之下。但同时他又认为:"实用主义本身不是独立、完整的世界观。确切地说,它是一种方法,而不是实体信仰。"[②]这是我们探究境遇伦理学时不可忽视的。

---

① 弗莱彻.境遇伦理学:新道德论[M].程立显,译.北京:中国社会科学出版社,1989:32.
② 弗莱彻.境遇伦理学:新道德论[M].程立显,译.北京:中国社会科学出版社,1989:31.

笔者之所以在本章首先对弗莱彻的境遇伦理学的本初设想和出发点作一介绍,是想借此说明境遇之于伦理决策的由来。伦理决策既不能照搬本本条条,即弗莱彻所说的反对律法主义,也不能是随心所欲的自由主义,即弗莱彻所反对的那种随意的、不可预言的、无规律的、十分不规则的道德决策。道德决策应当从具体的情境出发,即应从决策问题(包括事和人或其他)所处的环境和遭遇(已发生的和可能发生的)出发。

三、境遇与伦理决策

1. 境遇与伦理

境遇本身不形成或产生伦理原则、规范,但境遇对如何选择或取舍某种伦理原则、规范,确有决定性的意义。人总是生活在一定的境遇中,比如极端困难或其他某种特定的境遇。这些境遇对于他如何选择某种伦理原则,的确是必须考虑的出发点。但他所处的某种特定的境遇并不能直接提供选择某种伦理原则的依据。因为境遇本身没有善与恶的界限,不能产生衡量善与恶的标准。这些善恶的界限与标准需要人(如伦理学家们)根据行为或事件的发生对社会、他人的后果来判断。如果伤害了他人或社会,则是恶;反之,有益于社会或他人,则是善。同样,某种伦理学的原则、规范是否适用于某种特定的情况,其本身也不能给予回答,需要视具体的境遇而决定。例如,生命是神圣的,对生命应该持尊重、敬畏、关爱的态度,这几乎是医学伦理学最高、最重要的原则,但这并不意味着对一切生命都该如此对待。对于一个有严重残缺的新生儿,如无脑儿,或肝脏、心脏存在先天性缺陷的新生儿,当代医学无法为其提供有效的救治,出生后只能苟延残喘,没有任何生命质量可言,甚或只能生存几个月或更短的时间,这种生命是否值得尊重和维护,就很难对其进行伦理辩护了。境遇对于伦理的意义在于引导选择,即帮助人们选择某种伦理以应对遇到的伦理问题,而不是为人们制定某种伦理原则、规范。应当指出的是,依据具体的境遇选择何种伦理原则、规范,是伦理决策唯一可行的途径,舍此之外,没有更好的引导帮助人们在对面临的伦理问题时做出决策的方法。境遇伦理的意义在于引导伦理决策的选择,因而也是伦理实践必须引起重视的课题。

境遇伦理学对于伦理决策的意义,应当区别于实用主义的伦理学,要与实用主义的"境遇"的伦理学划清界限。实用主义的倡导者杜威认为:经验就是生活,生活就是应付环境。每个人生活在世界中,每时每刻都要应对各种不同的环境,解决各种疑难问题。他们必然生活在一系列的境遇之中。每个人必须在变幻无常的境遇中独立地寻找正确的决定,找出决疑困难的办法①。由此可以认为,实用主义的境遇伦理学,就是要把指导人们行为的道德规范和原则,改造成为人们应对具体环境,解决日常生活中一个个疑难问题的方法②。伦理的选择变成了解决生活情境中的疑难问题的方法,而这正是两者最大的不同点。例如,医院在计划经济时期,遇到了越办越穷、越办越困难的问题,解决这一问题有多种途径,如采用市场经营体制、将医院卖给私人资本,或者实行股份制经营等。如此种种办法都可能有益于解决医院经营入不敷出的状况,但医院的宗旨是为人民的健康服务,它的根本目标是让广大社会公众拥有健康,尽管"钱"的问题也很重要,但它终究不是医院服务的根本目标。究竟何者有利于维护人民大众的健康,这才是伦理学关心的问题。如果我们仅仅着眼于"钱"的解决而不考虑医学宗旨,就滑到实用主义的泥坑中了。实用主义的"境遇"伦理学的根本特征,首先是把道德的本质看作个体适应环境的工具,进而否认道德规范、道德原则的意义。否认确定的道德和客观的道德标准,因而陷入相对主义,把道德完全看作获得个人眼前利益的权宜之计③。我们讲的境遇伦理学和这种实用主义的"境遇伦理学"正好相反,它并非否定道德原则、规范,而是根据具体境遇选择合适的道德原则、规范。它不是把道德当作适应环境的工具,而是选择合适的道德原则、规范,以指导人们的行动,而这种在一定的道德原则、规范指导下的行动,可以适应和改变原先的境遇。需要注意的是,不是具体的境遇产生不同的道德。道德不是因境遇不同而具有不同的内涵,而是我们需要根据不同境遇选择适合的道德原则、规范。实用主义的境遇伦理学认为的"道德行为必然产生在一定的境遇中",这是对的;但其"道德理论必须到道德境遇中寻找"的观点就不对了。境遇的意义在于选择道德原则、规范的合适的条件,境遇中找不到道德理论、原则、规范,找到的只能是某种道德原则、规范的适用条件,境遇本身不产生道德原则和规范。理清实用主义的境遇伦理学与我们主张的境遇伦理学的差异,无论在理论还是实践上都具有重要意义。

境遇伦理学对于道德决策的意义,与道德主体的交互作用有着密切的关系。也就是说,境遇对道德决策的选择,是在道德主体之间的交互关系中完成的。那

---

① 石毓彬,杨远.二十世纪西方伦理学[M].武汉:湖北人民出版社,1986:248-249.
② 石毓彬,杨远.二十世纪西方伦理学[M].武汉:湖北人民出版社,1986:249.
③ 石毓彬,杨远.二十世纪西方伦理学[M].武汉:湖北人民出版社,1986:249.

种将道德决策视为主客体的二分法,将道德视为纯粹主体对客观境遇的反映,主体对客观的直接反映,是不符合现实真实的。这种观点承认,"道德这种社会现象,既表现在人们的思想意识中,也表现在人们的行动上,因此与个人的经验是分不开的"。"如何理解这些经验,这些经验来自哪里?它们是人的感觉、知觉、思维对外在的客观世界的反应呢,还是人内在的心理的产物?人们的善、恶、义务等道德观念、情感,归根结底是由个人的道德感觉、个人的道德经验所决定呢?还是决定于不以人们意志为转移的社会物质生活条件,还是决定于一定社会人们的生产和交换关系呢?"①显然,这种观点认为,人们对客观情况的反映,也即客观境遇对道德主体的影响,是直接、直观反映的,是社会生产和交换关系对伦理决策的反映。这种观点仍停留在主客观二元分离的意识哲学的陈旧理念中。事实是,客观的种种境遇与道德主体一方相遇,彼此间建立交互关系,客观境遇一方与寻求解决道德问题的一方彼此间产生了相互交流。客观的种种境遇向道德主体展示了道德问题所处的种种现实,道德主体通过客观展示或对话,使双方发生了两个不同主体间的交互影响。寻求道德问题解决的主体,接纳了境遇客观展示提出的真实,从而确定了他的道德选择。这就是说,境遇对伦理决策产生作用,不是通过客观自然而然的直观反映实现的,而是通过道德决策主体间性实现的,是通过境遇与寻求道德解决之道的主体交流、对话、彼此体验、感受实现的。只有在主体间进行对话与交流,对境遇的种种情况有深入的了解,才能认可境遇,并选定与之协调、彼此适应的道德原则和规范,找到适应具体境遇的道德原则和规范。那种认为社会生产和交换关系的客观物质条件直接决定人们的意识,或者认为社会生产、交换物质条件可以不经过主体间性的环节就直接完成道德原则和规范的选择的观点,显然过于简单,也不符合真实。应当遵循主体间性的哲学思路,在具体境遇中充分展开主体间性的对话与交流。唯有如此,才能实现境遇对伦理的决策,同时避免境遇伦理否定伦理原则和规范可能导致的伦理虚无主义风险。

2. 境遇伦理决策的案例分析

案例:孕妇刘某,女,33 岁,主因"孕 39 周临产,羊水过少",于 2019 年 7 月 4 日 22 时收入某院产科病房。入院日羊水指数为 4.1 cm,产程进展缓慢,持续胎心监护,先后 2 次出现短暂胎心减速。怀疑存在胎儿窘迫。值班医生建议行人

---

① 石毓彬,杨远.二十世纪西方伦理学[M].武汉:湖北人民出版社,1986:250.

工破膜了解羊水性状,评估胎儿宫内情况,以便尽快制订下一步计划。在交代病情的过程中,医生发现与产妇及家属沟通极其困难。其丈夫拒绝人工破膜及用催产素催产,持有"崇尚完全自然分娩""拒绝一切医学干预,要求进入产房通过按摩加速产程""为什么不能通过产妇尿液察看羊水""分娩过程中胎心下降属正常现象"等观点。至次日交班前,孕妇及家属收到病情告知书后明确拒绝人工破水。次日值班医生交班时向产科主任汇报,产科主任亲自与孕妇及其丈夫沟通,并反复说明,仍无效;孕妇丈夫甚至提出自己已联系好一家民营医院,该机构负责人承诺孕妇目前情况完全可以自然分娩,无需任何人工干预,并拟随即转院。鉴于情况紧急,产科主任立即报告医务科主任和主管医疗的副院长,同时上报辖区产科质量管理办公室,医务科主任迅速到达产科病房,与孕妇及其丈夫沟通,向其明确表示医院不同意孕妇转诊,同时安排产房护士长、产科医生继续做好孕妇工作。产科主任再次向孕妇并同时向其妹妹交代情况。孕妇得知医院如此重视,叫来其母亲和妹妹共商,孕妇终于签字同意人工破膜,经检验羊水已三度污染,提示胎儿存在窘迫,但丈夫仍不同意剖宫产术,并拒绝签字。产科主任当即决定,在其妹妹见证下获得产妇签字后,于7月5日11时行剖宫产手术。术后母子平安,顺利出院①。

这是一则产妇及其家属在是否实施剖宫产以挽救婴儿生命的问题上与医生有分歧的案例。医生认为产程进展缓慢,先后多次出现短暂胎心减速,怀疑存在胎儿窘迫。值班医生建议行破膜术了解羊水性状,评估胎儿宫内情况以便决定是否顺产或剖宫产,但患者及其家属拒绝医生的建议,坚持自然分娩,而这很可能危及产妇或婴儿的生命。是遵从产妇自主原则还是选择家长式的医学干预?本案提供了一个依据具体境遇决策的样板。

● 本案面临的伦理问题,首先涉及尊重产妇及其家属的知情同意权,但因分娩过程存在种种不可预测的因素,常有危及产妇和婴儿生命的事件发生。在知情同意权与生命权相矛盾时,必须做出符合伦理的明智选择,这也正是本案例伦理决策的难点。

● 医生首先确定产妇及其丈夫均为有独立行为能力的理性人,在诊疗过程中有接受、拒绝或选择诊疗方案的权利,作为理性人应当做出有利于自身利益的决策。医生应尊重且不能随意否定其权利。

---

① 李岚,周洪柱.急危患者对诊疗方案知情不同意的个案分析[J].医学与哲学,2019,40(23):19-21.

● 由于产妇分娩是一个专业问题,具有技术性、不确定性、高风险性等诸多特点,从产妇丈夫要求进入产房通过按摩加速产程、通过孕产妇尿液察看羊水、崇尚自然分娩方式、要求转入另一民营医院自然分娩(该民营医院承诺能够肯定为其自然分娩)等要求看,医生判断产妇及其丈夫并非无理取闹,而是由于对医学知识缺乏了解或受来自互联网的某些片面知识的影响。

● 本案例中的夫妻双方均系大学毕业,有稳定工作,愿意支付民营医院的费用等,医生认为他们的要求不是出自经济方面的考量,这更印证了医方对产妇分娩可能发生的种种问题认知不足的判断。因此,医生坚定了他们说服产妇及其丈夫改变主意的决心。

● 此案例处置过程中,医生和医院认为,生命原则应高于自主原则,医生的责任是维护产妇和胎儿的生命,而不能简单地屈从于丈夫的意愿。但医生和医院也不能简单否定对方并直接强行实施剖宫产,而是尽可能说服对方接受医生的意见。为此,产科主任首先向医院主管领导报告产妇及其丈夫的要求,同时向地区主管妇产专业的有关行政部门作了汇报,医院的医务科领导迅速与产妇及其丈夫进行了沟通,并交代护士做好护理。在联系到产妇的母亲和妹妹后,产科主任亲自向他们介绍了产情,最终获取了产妇本人的签字同意,并进行人工破膜取样。检验结果已显示三度污染,提示胎儿出现窘迫。医生建议立即进行剖宫产,但其丈夫仍不同意剖宫产,并拒绝签字。产科主任当机立断,在孕妇妹妹见证下获得产妇本人的同意,于 2019 年 7 月 5 日 11 时实施手术,术后母子平安。医方对具体境遇的分析,帮助他们选择了正确的伦理原则,妥善处理了这一伦理难题。

3. 境遇的构成要素及其对决策的影响

境遇是什么? 境遇由哪些因素构成? 境遇中的这些因素究竟是如何影响伦理决策的? 这些都是依据境遇决策必须思考的问题。

弗莱彻认为各种境遇中都有四个至关重要的因素:第一个因素,也是最重要的因素,是目的——想要得到什么? 所追求的目标是什么? 第二个因素是手段——通过什么手段实现目标? 第三个因素是动机——行为背后的动力或需要的动因是什么? 第四个因素是可预见的结果,包括直接的、间接的、关系较近的和关系较远的结果。对于结果可能多于预想的目的,也要加以衡量。弗莱彻在他的《境遇伦理学——新道德论》的"爱是当时当地做决定"一章中,通俗地将境遇因素解释为"何时、何处、何事、如何"。他认为,只有在当时当地,才能弄清楚什么是该做的正当事。他还认为,境遇伦理学是生态伦理学,即认为境遇的种种因素构成了一种生态,而非彼此孤立存在的单一因素,因为这样能最大化地充分考虑到做出每项道德决定的背景(环境)。行为的正当性存在于整体格式塔或状态中,而不在单个因素或组成成分中①。以上弗莱彻对构成境遇因素的分析,从不同视角和层次阐述了他对境遇的理解,但并没有将这些不同视角、层次的境遇因素综合为一个有关境遇内涵的全面介绍。根据弗莱彻的提示和我们对一些问题所处实际境遇的观察,就医疗干预行为的伦理评判而言,较为全面的境遇内涵应包括以下几个方面:

● 伦理行为主体所追求的可能的、现实的、合乎情理的目标。如堕胎的目标是不要孩子、避免劣质婴儿降生、保全产妇生命等。这些对于堕胎能否得到伦理学的支持是至关重要的,是医生和医院应否支持堕胎首先需要考虑的前提。再如,一位重症患者是否应当撤除呼吸机的问题,撤除呼吸机的目的是避免患者遭受毫无意义的痛苦、避免浪费钱财、减轻家属的负担等反对撤除呼吸机,其目的是改善病情、避免社会舆论对子女不孝的批评等。撤除呼吸机是患者本人提出来的还是家属提出的? 这些目标都是伦理决策必须首先考虑的问题。

● 伦理问题发生的时间、地域、国度。伦理决策的取向离不开这些因素。无论在现代还是先前,国内还是国外,东方还是西方,这些因素都与伦理问题相关。时代、地域不同,文化背景、风土人情习惯不同,宗教信仰不同,伦理决策取向常常是大不相同的。例如,对于一个处于植物人状态、生活不能自理的老年重症患者的生前预嘱执行问题,子女们可能有不同的认识,而这种认识差异,一般来自风俗习惯、文化传统、宗教信仰的不同。这当然是伦理决策不能忽视的。

● 伦理问题解决之手段。如安乐死,是消极的、积极的;是医助自杀,或者患者主动的,这种种手段都存在伦理问题,都是伦理决策时需要辨析的。即使目的正确,若手段背离伦理,也难以做出合情合理的伦理决策。唯有目的才能证明手段的正当性。

● 伦理问题涉及主体一方的个人情况,包括性别、年龄、文化程度、职业、婚姻情况、经济收入、与伦理问题另一方的利益关系等。这些也是影响伦理决策的基本因素,有时甚或成为关键的因素,致使某些问题的伦理决策迟迟不决。

● 伦理问题涉及主体一方的家庭关系,包括配偶、父母、子女及其他亲属相互间的经济关系、来往密切程度、相互关照和依赖程度,以及有无家庭议事的习

---

① 弗莱彻.境遇伦理学:新道德论[M].程立显,译.北京:中国社会科学出版社,1989:120.

惯等。

● 伦理问题涉及一方的主要亲属,如配偶、父母、子女中起决定性作用之人的个人心态、生活追求、道德取向等方面的情况。其中特别要关注本人在此伦理事件中的个人动机是什么?想要达到的目的是什么?伦理事件总体目标与个人动机是否一致?差别是什么?这些对理解伦理问题的症结、区分表象和真实的不同有重要意义。

● 实现目标的手段的伦理评估。如手段与目标是否一致?如何评估正确目标与不正当手段的伦理性质?目标是否是衡量手段正当性的唯一依据?

● 伦理问题涉事主体的重要一方,如医生医疗干预的伦理评估,包括技术水平,医疗干预目标的科学性、可行性、风险性及经济的可承受性等;医生的价值观、个人偏好、行医习惯、利益追求等,也可能影响伦理决策和整体医疗决策。如有的医生乐于冒风险,有的医生以求稳、求太平无事为先,这些都是评估医疗干预伦理不可忽视的因素。

● 伦理决策实践的最后结局与效果。这是医疗干预伦理决策中最为重要、切不可忽视的境遇因素。结局与效果,包括眼前的、近期的、中期的、远期的,也包括无法预测的。无法满足患者的合理的但在现行医疗水平条件下不能实现的医疗干预决策是不可取的,是应当被伦理决策否定的;在现行医疗条件下无法实现的诊疗目标,即使患者急切要求,也不应为伦理决策所接受。可实行的办法是尽可能说服患者,或者另请高明。

处于社会生活中的任何事物,无不与社会历史文化传统和现今的社会大环境有着千丝万缕的联系。从根本意义上说,任何伦理问题的伦理境遇,包括以上所列种种具体境遇因素,都必然带有历史的、时代的烙印。中国传统的家庭关系和传统医学中的父权主义思想,以及当今个人权利意识的兴起和知情同意权的入法,致使医学领域中的种种新旧伦理观的碰撞与冲突,这些都是现今伦理决策的大境遇。当今医疗干预决策面临的各种不同的具体境遇,无不是对当今社会大环境的反映。我们应从我国当今社会所处的大变革、大转换的大背景视角,来理解伦理决策面临的矛盾和冲突。

同时还要看到,上述种种境遇因素,在现实生活中并不是相互孤立而没有联系的。实际上,呈现在决策者面前的诸多境遇因素,往往构成了相互依存、相互影响的犹如生态一般的整体。以生态整体观和全局观武装决策者的思维,是境遇伦理决策的要义。这也正是弗莱彻认为境遇伦理学是生态伦理学的原因。他认为在境遇中,由全部背景中的一切因素总体整合成的整体合成物,亦即全部背景因素构成的"整体格式塔"或某种状态,决定着某种伦理选择。行为的正当性存在于"整体格式塔"或状态中,而不限于单个因素对伦理决策发生的影响。它提示我们,境遇因素对伦理决策的影响,不是单一因素对单一因素产生作用,而是"整体格式塔"产生作用。一个正在孕育着的胚胎经检查证明患有某种先天性的缺陷,在做出是否终止妊娠的决定时,涉及境遇中的诸多因素:如胚胎先天性缺陷的严重程度、产妇的身体状况、产妇对孕育的愿望与期盼、丈夫盼子的心情、夫妻双方父母的态度、其他亲属可能施加的影响,以及甚为重要的医生的意见等。只有这些因素相互协调,形成某种共识,才能最后做出中止或继续妊娠的决定。当然,依据相关法律的规定,这些因素对决策的作用有主有次,但通常情况下,这些境遇因素会构成一个"整体格式塔"或"整体合成物"以进行决策,而不是某种单一因素直接决策。这种情况要求依据具体境遇决策时,应对各种境遇因素逐一进行具体分析,找出彼此间的差异与共同点,形成趋于肯定或否定的共识,最终做出伦理决策。

4. 境遇的类型

就医学伦理决策而言,其大多集中在以下 12 类医疗干预中:①疑难重症的伦理决策;②终末期患者的伦理决策;③有关妊娠、分娩异常的伦理决策;④重大手术的伦理决策;⑤医患双方对医疗干预方案存在分歧时的伦理决策;⑥应用高新技术的伦理决策(包括基因编辑、机脑对接、神经增强、人兽混合胚胎、异种移植等);⑦非医疗干预的伦理决策(美容、变性、整容等);⑧非常规医学科研的选题、立项等伦理决策;⑨公共卫生事件中各种类型隔离的伦理决策;⑩紧缺医疗资源分配的伦理决策;⑪重大医患纠纷处理的伦理决策;⑫互联网医疗和 ChatGPT 临床应用的伦理评估。

以上种种医疗干预的伦理决策课题,大致可区分为如下几种不同类型的境遇类型:

● 紧迫型境遇。紧迫境遇的特点是摆在医生和患者面前有待决策的问题十分紧迫,需要紧急处理,延误或拖延了时间,可能丧失医疗干预的机会,造成患者死亡或给患者带来终生无法改变的严重残疾。紧迫境遇中的许多境遇因素,也是常规境遇中的因素,只是患者紧迫的病情使得这种情况下的决策必须当机立断、速议速决。本书前面介绍的产妇剖宫产的案例,就是属于紧迫型境遇。产妇从入院到最后决策实行剖宫产,前后只有一天时间。在这一天中,从产妇及其丈夫提出自然分娩的要求开始,期间经历了医生多次与产妇及家属的沟通,产科主任向院方汇报,积极争取他们的干预,多次耐心说服产妇同意破膜取羊水化验等过程,在丈夫拒绝签字的情况下,最终征得产妇同意,医生当机立断决定实施剖宫产,整个过程真可谓紧迫之极了。紧迫型境遇伦理决策,要求参与决策诸方全面配合与合作,力求果敢、准确、迅速、耐心,特别是责任医生和科主任对决策目标的坚定和勇于担当的精神,是境遇决策成功的关键。

● 徐缓型境遇。此种情况下,时间不像前者那样紧迫,从提出决策问题到最后定下决策,可能有几天甚至一两周时间。如终末期患者相关伦理问题的决策,大多数属于徐缓型境遇伦理类型。例如,患者华某,男,6 岁,因车祸导致大脑及全身多处损伤。入院后立即进行紧急手术,补液输血,并行脑部和全身损伤处清创缝合术。但由于患者在送医途中失血过多,脑部长时间缺血、缺氧,手术效果欠佳,术后送 ICU 进一步救治。经几天全力救治,患者仍只能维持呼吸、脉搏、血压等基本生命体征,继而出现严重感染和多器官衰竭。医务人员综合考虑病情,建议其父母放弃治疗,但患者父母拒绝,要求尽力救治。在此病例中,医生从患者病情出发,根据医学科学判断无法救治,建议放弃治疗;而其父母出于情感上的原因,仍抱一线希望。随着病情的每况愈下,患者家属终究接受了现实。此类境遇的伦理决策,要求医务人员要有耐心,不宜不顾患者或家属的认知和心情,急切地中止治疗。在患者家属未放弃前,仍要坚持做好必要的治疗以维持患者的生命,同时向其父母说明医学对这类患者治疗的有限性,劝其面对现实,尽可能避免人财两空的结局。

● 较为稳定型境遇。所谓较为稳定型境遇,是指那些病情严重,但发展较为稳定,患者的病情不会在几个月甚至几天内发生急剧变化,如遗传性疾病、生殖性缺陷性疾病、渡过生死难关后的外伤性但需要再行重大手术的患者等。处于这类境遇的患者,虽然病情严重,但具有较为长期的稳定期,一时半刻不会发生凶险的病情变化,其决策时间较为充裕。在此期间,医患双方可以充分、多次交换意见,医生还可引导患者查阅相关的医学资料,建议其多方听取医生或医院的意见,以争取获得决策的共识。对此类境遇的患者,应严防匆忙决策。

● 观察型境遇。如患者心肺等器官存在可危及生命的严重性疾患,但这类病情存在多种发展变化的可能性,可能向坏的方向发展,也可能转危为安。此类境遇型的伦理决策,最为重要的是密切观察病情,及时发现出现的种种变化,与患者共同做出判断,在有把握的时机进行医疗干预。对于此类境遇型患者,决策应重在观察，不放过一切变化的情况，并及时相应地做出判断。

根据病情特点及其所处境况，明晰境遇型及其决策的要点，是做好境遇伦理决策的基本途径。

5. 处理境遇决策中的若干一般性规则

境遇伦理的核心观点是伦理存在于具体境遇中，具体伦理问题的处理需要考虑境遇的具体情况，但境遇中存在若干普遍性问题或某些普遍性规律，具体伦理问题的决策需要考虑这些一般性的规则，并遵守必要的共识，否则可能将决策引向歧路。主要问题如下：

● 目标与动机。在伦理决策的种种境遇因素中，首先遇到的问题是每个特定伦理问题决策的目标是什么？比如说，面对一个重危而且处于终末期的患者，首要的伦理问题是让他接受放弃还是坚持继续治疗？对一个遭遇突发性灾难而诸多脏器严重损伤、生命危在旦夕的患者，若抢救前途渺茫，要不要竭力救治？一位需要心脏移植的患者经过多年等待和寻找终于获得可接受移植的受体心脏，但同时另一位患者急待移植以挽救危在旦夕的生命，且供体心脏与他匹配，这颗心脏应当分配给谁？这是任何伦理决策首先必须明确的决策目标。这种决策目标一般由医生经过全面评估后认定，但患方往往也有自己的目标。患方的目标大多与其身份、经济状况、自主能力、病情可能的结局等情况有关。另外，即使是那些有自主能力的患者，其意愿也有可能受患者配偶、父母、子女、其他近亲或好友等的影响。这些人都可能提出自己的想法，这些想法可能出自不同的动机：如因不愿负担医药费用，减少长期照料的麻烦而主张放弃，或期盼经过救治得以康复等。如何处理这诸多动机与伦理决策目标的冲突，是境遇伦理决策首先必须明确的问题。比如，早些年西安老人夏某安乐死案件的纠葛就是因目标与动机的不一致而产生的。此案当事医生蒲某与夏母儿子共谋给夏母注射药物促其死亡，其行为严重违法，理应受法律制裁，但其动机是减轻老人的痛苦；而患者儿子的两个妹妹起诉医生及兄长，期盼获得经济赔偿。起诉方和被告方的动机不同，这是此件伦理冲突境遇中动机因素。这也是伦理决策必须注意的。

● 目的与手段。这也是评估伦理境遇经常遇到的一个问题。目的与手段紧密相连。目的决定手段，道德目的的正确性，必须有手段的正确性辅助与支持。"马克思主义伦理学反对不加分析地用行为目的的合道德性，来为不道德的行为方式辩护。"[1]我们绝对不允许以杀死一个人来解决器官移植供体紧缺的困难，

---

[1]　罗国杰.伦理学名词解释[M].北京：人民出版社,1984：114.

尽管它可以救活十几个人或更多的人。弗莱彻在他的《境遇伦理学——新道德论》一书的第 7 章,对基督教传统教条"目的证明不了手段的正当性"进行坚决的反驳,并针锋相对地提出了"唯有目的才可证明手段之正当性",全面阐述了他对目的与手段关系的理解,其中许多观点对于我们处理生命伦理学的难题也是有借鉴意义的。

弗莱彻首先强调了目的的重要意义。他说:"除非心目中有某种作为证明或证实行为之正当性的目的或目标,否则,我们所采取的任何行为都确实是无意义的。""如果没有有待实现的目的,那么,任何行为无一例外都是无计划的任意行为。""行为只有借助行为之外的目的才富有意义。"①目的也离不开手段。弗莱彻引用康德的话更加明确地阐明了两者的关系:没有目的的手段是盲目的,没有手段的目的是空洞的。两者是相联系的。在任何行为过程中,行为之手段与目的的共存使得行为进入道德领域。在医疗过程中,有的医生选择某种治疗手段,不是为了治疗患者的疾病,而是为了获取个人成功、成名的资本。在这种情况下,上述目的就不能证明手段的正当性;在当今关于克隆人、人造生命的伦理争论中,我们能否以"目的证明手段的正当性"的观点来厘清这一争论呢?为什么生殖性克隆不被允许而治疗性克隆则获得认可呢?这难道不正是目的检验手段的伦理性证明吗?一般来说,"唯有目的才可能证明手段的正当性,此外无他",这是弗莱彻的基本思想。

当然,弗莱彻也注意到,并非过去的任何目的都能证明手段的正当性。在考虑实现目的的手段时,我们还应当尽可能地要求手段对于目的来说必须是适当的和可靠的。因为在某些情况下,手段常常成为目的的一部分,如小手段常可能成为大目的的一部分,这就要求仔细地、审慎地选择手段。比如,堕胎可以控制生育,但采用预防性节育作为控制生育的方式显然要优于堕胎;对于某一肿瘤患者来说,虽然有多种治疗方法(手段)对于控制肿瘤都有益,但这些方法有比较适当、可靠与比较不适当和不可靠之别。只有那些对于实现目的来说是适当的、可靠的手段,才能证明其正当性。

在讨论目的与手段的关系问题时,弗莱彻同样强调了他的境遇伦理学观点:任何事物正当与否,均依具体境遇而定。他认为,从境遇伦理学视角强调下述观点是十分重要的:目的同手段一样,也是相对的;一切目的与手段都在一个发挥作用的等级序列中相互关联,一切目的都依次成为某种更高目的的手段。在某

---

① 弗莱彻.境遇伦理学:新道德论[M].程立显,译.北京:中国社会科学出版社,1989:99-100.

种情况下不正当的行为,在其他情况下可能是正当的。所有目的和手段的正当性,都根据无限多样性的境遇的变化与偶然性而得以证明。他强调,只有一个目的、一个目标不是相对的和有条件的,而且永远是目的本身存在的,那就是爱。只有当目的与手段恰好是为某种善而不是为其本身做出贡献时,它才是善。目的不能够自我证明其正当性,能证明它的只有爱。一切手段与目的,均应置于最大的善的视角,按照弗莱彻的用语,均应置于爱的视角下,这样才能证明手段与目的正当性。

● 理想与现实。伦理学当然是追求最理想的伦理目标的,因为理想的伦理目标最符合人类的最佳利益。比如公正,天下为公,人们之间便没有高低贵贱之别而一律平等。这当然是最理想的状态,但这种理想是需要一定条件为前提的,否则就只是伦理空想。从具体境遇评估伦理目标时,一个很重要的出发点就是衡量伦理目标的可行性,以防那些不切实际的空想和耸人听闻、毫无意义的高调。而伦理设计时往往有人喜欢唱这种高调。比如,在讨论医疗保险问题时,有学者提议取消一切差别,城乡居民与企事业员工之间、企业之间、教育水平高低之间、发达地区与不发达地区之间等等,都不存在差别,全国都是一个标准。这显然是不公正的。这种差别是长期历史发展遗留下来的产物,贸然取消这些差别,可能会影响社会成员的积极性和创造性,并将给国家发展、社会稳定带来难以想象的后果。而这些后果一旦显现,其损失,包括因取消差别而受益人的损失,要远远超过因差别而产生的损失。同样,其他有关利益冲突、高新技术开发与应用的伦理决策,都有理想与现实差异的问题,需要根据具体境遇决策,既从现实出发,又兼顾长远。在长远利益无法判定的情况下,就必须立足现实,而不能不顾现实而谋求长远目标,否则就会竹篮打水一场空。

伦理的理想目标是否能够实现,很大程度上取决于对境遇的评估。境遇中的种种情况,一般就是伦理目标面临的现实,其中包括实现伦理目标的条件。比如,对一项人体心脏移植手术伦理决策的评估,首先涉及的是供体的来源,还涉及供体是否与受体匹配,受体方经济能否支持,医方的技术水平和团队是否能承担移植任务,等等。这些都是本例移植手术面临的最重要的境遇,同时也是能否成功的现实条件。将实现伦理目标的现实条件列为境遇伦理决策的一个重要方面,或能更好地提高境遇评估的实效。

● 患者与医者。就临床医学而言,医患关系种种伦理问题的产生,和医者与患者两方所面临的境遇有很大的差别密不可分。双方境遇不同,观察问题的角度也就大不相同,因而出现一些矛盾。比如,就患方而言,对健康和疾病的理解,对医生信任的程度,对治疗方案的理解,患者本人的生活习性、性格特点,个人的文化水平及宗教信仰,经济承受能力,家庭成员对患者疾病及诊治的认知和关注度,对履行知情同意原则的认知,等等,每个患者在这些方面都可能有独特的境遇;就医方而言,医院的各种具体情况、住院环境、医生及其团队的技术水平和服务水平、医生的个人偏好、医生对待患者的个人习惯、医护团队的相互关系等等,也各有不同。所有这一切,都可对决策产生影响,这些都是临床伦理决策不能不考虑的因素。比如,某院收治的一位患者,生来性格孤僻,怀疑心重,遇事总是怀疑别人有恶意,怕自己吃亏。来到医院后,依然以这种心态看待一切。在履行知情同意时,总是顾虑重重,在签署知情同意书时,更是犹豫不决,这给医生履行知情同意原则以及展开诊疗带来很大的困难。此类医者与患者面临的具体而独特情况,是临床决策不能忽视的因素。

四、情感与伦理决策

1. 情感不能决定伦理

情感与伦理道德密切相关,"道德也包涵着情感因素,道德判断具有表达情感的职能"[1]。但伦理道德不是从情感中引申出来的,将伦理道德归结为情感是错误的,道德是人类理性的产物,最终是由社会生产等客观条件决定的。

在古希腊哲学家的眼中,德性伦理被认定为一种智慧。"苏格拉底把德性考虑为理智的形式。没有知识就没有德性。"[2]亚里士多德说:"伦理学不像其他知识分支那样,以静观、理论为目的……而是教人怎样成为善好的人。"[3]"伦理学总是要研究规范、规范性的。"[4]我们"这一时代的伦理学学科定位,通常都是把伦理学界定为关于道德的学问或关于道德的科学"[5]。伦理学是教人怎样成为善好的人的科学,也是研究规范和道德的科学,如此种种关于伦理学的界定,说明伦理学是基于理性而非情感的产物。因为怎样做一个善好的人,怎样确立各种伦理规范以及研究道德科学,都不是情感能够回答的。它需要分析与深思,需要对各种客观情况做深入的研究,才能完成伦理学面前的种种任务。比如,什么

---

① 石毓彬,杨远.二十世纪西方伦理学[M].武汉:湖北人民出版社,1986:118.

② 包尔生.伦理学体系[M].何怀宏,廖申白,译.北京:中国社会科学出版社,1988:39.

③ 陈嘉映.伦理学有什么用?[J].世界哲学,2014(5):145-151.

④ 高兆明.在"伦理"与"道德"之间:对道德义务根据的一种探究[J].东南大学学报(哲学社会科学版),2020,22(1):5-14.

⑤ 焦国成.伦理学学科定位的时代反思[J].江海学刊,2020(4):39-43.

样的医学干预才有利于疾病的治疗而不会伤害患者的身心健康？什么样的医疗保健制度才有益于提高社会人群健康水平？什么样的基因编辑才符合人类的根本利益目标？这些都是情感无法回答的。情感只是对个人行为好与不好的一种心理反应，它不能为人们的行为的正确与否提供标准。归根到底，伦理道德是理性而非情感的产物。

● 只有人类的理性，才能区分何种行为有利于人类社会的福祉而不会损害人类大众的利益。

● 只有人类的理性，才能区分人类眼前利益与长远利益的不同，而这种区分在当今时代是十分重要且不可缺少的。

● 只有人类的理性，才能区分局部利益与整体利益的不同，防止以局部利益代替整体利益行为的发生。

● 只有人类的理性，才能预测某种行为在未来可能引发的后果，特别是那些灾难和种种不良后果，以避免行为的盲目性给社会带来伤害。

● 只有人类的理性，才能提供价值判断，而价值判断是行为评价不可缺少的。

我们还可以列出种种理由，说明人类的行为只能由理性提供指导而不能由感情决定。

2. 伦理不能没有情感

情感是道德品质的重要因素。道德伦理情感是指人们对现实生活中好与恶的种种现象的情绪和态度：人们对善的道德伦理行为，往往充满着向往、喜爱的情感；而对于恶的行为，则往往是嗤之以鼻的。道德情感"一经形成，就会成为一种强大力量，积极影响人们道德行为的完成和持续发展"①。

以下是道德情感作用的一个案例：

2000 年的一天，患者小毛与朋友结束聚会，醉醺醺地骑上摩托车。回家路上，一头撞在电线杆上，当场昏迷，被急送至医院抢救。诊断发现，小毛伤情严重，右上臂骨折，肋骨骨折，胸外伤，最严重的是肝脏破裂，腹腔内大出血，血液失去了凝血功能。急救医生为他进行了紧急手术，输血 7 000—8 000 cc，惊心动魄的抢救一下子花费 7 万余元，可小毛仍昏迷不醒。小毛多年前从江西来上海打工，与当地的一个姑娘结婚，孩子已读小学。突如其来的车祸，让这个上有老、下

---

① 罗国杰.伦理学名词解释[M].北京：人民出版社,1984：144.

有小的家庭无力承受,妻子决定放弃治疗。万般无奈的医生把止血纱布塞进小毛的腹腔,让昏迷中的小毛回了家。第二天,家人开始为他筹办后事。可是,在受伤的第10天,小毛醒过来了。小毛的两个远在广东的哥哥赶了过来,他们坚持再救一下弟弟,将他送到上海市第六人民医院,普外科主任黄新余接手治疗。黄新余对小毛的家属说:"开刀是唯一的办法,首先必须将肚中的纱布尽快取出,避免可能因感染而死亡。小毛的妻子第一个反应是惮于费用,紧接着的第二个问题是:"花了钱能否救活过来?""没有医生能有100%的把握。手术是要花钱的。万一术中出血,就可能有生命危险。"黄新余如实作答。"那我们就不救了。"妻子说。"不救的话,这次你们带他回家,他就真的没救了。"黄新余强调,塞在肚中的纱布2—3天内必须取出。眼前这位妻子的想法现实又无奈,谁都不想人财两空。黄新余因另一台手术在即,留下一位主治医生继续劝说小毛的家属,便离开了。两个小时后,手术结束,电话响了,主治医生告诉黄新余:"小毛家属仍拒绝治疗,准备出院了。"离开手术室后,黄新余一路小跑到急症室,拉住小毛哥哥的手说:"他这么年轻,只有32岁,再拼一下吧,能活的!"见他哥哥仍然犹豫,黄新余补充了一句:"我们尽量节省费用。"小毛的哥哥记得,"那时黄主任好像比我们还着急"。黄新余制定了一个省钱的方案。"省钱,就是做最简单的手术。不过,这一方案有前提。取出纱布,不再输血,手术不用常规的麻醉方法,只用镇痛药,这就可省去一大笔费用。这种特殊的方法,万一发生意外,万一家属状告我们,我们可能会很麻烦的。"黄主任一一说明,根据规定,特殊手术必须报备。副院长批准了,家属也履行了必要程序。手术开始了,黄主任小心翼翼,首先取出纱布,避免了出血,同时小毛的身体反应也大了起来,尤其是痛觉反应。鉴于不用麻药可能有危险,黄主任放弃了最省钱的办法,重新麻醉,开腹。幸运的是,纱布取出后,没有出血。黄新余在原伤口处重开了一条10厘米的切口,清理了内脏。同时与护士长商量,尽可能减少在ICU中的费用,使用最低价格的抗生素,尽量帮助小毛自己吃东西,不用营养液,等等。最终治疗费用仅为常规治疗的一半。如今医疗支出中,很大一部分是花在保护医生、患者权益上的。如术前的CT、磁共振等一系列生理病理检查,不仅为了明确诊断,也是为可能发生的医疗纠纷提供证据。黄新余说:"根据我们的观察,这家人很本分,如果换成很'搞'人的人家,我也会犹豫。做医生的,总是要尽力救命,眼前的生命那么年轻,冒险就冒一次吧!"①

---

① 施嘉奇,沈艳阳.一个"冒险抢救"而挽回生命的案例[N].文汇报,2011-11-15.

　　这个病例生动地说明,情感并不能直接决定能否救治这条生命,但它的确是"冒险抢救"挽回这个年轻生命的动力。是什么力量促使黄新余医生将已被家属认可和接受死亡的小毛救活的呢? 不正是黄新余医生热爱生命的情感吗! 情感是伦理道德的催化剂,是许多道德伦理规范形成的前置条件。没有情感,对眼前患者遇到的诊治难题则会无动于衷;没有喜和爱,怎么可能去思考、实践那些有益于人们的行为规则,怎么会有可能像黄新余医生那样,甘冒风险去抢救一个垂危的生命呢?

　　情感是伦理道德的内燃剂,是激活伦理道德规范的内在机制的燃点,是履行某种伦理道德规则的动力。以不同的心态和情感来对待种种伦理道德规范,其效果是大不相同的。比如,在行医中要求患者履行知情同意原则,如果医务人员抱着满腔热情的情感,将履行知情同意视为患者应有的权利、对患者的保护,以及构筑良好的医患关系的支撑条件,就会有更多的耐心和爱心,努力地使患者真正理解知情同意原则体现的善和爱,从而使知情同意原则达到应有的效果;相反,如果只是摆出一副冷冰冰的面孔,简单地和患者说几句话,然后递上一支笔并要求其签署知情同意书,这样的效果是什么呢? 患者又会如何想呢? 应当说,当前履行知情同意不如意的种种现象,和缺乏道德情感是直接相关的。

　　人是有情感的动物。我们有各种各样的情感,比如,父母子女的情感、夫妻间的情感、朋友之间的情感、熟人之间的情感、爱国主义的情感等等。在这些各种各样的情感中,道德情感是人类最高级的情感,居于特殊的地位。道德情感是人类对善与恶的态度的集中表现,而区分善与恶、抑恶扬善,是人类社会进步的最重要的动力之一,也是人们彼此相处最重要的条件。在一个善恶不分、以恶为乐的环境中,怎能有惬意的生活? 道德情感应当超越父母子女、夫妻等私人情感,是对这些情感的升华。因为,只有在符合道德标准,才能真正体现父母子女、夫妻等情感的本色。背离道德的父母子女、夫妻的关系,会使这些情感的贬值。情感,特别是道德情感有如下的价值和意义:

　　● 情感,特别是道德情感,是一切道德和伦理原则、规范、规则的起点(出发点)。因为,正是对"善"的期待和对"美"的向往所具有的关爱情感,推动和促使人们寻求和探索行为的善的标准,促使人们去寻找区分善与恶的界限。伦理道德的一切规范、准则,都是从情感起步的,没有爱善厌恶的情感,就没有道德伦理规范的生成。

　　● 情感,特别是道德情感,是伦理道德规范和准则的信号灯。判断伦理道德的规范,是善的还是恶的,在许多情况下,一开始常常不是源于人们的理论分析,而是从"情感"这个风向标识别的。情感,特别是道德情感,对善与恶、美与丑的识别特别敏感。

● 情感,特别是道德情感,对于伦理道德准则和行为具有调节作用。伦理道德规范在实践过程中遇到某些矛盾或挫折时,情感,特别是道德情感,往往能够起到缓冲和调节作用,弥补行为的某些缺陷。

● 情感,特别是道德情感,在某些场合下,有助于道德伦理的评价。伦理道德的评价,一般依据一定的标准,通过社会舆论、职业习俗、个人良心等实现。最终经过实践检验,被证明达到伦理道德目标时,伦理道德规范才能,被认为体现了善的要求。但在某些情况下,如医疗实践中某些新举措或医生的某种行为,通过患者的喜欢或讨厌等情感反应,可以大致判断其是否符合患者利益。比如,改革开放初期,一些医院实行了优质优价、挂号由挂号公司承包的措施,这些措施就引起了患者不安和不满的强烈情感反应。这种反应并非来自理论的分析而是情感的自然流露。

鉴于此,伦理决策不能忽视情感因素的作用,必须将伦理决策的两个主体(患方和医方)的情感都纳入考虑范围。

3. 谨防情感主义

在伦理学的发展过程中,曾经出现过一种情感主义的伦理学。"把情感主义看成是历史的特殊条件下发展起来的一种理论。在 18 世纪的休谟那里,在他的整个道德理论的巨大而又复杂结构中,有着情感主义的因素。"[①]但直到 19 世纪,情感主义才作为一种理论盛行起来。情感主义借用了 19 世纪早期的"直觉主义"的名称,它的最早先驱是乔治·爱德华·摩尔(George Edward Moore)。随后出现的激进情感主义者,如阿尔弗雷德·朱利斯·艾耶尔(Alfred Jules Ayer)、鲁道夫·卡尔纳普(Rudolf Carnap)、汉斯·赖辛巴赫(Hans Reichenbach),或者是温和情感主义者,如查尔斯·L.斯蒂文森(Charles Lesie Stevenson),都特别强调伦理道德的情感因素。激进的情感主义者把道德看作纯粹感情的表现。"他们认为,道德判断不仅不反映现实,而且也不是对各种不同感情的描述,它只是感情的流露。"艾耶尔说,"伦理的词不仅用作表达情感。这些词也可用来唤起情感。并由于唤起情感而刺激行动。"[②]"情感主义是这样一种学说:所有的评价

---

① 麦金太尔.德性之后[M].龚群,等译.北京:中国社会科学出版社,1995:19.
② 石毓彬,杨远.二十世纪西方伦理学[M].武汉:湖北人民出版社,1986:115.

性判断,尤其是所有的道德判断,就其在本性上,它们是道德的或是评价性而言,都不过是爱好、态度或情感的表达。""情感主义是一种声称对任何价值判断做出说明的理论。"①这是麦金太尔对情感主义的概括。

毫无疑义,如前所述,道德包含情感因素,道德判断具有表达情感的职能。但情感主义从情感中引出道德,又把道德归结为情感,这显然是不正确的。

首先,人们的情感同人们所处的历史社会条件是分不开的,是和人们的社会需要相联系的。受社会历史条件和人们所处的具体境遇制约,情感不是人们纯主观的产物,也不是天生的,更不是脱离客观情况自生的。比如,人们热爱自己的祖国,是和以往没有国家的保护,长期遭受别国的侵略、践踏所造成的痛苦客观境遇密切相关的;热爱自己的父母,是因为父母含辛茹苦把自己养大成人。情感主义认为,情感是无根无源、自然生成的观点是不能成立的。人们的道德情感总是在他对周围世界观察、理解的基础上形成的。道德情感往往是人们在生活体验的基础上而形成的一种心理素质。

情感主义认为情感只表达情感,而不表达思想,将情感与人们的理性完全分开,这也是不符合事实的。凡是思维正常的人,他的情感,总是他为人处世哲学的升华,和他的信念密切相关。道德情感和一定的道德理念、道德信念密不可分。比如,一些宗教信仰者的情感,总是和他的宗教信仰联系在一起;医务工作者关爱生命的情感,是与他坚信医学宗旨的神圣性与崇高性密切相连的。

情感主义认为情感是衡量道德的根本标准,否认道德衡量的客观实在性,这也是没有任何根据的。伦理道德的正义性、进步性,主要取决于其对社会历史的作用。比如,尽管安乐死可以帮助人免受毫无意义的痛苦,但迄今为止,世界上还少有国家仅仅依据这一点通过安乐死的立法。一般都是在对安乐死立法的国家种种积极意义和可能带来的消极影响进行全面评估后方放行的。而一些国家在安乐死立法方面出现的反复,绝不是情感的波动,而是出于对安乐死立法后的利弊衡量、对比和思考。这生动地说明道德有其严格的客观标准,远不是单靠情感能决定的。尽管情感有助于道德标准的判断,但这种作用只是次要的和辅助性质的。"道德评价是主观的,也是客观的;就其表现形式来看,是主观的,然而就其标准的来源来看,则是客观的。道德评价与道德现象一样,是主观与客观的统一。"②

①　麦金太尔.德性之后[M].龚群,等译.北京:中国社会科学出版社,1995:16.
②　石毓彬,杨远.二十世纪西方伦理学[M].武汉:湖北人民出版社,1986:128.

情感可以随着境况的不同而有所不同，人们对于同一事物可有大相径庭的不同情感。如果仅凭道德情感和态度来判断道德是非，则可能难以确保道德判断上的一致，最终必然造成道德是非的混乱，使人们莫衷一是，以致从根本上瓦解和消融道德的社会作用。

尽管道德具有情感和情绪的性质，从心理学角度分析和研究道德情感与情绪也未尝不可，但道德本质上不是心理学问题，而是具有严格的客观规定性。比如，代孕可否被允许，胚胎在何种条件可以作为医学研究对象，人工合成生命是否能够得到伦理学辩护，这些都不是心理学问题，而是生命科学和生命伦理学问题。伦理学关心的是情感的内容和源泉，它与心理学对情感和情绪的认知完全不同。情感主义混淆了这两种不同性质的研究。

情感主义的关键性特性：缺乏任何终极标准……不论情感主义自我声称忠于什么标准、原则或价值，这些东西都应解释为态度、偏好和选择的表达，这些态度、偏好与选择本身并不受原则或价值的支配，因为它们是基础，是先于对标准、原则或价值的信奉的。情感主义的自我从一种道德行为状态或责任转换到另一种时，不可能有任何合乎理性的历史[①]。情感主义没有道德的终极标准，一切都是相对的，一切都是依情感而变化的。

麦金太尔说："任何一种道德哲学都以某种社会学为前提，情感主义也不例外……不论什么道德哲学主张，如果搞不清其体现何种社会的形态，就不可能充分理解它。"[②]对情感主义的认识也是这样。在伦理决策中，我们应当重视道德情感对伦理决策的影响，应当看到并充分重视评估前伦理决策和实践忽视情感带来的消极影响，但同时要注意与情感主义伦理学划清界限，将情感对伦理道德的影响放在一个适当的位置理解和应用。

4. 爱与伦理决策

情感是一个复杂的心理状态系统。就其最简单的划分而言，有正面积极的情感，如爱、关怀、兴奋、高兴、幸福等，也有负面消极的情感，如愤怒、悲哀、厌恶、伤心等。伦理学对情感的关心，是就其积极的情感而言的。在种种具有积极意义的情感中，爱、关爱是最为重要的。关怀伦理学，就是以爱为中心的；医学伦理学关爱生命、关爱患者、关爱弱势群体，也是以爱为出发点的。因此讨论决策的情感因素，就不能不讨论爱，不能不讨论关爱。而在这方面，弗莱彻的《境遇伦理

---

① 麦金太尔.德性之后[M].龚群，等译.北京：中国社会科学出版社，1995：43.
② 麦金太尔.德性之后[M].龚群，等译.北京：中国社会科学出版社，1995：31.

学——新道德论》一书,对"爱"作了大量的论述。当然,本书对"爱"的论述是以基督教为背景的。但如果我们去掉其宗教的外衣,其中有不少内容是可以为伦理决策提供参考的。

"爱"是弗莱彻的《境遇伦理学——新道德论》讨论的主题。全书分十个部分,其中有六个部分是讨论"爱"的:爱是唯一的永恒善;爱是唯一的规范;爱同公正是一回事;爱不是喜欢;爱证明手段之正当性;爱是当时当地做决定。作者多次声明他厌恶伦理学的律法主义,反对僵硬不变的伦理规范教条。一些批评弗莱彻的人也认为他是一个绝对的相对主义者。但是,他并非无条件反对一切道德规范。他在《境遇伦理学——新道德论》这本书中,尽管反复强调因时因地做出的决定才是最合适的决定,但同时又将"爱"视为时时事事不可逾越的界碑。弗莱彻是一个虔诚的基督徒,他声称自己的境遇伦理学将"爱世人"的命令作为最高规范,并坚定而又明确地断言:评价、价值、道德品质、善恶、是非——所有这一切都不过是论断,而不是属性。它们是"给予"的,而不是客观"实在"或自存的东西。只有一样东西永远是善和正当的,不论情况如何,都是内在的善,这就是"爱"。要特别指出的是,弗莱彻所讲的爱,不是爱理想的人世,而是爱现实的人世。爱是为了人,而不是为了原则。"倘若人成了被使用的而物成了被爱的,那就是不道德的。"①他明确地认为,"爱是境遇伦理学的基本原则,而律法至多是调节原则,如果称得上是原则的话"②。他强调境遇伦理学关注的中心是人而非物;义务是对人的义务,而非对物的义务;是对主体的义务,而不是对物体的义务。律法主义问的是"什么",而境遇伦理论者问的是"谁"。境遇伦理学是人格至上论③。他认为,在道德选择中,首先要关心的就是人格。爱是属于人的,人所运用的,为人的。物是被使用的,而人是被爱的。爱是唯一可以得到允许的行为④。

尽管弗莱彻从他的宗教观出发,将"爱世人"作为境遇伦理学的最高规范,但这种将"爱世人"作为道德的最高目标,伦理学关心的是人而不是物,以及义务是对人的义务而不是对物质的义务等理论,对今天的我们来说仍是适用的。伦理决策的最终目标不是物,不是原则、规范,而是人;伦理决策离不开规范、原则,但它的最终落脚点仍是人,体现对人的关爱。原则、规范如果没有体现对人的关爱,就失去了存在价值。伦理学的原本意义在于"人",而我们今天某些伦理原

---

①　弗莱彻.境遇伦理学:新道德论[M].程立显,译.北京:中国社会科学出版社,1989:39.
②　弗莱彻.境遇伦理学:新道德论[M].程立显,译.北京:中国社会科学出版社,1989:125.
③　弗莱彻.境遇伦理学:新道德论[M].程立显,译.北京:中国社会科学出版社,1989:38.
④　弗莱彻.境遇伦理学:新道德论[M].程立显,译.北京:中国社会科学出版社,1989:39.

则、规范的实践，却变成了冷冰冰的过场和形式，没有人情味，没有温度，就是因为没有看到"原则""规范"后面的"人"。

弗莱彻在解释"爱"时说：爱不是独立存在的实体，它是一条原则；爱在良心上始终是约束我们的唯一原则；爱是唯一普遍的原则；爱是一种态度，一种意向和倾向，一种"偏好"的目的；爱是待人的方法；爱是使用物的方法。这些对于今天的我们仍有一定的启迪意义。但他抽掉了"爱"的具体内容，认为在任何特定的境遇中，只要表达了爱的东西都是善的。爱是永恒的善的观点，显然是有悖于事实的。在这本书的第四部分中，他说："上帝仔细观察一切境遇，寻找邻人的最大利益。"[①]他将"爱"视为寻找邻人（他人）的最大利益，认为"爱"的实质上就是利益，这倒有些新意，对我们可能也有所启发。

弗莱彻关于"爱不是喜欢"的观点，有助于我们进一步理解弗莱彻所提的爱的实质。他说："爱追求世人的利益，不管我们喜不喜欢。"[②]他一再解释和强调爱是个态度问题，而不是情感问题。在他看来，爱是批判性的、有洞察力的，而不是情感用事。真正的爱在于满足世人的需要而不是满足自我需要。真正的爱先于一切欲望。它完全不是情感的规范和动机，而是意志的、意向的。真正之爱的道德是一种态度道德[③]。他甚至极端地强调："我们可以通俗地说，真正的爱是爱不可爱者，即爱不喜欢者。这种爱由于其对象不是交互性的、志趣相投的同类人，所以确是根本的爱。"[④]弗莱彻所讲的"不是交互性的"，是指这种爱不以任何回报为先决条件，不以议价原则或以市场为导向，其目的是促成他人利益的实现。爱不是情感而是一种理性的规定，这种观点对我们处理许多伦理难题，仍是有意义的。

关于自身利益与世人利益的关系，弗莱彻的观点是：关心世人不但有为世人利益的方面，也有自身利益的方面，不过自身利益永远居第二位。他认为，通过追求世人的利益而达成的自我实现，似乎是一种共同本性。

关于如何做出爱的决定，弗莱彻认为必须根据现实境遇，而不是根据道德命令决定。如何根据现实做出道德判断呢？这需计算。

5. 情感是可以计算的

弗莱彻提出的"爱"是可以计算的观点，也颇有新意，有助于伦理决策。

---

① 弗莱彻.境遇伦理学：新道德论[M].程立显,译.北京：中国社会科学出版社,1989：54.
② 弗莱彻.境遇伦理学：新道德论[M].程立显,译.北京：中国社会科学出版社,1989：84.
③ 弗莱彻.境遇伦理学：新道德论[M].程立显,译.北京：中国社会科学出版社,1989：85.
④ 弗莱彻.境遇伦理学：新道德论[M].程立显,译.北京：中国社会科学出版社,1989：86.

　　弗莱彻认为,与律法不同,爱对义务没有任何仔细观察的限制;爱在每个境遇中都寻求善的最大化。爱把义务增加到最大限度,使之尽可能完善。这样,爱就必须计算。他说:"我们永远处于负有复杂责任的社会中,这就是要给予别人一切应得之物。在这种情况下,爱就不能不具有计算、小心、慎重和分配的属性。爱必须考虑到一切方面,做一切能做之事。"①"境遇伦理学中有一种绝对规范和计算因素。""爱在道义上必须多方面地计算。爱的计算加强了创造力和有效性,它避免了当爱发挥作用时情感上的缺乏远见或选择上的盲目性。"②境遇伦理学旨在达到一定背景下的适当,因此爱就必须仔细计算。弗莱彻所谓的爱的计算,实际上就是否定那种冲动的、不假思索的、无知的情感爱,提倡理智的爱。他认为爱的作用必须同功利主义的分配相结合,尽可能地布施利益。他提及一位急诊的住院医生面临的决定:是把医院的最后一点血浆用于抢救一位抚养三个孩子的年轻母亲,还是用于抢救贫民区的一位老年醉汉?这位医生可能认为自己不得不在"无私"的爱和公正之间做出悲剧性抉择,选择了以这点血浆救助那位年轻的母亲。也正是这种爱的计算,使哈里·S.杜鲁门(Harry S. Truman)总统做出在广岛和长崎使用原子弹的决定。因为如果按常规战争的办法打倒日本法西斯,可能造成更多人的死亡,尽管现今人们对此的认识有所不同。如果不同时计算所做决定的最近的和长远的结果,爱就会变得自私、幼稚、软弱。因此,在实施爱的过程中,爱必须计算,而且常常需要计算哪方优先。爱是认真负责的、考虑周全的、小心谨慎的决定,因而也是最公正的。在境遇伦理学爱的计算的视域下,那位医生偏爱母亲是最富于爱心的决定,因而也是最公正的决定。在爱的计算中,有时甚至是残忍的,如同在那位医生和杜鲁总统的决策中所看到的那样。但是,弗莱彻坚决地认为,只有那些把爱情感化、主观化的人,才认为计算和全面评估是冷淡的、残忍的、不友好的,或者是对"爱的热情"的背叛。爱不一定令人愉快,但爱的计算努力把品质定量化。弗莱彻的品质定量化的论断,准确地表明了爱的计算的实质。他说:"通过学会如何给良心问题存亡攸关的因素分配数值,爱的计算有可能在伦理学计算装置中趋于精确。境遇伦理学的特征表现为努力把品质定量化。"③所以他认为:"在每一背景下,我们都必须识别,必须计算。没有爱心的计算是完全可能的,但没有计算的爱是决不可能的。"④

① 　弗莱彻.境遇伦理学:新道德论[M].程立显,译.北京:中国社会科学出版社,1989:71-72.
② 　弗莱彻.境遇伦理学:新道德论[M].程立显,译.北京:中国社会科学出版社,1989:72-73.
③ 　弗莱彻.境遇伦理学:新道德论[M].程立显,译.北京:中国社会科学出版社,1989:97.
④ 　弗莱彻.境遇伦理学:新道德论[M].程立显,译.北京:中国社会科学出版社,1989:119.

弗莱彻引用萧伯纳的话说,逻辑学关心的是我们对事物进行的推理,而伦理学关心的是我们进行推理的事物。基督教道德则以其关于爱的计算与表达爱心的计算提供了两个方面的内容,如果我们用简单的一句话来总结至此所讲的一切,则应这样说:基督教伦理学或道德神学不是遵照法典生活的规划体系,而是通过遵奉爱的决疑法把爱同相对性的世界联系起来的不懈努力,其经常性任务是为了基督而制定的战略战术①。弗莱彻关于爱的计算,关于善的计算,对于我们进行伦理决策,也是有实际意义的。

6. 情感与公正

公正是伦理学的重要主题。在伦理决策中考虑情感因素,会不会妨碍伦理学的公正呢?

弗莱彻对公正很关注,认为公正是伦理学不可忽视的重要问题。而且他从爱的原则出发,在"爱同公正是一回事"这一章中,对公正做了充分的论述,其中一些观点对我们的伦理决策也是很有启发的。

他关于爱与公正关系的基本命题,就是"爱同公正是一回事,公正就是被分配了的爱"。在弗莱彻看来,实施爱的条件,不止于善良的意向,只有借助于高度的体贴慎重和周到考虑才能实施爱。而这种周到考虑的爱,在弗莱彻看来,就是公正。他以指挥员为例:一个指挥员判断是否值得牺牲一个排、一个连,甚至一个团,如果值得,又该牺牲哪个排、连或团,这就需要慎重和仔细的计算。爱被赋予极其需要的小心和谨慎;有了适度的小心,爱的内容就比单纯考虑公平更丰富了,爱也就成为公正了。他还进一步分析说:"爱之所及是多方面、多目标的,而不是单向的;是多元的,而不是一元的;是多边的,而不是单边的。上帝之爱不是一对一的事。我们永远处于负有复杂责任的社会中,这就是要给予别人一切应得之物。在这种情况下,爱就不能不具有公正的属性。爱必须考虑一切方面,做一切可能之事。"②这是他对爱与公正关系最清澈的剖析。因此,他反复强调,不能将爱与公正分开,突出其中一个是不行的。弗莱彻坚持爱与公正不可分离,是从他对爱的诠释出发的。他认为爱就是谋求最大多数人的利益,公正就是被分配了的爱,爱就是公正,仅此而已。

弗莱彻还讨论了法律公正与道德公正的关系。在弗莱彻看来,道德公正与法律公正不仅不是对立的,甚至是相互促进的,但两者有区别。他认为法律公正

---

① 弗莱彻.境遇伦理学:新道德论[M].程立显,译.北京:中国社会科学出版社,1989:133.

② 弗莱彻.境遇伦理学:新道德论[M].程立显,译.北京:中国社会科学出版社,1989:71-72.

存在窒息或哄骗道德公正的危险。他以赫尔曼·麦尔维尔（Herman Melville）的悲剧小说《水手比利·巴德》中的一个人物为例：克拉加特撒谎指控比利·巴德参加了兵变计划，比利因此动手打了他。比利是清白无辜的，而且也是迫于压力打了人，但船长维尔坚持实施战争的法律条款——殴打上级军官的水兵应处以绞刑。最终，比利被处死了。这清楚地表明，法律公正并非道德公正。维尔是忠于法律的，但他不忠于爱，并且他在蔑视爱的同时，也蔑视了公正。弗莱彻还引用亚里士多德关于算术公正与几何公正不同的观点来说明这一问题：根据算术公正，法律设定了各种人和案件的同一性，依据书本条文即可进行判案；根据几何公正，法律设定各种人的情况的多样性，而侧重依据事物本身的是非曲直来判案，其目的是在现实的人们之间求得均衡。

弗莱彻认为，境遇伦理学不但关心纠正罪孽，而且关心制止罪孽。它需要爱和公正，也需要法律和秩序，更需要两者的结合。他明确地指出，无政府主义只知道需要爱，但看不到需要秩序。因此，他呼吁要使法律尽可能贴近道德公正，呼吁将法律公正与道德公正结合起来，他认为这是法学、法律、哲学和伦理学的任务。弗莱彻关于道德公正与法律公正相互关系的观点，对于我们如今决断医学伦理学和生命伦理学中的许多实际道德难题，仍有重要的参考价值。比如，我们在履行知情同意原则时，若机械地要求患者完成签字手续，而未关注签字后面体现的对患者的关爱，以至将道德义务与法律义务分割开来，则会导致一些不应出现的事件屡屡发生。

当然，公正在某种程度上体现了爱，将爱引入公正需要考虑的课题，只是实现公正的一个方面。要实现全面的社会公正，还有许多更重要的方面需要思考，如罗尔斯的机会均等和差别原则等。本章将弗莱彻关于"爱与公正"的命题纳入，借以讨论情感在伦理决策中的作用，探讨情感与处理公正的关系，意在提供一个思考公正的新视角，并非认为情感和爱能决定公正。

五、结语：架起"情境"这座桥

当今，无论医学还是生命科学领域，都处于一个复杂的环境中。一方面，由于社会进步，特别是科学技术的飞速发展，人们面临着大量复杂而又层出不穷的伦理问题。往往是一个伦理问题得到了解决，新的伦理问题又接踵而来。以医学为例，无论是常规医疗，如手术、药物治疗、重危病患的抢救，还是随着人口老龄化带来的老年病的诊治及临终问题，都面临许多伦理难题；至于由于高新技术大量涌进医学领域所引发的伦理问题,更是令医生、生命科学家和伦理学家应接不暇。同时,尽管伦理学已有几千年积累和发展的历史,人们研究和设计了诸多伦理理念、原则和规范,但所有这些理念、原则和规范和现实对接时又遇到诸多困难,甚或发生矛盾和冲突。比如,对于某些疾病的治疗,尽管医生竭尽全力也没找到有效的办法来满足患者的要求,但某种未经临床证实,也未获得管控机构正式批准的新药或新的手术方法,有可能给某个患者带来希望。在这种情况下,可否允许医生采用这种办法试一试呢?这就是目前医学界所称的"试验性治疗"或"创新性治疗"。这种医疗干预是否被允许?它的伦理界限是什么?特别是当医生既是临床工作者又是研究者时,研究者身份与临床工作者身份有无利益冲突?由此又引发了新的问题:临床伦理与研究伦理的区别是什么?类似这样活生生的伦理问题,在当今医疗实践中是比比皆是。这些伦理问题该到哪里去找答案?

然而,自从1977年比彻姆和邱卓思合著的《生命医学伦理原则》一书推出四条生命伦理的原则以来,这些原则获得医学和生命科学界的认可,并且实际上已经成为指导医学和生命科学研究决策的基本原则。但是,最近几年来关于原则主义的讨论也反映出生命伦理学发展道路的艰难。比如,有的学者认为:"原则主义的出场让医学伦理学的研究变得更为深入,为解决现实道德问题提供了一条可选路径,但同时,原则主义在指导医疗卫生领域具体的道德难题的过程中,暴露出了其在理论和实践上的局限,以至在许多典型案例中不但没有表现出它的优势,反而引起了新的困难,所以也招致了不少医学伦理学界的批评与反对。"[1]有学者还认为:原则主义医学伦理实践中所表现出的工具化和无力性的根本原因,就是其作为现代道德哲学的"失根性"。此种"失根性"既体现为具有独立人格的道德主体的缺失,也体现为在伦理原则的"有用性"背后的更高的评价维度(即其本身就是善好之物)的缺失[2]。

原则主义的"失根性"受到了学界的批评,一股反理性、反原则主义的实用主义的思潮,弥漫于伦理学界的上空。借用弗莱彻的话来说,伦理学面临律法主义与反律法主义的选择。弗莱彻的律法主义和我们今天讨论的原则主义近似。然而,我们难道要按照律法主义、原则主义的思路走到底吗?否定律法主义、原则

---

① 铁小茜,赵昆.原则主义在医学伦理学领域的出场逻辑[J].医学与哲学,2023,44(6):18-22.
② 蔡昱.从实践主体谱系看原则主义的缺陷及失根危机:兼论"立心"和"感性大我"之培养的紧迫性[J].医学与哲学,2023,44(6):12-17.

主义,转而以适用为准则的实用主义为准绳吗? 弗莱彻的境遇伦理学,以及近来提出的情境伦理学(境遇加情感),是否为解决当前面临的伦理危机提供了一条新路呢? 解决由现代科学技术发展所产生的种种道德问题,已经不能只是仅从现行道德体系或道德原则出发,也不能完全以适用为准绳的实用主义哲学为指导,而是需要在理论、原则、准则与医学、生命科学的现实之间,架起一座"情境"的桥梁,依据情境去除理论、原则、准则的失根性,赋予医学伦理"人情味"和"泥土气息"的本色。这样既克服了实用主义缺乏理论和灵魂的不足,又除去了原则主义的"失根性"及没有"人情味""泥土气息"等缺陷。让我们架起这座"情境"的桥梁,将伦理学深深扎根于医学和生命科学之中。

弗莱彻是一位虔诚的基督徒,有过各种各样的经历,他从事过工人运动,一度成为社会主义的激进分子;但弗莱彻赞赏并一生始终坚持马克思的认识论原则——理论与实践相结合,时刻关心生活和医学中发生的种种实践,提倡依据具体境遇解决伦理问题的方法,这对我们今日探讨生命伦理学的种种难题,具有十分重要的意义。《医学与哲学》杂志曾先后发表过多篇探讨依据情境决策伦理的文章。如本书前面提到的《放弃治疗的伦理境遇分析》《文化情境主义下的心理创伤与心理弹性研究进展》《情境理论视角下儿童临终关怀服务的社会工作探索》等,就是此种努力的有益尝试。

第九章　制度伦理、机构伦理与伦理实践范式的转变

　　当今人们在伦理实践中,个人履行伦理职责常与制度伦理、机构伦理密切相关,并常常受到某些制度和机构相关规则的约束甚或与之发生冲突。个人伦理难以影响和促进整体伦理的转变,反而是制度伦理、机构伦理形成的社会伦理的总体态式(风向、潮流)影响和制约个体伦理。这种以制度和机构为支撑的社会整体伦理与个体伦理关系的新变化——个体伦理的主导作用让位于制度伦理、机构伦理,整体伦理主导作用的兴起——标志着道德伦理建设的重大转换;制度伦理、机构伦理通过各种措施协调各种利益关系,树立了正确的伦理风尚,实现了效率和公平的兼顾,有利于资源最大限度地优化配置,对于持久地保护个人的基本权利,稳定社会秩序,促进政治规章和伦理规范的建设,都有十分重要的作用。

一、从个体道德走向整体道德

　　人们常说,榜样的力量是无穷的。树立一个好的榜样,就能影响、带动一大片人群养成向善的行为,但在现实生活中,我们却常常看到一些与此相反的现象。尽管现今社会重视个体的道德价值的作用,但个体价值的影响力却与之形成鲜明的反差。例如,当某位医生坚持医生的职责和操守,不收回扣,不为患者提供过度医疗,并对这些现象提出批评时,非但没有让他人与之趋同向善,反而遭到周围人群的冷嘲热讽,被视为"异类""叛逆",进而被疏远、冷遇、孤立。这种情况引起的连带反应,就是一些原先看不惯这类现象的医生,常将之视为"前车可鉴",对此保持沉默,甚至随波逐流,也加入冷遇他人的行列。这是当前医学伦理建设进程中的现实情况,也是一个亟待解决的困局。这种现象说明,现今社会的道德生态和先前传统社会相比发生了很大的变化,榜样难以带动群体,还常常为群体浪潮淹没。比如,一个公园内,尽管有的游人爱花惜草,但更多的人却在

草地上打球、烧烤、追逐,将公园草地糟蹋得一塌糊涂,对公园管理人员的提醒和规劝置若罔闻。这种种情况凸显了个体诉求对公共利益的漠视。当今社会亟需一种具有强制性的体现社会整体伦理的法规来约束个体的不良行为,仅仅依靠主体的自觉和榜样的力量是远远不够的。它表明:"个体作为行为主体的作用却出现了逐渐式微的趋向,从个体德性向整体伦理的位势改变,构成了当代社会道德形态的一个基本特征。""从价值上讲,我们重视个体人的地位的作用;然而从道德讲,我们却不能依靠个体的人的作用,而是需要立足于作为行为主体的社会整体的力量。"①不是个体影响和决定整体,而是整体影响和制约个体。这是当今道德伦理发展运行轨迹的一种新情况,值得引起我们注意和思考。

当今社会的道德伦理演进轨迹和传统社会相比发生的这种变化,其根源于当今社会对个人价值的凸显和重视,每个人都在根据自身的情况追求自身的诉求,以自身价值目标是否得到满足来衡量自身的价值,以此肯定自身的意义,并且常以一己私心揣度他人,认为他人任何行为举动都是谋求一己之私利的手段,这与传统社会正好相反。在传统社会,他人的善举一般是受到尊重和敬慕的,人们常以感激之情回报善举,帮助他人的人和被帮助的人共同回归社会的整体道德。个人的道德选择和追求常与社会整体道德一致,个人道德价值以归宿社会整体价值即社会主导价值为目标,个体存在的意义就在于体现了社会整体的价值并为之稳定和延续贡献了力量。

"孝"是社会普遍认同的高尚的价值,若子女对父母孝顺备至,无微不至地关爱父母,社会即视之为好子女,而子女也以社会如此评价自身的价值为满足。同样地,长期以来,医师将维护患者利益视为医生的首要职责,任何颠倒这一顺序的行为都是为医界和社会所不容的。在重视共同体价值的传统社会,医生个人的道德以医学界整体共同体的价值为依归,个体的道德价值就在于自身忠实于患者的利益,如使一个处于生命垂危的患者转危为安。这种医学共同体的价值,正是医生个人价值的归宿。而现代社会是一个张扬个体价值的时代,个体的自身价值代替了对整体价值的追求。在这个时代,就一般情况而言,人们考虑的首先是自我价值,而非自身所属共同体的共同价值。在当今的道德伦理建设中,社会整体道德伦理风尚的转变,难以依靠个体道德实现,而需要从社会和历史发展的整体需要出发,才能确定时代的核心价值,并以核心价值理念为轴心,形成一

---

① 甘绍平.当代社会道德形态的基本特征:从个体德性走向整体伦理[J].伦理学研究,2015(4):27-29.

定的制度和规范,以硬性的制度和法规表达整体社会的道德诉求,并要求人们遵守公共道德规范,节制个体的不当行为,从而实现社会整体伦理道德水平的提高。

当今社会是一个陌生人的社会,人们的居住、求学、就业、经营等活动经常处于时刻变动中,而经济的全球化和交通的方便性更加促进了人们的流动性,使当今人们所处的生活环境和古代那种联邦制的熟人社会大不相同。即使生活于同一空间,如几人多年同住一栋楼房,由于彼此的工作、生活各异,可以整年不相来往,甚或彼此不知对方姓甚名谁。在这种陌生人的社会中,即便一个人天天做好事并具有高尚的道德品质,其个人道德对他人的影响也几乎是微乎其微的,除非有关组织有意总结推广他的动人事迹,否则难以引起他人关注。在陌生人社会,常常不是由个人道德直接感染他人从而促进社会道德的形成和提高,而是社会整体道德水平约束影响个人行为。

当今社会道德生长和培养的途径方式也发生了很大的改变。虽然先前那种重视家庭环境的熏陶,如孟母三迁、岳母刺字等培养道德情操的方式,仍有利于高尚道德情操的形成,但它已经不是道德培育的主要形式了。一方面,由于当代家庭关系发生重大变迁,很多儿女较早地走出家庭,出国或赴外地求学、就业,承欢膝下的情况大为减少;另一方面,人们接触社会、朋友和同事的机会大为增加,社会多方面的接触,人事朋友多途径的交往,以及酒局、舞会等花花绿绿的生活形式,无时无刻不向人们渗透各种不同的道德理念和道德情操,因而人们也就潜移默化地接受了各种不同道德品格的培育。我们可能经常看到,一些刚从医学院校毕业的学生,原先满怀信心要做一个道德高尚的医生,但当他接触实际诊疗后,对先前看不惯并视为可耻的行为,在周围环境的影响下,慢慢地不仅习以为常,而且也跟着效仿起来。当今社会这个大学堂,比起家庭和学校来说,是更有力和有效的影响和培育道德情操的场所。个人道德修养常常敌不过社会道德的渗透和熏陶。一些本来很正派的医生,当他长期处于乌烟瘴气的环境时,如果自身的定力不强,很可能不自觉地发生改变。这也说明当代社会整体道德建设的重要性。

当今社会面临的道德问题,由于利益关系的错综复杂和境遇的特殊性,一些问题的伦理善恶界限常常不是泾渭分明,需要通过分辨和商谈,才能理清何取何舍,远非圣贤的一句话或社会少数精英所能定断。特别是,某些最基本的道德规范和伦理原则,如生命至上、仁爱待人、不伤害他人等,在多数情况下并不出现分歧;而分歧和差异往往发生于不同道德原则之间,或发生于同一原则或理论并应用于不同人群之间,以及发生于各种伦理原则在应对的不同境遇的时候。这些问题还因国内与海外、同代与后代、现世和未来,以及人们的信仰、价值观、个人阅历等的不同而更加复杂①。解决这些分歧、差异,单靠个人道德修养是十分困难的。在现今的民主时代,每一个个体都有权申诉自身的要求和意愿,任何人也都应在自己遭遇伦理困境时为自己的行为选择承担责任。这就需要社会创造适当的条件和环境,提供具体渠道,为相互商谈和协调提供便利,通过多方面的协调与沟通达成某种道德共识。这种共识并不一定是传统意义上的道德真理,但它是"民主时代拥有不同观念背景与复杂的利益诉求的人们经过一定程序所能达成的道德共识"②。这种共识由于有社会参与,因而"这一道德共识不是个体性的,而是社会整体性的",它不仅能为个体接受,并且也为社会承认。"这样一种从个体的探究道德真理到整体的寻求道德共识的程序转变,是民主时代协调伦理冲突、破解道德难题的唯一出路,也是价值观念多元化以及行为后果高度不确定的社会的人们在道德思维上发生某种质的变化的鲜明体现。"③当然,这并不意味着个体德性的培育及道德榜样对社会的示范作用不重要了,它只是强调,在当今社会面临的诸如公共卫生重大事件、自然灾害、科技风险、后代权利以及涉及人类命运共同体其他重大议题面前,构建一种具有制度法规性质的整体道德,远比依赖个体道德更为重要。同时,尽管具有法规性质的整体道德具有强制性约束作用,它仍需要有个体德性的支撑。只有在这种强制性法规约束下催生个体内在的自觉性,才能保证社会整体道德的实际落实。尽管,个体道德的主体作用有所变化,但个体道德的兜底作用并未消失。

二、制度伦理与社会整体道德

"制度是国家治理体系中根本性、战略持久性的构成要素,是国家机构顺利运转、社会生活有序进行的基础性保障。"④制度的一般内涵涉及"制"和"度"两个方面。"制"体现了某种特定目标的价值蕴含与期待。"度"则体现制度指向的某事、某物的限度、规范、界线,也体现某事、某物的空间规定性与时间规定性。

---

① 甘绍平.当代社会道德形态的基本特征:从个体德性走向整体伦理[J].伦理学研究,2015(4):27-29.
② 甘绍平.当代社会道德形态的基本特征:从个体德性走向整体伦理[J].伦理学研究,2015(4):27-29.
③ 甘绍平.当代社会道德形态的基本特征:从个体德性走向整体伦理[J].伦理学研究,2015(4):27-29.
④ 朱辉宇.国家治理的伦理逻辑:道德作为国家治理体系的构成性要素[J].北京行政学院学报,2015(4):59-62.

将"制"与"度"整合成"制度",其意是指一种普遍的社会生成样式、法式,它构成人们生存活动必须遵守的共同标准、准则①。制度的内容十分广泛,包括政治的、经济的、社会管理的、文化的、教育的、医疗的等等,但就其特点而言,可区分为宏观性制度和微观性制度。国家制定各种制度,如宪法规定"国家实行社会主义的市场经济""国有企业在法律规定的范围内有权自主经营",就是宏观性的制度;涉及民生切身利益的医疗保障制度,也是一项宏观性的制度。微观性的制度是社会团体、企业、事业单位为执行国家颁布的宏观政策、制度,结合自身的实际情况制定的规制。国家宏观性的制度、政策,大多经过企业、事业、社团等制定的微观制度才直接落实到个体;省、市、县各级行政机关也常常结合本地区的情况制定相关制度、规章,其中一些也具有宏观调控性质,但更多的是考虑本区如何落实中央制定的宏观政策和宏观制度,具有微观性质。各种制度的制定,特别国家层面的政策、制度的制定,都从一定的经济基础和各种具体现实情况出发,其是制度、政策合理性的基础;影响制度的因素很多,其中包括道德伦理因素,但它不是决定性因素和制定制度的依据,只是制定制度应当考虑的众多因素之一。将道德的合理性作为评判制度的合理性,认为"伦理道德是制度建构的前提,是制度合理性的尺度和根据"②,这是不符合唯物史观的。

但是,伦理道德作为影响制度的因素,对于完善制度、推动伦理道德建设十分重要。制度制定的依据、基础和制度的道德影响是两个不同性质的问题。就当今社会而言,社会的整体伦理公共的善,主要依靠制度伦理塑造、实现和维持。但是,我国当前制度伦理存在严重缺失的情况,并且已经成为各种道德失范现象的重要原因。当前道德利他现象缺失,道德冷漠与旁观者涌现,以及自私自利,乃至报复他人和社会等损害他人的道德恶念和恶行不减。这固然与社会转型时期出现的无止境地追求个人利益、突显个人价值直接相关,但也与社会转型时期的相关制度缺失,特别是与制度伦理建设的缺位直接相关。制度伦理建设已经成为治理当前道德伦理失范不可缺少的重要环节。

制度伦理是指,制度包含什么样的价值,以及依据什么样的价值标准来评价制度。制度是表层的行为规则。制度伦理是制度价值深层次的内在依托。制度的哲学内涵和内在逻辑体现在其所含的伦理层面上。伦理对于制度的设计、实施及创新有着极其重要的意义。只有深入探讨制度背后的伦理层面,从伦理价

---

① 唐代兴.制度创新的伦理思考[J].阴山学刊,2014(4):5-11.
② 鲁鹏.制度合理性的根据:道德根据论批评[J].东岳论丛,2010,31(3):20-25.

值的角度审视制度的合理性与公正性,才能从根源上解决制度问题,并彻底改革、创新制度体系。这也是制度伦理范畴的重要意义。

就人的生活整体而言,它包括两部分:一是私人生活,二是公共生活。这两种生活是个人应该同时享有的。人的这两种生活决定了在同一社会共同体中存在着两种层面的道德:私人生活领域的道德即个体道德,公共生活领域的道德即制度伦理。制度伦理具有独特的主旨,即使公共生活合理化。制度伦理通过对公共生活领域的道德把握,一方面探寻合理的公共生活样式,提出公共生活的道德要求;另一方面避免使社会生活"碎片化"的私人生活领域的因素、违背公共生活领域的本质要求的"潜规则"及规避责任的行为,对公共生活产生不利影响。适应公共社会生活需要制度伦理,其意义并非只限于建立规范公共生活领域的具有道德合理性的制度;更为重要的是,通过制度将适应个人生活的个体道德纳入规范的公共生活领域,使公共生活领域面临的问题转变成有效的共同行为,并塑造公共生活,实现共同利益和人在公共生活领域的自由。

制度伦理可从两个方面来理解:制度的伦理和伦理的制度。制度的伦理指制度的伦理要求,即对制度的正当、合理与否的伦理评价和制度中应体现的伦理原则,表现为制度本身内蕴的伦理追求、道德原则和价值判断,如按效益与公平相结合的分配制度,即首次按效益分配,第二次按公平分配的分配制度;伦理制度系指将应遵守的伦理原则、规范确定为人人应当遵守的制度或法规,亦即直接体现伦理要求的制度,如知情同意原则、科研伦理委员会制度。2023 年 10 月 8 日科技部等十部门发布的《科技伦理审查办法(试行)》就是一部伦理法规制度。这里提到的制度,"是指国家治理认可的制度,是正式的、法定的制度,因而可以将制度伦理定义为在特定历史条件下形成的具有正式约束力的政治、经济、文化等方面的法律、准则及政府部门根据具体情况制定的行政规则、办事规程及行为规范";也可以将制度伦理理解为存在于社会基本结构和基本制度中的伦理要求与实现伦理道德的一系列制度化安排的统一。制度伦理是实现制度要求与制度的伦理要求的统一,是行业与行为要求及价值的统一。何颖在《行政哲学研究》中指出:制度伦理的建构具有两个层次的内容,即制度伦理价值理念的构建与制度伦理体系的构建。因此,"制度伦理的适用范围应当主要是公民社会,它的参照系既包括制度,也包括伦理,它主要是制度与伦理融合而生成的公民社会所遵循的特定规范,在实践当中已成为公民生活的一部分。"①如有学者认为,制度

---

① 　陈伟功.论"制度伦理"的四种思维方式[J].齐鲁学刊,2016(6):75-79.

伦理比单纯的制度具有更多的优势,"它将制度的硬约束与伦理的软约束相结合,依托制度和法律的强制力实施道德,有利于实现外在约束与内在约束的有机统一"①。"制度伦理追求的是制度的伦理化与伦理的制度化的有机统一;追求的是制度的他律与道德的自律的有机统一;追求的是公共性与个体性的有机统一;追求的是制度伦理应然的目的性与实然的手段性的统一。"②

制度伦理的本质是解决制度的合道德性问题,它是确认制度的合理性与正当性的重要方面,是制度完善、制度创新的价值基础和内生变量。制度伦理的基本原则和要求③如下:①公平正义原则。制度的设计应惠及各阶层的人,所有人在制度面前一律平等,不能出现某些人群必须遵守而另一些人群可以置若罔闻的情况;同时对弱势人群应有适当的照顾,如对老年人、孕妇、未成年人和残疾人,可以提出不同要求。②必须具有实践性。制度伦理既然以制度的形式出现,它必须是可付诸实践的、可操作的。不能实践、不能操作的伦理规则与制度伦理的禀性是不相容的。③掌握好制度的相对稳定性和动态性。不能朝令夕改,也不能死守过时的陈规。一个无定型的、时时处于变化中的制度令人无所适从,不能取信于民,也没有生命力。伦理建设是一个渐进的养成过程,经过制度的约束养成某种伦理习惯,需要积以时日,并且需要在实践中不断完善,而这就需要相对稳定。当然,事态是发展变化的,任何制度伦理也需要根据变化,适时修改原先的规约,但这种修改需经过时日积累,并按一定的程序进行,而不能凭主观想象或一时冲动决定。处理好稳定和发展的关系,是制度伦理生命力之所在,因而必须慎重对待。④不同情况区别对待。制度伦理涉及政治、经济、文化等各方面,而这些方面又有不同的具体领域,这些不同领域都有各自不同的情况,以及不同的伦理问题。以医学中的知情同意原则为例,它涉及面广,几乎适合于医学的一切领域,但面对临床、公共卫生、医学科研等不同场域,以及同一场域中的不同人群,如老年人、未成年人、意识处于昏迷或其他不能够表达主体意志的人群时,履行这一原则都会遇到特殊问题,制度伦理应根据不同情况做出不同的规定。⑤体现伦理的普适性和底线性的要求。制度伦理既然是一种制度性的法规,就必须以全体社会成员为约束对象,必须具有普适性和底线性。所谓普适

---

① 周帼.论司法制度伦理与法官品性的德性伦理[J].河海大学学报(哲学社会科学版),2012,14(2):72-75.

② 何颖.论制度伦理的功能与局限[J].中国行政管理,2007(8):66-70.

③ 李志强,戴艳军.道德利他现象的制度伦理研究:基于不同状态制度的分析[J].大连理工大学学报(社会科学版),2014,35(3):11-16.

性,是指被绝大多数人接受并践行,能反映大多数人的道德水平;所谓底线性,就是从伦理最基本的要求出发,体现任何人必须遵守的道德底线和最起码的伦理要求。制度伦理不宜以最高的伦理道德为出发点,过高的伦理道德要求可能脱离群众,脱离实际,其结果是制度伦理形同虚设。⑥摒弃道德主体差异。将道德主体视为一般的普通人,置主体的各种特殊于不顾,道德主体在制度伦理确定的伦理规范面前一律平等,不论是领导者还是一般雇员,都一视同仁,不能有差别的对待。制度伦理以外在的规范而非内在的良知和个人地位、品格来进行伦理约束,制度伦理实质是规范伦理的制度化和法律化。⑦民主、透明原则。制度伦理是面向广大人群的一项制度,要求所有人群都遵守和执行。在制定某项制度伦理过程中,必须实行民主、透明原则,事先进行深入细致的调查研究,广泛了解各种具体情况,特别是不同人群的历史文化、思想习俗、宗教信仰等,在形成正式的制度前反复听取各方人士的意见,公开透明,绝不搞暗箱操作;在形成后要广为宣传,做到家喻户晓。只有这样才能发挥制度的作用。⑧前瞻性原则。伦理建设是一个承前继后的过程,任何一项伦理规则经历的时间愈长,就愈有生命力。那些昙花一现的短命的制度、规程,都难以在人民群众中扎根。为适应这种情况,制度伦理需要尽可能考虑它的前瞻性,考虑与可能出现变化的情况的衔接与连续性。特别是科技方面的伦理,如基因伦理、智能技术伦理,对前瞻性方面的考虑更为重要。制度伦理缺失前瞻性,可能会陷制度伦理朝令夕改的困境;没有前瞻性的制度伦理,常常是短命的。

关于制度伦理构建的内容,以下五个方面应予以注意:①建构制度应当遵循的最重要的伦理原则,是明确制度伦理追求的伦理目标。如个人自主权、公平与正义、维护生命的尊严、维护受试者的权利等,这些均是制度伦理首先要关注的伦理目标。一项制度伦理可能有多项目标,如2016年10月国家卫计委颁布的《涉及人的生物医学研究伦理审查办法》,第一条明确规定,有关人的生物医学研究伦理审查的伦理基本目标是维护人的尊严,尊重和保护受试者的合法权益;同时规定了伦理委员会的若干伦理职责,明确了伦理审查应当遵循的五条伦理原则,规定了审查过程的伦理要求。②明确制度本身所蕴含的伦理精神或伦理价值。制度伦理精神或伦理价值,是制度各方面的伦理要求基本精神的概括,如制度体现的人本主义精神、公平正义的精神。这些精神或价值对各种制度伦理的审视和反思,它有利于把握各项制度伦理的方向,防止出现偏差和漏洞,这些均是对制度是否合正当性进行伦理评价的重要标准。③明确制度在运行中的伦理要求。制度伦理是要付诸实践的,而许多制度伦理的原则、规范的实施是一个长期的过程。如科研制度伦理,必须涉及科研的全部过程,从科研立项、科研设计、试验过程(其中医学方面的科研试验有一期、二期、三期临床试验的不同要求)、试验的追踪、科研成果总结与鉴定到知识产权,以及动物实验应遵循的伦理要求等,都表明制度运行中的伦理要求十分重要,切不可忽视。④协调好利益关系及其他关系。利益关系是任何制度伦理都不可回避的课题。若不能正确处理利益关系,各相关方的利益没有明确的表达和协调,或表达、协调过于抽象、空洞,难以落到实处,这样的制度伦理则难以维系。制度伦理的主体常涉及维系制度的各方,因而其成效常取决于各方的协调与合作,而协调与合作的关系能否形成,关键在于能否有正确的伦理原则的支撑,如互利、共赢、彼此尊重等。制度伦理在这方面必须有所关照。⑤关注特殊的制度伦理的特点。某些特殊的伦理制度有其自身的特点。如医学中为变性手术制定的制度伦理,就与其他一般性的制度伦理有许多不同之处,如变性人的心理照顾、对外界的保密、变性手术者与其他人群的关系等等,就是变性手术制度伦理需要关注的特殊问题。不把握各种制度伦理的特殊性,就难以确定切实有效的制度伦理。制度伦理以上五个方面的内容是统一且互相关联的。只有具备这五个方面内容的制度伦理,才能真正满足合理性和实践需求。制度伦理不仅是关于社会基本结构和制度的伦理研究,也体现了社会伦理规范的秩序化或法典化,它强调的是社会各种制度的道德合理性,依靠制度的力量来规范人们的道德行为,因此必须对其内容进行慎重思量。

制度伦理代表了一种新的研究范式和实践范式,它既不同于主要依靠道德主体的自觉、内省、良心、自律的德性伦理的道德范式,也不同于一般没有强制约束力的规范伦理。制度伦理寻求可普遍化的伦理原则,侧重人类道德底线和基本的伦理要求,并通过立法或其他具有一定强制性约束的方式纳入国家、行业、单位的治理体系,以要求人们履行的形式呈现在人们面前。制度伦理与德性伦理、规范伦理相比,既有差异也有相同。差异主要有以下表现:①对象不同。制度伦理的对象是各种制度的伦理;规范伦理的对象主要是人类行为;德性伦理的对象是个人的品格。②关注的伦理重点不同。制度伦理的重点是制度如何至善,应当建立什么样的制度;规范伦理关注的重点是人的行为至善,如应当做什么或不应当做什么;德性伦理的主体是人的品德,即应当做什么样的人。③依靠的主体性质不同。制度伦理依靠的主体是机构(包括政府、社团和单位等)而非个人,具有强制性;规范伦理依靠的主体既有组织,也有个人,其强制性因情况而异;德性伦理依靠的主体是个人,有赖于个体的自觉性,不具有强制性。④特性不同。制度伦理和规范伦理都具有外在性,可根据需要不断扩展其领域和范围,且往往外在于个体;而德性伦理发自个体自身,内在于个体自身。当然,制度伦理和规范伦理最终也需要经由个体的行动才能发挥作用,但这种内在行为是外部加之于个体的;而德性伦理行为发自个体内心,不是外在力量驱动的。两者在稳定性和超越性方面也有所不同。制度伦理和规范伦理具有相对的稳定性,一经形成,常不会随着情况的变化自动调节,不具有主观自觉的超越性;德性伦理由于系发自个体内心的自觉,常能适应情况的变化而主动调节,增加或减少德性关怀的深度和量度,具有超越性。⑤伦理建设实践的路径与关注的重点不同。制度伦理建设的路径首先是调查研究,根据调查研究掌握的情况进行精心设计,主要通过"设制"来保证制度的伦理性质和强度性的合理,强调的是公平、正义、互利、共赢等,使伦理制度化;规范伦理建设的重点是论证,关注的重点是道义、责任、义务、利他、公益等,保证确定的规范伦理能够经得起伦理学的辩护,既符合某种重大伦理规范,也适合某种具体情况;德性伦理的建设重点是道德人格的培养,主要通过习惯、养心、养性、典型示范等,使人们形成优良的道德品质和高尚的道德情操,关注的重点是爱人、利他、诚实、勇敢、坚毅等高尚的品格。⑥伦理层次不同。在伦理层次上,制度伦理和规范伦理因为考虑绝大多数人的可接受性、可实践性,往往从基本的道德底线出发,层次要低于德性伦理。德性伦理由于出自道德主体对高尚品格的追求,追求最理想的品格,可以使人上升到更高的道德境界,有利于人的全面发展。但就伦理效应和约束力、影响力而言,德性伦理又低于制度伦理和规范伦理。因此,发挥制度伦理、规范伦理和德性伦理各自所长,补三者各方之短,是整体道德伦理建设的理想上策。

制度伦理是以刚性制度的规范体系为核心的利益调节机制,通过制度创新和制度变革加强道德建设的功效,这是个体道德规范难以企及的。它以公共理性规范主体的道德行为①,可以在更大程度上约束和抑制人们放纵不羁、肆无忌惮的行为,激励和引导人们崇德向善和担当作为。具体说来,制度伦理的主要意义如下:①确立公民和社会的道德底线,为社会正常运行提供道德保障。诸如适应人们正常生活的道德秩序、维持起码的公共社会秩序、保障人身安全、约定人际交往的基本规则等,这些经过一定合法程序确定的公认规则,成为社会公众都必须遵守的规矩。因此,制度伦理无疑是社会正常生活不可缺少的屏

---

① 宣杰,李淑颖.论道德的制度影响机制:基于制度伦理的分析[J].重庆社会科学,2021(8):53-63.

障。②约束和杜绝扰乱社会生活和工作秩序的不良行为的泛滥。人们的道德伦理水平常是优劣并存、泥沙混杂的。一些人的行为尚未构成犯罪,不能追究其法律责任,但又确实有害于社会的正常运转。对这些行为通过制度伦理施与干预,给予劝说、预警、公示等,实为扶植正气、约束歪风的良策。③有利于发挥道德熏陶作用和促进道德习惯的养成。制度伦理以明确的文字规定、人人必须遵守的制度形式公之于众,依据制度伦理的特定内容在不同场域规范、约束个人行为,且具有相对的稳定性和连续性,这在客观上必然起到熏陶道德的作用,有利于道德习惯的养成。以往一些家族的家规家训在家族成员道德修养和行为的熏陶方面就是很有成效的。④有利于节约道德成本,解脱道德生成过程中的诸多麻烦和周折。在缺乏制度伦理、整体道德风尚欠佳的环境下,一些做好事的人,不仅得不到支持和表扬,反而被污为别有用心、沽名钓誉,更有甚者或遭受无理索赔、威胁利诱、倒打一耙的后果,这大大增加了道德成本和风险。如果制度伦理完善,在其影响下,善恶界限得以分明,优良道德的生成就无需付出如此高昂的道德成本和代价了。

制度伦理是树立社会整体道德的标杆,是维护整体道德的屏障,是将个体道德引向至善的社会整体道德的坦途。

三、机构伦理及其与制度伦理、个体伦理的关联

要理清制度伦理与机构伦理的关系,必须首先从源头上明确制度与机构的关系。"要求大家共同遵守的办事规程或行动准则"是制度;"泛指机关、团体或其他工作单位"是机构,这是《现代汉语词典》对"制度"与"机构"的定义。从定义上看,两者是大不相同的:一个是指办事必须遵守的规则,一个是由个体组成的不同类型(机关、团体和企事业及其他)的单位实体。表面上看两者似乎有点风马牛不相及,但实质上却有着相互依存的紧密关系。机构一般指称的要求如下:

一般泛指的机构,是按一定要求、层次、程序设立并有国家相关法律认可,由若干人员组成的机关、团体、事业、企业或其他工作单位,主要有机关、团体、事业、企业四种类型。没有得到法律认可的机构,不能列为社会的正式机构。

一般泛指的机构与组织有某些相同,但也有差别。组织是有形的,但有时也可以是无形或隐形的;机构必须是有形的。无形的组织不能列为正式机构。

所有正式机构都是有序的、整体的、相互衔接和协同的完整社会构成体系。

所有各种类型的机构按一定的规则连接为一个整体,组成国家和社会的完整体系。社会的任何机构都不是孤立的,不是彼此不发生关系的。

四种类型的机构在性质和任务上各不相同:机关是国家和社会运转的指挥棒,是国家和社会的神经中枢;团体是以各类人群特点为契机构成国家机关联系各类群体的辅助;企业和事业单位是社会生产和其他事业发展的基础,也是国家和社会的基础。

制度与机构的关系,是互相依赖、互相制约的关系。机构是依照一定的制度而建立的,国家和各级行政机构(机关)按照《中华人民共和国宪法》和各级人民政府组织法产生,企业和事业单位及其职能也是按一定的规制形成的。没有规矩不成方圆,没有规制就没有机构的雏形;但是,制度不能自行生成,而是由人制定的,因而制度在更多的情况下是由机构制定的,并以机构为载体。即使某些开创性事业未能形成正式机构,其制度也是由若干的临时性的机构完成的。

理清了制度与机构的关系,自然也就能够理清制度伦理与机构伦理的关系。任何制度都要体现两方面的目标:其一是工具性目标,即某项制度的任务目标,即为何设立此项制度,要达到什么目的。如三级医疗体制的任务目标,或者说是工具性目标,就是为了使医疗保健能够覆盖全体人群,使重病患者、轻病患者、边远地区的患者都能及时、便捷的就医。其二是价值目标,合理的医疗体系必须同时体现医疗公平性和可及性。任务性或工具性目标要服从价值目标,也即伦理道德目标,两个目标必须统一,相互照应。若工具性目标背离价值性目标,或者价值性目标没有适当的工具性目标落实,都会导致医疗体系不理想。制度目标的双重性同时适用于机构目标,根据一定制度确立的机构,既需承担实现机构既定目标的责任,也要体现任务的价值目标,二者缺一不可。制度伦理与机构伦理的关系可如此表述:

● 机构伦理根源于制度伦理。制度的工具性和价值性特征同样决定了机构的工具性和价值性特征。机构伦理理应接承制度的价值目标,机构伦理来源于制度赋予机构的使命。机构不能叛离制度赋予的价值使命,机构必须承接制度赋予的伦理使命。

● 机构伦理是制度伦理的保障。任何伦理规约都依附于一定机构。制度伦理的形成需要有形的实体机构的具体操作,制度伦理的确立和实践需要机构调查研究、起草文本,适当程序的认定和通过,以及监督、检查和落实,任何一项伦理制度都不能仅停留在文本层面,它需要承担某项制度伦理落实责任的机构去落实,否则仍然可能是一纸空文。

● 机构因其处于实践的第一线,可以根据实践中出现的新情况和新问题,发展、完善和丰富制度原先已经确定的伦理规约。

● 不是任何机构都能承担落实制度伦理的责任。只有那些得到法律认可,且与自身职责相容,并能承担伦理责任的机构,才能落实制度伦理责任。名与实分离的、"挂羊头卖狗肉"的、没有伦理责任感的机构,不仅不能成为制度伦理的推动者,反而是制度伦理的绊脚石。

因此,重视制度伦理,必须同时重视机构伦理,将机构伦理提上日程。制度伦理和机构伦理是密不可分的。制度伦理是机构伦理定位的根,例如,包括医院在内的所有医疗机构的价值定位,都必须以国家相关的基本医疗法规为依据。这些由国家或国家相关部门确定的医疗法规,确定了各类医疗卫生工作的目标和方向,明确了它们的价值归宿;而机构伦理则是所有制度伦理得以实现的最重要的保障。

伦理是事物的价值属性,存在于个体、机构和任何事物中,具有普遍性和特殊性的特点,任何人、组织(包括国家和政党机关)、政策和行为,都无法避免一定的伦理选择和价值定位。机构伦理是机构价值属性的集中体现,是机构行为和活动的方向灯,是机构的灵魂。医疗卫生机构也是如此。任何医疗卫生机构,总是在一定(善、恶或其他)的价值和伦理理念指导下进行活动。机构如果失去正确的价值目标,或者选择了错误的价值目标,就会迷失方向,从而遭遇陷落泥坑而不能自拔的后果。从这个意义上说,机构伦理是任何机构得以确立和顺利发展并得到社会认可的基础,是万万不可缺失和忽视的。

机构伦理究竟应当包括哪些内容?目前该领域还未形成理论共识,借鉴学术界对企业伦理的研究[1],似乎可以将机构伦理的主旨表述如下:以人为本,以崇高的价值观为指导,确立机构的工作目标、战略战术,协调各种关系,积极负责任地、合乎伦理地开展工作,为国家、人民和社会做出贡献。具体地说,可将机构伦理概括为以下几点:①机构的宗旨、性质、工作目标的道德准则;②对服务对象和社会承担的责任和义务;③机构开展工作和活动的战略、战术所遵循的伦理准则;④机构内部管理和营运所应遵循的伦理原则;⑤机构协调内部员工和机构外部关系的伦理规则。机构伦理与社会、经济、文化水平密切相关,是社会发展到一定经济、文化水平的产物,是社会进步的体现,必然随着社会进步和文化意

① 龚天平."伦理经营"诠释[J].伦理学研究,2006(1):73-78.

识的提高,其内容必然不断丰富。就企业来说,一些有远见卓识的企业家认识到当代企业的经营不能仅停留在童叟无欺、买卖公平的传统道德伦理水平上,还必须对社会长远发展和人类的根本利益负责,对子孙后代负责;当代的医疗卫生保健机构的任务、目标及其承担的社会责任,远远超出了古代甚至20世纪以前的水平,因而医疗卫生保健机构的伦理也必然随之增加适应时代要求的新内容。机构伦理的基本规约是相对稳定的,但具体内涵是随着时代的变迁不断丰富的。

机构伦理和机构的经营、管理伦理有所不同。机构伦理的指向,是机构的性质、社会责任和发展方向的战略问题,它界定了机构可为、应为和不可为、不应为的界限,对机构的发展具有方向性、指导性的意义,是机构全体成员,特别是机构的领导层时刻都要牢记的内容。国务院1994年颁布的《医疗机构管理条例》第三条规定的"医疗机构以救死扶伤,防病治病,为公民的健康服务为宗旨",就是对医疗机构的性质、任务的伦理属性的定位。它和机构的具体管理,如人、财、物的管理等应遵守的伦理规则不同。机构经营、管理伦理是机构开展工作和经营活动应遵循的伦理规则,它从属于机构伦理。机构伦理来自机构的自身属(秉)性;机构经营、管理伦理是机构自身属性的衍生,同时也来自他律,来自社会对它的期望和管束。从这个意义上说,机构伦理存在两级结构:机构伦理和机构的管理经营伦理,机构管理、经营伦理不能代替机构伦理。就医疗卫生部门而言,这些年来的一个重要的教训就是以医院管理伦理代替了医院伦理,导致医院在某种意义上迷失了方向,一步一步地将医院办成了赚钱谋利的企业,出现了"今天'双十一'生孩子打八折"、不赞成过度医疗的医生要下岗或被除名、交不起钱的患者晚上被遗弃在郊外等怪事。这些都是缺乏机构伦理的后果。

机构成员的伦理与机构伦理密切相连,但不能相互替代。长期以来,我们着眼于医务人员的个人伦理建设,以为医务人员个人伦理好了就是整个医学伦理好了,但现实给予了否定的回答。一是因为在一个强调追求个人价值的时代,医务人员价值目标极为混杂,且差异很大,难以形成一个反映医院和医生的非口头的真实的共同价值观。二是医务人员个人伦理只限于个人行为,而个人行为很大程度上受制于机构的伦理取向。个人行为不能超越机构具体的规定,也无法扭转机构伦理的缺失。三是当代的医院价值目标呈现多元化的特点,除传统的医疗外,还有公共卫生、教学、科研等其他多项任务,医务人员个人无法将众多任务形成统一的价值目标。四是当个人行为与机构追求的价值目标相矛盾时,个人行为常受制于机构的价值目标。在机构伦理不符合正当伦理要求时,医务人员的伦理行为必然是混乱无序的。只有在正确的机构伦理氛围下，机构成员个人伦理才能与机构伦理融为一体。

医疗机构对其成员的伦理制约和影响在许多事情上得到证明。一些倡导伦理正气的医院，出现了许多关爱患者生命的感人事迹。如前些时候出版的《用心——神经外科医生沉思录》，反映了北京宣武医院神经外科医生行医的初心、用心、揪心、痛心的事迹，令人难忘；不少医院，在其成员秉承医师专业精神的行为与机构的价值目标一致时，医生们可以畅情地展现其伦理义务与道德追求。这也是当前我国一些医院频繁出现许多感人事迹的原因。但机构成员医疗行为与经营目标相左时，其行为往往受阻。一些医疗机构发生的种种负面的伦理问题，也与医疗机构的伦理取向直接相关。早些年发生的手术戒毒、上海某医院以人工心脏牟利、上海某妇幼保健院切除少女子宫等事件，以及近年来发生的长春疫苗事件、头颅移植、基因编辑婴儿等事件，都是机构伦理缺失的结果，其中一些事件甚至是医疗机构直接组织的产物。机构的活动和行为没有约束，没有伦理规矩。在这种情况下只要能赚钱，什么都可以做，种种丑陋现象就无阻碍地出现了。

机构伦理的主要影响与意义如下：①机构伦理是机构对社会的公开承诺，是取信于社会和广大公众的基础，是构建机构及其成员与社会和谐相处的保障。一个没有正确伦理规范的医院，是很难取信于民的。②机构伦理是机构及其成员行为道德的风向标，是维系医师专业精神的重要条件。一个医院如果以赚钱牟利作为自身的价值目标，将患者利益置于首位的医师专业精神必将荡然无存。③机构伦理是机构成员团结的凝结剂，是调节员工关系和处理矛盾的钥匙，一个团结友爱、互帮互助集体的形成，依靠的就是这个集体的伦理正气，舍此之外没有其他。④机构伦理是执行卫生保健政策的铺路石，是消除落实医疗卫生保健政策障碍因素的保障；机构伦理失范，国家制定的医疗卫生保健政策的实行必然受阻，难以到位。

有必要特别提及一下机构伦理与个体伦理的关系。在当代，由于医生自由职业者的身份逐渐消退，医生一般都是作为医院或其他医疗组织的一名成员行医的，他们的具体工作岗位由机构分配确定；在一些大型医疗活动（如复杂的外科手术）中，他们只是这种活动中的一个"螺丝钉"，其技能、作用完全按整体要求执行，不能逾越雷池一步；他们的晋升、待遇也一律由单位确定，自身的自主权甚微。在这种情况下，医生行为的伦理规范，一般也受机构约束，少有自主的可能。

即使明知不对，他们也只能表示一下而已，甚或连表示也难以如愿。

机构伦理的重要性及其意义还可以从伦理与环境的关系得到说明。人们的道德伦理气质、善与恶的行为习性，不是生下来就注定的，而是在家庭和长期生活环境中逐渐养成的。"橘生淮南则为橘，生于淮北则为枳。"当今医务人员的伦理观念与行为，与一切向钱看的潮流相关，与某些医院趋利的经营方略直接相连。机构伦理的重要意义在于，为成员营造良好的道德环境。在任何时代、任何社会，人们的伦理状态都是"两头少中间多"，当今医药卫生人员的情况也是如此。在良好的伦理境遇下，处于中间伦理状态的人就倾向于善，伦理状态差的人对自己的行为也有所约束。机构伦理的意义，实际上是为其成员营造了一种良好的伦理境遇。在道德环境良好的状态下，坚持正义的人不会被孤立、受嘲讽、抬不起头，而那些见不得人的事不会畅通无阻，相反则为正气逐渐消解。马克思曾说："必须使环境成为合乎人性的环境。"[1]只有在一个合乎人性的环境中，人性才得以健康发展。"制度好可以使坏人无法任意横行，制度不好可以使好人无法充分做好事，甚至会走向反面。"[2]邓小平这几句简明扼要的话，也说明机构伦理的重要性。

四、伦理实践范式转变的案例——医院伦理与医生伦理

关于个人伦理→整体伦理转变为整体伦理→个人伦理的伦理实践范式的变化，医院伦理为我们提供了一个典型案例。众所周知，自古以来，医院高尚的伦理精神是由千千万万医务人员一心为患者的业绩铸就的。医生个人的优秀表现为医院在广大人群中树立了高大形象。但是，近些年来在我国医院陆续发生的一些事件，使我们认识到，先前那种伦理实践的范式发生了变化。如湖南某医院胡卫民医生、安徽省某院张曙医生、四川某医院兰越峰医生、北京某医院张煜医生，他们因不满医院的过度医疗、开单提成的做法，多次向院方反映他们的意见，在医疗实践中抵制不当行为。然而，他们的意见不仅没有为院方接受，反而以败坏医院的声誉、堵截医院经济来源为名被调离医疗岗位，或被迫离职；而更为诧异的是，他们的行为也不为众多同事所容，还被冠以"异类""叛徒"的"罪名"。这四位医生的诉求是一致的，医院对他们行为指控的理由和处理也是一致的，这几

① 马克思,恩格斯.马克思恩格斯全集：第二卷[M].中共中央马克思恩格斯列宁斯大林著作编译局,译.北京：人民出版社,1957：166-167.
② 邓小平.邓小平文选：第二卷[M].北京：人民出版社,1994：333.

起事件引起的社会广泛同情、支持及与医疗系统内部截然不同的反应也是相同的。为患者提供不必要的医疗干预,医生开单提成的做法,其是非黑白是不辩自明的,为何这种正义的言行竟为院方和一些医生所不容呢? 这说明,医生个人的伦理行为无法影响医院整体的伦理取向,而医院的整体伦理价值取向会制约医生个人的行为。当今,社会公民的生命权、健康权已被视为基本人权,为全体人群提供健康保障已被列为许多国家的基本职责,国家设立的医院及其所属的医务人员,实际上是在履行国家赋予他们的任务。医疗型国家的出现,意味着医生作为自由职业者的时代已经结束,医生个人行为受制于国家和医院是必然的。我国医院(尤其是大型医院)由于种种原因,实际是已经走上重利轻义的道途,医院在实践中已或多或少地背离了医学的宗旨,以至于人们善恶不分,正确与错误被颠倒。正是这种情况造成了以上几位医生的正义之声被压制的结果。同时这也说明医疗卫生工作的治理、医院的治理,要重视制度伦理、机构伦理的建设,以此促进整体伦理水平的提高,通过医院整体伦理带动全体员工伦理水平的提升;相反,那种寄希望于少数优秀医务人员的优秀品格促进整体伦理水平提高的方式已经难以为继了。美国哲学家、伦理学家罗尔斯在《正义论》一书中对国家治理制度的伦理进行了研究,他认为正义是社会基本制度的首要价值,并提出了为实现社会正义的两条原则。机会均等原则和差别原则。他主张将这两条原则确立为当代社会的根本制度,在这种制度下实现个人的平等和自由,实现社会正义。"在他的正义论中,对制度的道德的评价和选择优先于对个人的道德评价和选择。""离开制度来谈个人的道德修养和完善,甚至对个人提出来各种严格的道德要求,那只是充当一个牧师的角色,即使本人真诚相信和努力尊奉这些要求,也可能只是一个好牧师而已。"①这说明,时下治理医学伦理的根本之道在于制度伦理及与之相随的机构伦理,只有制度伦理、机构伦理到位,只有辨明医院以科室为基本核算单位、开单提成这样的管理制度的伦理是非,才可能提高医院整体伦理水平。制度伦理机构伦理建设是我国医学伦理建设的重中之重。

关于医院的伦理,其核心是医院一心一意为患者健康服务的宗旨,这本来是毫无争议的。那么我国的医院为何不能秉承这一传统宗旨反而越走越远呢? 许多人误认为医院经费不足以保障医院的正常运行、需要自筹经费弥补这一缺空是其主要原因。的确,相关部门给大型医院的投入,在大型医院数量及其规模不

---

① 罗尔斯.正义论[M].何怀宏,廖申白,译.北京:中国社会科学出版社,1988:译者前言22.

断扩大的情况下显得捉襟见肘、杯水车薪。但这种情况是如何形成的呢？自20世纪80年代以来，大型医院引入市场经营机制，医院越办越红火，年营业额以亿计增长，医院的装备日新月异，一座座高大气派的住院楼、门诊楼平地拔起，不仅院长们感觉良好，还自豪地说，"不给钱，我们的日子过得更美"。连国外，包括一些发达国家的同行也极为惊讶，自愧不如；而国家医药卫生管理部门也乐观其成。毕竟无需国家财政投入就把医院办到如此先进豪华，有什么理由要去干预？正是这些情况形成了这一难解的"死结"。其实，以我们国家的财力，和世界上一些发展水平大致相同或者更低的国家相比，解开这一"死结"的财政支持是可能的。问题在于有关部门和院长们没有将医学的根本宗旨牢记在心，喜于医院眼前的"表面繁荣"，没有看到医院科室核算、开单提成的市场驱动机制带来的过度医疗、医疗资源浪费、重治轻防的状况长期未有扭转，医师专业精神的消解、医患关系恶化、医疗腐败等现象的严重泛滥，没有意识到将医疗保健事业视为一种买卖可能造成长远的严重后果。如果我们理清当前我国公立医院公益不能到位的内因，清除"死结"这个障碍，权衡市场经营医院的得失，以人道在先、功利在后的原则处理义利关系，我们完全可以让医学的崇高宗旨，将患者利益置于首位的旗帜高高飘扬，完全可以树立医院的伦理正气。一些医生的正义诉求就不会受压，医院的一些乱象也是完全可能治理好的。

五、生命伦理更有赖于以制度为基础的整体伦理

生命伦理，包括整个高科技伦理在内的实践，更有赖于以制度为核心形成的社会整体伦理。以安乐死为例，这个看似纯属个人范围内的事，实际上一点也不能脱离社会整体伦理。1986年西安发生的夏某安乐死诉讼案，就是因夏某的儿子不忍心看到其母亲遭受痛苦折磨，在得到医生合作情况下，给夏某注射药物致死，随后夏某的大女儿和二女儿起诉其兄长和医生。汉中市公安局于1987年9月以故意杀人罪批准逮捕医生和夏某儿子。后几经周折，汉中市人民法院以情节轻微、危害不大、不构成犯罪为由，判决医生和夏某的儿子无罪。该案例说明，家庭内发生的事件，在没有得到家庭全体成员同意下，特别是在安乐死没有得到社会认可的情况下，任何医生或家庭成员的个人行为尽管有其合理性，也是要受阻的。这凸显了社会整体伦理对于生命伦理具体案件处理的重要作用。

当今许多高新生命技术，在没有社会整体伦理认同的情况下更是寸步难

行。例如,基因编辑技术因逐渐成熟而在许多方面得到应用,但在人体上的适用范围和条件仍引发了广泛争议。2015 年 12 月,中国科学院、英国皇家学会和美国科学院在华盛顿经过三天的讨论,达成了四点共识。这次会议后成立了有美国、加拿大、英国、法国和中国等国家的科学家、医学家、伦理学家和法学家组成的"人类基因编辑:科学、医学和伦理学委员会"。2017 年美国科学院和美国医学院发表了该委员会起草的一份题为《人类基因组编辑:科学、伦理和治理》的报告,除再次肯定了华盛顿会议的共识外,还对体细胞基因编辑的临床应用的目的、效应范围、伦理管理、生殖系基因编辑的争议及其处理,以及基因增强等提出了具体意见。该委员会建议,目前不应该进行用于治疗或预防疾病目的以外的基因编辑,并且在是否或如何进行这种临床试验之前,公众对此进行讨论是必不可少的[①]。2021 年 7 月,世界卫生组织总干事谭德塞呼吁,"在技术和伦理影响都可以得到恰当考量之前""各国应禁止任何有关所谓生殖基因编辑的进一步研究"。世界卫生组织经过两年的广泛磋商之后,就此发表了两份报告,报告强调了监管和建立数据库以追踪所有形式的基因操纵行为的必要性,并呼吁建立"举报人机制"[②]。

当今,生命技术中的许多方面是与传统伦理观念和道德习俗相冲突的,其中许多技术尚处于逐渐完善的过程中,存在更多的不确定性,其是福还是祸一时难以定论,且涉及人类的神圣性和尊严,其后果可能影响人类的后代,因而不能不慎重对待。而这些伦理问题的解决,绝不是任何个人可以一锤定音的,即使是伟大的人物也不能,需要经科学家、伦理学家多次协商和对话,并与公众展开协商与对话,才能达成社会共识,为个人相关行为提供指导,这绝非个人意愿所能为的,尽管这种意愿可能是符合伦理道德的。

---

① 邱仁宗,翟晓梅,雷瑞鹏.可遗传基因组编辑引起的伦理和治理挑战[J].医学与哲学,2019,40(2): 1-6,11.

② 法新社.世卫呼吁为基因编辑立规则[N].参考消息,2021-07-04(11).

第十章　伦理效应与伦理责任

医学伦理学要落地生根,就必须研究伦理效应。只有对执行各项伦理原则产生的效应有明确的了解和适当的评估,才能判定伦理是否切实落实到医疗实践,是否达到该项伦理原则原先设定的目的,而这又必然牵涉伦理责任或责任伦理问题。伦理效应、伦理责任是伦理实践,特别是伦理落地生根整个链条中不可缺位的重要环节。

一、伦理效应是医学伦理建设的重要课题

1. 伦理效应是检验伦理实际意义的基本依据

伦理效应是指人们在实践美德、伦理原则、伦理规范、伦理规则等行为过程中对他人、社会、工作所起的客观作用、效果、影响和反应。效应是一个内容蕴含量丰富的概念,它既可以是结果、成效,也可以是影响和反应,包括现时显示或滞后发生的,而伦理学所产生的结局是非常广泛的,结果、成效、影响、反应均可视为伦理学的结局,用"效应"标示伦理学能够发生的作用是较为恰当的。伦理效应为我们研究和评判伦理学的实际意义提供了一个蓝图。

医学伦理学,归根结底是要为实践服务的;伦理原则、伦理规范、美德不进入实践阶段,或者虽进入实践但没有或少有效果和反应。因此,对伦理效应的研究,是医学伦理学建设不可缺少的环节。这些年,我们在医学伦理建设方面做了大量工作,也取得了很大的成绩,特别是在尊重患者自主权、科研伦理审查方面。但总体来说,伦理建设的成效尚未完全达到人们的预期。我们重视伦理原则、规范、规则的论证和制定,却忽视了这些原则、规范的效应检查与思考。由于伦理效应没有提上日程,医学伦理建设系统工程出现了空白。

要回答伦理学是否起到它应起的作用,必须观察它所产生的效应。尽管种种伦理原则、规范在制定过程中作了周密的思考,设想了它应该和能够起到的积极作用,但这终究不是事实,只是一种可能。从可能变成事实,是理念转变为现

实的过程,而这一过程在多数情况下是复杂的、曲折的,它需要伦理主体的努力,也需要一定的条件,还需要多种因素的合成。只有在种种条件具备的情况下,才能产生所期望的效应。例如,知情同意原则的伦理效应,只有在医生对知情同意原则有了正确而充分的理解,又掌握了能够实际履行知情同意原则的技能,同时患者对此也有基本正确认识的情况下,才能产生其应有的效应。医患两方任何一方的认识和行动的缺失,都会影响知情同意原则的完满效应,而这种效应正是评价知情同意原则实际作用的最终依据。伦理原则、规范的论证和制定当然重要,但更重要的是其实践后的效应评估。正如马克思所言:"人的思想是否具有客观的真理性,这并不是一个理论的问题,而是一个实践的问题。人们应该在实践中证明思维的真理性,即自己思维的现实性和力量,亦即自己思维的此岸性。"①对于伦理学来说也是如此。伦理原则、伦理规范的客观真理性,只有通过伦理的效应才能得以证明。伦理效应是评估医学伦理学理论与实践结合成效的标识,更是评估医学伦理学是否落地生根的标准。

2. 伦理效应有助于促进伦理原则、规范的完善

现今医学伦理的许多原则,特别是新确立的伦理原则,尽管经过多次论证,被认为是可行的、有益的,但这些原则和规范是否完备,是否没有漏洞,是否可能产生副作用,都难以仅仅依靠论证确认。以医学生物医学研究的伦理规则为例,2023 年 10 月 8 日科技部等十部门发布了《科技伦理审查办法(试行)》,此办法在公布前经过了三次修订(包括当时的卫生部制定的版本),每次都根据实践中出现的问题进行补充和改进,即根据实践效应提供的情况进行了修订,但这个过程并未终结,以后可能还需要修订。知情同意原则也是如此,从《医疗事故处理条例》到《中华人民共和国医师法》《中华人民共和国民法典》,关于患者知情同意问题——是患者本人做主还是与患者家属共同做主,以及患者所属单位是否也可参与做主等问题,每次修订都根据实践中的问题(即效应问题)进行了修改。除了决策主体问题以外,近几年学者们鉴于履行知情同意原则中出现的认知偏差——某些医师认为知情同意是医师的护身符,而患者认为是自身的"卖身契"的弊端,建议将医患共同决策作为知情同意的补充,以促进知情同意原则的完善。这些事实说明,任何伦理原则、规范的完善都是一个过程,都需要不断充实、完善和更新,其根据就是伦理实践及其效应。

---

① 马克思,恩格斯.马克思恩格斯选集:第一卷[M].中共中央马克思恩格斯列宁斯大林著作编译局,编译.北京:人民出版社,1978:16.

伦理效应能促进伦理原则、规则改进与完善,其实际意义如下:

● 发现伦理原则、规范的不足与短处,提示需要对已经确立的伦理原则、规范进行补充、修正或取消。例如,曾经一度实行的医师举证制度,在实行过程中出现诸多问题,给医师增加困难,不利于建立和谐的医患关系。该制度不为医师们认可,因而不得不停止执行。医疗事故鉴定由医学会组织执行的制度,被指责容易偏袒医方,难以公正地评判医疗事故,受到一些患者的质疑,故而进行修改和变通。

● 伦理原则、规范实施后的伦理效应不佳,医学认识的进步,使原规定无法适应新情况,需要修改和更新。例如,对变性癖患者的变性诉求,在很长一段时间,世俗甚或伦理学界,均持否定态度,认为他们(变性癖患者)的诉求有伤风化,是一种道德败坏的行为,因而为社会所耻,一度受到社会的谴责,这否定了变性手术的正当伦理性,给变性癖患者带来痛苦。随后医学研究证明,变性癖是一种性别认同障碍,属于心理疾病。首选应当选择心理治疗,通过心理师与他们建立良好的医患关系,引导他们将内心的痛苦吐露出来,改变患者的认知,使患者恢复正常;但对某些重症变性癖患者,在心理疏导无效的情况下,行性别转变手术也不失为一种治疗方法。这一认知变化改变了原先否定的伦理态度,从而为解除变性癖患者心结增添了新途径,尽管术后他们可能又面临新的处境。

● 伦理效应促进伦理观念的更新。妇女堕胎权就是这类伦理效应促进伦理观念更新的最典型的例证。古往今来,特别是中世纪,堕胎在很长时间内不为世人容纳。但因特殊原因需要堕胎而不能堕胎的妇女往往陷于苦难中,这激发了她们的抗争,最终世界上许多国家和地区承认堕胎的伦理性,妇女获得了堕胎的权利。

3. 伦理效应是伦理原则、规范的稳定性和持续性的基本条件

一项被确立并被证明有利于社会的伦理原则或规范,只有需要具有一定的稳定性,才能长期坚持下来,真正有利于社会与人类的和谐共处。道德、原则、规范的频繁无序的更迭和流变,极其不利于社会的安定和发展。规定朝令夕改,是绝对无益于社会的稳定和发展的,而伦理原则、规范的稳定,依靠的只能是伦理原则、规范的良好效应。因为只有这样的伦理原则、规范,才能受到人民大众的欢迎和喜爱。例如,知情同意原则尽管还存在这样或那样的问题,但无论是医生还是患者,绝大多数人对知情同意是持肯定态度的,因此它给医疗秩序带来了稳定与和谐;医药合一虽然曾是医院一贯的规矩并方便了医院和患者,但其弊端也日益突出,特别是其伦理效应的负面影响更引起人们的担心,故而最后被医药分开的制度取代。所谓"实践是检验真理的标准",实际上是指实践的效应是检验真理的标准,而非仅仅付诸了实践。因此,为维护伦理原则的稳定性与持续性,必须不断为提高伦理效应而努力。

二、伦理效应的类型与认定

伦理效应是一个内容极为广阔的概念。从目前我们对伦理效应的理解来看,伦理效应主要是针对生命和健康的伦理效应。医学伦理学的根本目标,是促进医学更好地维护患者的生命和健康,当然医学伦理学的效应首先是维护生命和健康的效应,这也可以说是医学伦理学的根本效应。凡是有利于实现这一目标的伦理原则、规范,都是可以为人们理解和接受的,凡是背离这一目标的伦理原则、规范,都是站不住脚的,都可以一票否决。例如,就基因编辑的规则而言,目前医学伦理学和生命科学认可的是治疗性基因编辑,对生殖性基因编辑则持否定态度,这种否决就是一票性否决性质的。所谓一票性,是指只要是生殖性的,不管有多少个理由为生殖性基因编辑辩护,都是不能被接受的。贺建奎事件的争议也在于此。

但是,伦理学还有其他效应。一般说,伦理学的效应可归纳为以下几类:①生命效应。其中特别是临床中的生命效应,包括重危病症的治疗和抢救,避免可能挽救的死亡,生命某些缺陷体征的治理、完善和有益的生命机能的增强,等等。②健康效应。当前,健康已成为各个国家治国理政的重要目标,医学界也在探索和积极倡导从治疗疾病转向健康促进的医学模式。医学伦理学也应为促进全民健康而努力。医学伦理学有关健康的伦理规则,如健康标准评价的伦理、健康的社会责任与个体责任的区分、健康行为与非健康行为的区分、卫生保健政策的伦理等,都是医学伦理学为健康促进而做的努力,但这些努力是否实现起初设定的目标,也必须从这些健康伦理产生的效应来评判。③经济效应。如有助于降低和减少经济消耗,节约卫生资源,避免因病致贫、因病返贫,以及降低医疗(药)费用,有助于低收入人群方便就医的种种医疗卫生措施等,都可视为伦理学的经济效应。近年来,有学者提出的医学经济毒性[1],就是不好的效应,因而经济效应理应列为伦理效应的重要内容。④公平公正效应。其中包括可及性和可获得性的公平公正效应。公平公正是伦理学的重要目标,很多伦理学的原则、规

---

① 马露,谢乐静,桂冰.国内外经济毒性研究现状综述[J].医学与哲学,2023,44(14):7-11.

范就是为实现医疗公平、公正而努力的。如帮助有重病而经济比较困难的患者，就是出于公平与公正的思考。特需医疗的设置及对其适当的约束，也与医疗公平公正有关。过多的医疗资源用于特殊医疗，使大多数患者得不到应当享有的资源，就是负面的公平效应。⑤社会效应。即对整全社会的宏观影响。如医师的美德伦理、伦理效果论、义务论的评价、医师的权利与义务、医生"走穴"等，其影响与作用都难以个人或医院等具体的人和单位来评议，而必须从全社会的视角审视社会道德风尚、社会安定与和谐、社会的长远发展等。例如，医学美德的效应，当然可以从当事的患者诊治中表现出来，可以从这方面观察美德的效应，但更重要的是美德的社会影响，这可以通过任何医生的美德在患者和社会的广为传播产生的影响得到证明。社会效应是伦理学的重要关注点，医学伦理学为此设置了不少原则、规范或规则，但我们却很少关注它们的效应，除极个别引起不良反应的事件外。⑥价值效应。指没有具体的目标，如健康、经济等，只满足人们的价值期盼和心理安慰。如知情同意原则，虽然有其具体指向，但更重要的是其价值归属。患者能表达自己的诉求，对医生的方案可以发表自己的意见，有权选择自己的喜爱，患者拥有很大的自主权的价值归属。再如，尊重、尊严，公共卫生伦理中的"人人享有卫生保健"原则、群体健康与个人自由的平衡等，其伦理效应在很大比重上是价值的归属。伦理学是讲究价值的学问，当然应当重视价值效应，这是考察医学伦理效应不可忽视的重要层面，切不可轻视。

以上以生命和健康为主体的六个方面的伦理效应常是同时存在且互相交错的，常是某方面的伦理效应为主体同时又涉及其他，但生命与健康的伦理效应是最为重要的。这是我们在观察与分析伦理效应时必须注意的。

关于伦理效应的认定，有几个需要探索的问题：①区分不同源头的伦理效应。伦理效应有两个源头：一是伦理原则、规范实施后的直接效应，如知情同意原则、代孕伦理规范、变性手术伦理规范等实施后的伦理效应。例如，我们制定了允许变性手术的伦理规则，允许变性，但行变性手术后的变性人长期处于被社会歧视的状态中，其痛苦并不亚于手术前所受的性别认知阻碍的煎熬，这就需要对变性手术重新进行伦理效应的评估，判断这种手术值不值得做。伦理效应的另一源头常是附随于某些工作、事件、任务之中的伦理效应。这些工作、事件、任务实施过程中或完成之后的结局中都可能关涉伦理影响和作用。如医药的合与分、医院的市场经营、医师的多点执业等，这些医疗改革中的实际问题，并非伦理原则、规范的问题，但这些改革举措蕴藏着厚重的伦理意义，其成功或失败都涉及伦理观念和伦理原则、规范、准则的生成,以及对伦理缺失的完善,这些伦理问题的是与非、善与恶的定论,都关乎这些改革举措的肯定与否定。审察工作、任务的伦理效应,理应成为考察伦理效应的范围,不是伦理学的越界,而正是这些改革的正当性和合理性与否之内的议题。如医与药是合是分,两者利与弊的衡量,特别是伦理价值的衡量,是决定这两种举措取舍的依据。②双重性伦理效应的评判。在现实世界中,伦理效应的双重性是较为常见的现象。例如,医疗保健服务的资本营运,就是伦理效应双重性甚为突出和尖锐的现实。医院的资本营运,一方面,为医院获取资金提供了通道。货币资本、人力资本等资本运作,迅速而有效地为医院积累了雄厚的资金,医院有可能购置先进设备、扩建用房、选聘尖端人才,而大量的高新设备、宽敞的用房和高技术人才的投入,又为医院的再扩大创造了条件,而这一切是有利于患者,特别是重危患者和富裕人群的患者的,同时也快速推进了医院的现代化建设。这方面的伦理正效应是毋庸置疑的。但是,资本营运医院,与医学的根本宗旨是背道而驰的,同时带来了医疗资源快速地向大城市、大医院集中的问题,扰乱了医疗资源的合理布局,削弱了基层医疗,妨碍了医院以医疗为主向健康促进的转身,与全民健康的目标相去甚远。同时也助长了医疗腐败,腐蚀了医疗卫生队伍,其伦理副作用,也是有目共睹的。当正负的伦理效应摆在人们面前,给医疗资本的伦理评判出了难题。这类伦理评判必须深入调查正负效应的现实,计算具体的经济效应和社会效应,并估量其长远后果,两相比较后,才能做出正负效应的评价,决定取舍。③伦理效应的考察与认定。伦理效应不是单凭主观想象能够认定的,需经过调查、观察、研究和思考的过程,不能凭个人直觉或简单观察就能得出合理的结论。特别是涉及面广、问题复杂的伦理效应,正负伦理效应突出的事例更是如此。如医院的持续扩张、医疗联合体的伦理效应、医院管理的科室核算制度、医学专家联盟的组建,其伦理效应都是异常复杂的。对此,伦理学应当设置课题,将其作为伦理建设任务的重要内容,组织适当的队伍进行调查、跟踪观察,进而反复比较、研究,才能得出结论,提出可行的方案或办法。④伦理效应的确定性与不确定性。伦理效应有确定性与不确定之分。目前许多伦理原则或工作,其效应是确定的,尽管其正负效应有时相互交错,甚为复杂,但正负效应是可以观察和度量的;然而,某些伦理原则或工作,其伦理效应常是模糊的、不清楚的,一时无法认定,需要经历较长的时间才能显现。特别是某些高新技术的临床应用、生命前沿技术伦理定论,在相当长时间内是很难确定的。如生殖性基因编辑、人兽混合胚胎、异种器官移植等,其伦理效应需要经历较长时间的观察,才能有正确的结论。

三、伦理效应的特点

1. 伦理效应是客观与主观的统一

伦理效应是对伦理原则、规范实施后的评价,这种评价当然应该以伦理原则、规范产生的实际效果(后果)为依据,它不是人们的想象,也不是事前的预设,因而伦理效应应当是客观的,是不以人的意志为转移的。但是,对效应的判断,又离不开人的头脑,离不开人的主观思维。人的思维定式和价值取向不同,又必然影响对伦理效应的判定。面对同样的伦理行为,同样的伦理原则和规范实施产生的后果,不同的人可能做出不同的评价。例如,在我国,代孕之所以难以很快得到法律的认可,就是因为对代孕的伦理判断不同。对代孕的受益与代孕可能对社会产生冲击的认识、估量不同,因而对其伦理效应的评判明显不同。一方认为,代孕可以满足那些不孕不育的夫妇拥有子女的愿望,了却了他们的心愿,因而是合理的,是不违背伦理规约和社会公德的;但另一方则认为代孕颠覆了传统养儿育女的规则,有伤社会风化,且在人伦社会关系等方面带来诸多难以修补的问题,因而不支持代孕立法。面对如此两种不同的评估,需要在尊重事实的基础上相互比较,就两种不同认识的利弊进行权衡,取弊少利多者而得之。效应既是客观的,又是主观的,是主观与客观的统一,以客观为依据,将两方面的主观认识进行比较,本着"两害相权取其轻"的原则达成对伦理效应一致的评估。

2. 伦理效应是物质效应与精神效应的统一

所谓物质效应,是指伦理效应产生的实实在在的物质成果,是人们能够看得见、摸得着的实体。例如辅助生殖技术的伦理规范在实施后,帮助不能生育的夫妻拥有了孩子,同时又避免了由此可能发生的种种弊端,其效应是物质性的。所谓精神效应,是指带来的伦理效应不是物质层面的,而是道义、价值、心理精神层面的。例如,知情同意原则的实施,给患者带来的不是物质的物品、药物、手术等实物或某种实际行为,而是让患者有权为自己的健康做主,有权对自己所患疾病治疗做主,它维护了患者的知情同意权利,带有"虚"的性质。这里的"虚",是就前者的实际比较而言的,不是指虚无缥缈。如果将知情同意权视为一种客观实在,这种"虚"在某种意义上说,也是"实"的。应该说,这种"虚"的效应,在伦理效应中不仅大量存在,并且十分重要。

3. 伦理效应是正负效应差异的比较和统一

尽管经过论证的伦理原则、规范和规则都是正确的,但在其实践过程中所产生的效应,并非都是正面的,也可能是负面的,甚甚是少有或没有效应的,或者正负效应同时存在。伦理的正效应表现为促进生产力的发展、完善社会关系、创造高一级的道德形态,并为其提供新的精神特质等;伦理的负效应表现为腐蚀公共善、加剧人的异化、有碍社会和谐和造成自然的异化①。如在医疗保健服务中引进市场机制,为医院的经营提供了资金支持,促进了医院的建设,但同时也诱发了医疗腐败,助长了过度医疗,推助了医疗资源向大医院的集中,从而削弱了初级医疗保健。"资本具有不容忽视的伦理效应,这种伦理效应包括积极的和消极的两个方面。"②就医学伦理而言,一般地说,主要是正效应,这些伦理规范、原则,一般都能促进医学更好地服务于人类的健康,有助于增进医学对生命的关爱,有助于提高对疾病的诊治水平和改进服务质量,使患者对医疗保健服务更满意,因为所有医学伦理的规范、原则的确定,都是以它的正面作用为前提的,但即使是那些经过认真论证的原则和规范,在执行中也可能产生消极作用。如关于美容,医学伦理学是认可的,但目前美容领域的整容手术,虽然满足了某些人的变美的愿望,但在许多情况下损害了他们机体健康,同时为社会治安管理带来困难,影响社会秩序的正常管理,甚至为犯罪分子提供了庇护,因而对此类美容的认识存在伦理学、社会学的分歧。对存在正负伦理差异的医疗干预或人们的某些行为,需要在全面听取公众认识的基础上,对其正负效应进行比较,本着趋利避害的原则,谋求社会统一,避免产生社会不良后果。

伦理的正负效应大多表现为在正效应出现的同时出现某些负效应,即正负效应混在一起。人世间的事物几乎都具有矛盾性和二重性,绝对纯粹的单面性或一重性的事物是极少见的。这种以正效应为主同时出现负效应的情况,有可能是因为伦理原则、规范本身不完善。如干细胞研究的伦理规范常有发生负面作用的情况,常是因为干细胞的伦理规范,一般只关注干细胞研究操作的行为规范,而少有对研究者自身品德的要求和规定,规范伦理因缺乏德性伦理的配合而导致伦理的不完善,进而出现了种种负面后果。还有的是因为具体境遇的复杂性。如知情同意原则,这是被国内外大量医疗实践证明能起积极作用的原则,但它在履行过程中,有时出现与知情原则初始所期望相悖的效应,如医生将其视为

---

① 龚天平.资本的伦理效应[J].北京大学学报(哲学社会科学版),2014,51(1):58-67.
② 龚天平.资本的伦理效应[J].北京大学学报(哲学社会科学版),2014,51(1):58-67.

自身的"护身符",患者将之视为"卖身契"。这是医患关系不和谐、彼此不信任的结果,而非知情同意原则本身不完备所致。

4. 伦理效应是近期效应与远期效应的统一

伦理效应有近期和远期之别。许多伦理效应是可以在近期内被观察到的,但只凭近期效应还难以对总体伦理效应做出结论。如异种脏器移植,2023 年 1 月马里兰大学医院一个团队为一名 57 岁的男性心脏病患者实行转基因猪心移植术,术后三天,情况良好。但这位患者于手术后两个月去世,这一事件被认定为是人类器官异种移植的里程碑。它说明效应,包括伦理效应,有近期与远期的区别。效应,包括伦理效应,必须是近期与远期效应的统一。不少生物技术的近期效应,不能作为事件效应(包括伦理效应)的结论,只有考察一定时限的远期效应后,才能做出肯定或否定的定论。不仅生物技术如此,即使是一般性工作或其他事件,也是如此。如医疗改革过程中一度出现的优价优先的举措,虽然对缓解医疗紧张局面有所帮助,近期效应也许是正面的,但它实际剥夺了一些经济困难患者的就医权利,造成严重的不公平,其长远后果是极其恶劣的,因而很快被社会否定。大量的事实证明,即便是被视为有近期的伦理效应的事件或改革,有时也需要一定时间才能显出其远期效应。将近期与远期效应统筹考虑,以远期效应为基准全面落实评估其确切的效应,这是考察伦理效应一个重要的特点。伦理一般表现为观念、意识、认知,只有当这种观念、意识、认知的形态转变为行动或行为时,才能对客观产生作用和影响做出评估,而这需要时间的检验。

5. 伦理效应是直接效应与间接效应的统一

伦理效应有直接与间接之别。直接伦理效应是指某伦理原则、规范或某项工作直接产生的效应。例如,从设计者的出发点来看,医疗联合体有利于医疗资源的合理利用,有利于基层医疗机构诊断治疗水平的提高,这是推动医疗联合体的初衷,其实践也在某种程度上证明了这两方面的效应,这可视为医疗联合体的直接效应。但是,从一些医疗联合体的实践来看,经过医疗联合体从基层医疗机构向大医院转送的患者数量远远多于大医院向基层医疗机构转出的患者数量,大医院派出的医生对基层医生的帮助主要是诊疗技术的提高,但基层医疗机构的任务主要是对广大居民的健康促进和健康管理,不是对疑难重症的诊治。相反,大医院的专科医生在这方面的实践和经验也是短缺的,这样就形成"牛头不对马嘴"的局面,产生了不可忽视的问题:医疗联合体为大医院输送患者的间接效应,和医疗联合体的初始意旨正好相反。这一事例提示,评估效应时要结合直接效应和间接效应两方面来观察,不可仅凭单一的直接或间接的效应定盘。应根据具体情况的不同,采取切实措施,不是以直接效应否定间接效应,或者以间接效应否决直接效应,力争做到两者的统一。只有两者的统一,才能经得住历史的考验。

6. 伦理效应是制度规范与个人美德的统一

当今社会是一个高度组织化的社会,每个人都处于一定的组织中,即使刚出生的孩子,也处于家庭这个社会底层的组织中,因而几乎任何个人的行动或行为,都是在一定的组织下的行动。而任何组织都是依一定的规矩(制度)形成的。伦理是一种理论、观点或规范、原则,规范、原则在于行和做,不行、不做的伦理是没有任何意义的;有行和做了,没有效应也是意义不大的。而伦理的行和做,首先且主要有赖于个人,即使是规范、制度性的伦理规则,也需要个人履行。没有个人的行动,没有个人的美德,伦理仍是一句空话。"制度具有确定性,有助于道德规范、道德目标的认识把握和落实。"①但个人在伦理学原则、规范下的行和做,离不开原则、规范立下的规矩,同时也与个人的德性密切相关。没有坚持正义的善,没有对事业、制度的忠诚,没有良好的品德,以投机取巧、"做一天和尚撞一天钟"的态度对待制度和事业,再好的制度也难以产生良好的伦理效应。贺建奎的教训,以及日本的小保方晴子和韩国的黄禹锡等生命科学家的事术生涯中断,都是因为他们缺少良好的美德以至于有规不遵,舍正道而趋邪路。因此,伦理原则、规范及一切工作和事业,要获得良好的伦理效应,必须力求个人美德与制度规范的统一。

四、两种特殊情况下的伦理效应

1. 关于医学高新技术的伦理效应

医学至今为止的技术,可以依其进步和发展的水平,将其划分为四个不同的等级:①初级医疗技术。以医生的手、耳、眼直接操作的简单器具,如听诊器、注射器、血压计、体温计等。其特点是利用物理学的简单原理,依靠人体的自然体能,直接作用于人体的外表部位,其效应是直接的、一目了然的,在使用当时就可以立即做出判断。因为这类器具不干预人体而大多限于观察,其伦理效应一般是正面的。②中级医疗技术。这一等级已经进步到电器时代、显微时代,人们利用物理学、化学的成就,发明和制造出 X 光机、心肺循环机、显微镜、超声波等,

---

① 鲁鹏.制度的伦理效应[J].哲学研究,1998(9):36-41.

它们能够将人体、骨骼、血管、细胞等显现在人的面前,医学对人体的内脏、骨骼构造、组织、血运等的认识深入了一步,医学对其干预的效应有的仍能直接显示,有的虽然不能立即直接显示,但可根据图像描绘的情况提出分析报告,获得结果。这些技术仍应是认识和了解人体构建阶段,其作用不是直接干预人体、干预生命,而是为手术、用药等医疗干预提供支持帮助,其效应一般也能较快显示出来。③高新技术阶段。这是以电子计算机控制为主的技术,诸如CT、磁共振、彩色超声波等,这类技术的特点是通过电子计算,将人体的物理模型转变为数学模型,以更精确的语言揭示人体深层的构造,为医学提供更准确的干预,是医学技术发展的新阶段,即高新技术阶段。④分子智能医学时代。DNA、RNA的发现,人类基因组图谱的完成,大大推进了人们对疾病产生的机制,以及长寿与衰老等生命奥秘的揭晓。随后智能科学的迅速兴起,开启了生命合成、基因编辑、"三亲婴儿"、人机对接等一系列尖端的高新技术,医学进入分子智能医学时代。医学发展进步的过程中,初级医学技术、中级医学技术乃至高级医学技术,虽然对人体干预有层次上的不同,但其共同点仍是对其自然状态的部分干预,不是从根本上改变,其效应一般是能预料的。某些效应也可能和原先的预料有所出入,但一般不至于出现根本性的差异,不至于破坏、改变身与心的自然本真,医疗干预的效应仍是人体自然本真基础上发生的。而人们对人的自然本真的认识在过去几千年的历史长河中,已经积累了丰富的认识,尽管仍未能尽其一切,但因其是不改变人体自然本真的医疗干预,其效应绝大多数情况下是可预知的,即使有差异,也少有完全和预料的相反。但是,分子智能技术的时代就大不相同了。分子、智能医学时代的技术效应及其相随的伦理效应,是甚为复杂的,其特点是难有可靠的预见性,其准确的效应需相当长的时间才能显现,一般难以依靠逻辑推论或想象估量其后果和效应。这是分子智能技术自身特点决定的。

德国哲学家、伦理学家汉斯·约纳斯(Hans Jonas)对当代技术特点做了精湛的论述。他说:"现代技术和传统技术相比,已经处于一个尴尬的两难境地(或矛盾心理)。技术是一把双刃剑,或者技术就是命运。技术达到并已经逾越了地球及其承受力的界限,可是并不停息或降低其活力。""与技术的成就和功绩相比,它那威胁人类生活的负面影响越来越明显。""一把双刃剑,因为其中正面与负面、出路与危机、进步与灾难都不可消除地彼此交织在一起。""现代技术,不同于传统技术,是一个有计划的活动,而非一种占有;是一个过程,而非一个状况;是一个动力学的推动因,而非一个工具和技巧的库存。"他着重分析了现代技术的知识和技术之于人类的意义。关于知识,他认为,理论与实践的老一套区分对两方面来说都不再有效。"现代技术的症候群引发了理论领域的一个根本的社会化,并且使这一领域为共同需要服务。"他认为,对现代技术的反思,"是一种对人类期望值的反思,对选择要决定的东西的反思,简言之,关于人类形象的反思""困难在于:并非只有当技术恶意地滥用,即滥用于恶的意图时,即便当它被善意地用到它本来的和最合法的目的时,技术仍有其危险的、能够长期起决定作用的一面……危险与其说在于放弃,不如说在于成功""现代技术处于危险中的预言破灭了,或者是成功与失败不可分割地联系在一起""技术是人类权力的表现,是行动的一种形式,一切人类行动都要受到道德的检验""以长远、未来和全球化的视野探究我们的日常的、世俗的实践性决断是一个伦理的创举,这是技术让我们承担的重任"。①

当代高新技术的伦理效具有一系列特点:①效应的公共性和全局性,而非个体性和局部性。约纳斯在论述当代技术的特点时认为:"以自然科学为依托的技术在现代世界并不构成一种与技术运用相分离的能力""技术的发展跃出了先前被限制了的范围""技术革新意味着:任何解决方案是和新问题的产生相关联"。"公共进步伴随着其功能的实现,在一定程度上超过了个体伦理学的作用",因而出现责任由个人领域向公共领域的转向。例如,基因编辑、干细胞的开发和研究、胚胎研究、生命合成等,都具有公共性和全局性,其效应绝不只限于对个人和局部范围。②效应的根本性而非枝节性。目前正在受到广泛关注的人工智能,其中超强 AI,如人脑植入芯片,对人的影响就是根本性而非枝节性的,其集中表现就是 AI 对人类行为的控制。这里讲的行为控制,是指在脑机对接下对人的行为控制,人的行为背离了其自主性,行为是受到外界干扰、胁迫下做出的行为,改变了原本的意志。这种超强 AI 对人的行为控制有两种情况:一种是直接控制,即通过装入颅脑内的充电设备,直接命令、指挥人的行为,人的行为不是像先前那样出自人的本意而是充电设备发布的;另一种是间接控制,即"圆形监狱控制"。"圆形监狱"是 1785 年边沁提出来的一种构想,1975 年福柯赋予了它"圆形监狱效应"的名称。福柯的"圆形监狱效应"是使被囚禁的人无法辨别出监管者在何时何地,无法判断自己是否处于被监禁的状态中,他们从心理感觉上处于一种始终被监控的状态中,因此不敢轻举妄动,被迫遵守规矩,从而达到一种

---

① 约纳斯.技术医学与伦理学[M].张荣,译.上海:上海译文出版社,2008:译者序 3,4,5,7,9.

自我监禁的效果。在人脑中植入充电装置,可能使人处于"圆形监狱效应"之中,难免会出现一种人的自我限制状态。在这种情况下,人的行为改变、适应就成为一种被动而自我的行为了,这极大地限制进而取消了人的行为自主性,脑机对接可能变成人类给自己铸造的思想牢笼。人有自己的思想,能够自主做出决定,这是人类的根本特点,也是人区别于动物的根本性标志。在人脑中植入充电装置,将人的自主置于何处? ③效应的后发性。以贺建奎的基因编辑事件为例,美国马萨诸塞大学医学院的一位教授认为,因为基因突变的功能仍然存在不确定性,所以科学家们对此提出了明确的反对意见。他指出,贺建奎没有事先在小白鼠的实验中评估基因突变的安全性,也没有遵循既有的科学策略来评估突变的有效性。英国牛津大学尤希罗实践伦理中心主任朱利安·萨乌莱斯库(Julian Savulescu)则认为,人们也许需要多年的研究才能证明干预胚胎的基因组并不会造成伤害[1]。目前看来,通过基因编辑的婴儿,在未来究竟会给人类发展带来何种程度的影响,当下无人能够提前预知。此次基因编辑的婴儿也许在一段时间内是健康的,但我们无法确定潜在的风险和危害会何时降临,也无法评估由此而引发的伦理问题。学术界对此不确定性的担心来自两个方面:一是脱靶效应,即可能对靶点以外的遗传信息进行切割,由此引发基因组中一些非目标位置产生非必要的基因突变;二是镶嵌现象,即在CRISPR/Cas9技术操作中由于被修饰的细胞数量难以控制而产生更为复杂或不可预料的结果。基因编辑的迟发性后果,在许多高新技术实际运用中都可能存在。这就为评估伦理效应不断带来困难。④效应的连锁性。新的效应会引发更新的效应。例如,合成生物学以工程化的设计理念,对生物体进行有目标的设计、改造甚至重新合成生命,使从被动认识生命变成了主动制造生命。但"这种非自然存在的人造生命体因其具有自我繁衍并遗传进化的特征,很可能引发多方面的不确定性、不稳定性与不可控性。一方面,人们很难界定新兴生命科技发展的边界,另一方面,新兴科技迅猛发展引发的风险与受益的不确定性也给监管带来重大挑战"[2]。诸如合成生物学这样的科技成果,其发展可能引发生物安全、伦理、知识产权、公众认知等多个层面的问题。

2. 公共卫生事件处理的伦理效应

公共卫生与以关注患者个体健康为主要目标的临床医学不同,公共卫生是

① 陈高华.基因编辑技术的现实道德困境及其消解路径[J].医学与哲学,2021,42(2):28-33.
② 丁惠,徐飞.国际竞争下中国合成生物学研究的安全、伦理及政策探讨[J].医学与哲学,2020,41(12):7-11.

由政府、社会或社群组织等主导的以改善社会条件来促进人群健康的社会性活动,它的任务是寻求不良健康和良好健康的条件与原因,促使利于人群健康的优良环境的构建,从而实现人群健康水平提升的目的。公共卫生的概念为医学界广泛采纳,标志着医学活动从关注个体延伸至关注群体和整个社会,反映了医学的重大进步和发展,也标志着医学内容和目标的升级和飞跃。

适应公共卫生需要的伦理思想和原则也与临床医学有所不同。一般认为,效用原则、公正原则、尊重原则、共济和互惠原则、公众知情原则、相称原则是公共卫生的基本原则①,它表明公共卫生着眼于群体健康,着眼于所有一切公共卫生的干预,其要从有益于群体健康的角度出发。但是,由于公共卫生的对象是从人类群体出发的,而人类群体有着民族、国家、地区和全球的差异,不同民族、国家、地区都有各自的文化传统、风俗习惯、宗教信仰、价值观以及社会经济发展水平,常常存在这样或那样的差别,有时甚或完全相反。因此,对公共卫生干预的成绩和效果的认定,以及对公共卫生伦理原则实施后的效应的评估,必然会出现显著分歧。例如,公共卫生的效用原则要求公共卫生干预必须考虑干预措施的效应,如为防止传染病扩散,有时需要对某些人群采取隔离措施,甚或封城、封锁国家的边界。如德国思想家乌尔里希·贝克(Ulrich Beck)所说,重大公共卫生事件可能造成"风险共同体",它使国界成为无意义的东西,使世界社会成为一种必要的乌托邦②。而这种情况,必然引发不同的声音。如抗击新冠疫情过程中,西方某些人群采取集会、游行的方式抗议隔离、封城,认为这是对个人自由的束缚和破坏,是不能接受的。

公共卫生事件的伦理效应有着很大的特殊性。美国贝勒医学院的儿科医生彼得·霍特兹(Peter Hotez)称:我们不能脱离广泛的全球潮流来防止大流行。致命性疫情的多种非医学驱动因素——战争、政治动荡、人类迁徙、贫困、城镇化、反科学和民族主义情绪以及气候变化,他认为在生物医学领域不断取得进步的同时必须就这些地缘政治问题采取一致行动③。霍特兹还研究了反疫苗阵容的政治力量,他指出,病毒不会辨认国界或政治对抗,但此次新冠疫情危机的一个独特之处在于,它的本质是全球性的,却也是国家性的——是国际协作和分享经验的时刻,也是实行旅行禁令和关闭边境的时刻。霍特兹把关注的重点放在

---

① 杜治政.中华医学百科全书·医学伦理学[M].北京:中国协和医科大学出版社,2020:452-453.
② 赵可金.新冠疫情凸显全球治理困境[N].参考消息,2020-07-02(11).
③ 格鲁普曼.防疫之道在于善举与科学[N].参考消息,2021-04-12(9).

医疗问题上,而没有被政治问题蒙蔽双眼。他早在1917年发表的一篇文章就曾呼吁通过科学、科学外交和公众参与来改善人间境况①。另有学者认为,这场疾病大流行表明,揭示现代生活集体性、关联性特征的不是什么重大危险,而是日常经济活动,一如蜘蛛网断掉几根丝就会破裂,新冠病毒凸显了经济相互依存带来的风险②。

公共卫生伦理效应的认定和评估的特殊性主要有以下几点:①从个人效应转向群体效应。公共卫生防控的对象是传染病、流行病,传染病、流行病对人健康的攻击是针对人类的群体而非仅针对个体,没有群体的健康就没有个体的健康,任何个体都不能独善其身。公共卫生干预措施的效应,即公共卫生伦理的效应,首先是群体的效应,这和临床医学的效应正好相反。不构成群体健康的效应,不是真正的、切实的健康效应。②从全球视域认可伦理效应。公共卫生伦理效应的群体效应,不只限于狭小范围的特定人群,而是针对国家、洲、全球视域内的大人群。对于任何传染病和流行病,如若不采取果断的防控措施,其可能很快就会蔓延至国家层面,进而波及其他的洲和全球。近些年来泛滥的艾滋病、SARS、埃博拉都对人类健康造成了威胁。特别是从2020年起流行的新冠疫情,在短短的一年内就波及全球一百多个国家,造成数百万人死亡。它说明传染病、流行病是没有国界、洲界的,只要有一个国家存在传染病、流行病的肆虐,就不能认为其他地区和国家是安全的。这种从全球视域判定公共卫生和公共卫生伦理效应的观点,是评价公共卫生防控举措效应的基本思路,也是公共卫生伦理的重要出发点。③公共卫生和公共卫生伦理效应的认定,应当坚持专家与公众并重。阿根廷学者法里德·扎卡里亚(Fareed Zakaria)的新书《后疫情时代的十大教训》总结的新冠疫情十大教训中,第四个教训就是人民应该听取专家的意见,而专家也应该听取人民的意见。他在书中指出,我们应当尊重科学,对传染病和流行病的病源、病毒性质和种类、传播渠道等的认识,终究是一个科学问题,我们应当重视这些专家的意见,但此次疫情传递的信息,仅靠专家仍是不够的。美国首席专家福奇最初低估了新冠病毒的危险性。美国疾控中心最初只建议人们尽量避免外出,但无需戴口罩,但几个月内又推翻了自己的建议。现实情况是,科学不会给出一个简单的答案③。因此,扎卡里亚建议,在面临如此复杂的危机,且还没

① 格鲁普曼.防疫之道在于善举与科学[N].参考消息,2021-04-12(9).
② 科伊尔.新冠肺炎疫情的终结[N].参考消息,2020-05-07(10).
③ 普特鲁勒.后疫情时代的十大教训[N].参考消息,2021-10-29(8).

有清晰的科学认识时,人们需要听取专家的意见,但专家也应听人民的意见。④公共卫生效应(包括伦理效应)的判定,与文化传统、宗教信仰、人世习俗、价值观体系、政治意识形态息息相关。有人认为是好的甚或是极好的效应,但另有人可能认为是坏的、不可接受的。如公众知情原则,一般被视作公共卫生的一条重要伦理原则,因为只有让公众知情,公众才能消除恐惧情绪,才能有序地接受各种防控措施。但也有人主张不要让公众知情,公众知情会加重不安与恐惧情绪,不利于一些防控措施的落实,他们主张封锁有关疫情消息,保持沉默。这次新冠疫情暴露出来的有关公共卫生举措效应分歧最大的莫过于对隔离效应的判定。卫生防疫部门认为,在疫情不明,且尚无有效的办法控制疫情传播的情况下,唯一可行的措施就是人群隔离,即将已经感染的人群与尚未感染的人群隔离开来,包括社区、城市、地区,甚或国家层面的人群隔离,以控制传染病、流行病的进一步扩散。但是,这一措施却遭到一些人群的反对,他们认为这是对个人自由的侵犯,是对个人人格尊严的侮辱,是不可接受的,并采取种种形式,如举行集会、组织游行示威、围攻防疫和国家相关部门工作人员、恐吓防控传染病的科学家和权威人士。如2020年8月29日,德国帝国大厦周边,大约3.8万人参加集会,组织者呼吁"结束所有为抗击新冠疫情而采取的限制措施;在伦敦,千名示威者聚集在特法拉尔广场,呼吁结束医学控制";在巴黎,两三百人集会抗议必须戴口罩的规定;在美国的俄勒冈州波特兰市,抗议者在警察工会总部纵火;时任美国总统特朗普多次声称,为控制病毒传播采取禁足措施弊大于利;美国科学家福奇在疫情防控期间,多次收到死亡威胁的信件,其女儿也遭到骚扰。这些情况表明,在公共卫生防控措施和与之相应的伦理规约的效果评定方面,存在巨大的分歧,而这种情况在临床实践中是少有的。⑤公共卫生防控的伦理效应与经济效应、文化效应常常发生冲突。例如,为控制疫情传播而采取的铁路、公路、航空等交通管制,物流的控制,以及人员来往的限制性措施,肯定会给经济带来影响,甚至是严重影响,这就给公共卫生及其相应伦理规约的效应评估造成困难,如何评估管控措施及相应的伦理规约的积极效应及其给经济带来的负面影响,在两者间权衡取舍,既是伦理学的难题,也是公共卫生的难题,需要研究和探索。

由此可见,对伦理效应的观察与研究,是研究和评价伦理责任的关键环节,也是进行伦理反思最实际和有效的途径。为搞好医学伦理的建设,我们应通过对伦理效应的研究,更好地落实责任伦理。

五、伦理效应与责任伦理

1. 伦理效应与伦理责任紧密相连

如何判别和提高伦理效应？这就不能不探究执行伦理规则的人即行使主体的责任了。迄今为止的种种伦理规则，都经过了充分论证并被大量实践证明有益于公众，但为何实践的结果却大不相同？除伦理具体境遇因素的影响外，还与执行这些规则的人的伦理责任感密切相连，伦理效应与伦理责任是密不可分的。

责任伦理的概念出自马克斯·韦伯(Max Weber)的讲演《以政治为专业》，他区分了责任伦理与意图伦理；随后，约纳斯《责任伦理》一书的出版宣告责任伦理的兴起。约纳斯和汉斯·伦克(Hans Lenk)是德国两位著名的哲学家，也是研究责任伦理的两位著名学者。约纳斯的著作甚多，其中《责任伦理》和《技术、医学与伦理学》较为集中地研究了责任伦理。这些著作从本体论的角度系统论述了责任问题，集中体现在"对谁负责""对什么负责""谁来负责"三个问题上。伦克涉及责任伦理的著作主要有《应用伦理导论：责任与良心》(1997年)以及论文《进步、价值与责任》《问题的分类与解决责任冲突的挑战》《具体的人性：有关责任与人性的演说》(1998年)。伦克关于责任伦理思想的主要贡献在于对"责任"的分类。他将责任分为如下六类。①内在责任与外在责任。科学工作者对科学共同体的内在责任，如公平竞争、诚实等，可视为科技工作者的内在责任；而研究自由、审查自由、技术开发、科技项目招标等，则属于科学工作者的外部责任。②不同层次的各种责任类型。他将责任概念区分为四个层次：第一层次是行为(结果)责任；第二层次是任务和角色责任；第三层次是普遍的道德责任；第四层次是法律责任。③普遍道德责任与法律责任。普遍道德责任是最高的责任，适用于原则上的一般情况，即适用同等情况下的任何个体，不能包揽、不能推卸、不能被授权。④行为因果责任，其中行为责任又可区分为消极行为责任、积极预防责任、长期行为责任、机构行为责任；行为因果责任是概括性的，可以通过解释获得补充。⑤机构责任与法人责任。许多情况下责任不是落实到个人而是机构，而机构的责任承担者首先是机构的法人。法人是道德个体，具有道德责任，是有目的的行为系统的代表。⑥共同责任和共同责任的分配。共同责任最集中的表现是道德责任，它并非对个人而言，而是对于作为集体的社团或团队而言。道德责任不能分配，也不能被拒绝或分担，只能由参与者共同承担。

由上可以看出，约纳斯、伦克关于责任伦理的思想内涵十分丰富，它包括人的行为、工作、任务执行情况或结果的伦理审视，是对人的行为、工作、任务结果所涉及的伦理责任的审查和追究。这是一个庞大而复杂的研究课题。但本章讨论的责任伦理指人们在履行伦理原则和规范的行为过程中，对他人、社会所起到的责任。责任总是植根于社会关系和具体的行为中，集中表现在行为的后果或效应上，具有鲜明的实践性。"责任是人作为一种存在的本质，人的存在就是要承担责任。"[①]责任伦理就是研究伦理行为主体在履行伦理原则、伦理规范实践的后果所承担的责任。伦理责任包括执行伦理规范的责任和不履行伦理规范的责任，明确执行伦理规范所要达到的目的，为执行伦理规范需要创造的主客体的条件，履行伦理规范的效果好、一般或较差的情况下的责任。前几年发生的对贺建奎基因编辑婴儿事件的调查及处理，就是对不履行伦理规范的伦理责任的追究。这种对责任伦理的界定，是将责任伦理视作实践伦理中不可缺少的环节，是整个伦理实践和伦理建设中的一个重要组成部分，是整个伦理建设中的重要课题。对于伦理学自身的完整性和伦理学的建设而言，它具有更为重要的意义。

伦理效应与责任伦理直接相关。责任伦理要解决的问题主要不是理念上的责任和主观意图的责任，因为这些政策方针、工程方案停留在纸面，还没付诸实施，并不存在责任问题，故而无需也无法追究。责任伦理要考虑的是实践中和实践后产生的责任问题。那么，如何研究和追究这种伦理的责任？唯一的着眼点是伦理效应，即从伦理原则、规范执行产生的效应着眼。因为只有从实际产生的效应出发，才能看出伦理原则、规范的作用，判断伦理责任是否落实和到位，判断责任主体是否做了努力、尽到了责任，或者工作、任务和原则、规范本身设计是否有缺陷、漏洞。因此，关注工作、伦理的意义和价值，必须关注效应，尤其是伦理效应，从效应的情况考察责任、追究责任。

党和政府追究、检查下属人员的责任，从来都是着眼于其行为和行为的后果，从其行为和行为的后果判断某人、某组织是否尽到了责任，而不是看他（她）有无对责任的承诺、表态，因为承诺和表态只是口头的、话语式的，不是实际发生的事实。这种表态和承诺绝大多数人和组织都可以做到的，但任何政策、主张、措施，包括伦理规范、原则的付诸实施，则需要一定的条件，特别是需要责任主体对事业的忠诚，同时还必须付出辛勤劳动，付出代价，有时甚至要作出牺牲。

---

① 王玉静.重建一种责任伦理：约纳斯和列维纳斯之间对话的可能性[J].哲学动态,2022(10)：87-95.

2. 对责任伦理的多种理解

目前,对责任伦理的认识有三种不同的理解。第一种理解是从一般具体工作的角度研究责任,或如德国伦理学家伦克所说的任务责任和角色责任①。任何一项工作都是由一定的组织和个人实行的,那么这个组织和个人就要对这项工作承担责任。所谓承担责任,就是要对此项工作的结果负责,即是否完成任务、是否达到预先设定的目标。如果没有,就要追究其责任。目前实行的干部问责制,就是从工作的后果来追究执行者的责任。一件工作的后果涉及多个侧面,有经济的损失,有对人民利益的侵犯,有对法制的破坏,有对社会、公众形象的玷污,有对干部的腐蚀,等等。这其中包括伦理后果或这种后果的伦理性质。第二种理解是追究工作(事业)结果的伦理责任,就各种工作和任务的结果考察伦理责任。如医院的资本经营产生的多种后果,医疗联合体运行中出现的多种后果,医药合一或医药分开的种种后果,医院不断扩张的种种后果。判断其中的伦理后果或伦理影响是什么,进而以此论定伦理责任。我国有学者认为:"当今医学价值迷失与责任困境自然不可避免地被凸显,仅站在道德主义的立场来谴责或痛心于价值危机或信仰的失落还不足以解决现存的医学危机,因此还需要进一步深刻分析现代医学的价值处境。运用'责任伦理'的理论与方法,可能开启一条思路。"②这也是从伦理角度来追究医学价值危机,也是对责任伦理的理解。第三种对责任伦理的认识,是探究伦理原则、规范执行的责任。某种伦理原则、规范,其执行的结果是否达到或偏离了预期的伦理目标,探究其原因和完善之道。此种对责任伦理的理解,将责任伦理锁定在"伦理"这个范围内,探究伦理原则、规范执行后果的责任。例如,国内某三甲医院的伦理委员会对该院 2013—2017 年五年内的 285 个科研项目进行了伦理审查,通过了 238 个,其余 47 个项目因提供伦理审查的材料不全、研究脱离伦理委员会的监督、不及时报告科学研究中发生的不良事件、阻碍伦理委员会的伦理监督等原因未获通过③。这是一个典型的对执行伦理原则、规范追查伦理责任即伦理后果的案例,伦理委员会就医学科研项目是否尽到了伦理责任进行了审查。

责任伦理可以被理解为伦理责任。对这种责任伦理(或是伦理责任)的界定

---

① 王飞.伦克的技术伦理思想评介[J].自然辩证法研究,2008,24(3):57-64.

② 邵芳强,杨阳.现代医学的责任伦理诉求:在可能中寻求确定[J].医学与哲学(A),2016,37(9):36-38,76.

③ 王婧,张辉,李立.某三甲医院五年科研项目伦理审查情况分析[J].医学与哲学,2020,41(4):28-30,39.

是：伦理责任是道德主体出于对伦理的选择，是对其履行伦理原则、规范后果的责任反思，是伦理所规定的责任。它有别于工作责任和任务责任，也有别于工作责任、任务责任中的伦理责任，当然，也有别于法律责任。此种意义上的伦理责任是指特定的伦理原则、规范本身应该承担的责任，并且特定的伦理原则、规范应该对他人、对社会产生的影响负责。它不是指主体所承担的工作对提高社会伦理道德水准的责任，也不是指主体承担工作的社会责任。它是责任主体对于社会关系中道德责任把握和认识，是伦理主体自愿承担的责任。它首先是内生的[1]，是主体的自我控制，包括道德集体的自我控制，因而伦理责任是道德自律的集中表现，是伦理信念的必然升华。一个伦理主体不承担伦理原则实施后的责任后果，不对自身行为负责，这样的伦理主体不是真实的，而是虚伪。伦理责任是道德人格的塑造。一个人或一个集体对道德责任的追究过程，就是对其人格塑造的过程。道德人格的高尚与否，不仅在于伦理主体对道德的认知和接受，更在于对其本人道德行为后果的道德责任的检讨。一个人的道德人格就是本人一连串的道德责任的选择、践行和承担。伦理主体对伦理责任关注的意义不仅仅局限于检查某一伦理行为的后果，而在于培养崇尚道德的人或集体。主体对于伦理责任的承担，就意味着对道德目标和道德价值的坚守，同时也是为养成自己良好的道德品质培植良好的通道。

2023 年 10 月 8 日，科技部、教育部、工业和信息化部等十部门联合印发《科技伦理审查办法（试行）》，就审查主体、审查程序、监督管理等问题作出了 56 条明确的规定。其中"审查程序"一章包括申请与受理、一般程序、简易程序、专家复审程序、应急程序等，可谓至详至细，是一个关于科技伦理审查较为全面和细致的好文件。但遗憾的是，这个文件没有将伦理效应、伦理责任问题列入。这么多条关于如何开展科技伦理审查的规定，尽管甚为完善，但其最终实际效果仍需在调研和评估后，方能得出伦理审查是否成功的结论。例如，伦理审查叫停了不合规格的科研项目，节省了资金和人力资本，挽救和完善了科研项目，避免科研的浪费和走弯路，防止了对受试者权益的侵害，等等。只有达到这样的效果，才算真正实现了科研伦理审查。

3. 医学伦理责任的责任区分

责任伦理不是相对于经济责任、政治责任、行政责任、人际关系责任而言的，而是针对伦理原则、规范实践的责任而言的。"道德责任不是构成全部责任之

---

[1] 彭定光.论责任、道德责任与政府道德责任[J].湖南师范大学社会科学学报,2016,45(6)：57-61.

一,而道德所规定的主体应当履行的责任,是主体出于道德这一主体力量来选择和履行的责任。"①研究责任伦理,首先要区分工作的责任与伦理的责任,不能用一般的工作责任代替伦理责任,尽管任何工作都具有一定的伦理意义和某些方面的伦理问题,但其总体是工作性质的,而不是伦理性质的。以工作的责任代替伦理责任进行追究,可能会影响对伦理责任准确含意的理解。较早关注技术的责任和伦理问题的学者是伦克。他在哲学家约纳斯关于"对谁负责、对什么负责、谁来负责"三个传统的责任问题基础上,对责任进行了深刻的研究,对责任进行了分类,并形成责任伦理体系②。

根据伦克的责任伦理分类体系,医疗实践中伦理责任的性质与类型有如下几点是落实责任伦理时需要注意的:①要区分道德责任、法律责任与伦理责任。道德责任一般不对应具体的行为,只是集中在道义层面。如对某件事情宣传不够,导致一些患者未能注意,进而给患者造成不良后果。法律责任则是要对本人行为造成的严重后果。负法律责任。如因未上报本应及时上报的劣性传染病,未能采取防御措施,使更多的人感染了此病,相关人员则要承担法律责任。普遍的道德责任是最高层次的责任。如对个人生命和健康的道德责任,包括直接的道德责任与间接的道德责任。道德责任具有普遍性,它不仅涉及特殊的角色与领域,道德原则对每个有关的人及每种状况都普遍有效。例如,某患者因病情严重难以治愈而跳楼自杀,当然患者首先自己要承担责任,但就医院的责任而言,则只能从对患者的生命与死亡的教育工作不到位的方面吸取教训,不能归咎于某个人。诚然,法律与伦理是相互支持、相互依赖的。"法律天然即具有一种道德属性,在其形式的外壳下,流动着伦理的血液。"③在一定的情况下,一些伦理规则可以转换成为法律,而某些法律由于公众的普遍认可和接受而转换成人们自觉遵守的伦理规则,但两者仍是有界限的。正如英国学者哈特所说:"存在两类规则——一些规则主要靠对不服从的惩罚威胁来维护,另一类规则依赖于对规则的尊重、负罪感或自省来维护。"④法律责任一般由法律主管部门追究;道德责任与伦理责任紧密相关,但道德与伦理也是有区别的。道德的特点一般多指道义上支持或反对的态度而非指承担某种具体责任,而伦理责任在不少情况下是较为具体的。例如,知情同意原则是对患者自主权的尊重,尊重患者是医生必

①　彭定光.论责任、道德责任与政府道德责任[J].湖南师范大学社会科学学报,2016,45(6):57-61.
②　王飞.伦克的技术伦理思想评价[J].自然辩证法研究,2008,24(3):57-63.
③　胡旭晟.论法律源于道德[J].法制与社会发展,1997(4):1-10.
④　哈特.法律的概念[M].张文显,等译.北京:中国大百科全书出版社,1996:62.

备的职业道德,但知情同意权中告知的具体要求、对患者作决定的能力的评估,以及代理同意、家属同意、推定同意等伦理要求和规则,则很难归结为道德问题。伦理责任的认定不能与道德、法律完全隔离,但其主要目标仍是伦理,不能混淆,定位必须找准。②要区分责任的类型。伦理责任包括直接责任与间接责任、近期责任与远期责任、可预见的责任和不可预见的责任等。近期责任好判断,远期责任难判断。但随着医学的发展,远期责任更重要。如基因编辑婴儿事件中,当然要关注接受基因编辑的婴儿本身,但更要重视接受基因编辑的婴儿对子孙后代产生的影响,这也正是人们十分关注基因编辑问题的原因。③要明确责任的分配。伦理责任的目标是理清伦理责任是否到位,以及未能到位的责任承担者,以便促成其改进。责任伦理的责任不落实到具体的责任承担者是没意义的。伦理责任的分配涉及责任主体,而责任主体有个人、集体、机构的差别。个人的伦理责任是个人行为直接造成的结果,如在履行知情同意的过程中,医生向患者介绍治疗方案时,没有告知某项技术(如药物、手术)的风险,而患者恰巧选择了某种副作用较大的药物或手术并产生严重后果,在这种情况下,这位医生是要承担伦理责任的。由集体包括科室、治疗组或者伦理共同体做出的伦理决定,或由集体共同实行的伦理措施,如免除告知,若造成不良后果,其责任由该集体共担。当然,该集体(科室)的负责人要承担更多的责任。如果这个集体是独立的机构,而某种伦理规则的执行与否是由机构决定的,那么其伦理责任由机构承担。伦克在论述这种情况时,特别论述了机构法人的伦理责任。伦克认为,道德责任不是针对个人的,而是对于社团或团队而言的。因此,道德责任不能分配,只能由参与者共同承担,当然参与者也不可以拒绝分担;团队责任或共同承担的责任不能在成员中消失,团队中的每个个体的责任也不能削减。每个个体根据其在系统中的权限及其战略上的重要性来承担责任。④明确伦理责任的因果关系。不理清因果关系,就无法理清伦理责任的承担者。但因果关系十分复杂,特别是当今极为复杂的医疗活动中,某种医疗行为往往不是由一人或少数几人完成的,而是一个庞大的群体的共同行为。例如,伦理委员会对科研项目的伦理审查时,若出现审查纰漏,将有严重伦理缺失的项目放行,那么,原因在何处? 如何理清责任? 谁应当承担责任? 这就需要一一查清伦理审查的诸多环节,找出具体环节的经手人及其处理过程,进而落实责任的承担者,或者由伦理委员会集体承担。伦克认为因果责任是一个普遍概念,是落实责任伦理不可或缺的环节。他将因果责任区分为四个亚种:消极行为因果责任,积极的预防责任,长期行为活动引起的一般责任,机构行为责任,这种区分也许有助于根据不同的因果情况确定应承担的责任。⑤明确责任伦理的优先关系。针对机构责任与角色的冲突,伦克拟定了 10 个基础性的优先原则:权衡每个相关个体的道德权利,要优先于利益考虑;在无法解决的情况下,在同样重要的基本权利之间寻求妥协;权衡一个党派的道德权利,人们可以或应当有投票表决权;根据前面 3 条原则权衡利弊,不可放弃的道德权利优先于伤害的避免与预防,优先于利益的权衡;在实践中面临无法解决的冲突时,人们应当寻求妥协;共同的道德责任优先于非道德的基本义务;普遍的道德责任原则优先于任务和角色责任;直接的基本道德责任至少优先于非直接的、远的、责任以及次级的法人责任;公众的福利应当优先于特殊的、实践中的非道德上的利益;技术安全性要求优先于经济的考虑。伦克上述关于道德责任处理中的冲突调节原则,对处理当今医学领域时有发生的伦理冲突,极具现实意义。

六、构筑伦理实践的完整链条

伦理效应及伦理责任难以落实有多方面的原因,其中某些情况不是伦理学者能够掌控的,但从伦理学的角度看,我们的工作是有缺陷的,存在重理论、轻实践的倾向,未能构建医学伦理实践各环节的系统组合。医学伦理建设是一项系统工程,包括伦理规范和道德原则的研究、制定、宣传、实践、监督、效果检查及反思,任何环节的缺失,都会影响伦理效应。其中责任伦理就是重要环节。改变这种情况的一个重要环节就是抓住责任伦理和伦理效应这个"牛鼻子"。

责任伦理未能到位,伦理效应不好有多方面的原因,从伦理学的角度看,我们还是有许多工作可做的,而这些工作如能落实,责任伦理和伦理效应的局面就可能大大改观。主要工作如下:①要重视政策、制度伦理研究。维护和增进人们的健康,已成为国家的重要任务。医疗保健的各项工作,一般都在国家的政策指导下进行,医疗卫生保健人员的医疗卫生保健行为,也大多受国家卫生保健政策的制约。例如,医院出现的以药谋利,医生开大处方、用贵药等问题,就是国家以药养医政策的必然结果。医生的责任伦理难以到位,将患者利益置于首位的伦理原则不能落实,这与以药养医的政策密切相关。医生的伦理责任和伦理原则、规范的效应,必须有政策的保证,政策的伦理目标和医生要遵守的伦理原则、规范必须保持一致,而不是相互脱节,否则难有伦理效应可言,责任也必然落空。②要重视机构伦理。机构伦理的主旨已如前所述,它以超越法律的自律精神,积极地、负责任地、合乎伦理地开展机构的一切工作和活动,其中涵盖了机构的工作目标、经营活动的宗旨、激励机构人员的机制和协调人员关系的原则。机构伦理十分重要,它是机构对社会的公开承诺,是取信于社会和广大公众的基础,是构建机构及其成员与社会和谐相处的保障;机构伦理是机构成员行为道德的风向标和医师职业精神的旗帜;机构伦理是机构成员团结的"凝结剂",是调节关系和处理矛盾的"钥匙";机构伦理是执行卫生保健政策的"铺路石",是消除落实政策障碍的道德屏障;机构伦理同时也是机构与社会各方联系与合作的基石。当前机构伦理的缺失,是影响伦理效应的重要因素。中国医疗界存在一种奇怪的现象,一方面要求医生将患者利益置于首位,另一方面医院却以赚钱为目标,把经济指标分解到科室、落实到个人,医生的收入与创收直接挂钩。医生面临两难的境地。机构伦理成为伦理实践的阻碍。③要重视德性伦理的建设。德性伦理是一切伦理行为的基础。政策的伦理性质明确,机构伦理将机构的行为纳入正确轨道,但所有各项医疗卫生工作,都需通过广大医务人员实施。责任伦理的落实,离不开人的思想、情感和理智。规范有赖高尚的道德情操支撑,德性伦理对伦理行为具有兜底的作用。正是因为德性伦理的自觉与自律,保证了伦理原则的彻底执行,进而保证了伦理原则、规范的正效应。医务人员是否诚心实意地执行政策规定的目标和医疗机构的伦理规则,是以医务人员的德性伦理为基础的。而由于人们私欲的存在,通过工作谋求私利的情况也并非少见。例如,尽管干细胞研究、基因编辑相应的伦理规范早已明确,国家也有相应的政策规定,但此类事情中越轨行为仍屡屡发生,其原因就在于从事这些工作的人员德性伦理出了问题,他们的私欲吞噬了他们应当履行的伦理责任。④在理清伦理责任的过程中,坚持辨别责任的优先秩序是甚为重要的一环。在理清责任关系中,各种责任对于伦理的实践和伦理效应的影响并不相同。就厘清一般伦理责任关系而言,道德责任应优先于利益的考量;普遍的道德责任应优先于任务和角色的责任;直接的道德责任应优先于非直接道德责任;近期道德责任应优先于远期的道德责任;机构法人的责任应优先于机构个人的责任;公众的道德责任应优先于特殊群体和个人的道德责任。只有坚持这些优先秩序,才能将伦理责任落在实处、落在应当承担的责任主体身上而不至于流为空谈。⑤落实伦理责任的主体与客体。当责任主体不明时,责任是无法落实的,没有主体承担的责任是空的,是纸面上的。应当看到,由于伦理在很多情况下指向价值层面,而影响价值的因素甚多,故而责任主体的确定比较复杂。一般来说,伦理责任主体存在以下几种不同情况:

● 个体承担伦理责任。如知情同意的责任主体，一般应是履行知情同意原则的医生。一个患者来医院住院就诊，是由某位医生接待的，从接收患者住院、采集病史、安排各种检查到治疗处置，虽然有医院多方人员参与，但最后落实知情同意书的签订，都是由这位医生执行或在他的安排下进行的，因而有关知情同意原则的履行，包括告知是否到位，患者对告知是否理解、同意是出自本人的真实意愿还是有旁人胁迫，等等，理当由这位医生承担责任，他（她）毫无疑问是责任主体。其他如辅助生殖技术伦理责任、变性手术的伦理责任等，都应由执行此项业务和履行伦理规约的医师承担。

● 机构承担伦理责任的伦理主体。这一点突出表现在置患者利益于首位的原则。这是一项带有根本性的、总体性的伦理原则，它主要通过医务人员履行，即主要由医生开具的处方及实践体现。但医生的自主权受制于医院。如果医院以营利为目的，将经济指标落实到科室及科室的医护人员，这就给医护人员履行将患者利益放在首位的原则增加了诸多障碍，即使有的医生坚持这一原则，但他们常不为医院所容，被视为另类。但机构常常由法人代表，因而伦克认为"法人是道德行为主体"，但"不是道德个人行为主体，按照这种观点首先强调法人对社会的外在的义务关系"①，机构法人应该成为机构伦理责任承担者。

● 集体承担伦理责任的伦理主体。其最典型的表现是伦理委员会承担科研项目伦理审查的伦理责任。伦理委员会对项目审查最后是以投票的形式表决通过的，对与错的伦理责任当然要由伦理委员会集体承担。

● 混合型的责任主体，即个人与机构混合型责任主体。这种情况常出现在一些国际组织或国际学术组织制定的伦理规范中。例如，2015 年 12 月 1—3 日由中国科学院、英国皇家科学学会和美国科学院在华盛顿联合召开了"第一次国际人类基因组编辑高峰会议"，会后委托几个国家的伦理学家于 2017 年发表的一份报告，提出基因编辑的五项原则②。这些原则有的国家或个人选择执行，有的选择不执行。在这种情况下追究伦理责任，则可能由个人和会议组织单位共同承担。

● 加强各级、各种类型伦理委员会的建设。要落实责任伦理的责任机构。了解伦理效应，查清具体的伦理责任，需要有一定的机构和人员负责。这类机构最便捷、最合适的选择就是各级医疗机构建立的各种类型的伦理委员会。在伦

---

① 王飞.伦克的技术伦理思想评介[J].自然辩证法研究,2008,24(3):57-63.
② 邱仁宗.人类基因编辑:科学、伦理学和治理[J].医学与哲学(A),2017,38(5):91-93.

理委员会已经承担的伦理审查、员工伦理培训、伦理纠纷调解等工作的基础上，再赋予其落实和检查伦理责任的任务。对一些重要的伦理原则、规范定期进行调查，查清实际的执行情况，理清个人和相关部门的责任，提出改进办法。这是落实责任伦理的必不可少的环节。

第十一章　医疗实践中的伦理冲突

不管是历史上的伦理学家,还是现今的许多伦理学家,往往比较重视理论和原则的研究与论证,而对伦理实践的关注相对较少,对伦理实践中的伦理冲突更少涉及。但就伦理学的理论和原则的根本目的而言,其不应止于著书立说,而应为实践服务,将人的行为引向善,促进行为的理性自觉,减少相互间的摩擦和对立并建立和谐的相互关系。特别在当今社会,伦理的主要形态已经从元伦理学的理论时代转向应用伦理学的时代,伦理学的实践应更引起关注。但伦理学的理论和原则向实践的转化是一个非常复杂的过程,需要思考和研究的问题很多,伦理冲突就是其中之一。

一、把握伦理冲突的内涵与特质

理解伦理冲突的内涵与特质,首先必须区分与之相关概念的联系与区别。

1. 悖论

悖论是一种陈述、命题或情境,它表面上看起来是矛盾或荒谬的,但可能包含着更深层次的真理或洞见。悖论与冲突是两个有关联但大不相同的概念。伦理冲突与道德悖论也不是同一概念。近些年来,研究数学和逻辑学的学者,就悖论和道德悖论发表了多篇论文,出版了一些有关悖论的著作。那么,何谓悖论? 以色列学者索尔·史密兰斯基(Saul Smilansky)在他的《10个道德悖论》一书中说:"我对悖论的理解是:由显然可以接受的前提,通过显然可以接受的推理,得出显然不可接受的结论。"①威拉德·范·奥曼·奎因(Willard Van Orman Quine)在他的《悖论的方法》一文中称:"在一般意义上,悖论正是那些初听起来荒谬但具有逻辑论证来支持的论断。最后,我认为这一解释是较为合理的。"史密兰斯基在他的《10个道德悖论》一书中虽未直接给悖论下定义,但他对悖论的特质作了如下描述:"悖论通常富含逻辑和严谨性、简洁性、某种形式的不

---

① 史密兰斯基.10个道德悖论[M].王习胜,译.北京:中国人民大学出版社,2018:3-5.

合理性,以及对危险的未定点的开放性。"①对悖论研究甚多的中国学者陈波认为悖论的定义是:"通过看起来有效的逻辑推导,得出了两个自相矛盾的命题或者这样两个命题的等价式,则称得出了悖论。"他赞同史密兰斯基的观点:"悖论是思维中深层次的矛盾,并且是难解的矛盾。它们以触目惊心的形式向我们展示了:我们的看似合理、有效的'共识''前提''推理规则'在某些地方出了问题,我们思维中最基本的概念、原理、原则在某些地方潜藏着风险。悖论对人类的理智构成严重的挑战,并在人类的认知发展和科学发展中起重要作用。"他按照"悖论有程度之分"的观点,将悖论区分为从低到高的以下六类:悖谬,即谬误的悖论;一连串可导致矛盾的推理过程,但其中某前提或预设是假的;违反常识、不合直观,但隐含深刻思想的"怪"命题;有深广的理论背景,具有很大挑战性的难题或谜题;一组信念或科学原理彼此相互冲突或矛盾;由一个和一些命题导致的矛盾等价式。由以上对悖论的界定和对悖论特性的简要说明,可以看出以上所说的悖论是哲学中的悖论,或者准确地说是逻辑悖论。所谓逻辑悖论是"指谓这样一种理论事实或状况,在某些公认正确的背景知识下,可以合乎逻辑地建立两个矛盾语句相互推出的矛盾等价式"②。公认的知识背景、严格无误的逻辑推导、可以建立矛盾等价式,是逻辑悖论的三要素③。显然,伦理冲突和哲学悖论或逻辑悖论有一定关联,但它不同于本书讨论的伦理冲突。

2. 道德悖论与道德冲突

有的学者将道德悖论视为道德冲突。什么是道德冲突?"道德悖论本质上是实践理性领域出现的矛盾,表征在道德价值实现过程中出现的悖性事态。"④而"道德冲突是指行为主体处于一种两难的情形;他本应满足两种义务或两种规范要求,但实际上他无法做到这一点,而必须二者择一,但势必违背其中一种义务或规范"⑤。有的学者认为:"道德悖论研究的动因来自对诸多现实道德问题的理性反思。"道德悖论的指认有如下不同形式:德性论规则应用中的两难循环;同一伦理原则应用中的自相冲突;不同伦理原则导致的选择难题;道德与道德价值的悖性冲突⑥。实际上,道德悖论与道德冲突并不是同一的。道德

---

① 史密兰斯基.10个道德悖论[M].王习胜,译.北京:中国人民大学出版社,2018:3-5.
② 陈波.关于悖论的回答[J].湖北大学学报(哲学社会科学版),2014,41(6):49-56.
③ 王艳."悖理""悖境"与"悖情":道德悖论的情境理论解读[J].江海学刊,2015(1):229-233.
④ 王艳."悖理""悖境"与"悖情":道德悖论的情境理论解读[J].江海学刊,2015(1):229-233.
⑤ 甘绍平.道德冲突与伦理应用[J].哲学研究,2012(6):93-104,128.
⑥ 王艳."悖理""悖境"与"悖情":道德悖论的情境理论解读[J].江海学刊,2015(1):229-233.

悖论有理论上的悖论与实践上的悖论之分。理论上的悖论是指道德原则在逻辑推理过程中发生的悖论。如依照德性伦理学的规则，讨论两人如何分大小不同的两个苹果这一问题：一般认为先拿小的则谓道德高尚，但他的行为不自觉地将拿大者的恶名留给了他人，前者道德价值是以牺牲后者取得的，他的善转变为恶。若后者是一个讲道德的人，则他会谦让并请前者取大苹果，最终可能导致苹果无法被分配；若后者是不讲道德的人，那可能意味着前者姑息培养了不讲道德的人，讲道德的动机酿出了不讲道德的恶果，这可谓道德悖论的典型例证。但是，显然，这种道德悖论在很大程度上是推导出来的，并非现实的道德冲突。在现实中，关于两个大小不一的苹果分配的问题，可从年龄、身体状况、营养等不同情况得出合理的方案。史密兰斯基在他的《10个道德悖论》一书中所列举的10个道德悖论，包括幸运的不幸悖论、有益退休悖论等，有的属于推导性悖论，有的则涉及事物二分法的辩证思维。但道德悖论也有事实上发生的悖论，即存在性悖论。"存在性悖论是真实的，并且具有现实性的悖论性。"①应当说，存在性道德悖论，具有道德冲突的特点，因为它表明这种道德悖论，不是逻辑推导的结果，而是道德实践中发生的事态。显然，即使将道德悖论理解为道德冲突，本书讨论的伦理冲突，也不能和道德悖论完全等同。学术界所谓的道德悖论，包括理论的、逻辑的和实践的，远比本书讨论的伦理冲突要广泛得多，而伦理冲突只是就实践发生的冲突而言的。

3. 道德冲突与伦理冲突

伦理冲突是否可以与道德冲突等同，是否就是道德冲突？应当说，道德冲突与伦理冲突十分接近，两者在很多方面是同一的。但两者之间仍有某些不同。这些不同突出表现在道德与道德价值的评价上。比如，古希腊的先哲苏格拉底终其一生谋划新的伦理道德根基，他面对陷入危机的家庭伦理和宗教伦理的雅典，提出了种种挽救危机的设想，当这些设想被拒绝后，他不惜拒绝越狱逃亡而选择泰然赴死，以对生的放弃来完成其所追求的城邦公民道德理想。但他死后，雅典城邦不认可他捍卫道德理想的行为，反而以"不敬神"和"败坏青年"两条罪状审判他。苏格拉底视拯救雅典道德破落为毕生追求，却最终换回的只是一个悖论性的道德悲剧，这是一个典型的道德信念与追求的实践同行为结果事与愿违的道德冲突。这种情况在医学道德实践中也有表现。本书讨论的是伦理冲突，与重在道德评价的道德冲突有所区别。

---

① 史密兰斯基.10个道德悖论[M].王习胜，译.北京：中国人民大学出版社，2018：3-5.

● "道德困境""道德困扰"与伦理冲突。道德困境、道德困扰是否与伦理冲突相似？1894 年,安德鲁·雅默东(Andrew Jameton)在其著作《护理实践：伦理问题》中介绍了道德困境的概念,他将道德困境定义为"由于体制的限制,个体无法做出自身认为正确事情时产生的痛苦感受";玛丽·科利(Mary C. Corley)进一步完善了道德困境的概念："个体能正确认识道德规范,但由于许多外部因素制约而使自身认为正确的道德价值无法践行,导致心理失衡的痛苦体验。"①2004 年,美国重症护理协会(AACN)正式将道德困境定义为,"个体知道应当采取正确行动却无法付诸行动,或个体行为与自身价值和职业价值冲突,使其完整性和真实性遭受损害"②。综合现有的国内外文献,一般将道德困境理解为个人内在的认知因外部环境条件难以践行而导致的一种内心苦恼或内心体验。在列举的道德困境的事件中,有对治疗无望的患者进行各种抢救但最终以无效告终的"无效治疗"道德困境;有在履行知情同意原则时无法说服某些患者家属(反对告知患者真实病情)而不得不接受妥协的道德困境;有因对医生的某些不当处置意见不为患者接受而不得不顺从非最优化护理的道德困境等。由上可以看出,道德困境或道德困扰常常是道德主体面临困境的一种心理反应,它虽然在某种意义上与伦理冲突有种种关联,但不是聚集冲突本身而是面临冲突时主体的内心反映。因此,学界将这种情况称为道德困境或道德困扰更为适当。

本书讨论的伦理冲突,其内涵与特质必须具备如下条件：①必须是公认的道德伦理规范、原则之间的冲突,不是某种与伦理有关的行为或其面临境遇所致的伦理困境或困扰。②必须是践行某种公认的伦理道德规范进程中发生的冲突,不是逻辑推导中发生的冲突,不是伦理动机与伦理结果之间的冲突,也不是某种行为未来可能产生的伦理冲突。伦理冲突是指那些执行某种伦理道德规范时,必然导致的一方对另一伦理道德规范的否定或与其产生的严重冲突,或者是在实践中已经发生的事实冲突而非虚拟的设定或悖谬。③伦理冲突的双方在某些情况下可以是不等价的,这与道德悖论的要求不同,即矛盾的双方处于同等地位。如知情同意实践中遇到的冲突,不一定都是对知情原则的根本否定,而可能是与某个分支的冲突。④伦理冲突不同于悖论或道德悖论,它是可持续的。某一伦理冲突得到消解后,可能又产生新的伦理冲突。总之,伦理冲突既不同于悖

---

① 周军,王莎莎,武丹丹.重症医学科护士道德困境研究进展[J].医学与哲学,2020,41(16)：36-40.

② MCCUE C. Using the AACN framework to alleviate moral distress[J]. The Online Journal of Issues in Nursing,2010,16(1)：9.

论或道德悖论,也与道德冲突、道德困境或困扰有一定的区别。

二、伦理冲突是伦理实践中不可回避的课题

伦理冲突是指"行为主体处于道德两难的状态,是伦理实践中的常态,是伦理实践本质性的组成部分"[①],即出现在道德价值实现过程中的矛盾、冲突等状态。伦理学在某种意义上是众多伦理理论、原则、规范的一个集合体。这个集合体中的各种理论、原则、规范在各自论证、研究和讨论时是相对独立的。学者们根据各自的论证判断其是非善恶,进而确定这些原则和规范的道德性;但是,当这些理论、原则、规范付诸实践时,彼此的矛盾与冲突就显现出来了。

各种伦理原则自身的历史和逻辑阐述是一回事,它们在实际应用中能否应对严酷而又复杂的价值冲突的挑战并最终解决道德问题则是另一回事。在日常生活中,道德伦理应用有着和道德伦理论证完全不同的复杂性。道德论证首先涉及道德价值取向的合理性、论据链条的严密性、理论框架的自洽性和实践应用的有效性;在道德伦理原则论证过程中,常常选择生活中与之一致的事态,而舍去(不予关注)与之矛盾或不一致的事态,这样原则和规范才能确立。任何原则或规律只能是生活中部分事态的反映而不能覆盖全部;但规范或原则的应用面对的是生活复杂性的全部。在伦理道德规范的应用过程中,首先要关注原则、规范定向功能的发挥;也要面对原则、规范应用中出现的例外,而这种例外往往一个接着一个地出现;同时还要面对其他原则、规范的竞争,因为生活中的诸多情况往往还存在其他原则和规范可供选择。

德国生命伦理学家汉斯-马丁·萨斯(Hans-Martin Sass)认为阿奎纳早就注意到这一点,他在转述阿奎纳的见解时说:"对于总体规范的论证与指导应有别于这些规范在日常具体生活中的实际应用。实践中总体规范应用的严格程度肯定比理论论证要高,因为在实践中交织着许多原则、许多层面与势力都必须得到相互的权衡。"[②]尊重患者自主权是一项重要的医学伦理原则,但在实际应用中则很复杂。例如,当一位患者行使自主权,要求保留严重损伤的左下肢而不同意截肢,但保留左下肢有可能危及本人的生命时,自主权就与生命权发生冲突了;当一位孕妇难产,保留婴儿的生命则可能危及孕妇的生命,而挽救孕妇的生命则

---

① 杜治政,丛亚丽,王延光,等.中华医学百科全书:医学伦理学[M].北京:中国协和医科大学出版社,2020:51.

② 甘绍平.道德冲突与伦理应用[J].哲学研究,2012(6):93-104,128.

难保婴儿的生命时,冲突又发生了。伦理的某一理论、原则、规范一般是针对特定的某种情形与实际而制定的,但实际生活是处于多种利益与需求的交互网络状态中的,当专一的某种原则、规范应用于具体实际时,必然会与呈网络状态的利益关系中的某一方发生矛盾和冲突。特别是近百年来的科技进步把人类引向了一个充满张力的时代,科技后果的不确定性和技术发明所蕴含的风险性,常常迫使人们陷于一种难以想象的两难的道德决策困境。伦理的实践不同于伦理论证,不宜将医学伦理原则的理论效应与实际应用效应混为一谈。实践中,伦理规范的应用要比其理论的论证严格得多,因为在实践中总是交织着许多原则、情境、势力,所以在应用时需要相互权衡和协调。因此,伦理冲突是伦理实践中不可回避的课题。研究伦理冲突的各种表现形式,探索解决伦理冲突的途径和策略,应当成为伦理学者义不容辞的责任。

三、医学伦理冲突的归型、表现与特点

1. 伦理冲突的归型

关于伦理冲突的分型,学界存在多种认识。奎因将悖论分为真实的、虚假的和二律背反三种类型[①];德国学者斯特凡·萨尔迈尔(Stephan Sellmaier)将道德冲突(萨尔迈尔视道德冲突与伦理冲突为同一——本书作者注)区分为道德悖论与伦理差异两类。他认为在孕妇难产时,选择保孕妇还是保婴儿的矛盾属于道德悖论型。道德悖论是指同一伦理原则应用于不同对象时发生的冲突。例如,连体婴儿分离时,常常不能两者兼顾,常是保全其中一人必须伤及另一人的生命,生命至上的道德原则在实践中发生了冲突。同样地,脑死亡标准的采用有利于增加可移植器官的来源,但脑死亡究竟是已经死亡还是死亡过程的开始,人们对此的看法迥然不同。支持脑死亡即为死亡标准的人认为,脑死亡的人已经死亡,从其身上摘取器官不存在任何道德问题,这种观点着眼于器官移植应用的需要,显然带有功利主义的色彩;而认为脑死亡仅是死亡开始的人则认为,死亡的过程还在进行中,人并未真正死亡,从其身上摘取器官就是不人道的,是一种侵犯生命的恶行,而生命是神圣不可侵犯的。萨尔迈尔称这类冲突为伦理差异。"伦理差异是指不同伦理理论的代表之间或者不同文化共同体成员之间出现的冲突。"对脑死亡的认识不同产生了伦理差异。胚胎研究的争异也属于伦理差异。若认为胚胎是人,当然会否定胚胎研究应用,因为这等于说人是可以被研究

---

① 史密兰斯基.10个道德悖论[M].王习胜,译.北京:中国人民大学出版社,2018:3-5.

应用的;而若认为胚胎有发展成人的可能但终究还不具备人的特点,也就自然而然地认可胚胎的研究应用。

我国学者王艳[①]的《"悖理""悖境"与"悖情":道德悖论的情境理论解读》一文,认为道德悖论的产生源于诸多现实道德问题的理性反思。道德悖论存在四种不同类型:①道德规则应用中的两难循环。《三字经》曾载孔融让梨的故事,据称邻居去孔家送梨,旁人谓孔家小弟说,请取大的,融则从容取出一小梨,众人问何不拿大的?孔融回答:"我小儿,法当取小者。"后世将之称赞为美德故事流传至今。但如从道德悖论的观点看,孔融却不自觉地将拿大梨的"恶名"转嫁给了兄长,其道德是以牺牲后者的人格为条件的,最终自己也变成不道德的人。若后者也是一个讲道德的人,则梨因两人都谦让而无法分配,从而出现道德实践中的两难循环。②同一伦理原则因应用的情境不同而发生矛盾与冲突。生命神圣、生命至上是伦理学的基本原则,但在具体应用中可能出现矛盾。如孕妇难产时是保孕妇还是保胎儿,在某些情况下难以兼顾。显然,这就是生命神圣原则在不同情境应用中发生的冲突。③不同伦理原则导致的选择难题,如古人经常提到"忠孝难以两全",选择尽忠时则难以尽孝,选择尽孝时则难以尽忠。④道德与道德价值的悖性冲突。苏格拉底一生贫困,三次应征入伍,曾任执政,任审判官时判处了六位将军的罪行,终身为其道德理想而奋斗,为挽救雅典道德危机提出种种主张。奴隶主在恢复统治后,拒绝了他的各种主张,并以"不敬神""败坏青年"的罪名将其判处死刑。他本来可以通过赎罪、出逃免于一死,但他予以拒绝,以身示志,服毒身亡,造就了道德理想与道德价值冲突的悲剧。这一事例表明的就是苏格拉底的价值观与奴隶主的价值观之间发生的冲突。

当前医学领域发生的伦理冲突比较复杂,尽管其一般表现多样复杂,但大致可归纳为以下几种类别:①伦理规范的差异引起的伦理冲突,即因对(事物)问题所持的伦理观念不同而引起的伦理冲突。如对于堕胎、安乐死、代孕等问题,因宗教信仰、文化传统、社会习俗的不同而形成不同的伦理规范所产生的伦理冲突。这也就是萨尔迈尔所指的伦理差异。这种因伦理差异引起的冲突,包括历史上的道德原则与新情况下形成的新的伦理规则之间的冲突。例如,亲戚朋友之间借钱要求写借据而遭拒绝,理由是这种做法会潜能地伤害古朴民风,玷污了朋友间的纯洁情感;在学术交流中当面发表与老师的不同见解或公开与前辈辩论,被认为有违尊敬师长的道德。②在实践中履行的某一伦理原则与另一伦理

---

① 王艳."悖理""悖境"与"悖情":道德悖论的情境理论解读[J].江海学刊,2015(1):229-233.

规则发生的伦理冲突,如尊重患者的自主权与医生干预权的冲突,维护患者隐私与信息共享的冲突,保密与诚实的冲突。③伦理问题的两难困境。如下肢严重溃烂需要截肢以维系生命与保持机体完整之间的矛盾;又如连体婴儿分离中为保留其中之一的生命则需要舍弃另一婴儿的生命,为维护生命质量则可能舍弃那些生命质量很差的生命,无条件地坚持生命神圣原则可能使那些严重残缺的生命处于终身痛苦之中的矛盾。④对同一事物或问题的价值目标认知不同而产生的伦理冲突。如对人工合成生命、代孕、基因编辑等认知价值取向不同产生的伦理冲突。⑤由于利益不同产生的伦理冲突。如传染病防控中政府与人民大众的冲突,不同群体、不同地区和国家之间对管控政策的伦理冲突,医学科研中的社会公益的价值取向与企业、个人经济利益取向之间的冲突。⑥机构经营方略的价值指向与机构成员个人伦理操守不同产生的冲突。如医院谋利的经营方针与医师职业精神的冲突,医药企业经营利益最大化与企业科研人员忠于医学科研职守的冲突。

2. 伦理冲突的主要表现

以上六种类型的伦理冲突,在当前医学一系列具体问题上具有突出表现。较为突出的 21 种当代医学伦理冲突如下:

● 生命神圣与生命质量的伦理冲突。这是现代医学诞生以来最为普遍和广泛的伦理冲突。科学技术的进步使很多在过去看来无可挽救的生命得以维持,如呼吸机的使用,使垂危的生命可以存活下来,但存活的生命质量很差,患者长时间处于痛苦中。如 2005 年美国的一名女植物人夏沃,在是否撤除呼吸机的问题上社会各界引发了几度反复和较量,历时几年,其中甚至有国会和总统的介入,这实际上就是坚持生命至上的传统观念和个人选择生命质量至上的自由主义思想之间的冲突。

● 高新技术医学应用中的伦理冲突。诸如基因编辑、人工合成生命、人兽混合胚胎、人体干细胞的开发与应用、定制婴儿等,都引发了技术开发和应用与某种伦理原则的冲突。基因编辑技术有可能通过修饰体细胞治疗个体自身遗传性疾病,也可能预防和治疗个体自身基因引起的疾病,但这种技术也可能导致人类物种的永久性改变,并催生一种改进强化型后代(亦称"设计婴儿")这种有悖伦理常情的市场。2018 年 11 月 26 日,人民网深圳频道报道,南方科技大学副教授贺建奎在中国香港举行的第二届国际人类基因编辑峰会上宣称一对经过基因编辑的双胞胎露露和娜娜降生。这一消息随即引起包括中国科学家在内的多国家科学界的强烈反应。中华医学会医学伦理学分会发表声明,呼吁维护生命尊严,捍卫人类基因的多样性,维护受试者的权利,同时严格管控生殖细胞的基因编辑①。2019年3月,来自7个国家的科学家和伦理学家呼吁暂停旨在改变人类婴儿遗传特征的基因编辑试验。他们对名为 CRISPR 的强大基因工程技术既感到兴奋,又感到不安②。

● 合成生物学面临的受益与人类安全的冲突。合成生物学可为一些国家提供各种合成生物产品,如军用医药、军用新能源、军用材料设计改造、生物计算机等,可提高战场医疗作战效率和胜算。美国国防部对生物合成技术十分重视,2018年受五角大楼委托,美国国家科学院发布《合成生物学时代的生物防御》报告,其涉及制造病原体生物武器、制造化学品或生物化学武器、制造可改变人类宿主的生物武器等11种合成生物学能力。当今的合成生物学技术触手可及,甚或普通人通过网购即可获得基本工具和材料。例如,国外某网络公司曾订购一个 DNA 片段,该"商品"没有经过审核就送到他们的个人住所。从事合成生物学的人员中的非专业人士(也称"生物黑客"),出于个人兴趣或为了炫耀自己的生物技术而进行生物学研究,合成各种病毒,而他们的行为完全不受科学建制控制,科学共同体也难以监管,因而更容易为生物恐怖主义利用,给社会造成巨大危害。生物合成技术和原子能技术很相似,其负面效应可能比原子能更大③。

● 履行知情同意原则中的伦理冲突。知情同意已成为当前医疗实践中的重要伦理原则,包括我国在内的诸多国家对此都以立法的形式做出了相关规定。但这些规定在实施中经常发生患者自主权与其他伦理原则的种种冲突。如由于患者对医学的复杂性缺乏理解,对医生告知的内容产生怀疑、不理解、心理压力太大与有利原则的冲突;医生过度告知在患者心目中形成推脱责任的心理造成医患间距离拉大与不信任的伦理冲突;诊疗中患方提出来的不合理要求与医生干预权的冲突;家属参与权与患者自主权的冲突;等等。2007年怀孕9个月的李某因在北京朝阳医院住院时发生病危,孕妇及腹中胎儿均生命垂危,医生建议行剖宫产手术,但陪同住院的男子肖某多次拒绝在手术通知书上签字,经抢救3小时后患者及胎儿死亡。患者自主权和生命权与手术必须有患者签字发生了

---

① 中华医学会医学伦理分会.中华医学会医学伦理学分会关于"基因编辑婴儿"事件的呼吁和建议[J].医学与哲学,2019,40(2):27.
② 阿肯巴克.专家呼吁暂停婴儿基因编辑试验[N].参考消息,2019-03-15(7).
③ 丁惠,徐飞.国际竞争下中国合成生物学研究的安全、伦理及政策探讨[J].医学与哲学,2020,41(12):7-11.

冲突。

● 患者隐私权与公众知情权的伦理冲突。隐私权是现代人权的重要组成部分。公民个人生活秘密和个人隐私不受他人干涉。医疗机构和医务人员不能随意向他人泄露患者的医疗秘密和个人隐私。但在某些特殊情况下,如在传染病的防控中,患者个人的患病情况需要及时向防疫管理部门报告,其个人行踪、密切接触等情况需要及时向家庭成员乃至社会公布,以杜绝疾病扩大传染的可能,维护社会公共利益。这时,个人隐私权与公众知情权就发生冲突了。

● 个人自由(自主)与社会公益的冲突(包括政府干预与个人自主)。人是社会的动物。人的个人自由不是真空的而是存在于社会关系中,因而常常与社会人群利益发生关系,没有社会人群的利益保障就难有个人的自由与利益,而有时为了维护社会公共利益需要对个人自由作必要的限制。这样就存在个人自由与社会公益的伦理冲突。在防控疫情时,为防止病毒扩散,往往要求人们出门戴口罩并保持适当距离,但一些人以捍卫个人自由为名坚持反对这些对个人行为的暂时限制。2020 年 8 月 29 日,一位参与德国柏林游行的柏林人说:我来这里是为了捍卫我们的基本自由。在伦敦,千百名示威者要求"结束医学专制"。疫情防控的过程是一场生动的个人自由与社会公益的伦理冲突①。

● 医疗风险与医疗安全的冲突。医疗是一项充满风险的事业,几乎所有的医疗干预都存在不同程度的风险,特别是某些危重病患的救治往往具有一定的风险,但医疗安全是医务人员必须谨守的重要底线。没有风险的医疗是不存在的,医疗干预经常处于医疗风险与医疗安全的伦理冲突中,争取化解医疗风险、维护患者生命安全,始终是医学伦理冲突面对的课题。

● 知识产权与信息共享的冲突。知识产权的保护有利于科技进步,而科技进步是促进社会经济发展极为重要的条件,因而知识产权的维护有利于整个社会全体人群的利益。但在某种紧急情况下,如在某种重大灾难或严重传染病暴发时,一些有利于防止灾害发生或有利于传染病控制的科技发明,如果坚持以产权保护为由,拒绝为社会提供紧急需求服务,则知识产权保护与信息共享发生冲突了。美国前总统小约瑟夫·罗比内特·拜登(Joseph Robinette Biden,Jr)关于疫苗知识产权应当公开为全世界享用的倡议所引起的争论,就是这种冲突的典型表现。

● 患者维权与医方维权的伦理冲突。患者的权利意识逐步增长,在医疗活

---

① 佚名.欧洲多地发生反防疫游行[N].参考消息,2020-08-31(2).

动中维护自身权益已成为一种常态;医院和医生也拥有合理的利益诉求,且这些合理的权益是行使正常诊疗所必需的,但两者在某些具体情况下经常发生冲突。如医患双方对诊治方案、诊治结果、医疗差错、诊疗费用、医疗赔偿的认定和处理等方面持不同意见,而这些争论和冲突一般都具有伦理性质,故可视为伦理冲突的一种特殊类型。

● 医疗机构与医务人员之间的伦理冲突。医院实行市场经营的模式,以追求最大限度的利润为目标。医务人员坚守医学宗旨,将患者利益置于首位,因而与医疗机构发生冲突。例如,湖南省娄底某医院 H 医生从不为患者开高价药,经常指导患者到药店买合适的药物,拒绝开单提成等,与所在医院的经营方略产生的冲突就是这类冲突①。这是当前医疗卫生工作领域中较为普遍和广泛的伦理冲突,且一时难以解决。

● 医院拒收危重患者与救治患者间的伦理冲突。例如,2014 年 10 月 9 日,陕西临潼区一名产妇因难产紧急转往市内救治,在市内连转 5 小时,6 家医院都以各种理由拒收,直到晚 11 时许,经熟人介绍进入一家医院并进行手术。后经当地卫生部门调查,这些医院拒绝接收患者的理由并非没有床位和条件不够无力救治,而是不想因接收一位危重产妇引发潜在的医疗纠纷,因为难产妇常因保婴儿还是保产妇而置医院于两难,维护医院名声与维护产妇生命安全的伦理冲突就这样发生了②。

● ICU 患者的医疗安全与患者孤独和痛苦的伦理冲突。为挽回渺茫的生命,濒危患者需要在 ICU 内进行各种抢救,如插上连接机体的各种管道,为防止针头脱落将患者手脚用绷带固定,这些措施使患者处于极度痛苦中。而为了防止感染又必须对患者封闭管理,患者与家人隔绝,处于孤独状态。每次仅 15 分钟的定点定时探望,无论对患者或者家属,都是痛苦难忍的。诸多濒危患者大多都要求其子女不要将自己送进 ICU,但如果不尽力抢救,又要面临伦理道德舆论和自我良心的压力。当今,ICU 已成为诸多伦理冲突的汇聚点。

● 患者情感与医生理智的冲突。一些重病患者因无法治愈出现明显死亡征兆,甚或已经死亡,但患者家属出于对亲人的不舍而仍要求医生尽力抢救。2011年 10 月,一名化工厂工人因修理地下管道中毒身亡,送至医院时已无任何生命体征,医生仍对患者抢救整整 40 分钟,然后才宣告死亡,并将尸体转送太平间。

---

①　孙福川."胡卫民现象":职业梦博弈潜规则[N].健康报,2013-07-05(5).
②　苑广阔.对医院拒收危重产妇莫止于道德批判[N].健康报,2014-10-16(5).

但一个小时后,死者家属陆续从外地赶到医院,因为他们没有亲眼看到抢救过程,不相信已经死亡,要求医生继续抢救,尽管医生多次耐心解释,但家属仍坚持? 面对争论,医生心里也是七上八下,按规定不能将尸体送回抢救室进行第二次抢救。这时死者的姐姐强烈要求医生再努力一下。在这种情况下,医生和两位护士再次来到太平间,再次除颤、胸外按压、注射肾上腺素,又做了一个完整的心肺复苏术,但患者仍未能起死回生。医生表示已尽力了。家长非常悲痛。作为医生看到这种场面也很难过。这是医生经常要面对的一种伦理冲突,情与理的冲突①。

● 婴儿岛开放与关闭的伦理冲突。2014 年,设置于广州市社会福利院的婴儿安全岛投入使用,两个月内接收弃婴 262 名,他们全部患有不同程度的疾病。不久后婴儿岛因为接收量已超过极限而关闭。目前全国残疾儿童有 800 多万人。而残疾儿童的治疗费用低则几千元,高则可达几十万甚至几百万,如果加上后续费用,更是一笔天文数字。残疾儿童面临救治与放弃的伦理冲突②。

● 艾滋病防治中的伦理冲突。例如,艾滋病宣教的目的是使公众了解艾滋病的客观知识,引导人们正确对待艾滋病,正确使用安全套,但这种话题与我国传统文化中对于公开讨论性话题的避讳形成冲突;安全套使用知识的普及与诱发年轻人性行为之间形成冲突;艾滋病检测阳性结果的保密原则与告知相关者以防止艾滋病扩散形成冲突③。在流行区域对特定人群实施强制性检测、强制性高危行为干预等,都必然与尊重艾滋病患者人格权的伦理要求发生冲突。

● 精神病患者收治面临的伦理冲突。由于精神病是神经系统的疾病,患者常做出伤害他人或自己的行为,因而社会不得不对某些具有危险性的精神病患者采取强制措施,但这必然会侵犯精神病患者人身自由、自主的权利。2000 年英国发生了多起由精神病患者引发的凶杀案,当时的内政大臣提出修改精神病卫生法,建议将一部分对社会有巨大潜在危险的精神病重症患者强行收治,结果引起强烈的社会争论。支持者认为公众安全应当摆在首位,但反对者说这是蔑视精神病患者的人权。韩国修改精神保健法也引发争论。在我国,围绕精神病患者的强行收治的争论也曾经发生多次。对具有社会危害风险的重型精神病患者的处治,存在维护社会安全和维护精神病患者人权的伦理冲突。

---

① 杨收平.我主动要求到太平间去一趟,再努力一下[N].健康报,2011-11-13.
② 甘贝贝,王潇雨.婴儿安全岛暂停背后的社会拷问[N].健康报,2014-03-21(8).
③ 孙金铭,邓腊梅,吴文君,等.我国高校艾滋病防控中面临的伦理争议[J].中国医学伦理学,2017,30(7):837-838.

● 医疗差错诚实告知与不诚实告知的伦理冲突。《新世纪的医师职业精神——医师宣言》要求,在发生医疗伤害时,应立即将情况如实告知患者。然而在现实的医疗关系中,医师和医院出于保护自身的信誉、避免巨额赔偿等原因,往往对医疗差错讳莫如深,采取隐瞒、躲避的态度,因而形成了医生与患者之间的伦理冲突。

● 捐献遗体与入土为安传统观念的冲突。随着医学的发展,特别是人体解剖学的发展,教学和实训对遗体有迫切的需求。但人们受遗体完整、入土为安观念的影响,认为捐献遗体有辱先人(祖先),是对祖先的不孝。这种冲突使得我国遗体捐献工作仍然步履艰难。

● 代孕的伦理冲突。由于种种原因,一些已结婚的夫妻不能生育,但渴望通过代孕的途径得到自己的孩子,但代孕又面临传统生育观念、传统家庭道德、代孕出生的后代权利、代孕商业化带来的种种问题,并由此引发的伦理冲突①。

● 护理面临的道德困境。生命神圣、生命无价是医学伦理学的基本伦理观,但护理面临治疗无效、无法使患者脱离生命濒危的道德困境,有时对治疗无望的患者的某些护理反而增加了患者的痛苦;患者的知情权也常与为避免患者的心理冲击而向患者隐瞒病情产生伦理冲突;当护士为了维护患者的利益与医生产生不同意见时,也会经历道德困境。医生缺乏对患者、家属意愿的尊重往往会导致护士道德价值观念的动摇,这也使护士处于道德困境;不同的经历形成了不同的价值观,因此在处理同一问题时常导致相互之间行为的分歧,同一科室的成员不能协同配合而发生人际冲突。如此种种都是当今护理工作中面临的道德困境②。

● 整形、变性、连体婴儿分离面临的伦理冲突。例如,颜面置换术涉及社会角色的认定、面部复合组织移植供受者及其亲属伦理与心理问题、颜面移植受者的代价与效益的比较等伦理问题。又如,变性手术满足变性者的要求与维护身体健康、变性者主观自我认同与社会认同差异及对社会秩序的影响、维护个人自主性选择维护与家庭关系等之间存在伦理冲突。连体婴儿是指一个受精卵分裂为两个生殖细胞群时,未完全分开而导致某些部位连在一起的双胞胎。连体婴儿的分离术面临严重伦理难题:连体婴儿常共用一个器官,不分离则无法生活,

① 甘贝贝.代孕的口子不能开[N].健康报,2017-03-15(5).
② 李华俊,黄强,金舟.护士面临的道德困境及其干预的研究进展[J].医学与哲学,2020,41(16):42-43.

若分离则导致其中一人失去器官,而另一个得到器官的婴儿也不能像正常婴儿一样生活。加之手术成功率低,且花销十分高昂,因而有人认为放弃是合理的。但反对者认为,连体婴儿也是人,同样享有治疗的权利,放弃就是对连体婴儿生命的不尊重和对其生命权的剥夺。各国对连体婴儿的态度未达成共识,也未有国家就此立法。这使得连体婴儿分离现今仍处于难以破解的状态。

3. 伦理冲突的特点

从上述所列医学伦理冲突的种种情况看,医学伦理冲突有别于其他伦理冲突而具有其自身的特点:

● 医学中的伦理冲突是客观实在的,不是推导出来的,更不是虚构的。它与道德悖论不同:道德悖论可以是推导出来的,其中有些就是现实生活中不存在的;而医学伦理是医学伦理实践中遇到的种种障碍和难题,是必须得到解决的课题。当然,医学中的某些伦理冲突,如基因编辑未来可能引发的伦理冲突,对人类下一代可能造成影响。虽然其并非现在已经发生的冲突,但它绝不是虚构的,而是按照这一技术发展的逻辑,冲突必然会产生的。这也正是伦理冲突值得重视和研究的原因。

● 医学中的伦理冲突是普遍的,而不是个别的,也不是在少有特殊情况下发生的。从临床医学到预防医学,从普通日常的医疗护理到高新技术,从医学科研到科研成果的转化,从医生、护士到医院管理人员,都毫无例外地面临各种各样的具体的伦理冲突,都在面临实践某种伦理原则时又遇到其他伦理原则的冲突。医疗实践十分复杂,几乎所有的医疗问题,都涉及个人与他人、个人与社会群体的相互关系,现在和未来都面临诸多不确定性,因而每一个伦理原则的实践都无法回避现存各种关系设置的障碍,这也是医学伦理冲突贯通于医学全部实践的缘由,同时也是需要重视和需要研究及正确处理伦理冲突的缘由。

● 医学伦理冲突有鲜明的主题,一般集中在两个主题范围:一是维护人类生命的神圣不可侵犯性,二是如何处理个人利益(包括个人自主、个人权利)与社会公共利益的关系。前者如安乐死、安宁疗护、呼吸机的撤离、辅助生殖技术、人造生命、基因编辑、人兽混合胚胎、定制婴儿等,都围绕人的生命可否随意进行医学(人工)干预,这种人工干预是否玷辱了生命的神圣性和亵渎了生命的尊严等问题。近半个世纪以来,医学伦理学,特别是生命伦理学的主要任务之一,就是在医学新技术迅猛发展情势下维护人类生命的尊严神圣性。后者如患者与医师、与患者家属及其他者的关系,个人隐私保护与公众知情的冲突,个人自由与群体健康的关系,艾滋病患者、传染病患者、重症精神病患者行为限制与他人(公众)健康的保护,医疗资源的公平与效益关系的处理等,无一不是围绕个人与群体(他人)的关系。上述两个主题,几乎涉及绝大多数伦理冲突。这种情况提示我们,正确处理这两个带有根本性问题的冲突,是破解其他伦理冲突的关键。

● 医学伦理冲突关系,呈一元与多元并存的格局。所谓一元格局,是指伦理冲突的一方与另一方呈一对一的状况,如孕妇难产时面临的保孕妇还是保婴儿的伦理冲突,仅涉及婴儿与孕妇两方的利益,一般不引起其他方的伦理冲突;而多元格局的伦理冲突则涉及多方利益,如知情同意原则实践中面临的伦理冲突,常涉及患者与医生、患者本人与家属、患者家属之间的关系。有时为了解决发生的冲突,社区、律师甚至患者单位都有可能介入协调,在医疗决策过程中,甚至家庭成员之间也有可能发生冲突。艾滋病防控中的伦理冲突,也呈多元状态。多元伦理冲突的格局,在 2020 年初开始的新冠疫情防控中表现得更为突出和显眼。在一时没有有效疫苗的情况下,控制病毒肆虐切实可行的办法就是实行人群隔离,包括与家人、朋友、同事之间的隔离,也包括城市、区域甚至国家之间的边界隔离,实施公路、民航、铁路、水运交通封锁,而实行如此广泛的封闭和隔离迅速引起人们生活物资供给保障短缺、经济停滞等诸多矛盾和冲突。这种冲突大至全球,小到家庭。疫情防控将伦理冲突的多元性特点表现得淋漓尽致。患病与未患病人群之间、重症患者与轻症患者之间、发达国家与贫穷国家之间、个人自由与公共健康之间、发展经济与疫情防控之间、政治权力角逐与疫情管控之间,都呈现各种各样的伦理冲突。这种复杂的多元特点提示我们,破解伦理冲突,在很多情况下是一件复杂的系统工程,而绝非简单的单一思维能够应对的。

● 医学伦理冲突往往是有层次的,有高低不同级别之分。医学伦理冲突是现实生活中的冲突,而现实生活是持续运转的有机体,社会生活的正常运转必然是有序的且呈层次性的,这就决定了医学伦理冲突的有序性和层次性。例如,在履行知情原则过程中发生的医患间的伦理冲突,就是这种伦理冲突的起点和归宿,是这一伦理冲突的最高层次。其他如家属成员、社区、律师、单位,都是医患间冲突的引申,呈次层冲突的特点。疫情防控中的伦理冲突层次性特点更为明显,一切冲突都围绕守卫生命这一原点。守卫生命,既是所有伦理冲突发生的起点,也是破解冲突的归宿。从智能医疗、生物合成技术领域的伦理冲突中,我们都能找到这种层次性特征。而一旦把握了伦理冲突的层次性,我们就能找到破解伦理冲突的钥匙,就能抓到破解冲突的关键。

●医学伦理冲突是有终点与无终点并存的。这是伦理冲突的一个显著特点。一些伦理冲突是有终点的。比如难产孕妇保孕妇还是保胎儿的冲突,一旦依据具体情况,决定首先保孕妇的生命,当孕妇的生命得到确保,胎儿或被挽救或死亡,这一具体的伦理冲突就宣告结束,不会再有伦理冲突了;再如呼吸机是否撤离的伦理冲突也是如此,如夏沃案中关于是否撤除呼吸机的长久伦理争论,以高级法院的判决最终了结。但也有一些伦理冲突却不是这种情况,而是某一具体的伦理冲突得到解决后,又产生了新的伦理冲突。如辅助生殖技术代孕的伦理冲突,经过是否允许与的争论后,虽然一些国家有条件地认可代孕,但代孕婴儿出生后又产生了一些新的伦理问题。有关代孕的伦理冲突并未结束,而是在新情况下产生了新的伦理冲突,这种情况在生命前沿新技术发展过程中表现得更为明显。一些新技术的诞生就是为应对前技术的伦理冲突而生,而新出现的技术又再次产生新的伦理冲突,循环往复,似乎没有终止。

医学伦理冲突以上这些特点,为我们提供了认识医学伦理复杂性的图景,也是对医学伦理不确定性(技术不确定性)的一种解读,更为重要的是为调节伦理冲突提供了广阔的思维向度。

四、医学伦理冲突中的道德价值与功利价值

医学伦理冲突的实质是一种价值冲突,但这种价值冲突有两种不同表现:一种是道德价值之间的冲突;另一种是道德价值与功利价值之间的冲突。难产孕妇保孕妇还是保胎儿的矛盾,就属于道德价值之间的冲突,因为它面对的是在两个生命中选择保谁的问题,孕妇和胎儿的生命都是神圣的,不存在功利之争,是维护同一价值观(生命的神圣原则)面对不同对象时产生的冲突。又如堕胎的伦理冲突,也是价值观念之间的冲突,即"堕胎是罪恶的"和"堕胎可以得到伦理学辩护"两种伦理观念的冲突,但它不同于前者之处在于,这是不同伦理原则针对同一对象产生的冲突。尽管这两种伦理冲突集中于精神理念层面,而精神层面的道德也是有价值的,这种精神层面的价值在于人格自身,即人是应当受到尊重的,尊重本身就是价值,而且是重要的价值。

学界一般认为,价值是客体对主体的需要,这种客体对主体的需要就表现为客体的价值。学者李德顺在其《论道德价值与功利价值》一文中说:"价值这个概念所肯定的内容,是指客体的存在、作用以及它们的变化对于一定主体需要及其

发展的适合、接近或一致。"①显然,这个定义是从功利的视角界定价值观的,是一种功利主义价值观的定义:某种事物是我需要的,对我有用,所以对我来说是有价值的。但是,人世间的价值、人们遇到的价值,除功利价值以外,还存在一种非功利的价值,即精神价值。"生命诚可贵,爱情价更高,若为自由故,两者皆可抛。"在这里裴多菲将"自由"作为最高的价值看待,而"自由"不能被认为是一种功利。"砍头不要紧,只要主义真,杀了夏明翰,还有后来人。"革命先烈夏明翰将"主义真"作为他追求的最高价值。两者的价值观是一致的。这种精神价值观不是来自客观的某种功利需要,而是来自主体自身,来自作为主体自我的人格自身,来自一个应当受到尊重的道德主体。"精神价值的根本来自人格本身,或人作为一应当受到尊重的主体存在。如果说这也是一种关系价值,或者说是在关系中呈现的价值,那么,这并不是主客体关系的体现,而是主体间关系的反映。"②也就是说,价值不仅表现为客体对主体的关系,也表现为主体与主体间的关系;不仅表现为客体对主体的需要,而且也表现出主体的自我需要,亦即"我应当如何,我应当是什么"的主体自觉。医学中的伦理冲突,既有功利价值的冲突,更有精神价值的冲突。知情同意实施中遇到的伦理冲突,首先不是功利的冲突,而是知情同意权作为人应当享有的人格与尊严遇到的冲突,我自己的事我有权而且应当由我做主遇到什么冲突,尽管其中也含有功利的成分,但这主要是知情同意的精神价值被消解、异化引起的冲突。患者视知情同意为"卖身契",医生视知情同意为"护身符",这就是知情同意的精神价值为功利价值取代的结果。知情同意履行中种种伦理冲突的调解,不能仅靠(或满足于)功利层面的彼此妥协或退让来办法解决,而是应复原知情同意的本真,还原对患者人格权的尊重,以此作为理顺知情同意原则种种伦理冲突解决的根本之道。因此,不能完全用功利观点看待所有的伦理冲突。

但是,伦理冲突中的价值冲突,的确而且更多地表现为道德价值与功利价值之间的冲突,而冲突的解决在许多情况下表现为道德价值与功利价值的衔接、转化与协调。理解道德价值与功利价值的关系及其转化与调节,有助于进一步理解当前医学实践中的伦理冲突。在抗击新冠疫情的过程中发生的伦理冲突,大多涉及功利价值。如部分人群反对隔离、反对保持社交距离,认为隔离侵犯了他们的自由,妨碍了个人自由行动;而坚持隔离,则是出于保护其他人群的健康利

---

① 龚群.论道德价值与功利价值[J].哲学动态,2014(8):66-70.
② 龚群.论道德价值与功利价值[J].哲学动态,2014(8):66-70.

益。一些人拒绝提供个人行程踪迹,拒绝告知本人的密切接触史,认为这种要求侵犯了个人隐私权。但这是出于道义原则的守护,防止更多人被感染,是从功利视角考虑的。因此可以认为,这种冲突是道义与功利的冲突。医院经营方略与医生职业操守的冲突,也是一种道德价值与功利价值的冲突。如代孕、安乐死、人工合成生命、基因编辑、艾滋病的防控、危重患者的救治等议题,都存在道义与功利的冲突。比如,反对安乐死的人,认为生命权是任何人固有的权利,任何理由都不能剥夺他人的生命;而赞成安乐死的人则认为,那些无可挽救的生命往往处于极度痛苦中,而延长这种无可挽救的生命是对医疗资源的浪费,显然是带有功利色彩的。道义与功利的冲突,是当前医学伦理冲突中一种较为广泛的伦理冲突。

医学伦理冲突不仅包含道义与功利的冲突,而且还包含功利价值之间的冲突。知情同意原则履行冲突中最重要、根本性的冲突,是患者自主权与医生父权主义之间的冲突,这当然也是道义与功利之间的冲突。但在这一过程中衍生的其他冲突,如患者与家属之间的冲突,家属成员之间的不同利益的冲突,患者与其他法定代理人之间的冲突,则更多地表现为不同利益主体之间的冲突。如西安夏某安乐死事件中,夏某的两个女儿起诉兄长与医生共谋对其母亲实施安乐死,其动机是向医生索赔,这一冲突的直接导火线就是利益。疫情中未感染的人群,一般希望将所有感染人群隔离来,以防止自己被感染。而感染人群则质疑为什么要将他们隔离,感染病毒并非他们自身的过错。这两种人群对待隔离的不同态度,显然是两类不同的利益不同所致。但是,并非任何利益之间的冲突都属于伦理冲突。如人们相互交往中因利益关系牵扯不清发生的冲突,医务人员与医院关于某些具体业务处理与安排的分歧,医患之间对医疗效果或医疗差错认定不同而产生的争议,都不应划定为伦理冲突。只有那些涉及社会和其他人群利益的利益冲突,或者可能对社会造成长远不良后果的利益冲突,才可认定为伦理冲突。利益冲突的伦理性,取决于利益冲突的社会性、群体性和影响的久发性。功利价值、利益冲突是否具有伦理道德意义,是否被认定为伦理冲突,主要视功利、利益冲突后果的有善恶性质而定。"功利主义强调后果的善即行为的后果是判断行为道德价值的主要标准,而把功利价值看作可能的善,是在社会存在和人类个体的生存与发展的意义上来界定的。"①

从伦理学发展的历史来看,义与利都有相对独立的内涵,在理论与实践上都

---

① 龚群.论道德价值与功利价值[J].哲学动态,2014(8):66-70.

有相对区分的一面，伦理冲突一般都具有特定的伦理内容。"道德价值（精神价值）虽不同于功利价值，但又有具有与功利价值相互关联、相互转化的特性。"①不能认为伦理冲突都是利益冲突，也不能简单地将伦理冲突等同于利益冲突。但伦理冲突又确有与利益相关的一面，伦理冲突绕不过功利这一关，不能避开功利谈论伦理冲突。即使那些纯粹属于精神道德价值的命题，如生命神圣这样最高的道德原则，也不能完全割弃功利内容。生命之所以是神圣的，是因为生命是人类社会一切之源，其中也包括功利。

认清伦理冲突的性质，了解伦理冲突与功利的关系，对于调节和正确处理各种不同类型的伦理冲突，是十分重要的。

五、伦理冲突的情境与文化

伦理在实践中为什么会产生冲突？这只能从伦理冲突面临的具体情境中寻求解释。情境的差异是伦理冲突的根源。美国伦理学家弗莱彻在《境遇伦理学——新道德论》中提出，行为之善与恶、正当与不正当，不在于行为本身，而在于行为的境遇②。20 世纪 80 年代初，乔恩·巴威斯（Jone Barwise）和约翰·佩里（John Perry）进一步发展了境遇伦理学的思想，提出了情境理论。他们认为："情境是与认知主体具有本质关联的对象集合，是由主体选择或区分并高度组建起来的世界的一部分，是经由认知主体的思想处理并受到认知主体的信念、态度、目的等主观因素影响的有限现实世界。"③情境关系包括两个方面：一方面是认知主体所处的客观境况，即境；另一方面是认知主体的心灵，即情。这两方面组成了伦理原则和规范所处的具体情境，任何伦理道德原则和道德规范的实践，都逃避不了由境与情这两方面构成的情境影响，任何伦理冲突都是由实践伦理原则和规范的道德主体所处的具体情境不同而产生的。实践伦理原则和规范的道德主体面临的情与境的差异，是伦理冲突产生的根源，也可以说是伦理冲突产生的背景。"一大一小两个苹果"的分配产生的矛盾和冲突，就是因道德主体的心态、心情与所处的时间、地点、环境等不同而产生的；1989 年的安乐死事件展示的伦理冲突，也是与关涉事件主体的心情与事件发展具体过程的境遇直接相关。如果夏某的几个子女在对待其安乐死的认知（即他们的心境）是一致的，如

① 龚群.论道德价值与功利价值[J].哲学动态,2014(8)：66-70.
② 弗莱彻.境遇伦理学·新道德论[M].程立显,译.北京：中国社会科学出版社,1989：97.
③ 王艳."悖理""悖境"与"悖情"：道德悖论的情境理论解读[J].江海学刊,2015(1)：229-233.

果在这一事件处理过程中各方能够全面的商谈和沟通,这种矛盾和冲突是可以避免的。其他如知情同意原则实践中出现的冲突,孕妇难产时的两难选择和解决之道,也莫不如此。

情境的矛盾与冲突分别有哪些?情境的矛盾和冲突可分别归纳为对道德伦理原则和规范本身认知的差异、社会客观情况的差异和主体性心态差异三种情况。有的学者甚至将之归纳为悖理、悖境和悖情①。这三种情况的不同,往往构成现实的伦理冲突。

● 对伦理道德原则规范认知的差异,即"悖理"是冲突的重要原因之一。所谓"理悖",是对某事件的道德伦理认知的差异和矛盾,如堕胎引发的伦理冲突,就是由于对此事的认知的差异而发生的。对堕胎持反对态度的人,如天主教信徒认为生命是上帝赐予的,灵魂从胚胎时就开始进入体内,上帝赐予的生命是神圣的,任何人都不能剥夺,不论生命处于何种状态,他都有生存的权利,因而堕胎在任何情况下都是不道德的;支持堕胎的人则认为胎儿没有道德地位,它还不是具有社会属性的人,母亲有绝对控制自己身体的权利,母亲因以对本人身体的认知和对胎儿产出后的种种情况了解最为清楚,有权决定是继续妊娠还是流产,因而认定堕胎是道德的。对某事件的道德认知不同是伦理冲突的根源。其他如安乐死、呼吸机的撤除与否、代孕等伦理冲突,都是如此。

● 社会客观情况的差异,即所谓"悖境",是指因矛盾和冲突发生所处的社会历史时代的不同,以及道德主体所处的具体社会情况(包括家庭、工作环境和利益关系等方面)的差异,对道德主体产生的影响,并且各道德主体会形成对事件截然不同的态度。如在人工合成生命问题上发生的伦理冲突,一些从事生物科学研究的科学家,由于他们所处的社会地位和职业思维、职业习惯,他们心目中只有可能和不可能,只考虑生命合成可能带来的利益。这种科学研究功利主义的职业思维,促使他们必然对生命合成持肯定的态度,反对以伦理为由抵制生命合成研究的观点;而那些从事哲学、伦理学和社会科学研究以及宗教界的人士,则多持反对态度。他们认为,生命是神圣的,人是目的,不是工具,人工制造生命,是对人类生命尊严的凌辱和亵渎,并且必然会给人的社会关系和给人类后代带来许多难以解决的问题,因此持反对态度。这种因社会情况不同产生的伦理冲突是较为广泛的。几年前的贺建奎基因编辑婴儿事件及许多医患冲突事件,都是因涉事道德主体的地位和职业追求不同而产生的。

———

① 王艳."悖理""悖境"与"悖情":道德悖论的情境理论解读[J].江海学刊,2015(1):229-233.

● 主体性根源，即主体心态差异，也即"悖情"，是指因主体内心情结不同而引起的伦理冲突。这类伦理冲突一般涉及两个不同的道德主体，或者是一个道德主体因情与理、知与行的差异造成的伦理冲突。在北京某医院产妇是否行剖宫产事件中，冲突涉及医院、产妇及其未有法律认可的同居者三方，冲突产生的焦点在于三方主体心态的差异。作为涉事医院主体一方，他们坚持签字后才可手术的原则；而那个没有合法程序的同居者，一口咬定"患者是因感冒来院就诊的，为何要剖宫产"而拒不签字；而产妇本人处于无法表达本人意愿的无可奈何的状态中。这种伦理冲突就是因主体心态的差异引起的冲突；道德主体知与行的伦理冲突，往往是主体心态的差异引起的。众所周知，鲁迅、胡适、李大钊等，都是五四运动反封建的领军人物，但当他们自身面临封建思想问题时，也同样陷入伦理冲突中。某些亲属在执行生前预嘱时也常面临这种主体性的伦理冲突。一些重症患者在生前留下了经与夫妻、子女事先商定一致的生前预嘱，但在执行时家人却出现反复和犹豫不决。这就是这种主体性情境造成伦理冲突的典型表现。

不论是悖理、悖境还是悖情，都与文化有着极大的关联。对任何伦理冲突根源的分析，都不能忽视伦理冲突的文化背景。从一般意义上说，伦理冲突的社会根源可以说是文化的差异。关于什么是文化的问题，可以说仁者见人、智者见智。文化是"人类在社会历史发展过程中所创造的物质财富和精神财富的总和，特指精神财富，如文学、艺术、教育、科学等"，这是《现代汉语词典》给出的文化定义。这个定义用于解释伦理冲突可能过于宽泛，难以对症下药；瑞士心理学家卡尔·古斯塔夫·荣格（Carl Gustav Jung）认为"一切文化都沉淀为人格"，他将人格视为文化的核心。作家余秋雨给文化下了一个定义："文化，是一种包含精神价值和生活方式的生态共同体。它通过积累和引导，创建集体人格。"①由此可见，文化可以从广义与狭义两个不同视角来理解：广义的文化定义，可以说包罗万象；狭义的文化定义，则是特指文化层面积累的精神财富及精神财富凝聚的人格特征。伦理冲突是属于精神层面的东西，似乎只能从精神层面来理解它；但精神财富也极为广阔，其中的道德传统、价值追求以及生活方式沉积的人格特征与伦理冲突的关系最为直接。道德传统、价值目标和人格，是经历长时期历史传承而积累下来的，具有相对稳定的特点，无时无刻不影响该区域内的所有众生。比如，在欧洲和北美国家生活的人，由于历史的缘由形成了以个人为中心的价值观

① 余秋雨.何谓文化[M].武汉：长江文艺出版，2012：6.

和自主的权利意识,以及辩证逻辑思维习性,这和中国以仁爱、折中、和谐为主导的道德传统,以及与之相随的社群、国家意识,必然会在诸多伦理问题上发生冲突。这一点,在抗击新冠疫情的防控中展示得清清楚楚:一些人以个人自由是神圣不可侵犯的权利为由,反对为抗击疫情需要而设置的对人们行为的必要管制。而对安乐死问题的伦理争论,西方的聚焦点是放弃或主动结束生命是不是罪恶。但是在中国,讨论主要聚焦在节约卫生资源、争取安乐死的立法,少有涉及生命神圣的讨论。显然,这种差异是中国和西方文化土壤差异所致的。在中国,一些子女对父母死亡的不同态度,以及因此而发生的冲突,大多因为财产分割,较少源于对死亡的不同认识。

文化的差异促成具体的伦理冲突,其主要表现在以下方面:①价值观、价值目标的差异是促成伦理冲突最普遍的原因。任何社会的人,不管他们自己是否意识到,他们的价值观和心中追求的目标,是影响其行为选择最普遍和最直接的因素。一个将自由、民主视为自身最重要追求的人,在遇到与之相矛盾的事物时,总是毫不迟疑地以自由、民主为对标来决定赞成或反对的态度。回顾医学领域发生的诸多伦理冲突,莫不如此。②社会舆情与习俗是人们长期相互交往中形成的较为稳定的习惯、风尚、社规。这种习惯、风尚、社规成为彼此交往的规约,凡是与此相同或相似的言行,都被视为同类而被容纳,凡是与此相异的则认为异类而被排斥。比如,辅助生殖技术开始遇到的伦理冲突,就和人们的社会习俗直接相关。③以意识形态为主体的政治文化。现代意义上的任何国家,都有一定的意识形态为核心,构成政治文化的具体内容,并通过意识形态影响人们对事物伦理是非的判定和选择。与之不相符合的言行和事物,必然会产生矛盾和冲突。如在医疗改革的方略与选项中,我们看到的社群主义与个人主义、富裕阶层与贫困阶层的伦理冲突,就是由意识形态的差异引起的。④宗教是社会文化的重要组成部分。尽管现代科学技术非常发达而且进步迅速,但宗教仍是影响人们生活的重要因素,当然也就成为伦理选择的重要参考因素。如对流产、代孕、安乐死等事件中的伦理冲突,往往与宗教直接相关。⑤以社会进步为基础而形成的不同社会分工造就的不同职业,具有相对稳定的特点,并且由于职业的特点形成的职业习惯、职业道德、职业行规,成为从事特定职业必须遵守的规约,甚至成为终身职业信念和职业良心。如医生热爱生命、敬畏生命的职业精神,律师维护公正的职业道德,会计师的诚实品格,已经成为社会文化的重要组成部分。一切与他们的职业信念和职业道德相背离的言行和事物,都是难以容忍的,一旦出现必然发生矛盾和冲突。社会文化的方方面面为我们理解伦理冲突发生的原因与背景提供了视角。

六、伦理冲突的调节

关于伦理原则如何实施的问题,最早可以追溯至亚里士多德在《尼各马可伦理学》中对苏格拉底和柏拉图关于"善"的命题的讨论。这一命题称:"善"是一种普遍的、可习得的知识,原则上它可以导致合宜的行为。亚里士多德不同意这种说法,他认为,"善"作为行为的目标是无法以一种抽象方式确定的,而取决于独特的具体情境;"善"只能在不同的情境中一步一步地加以实现并具体化,"善"是一种处于不可预测的变化情况下合宜的行为。亚里士多德在这本书中提出的"明智"(phronesis)的概念为调节伦理冲突提供了启示。在他看来,"明智"是一种道德洞见。依据亚里士多德的明智概念,人们"一般将明智理解为一种合乎情境的理性的行为方式或行为能力,其任务体现在专注于具体的情境,使人们能够以合宜的手段实现善好的生活""明智始于对一种情境的各个向度的明智的探求"①。但是,随着时间的推进,亚里士多德所崇尚的"善的生活"目标已被多元化的价值诉求取代。明智的判断具有了全新的内涵,它不再只依据一种理论。不能仅从善的理论对现实的情况进行把握和权衡,而需要从多种理论、道德规范进行比较,在比较中权衡取舍,做出先后次序的选择。明智原则的要点不是依赖单一伦理原则,而且援引各种不同的理论类型进行比较和权衡。因为仅仅依据一种理论,既不能解决道德悖论,也不能解决伦理差异的伦理冲突。当今诸多伦理冲突的解决,需要融合诸多理论、原则,根据具体的不同情况进行比较,选择其中最合时宜的、可行的方法。从方论学的视角看,这是一种适用主义的融贯方法,或者称之为"融贯主义"(Kohaerentismus)②。

融贯主义一词来自拉丁语"cohaerere",意为"关联""相互适应"。

● 融贯主义与适用主义具有极大的亲缘性,一切以是否适合具体情境为转移。因为只有适合具体情境的伦理道德的原则和规范才能得到实现,不适合具体情境的原则与规范,再完美也无济于事。适应是融贯主义的首要着眼点,也是选择解决伦理冲突方案的首要着眼点。

● 融贯主义具有包容性的特点,它的产生与当代伦理学中"排他式的多元主

---

① 甘绍平.道德冲突与伦理应用[J].哲学研究,2012(6):93-104,128.
② 甘绍平.道德冲突与伦理应用[J].哲学研究,2012(6):93-104,128.

义"的理论背景相关。实践中的道德冲突的多样性与复杂性是任何一种伦理理论及其原则都难以应对的。因此应该用一种包容式的多元主义取代"排他式的多元主义"。维护生命常常是伦理学的首要原则,但不是唯一的原则。生命质量原则也是重要的,因为没有质量的生命也是没有意义的,在坚持维护生命最高原则的同时也要包容生命质量的要求。

● 在融贯过程中,理论与理论之间处于一种互补的、相互充实的关系,每种理论都拥有导向价值,但又不会垄断全部导向功能,因为任何理论都必须在与不同情境的关涉中、与其他理论的比较和竞争中证明自己的有效性。在融贯各种原则理论时,必须注意各种理论原则在整个融贯系统中的具体位置和功能,这是探讨如何处理和协调伦理冲突必须考虑的。如在重大疫情防控中,生命至上的义务论是应当首先被坚持的,但在坚持这一原则的同时,对功利论在其适应的情景和可能的情况下也应有具体安排,而这种安排也更有利于生命至上原则的落实。

● 融贯不是否认事物内在多种矛盾的存在,而是着眼于多种矛盾的协调、相互充实和合一,从而构成一种内在的统一系统。如为防控传染病的扩散,对个人自由必须做出适当的限制,以扼制疫情的传播,但对个人自由的某种限制并不等于否认由限制个人自由发生的种种矛盾,而是在限制的同时对发生的种种矛盾进行协调,使这种协调成为限制个人自由的补充,消除限制带来的负面作用,这是融贯所必需的。

● 融贯既包括某种纵向的单一理论,即单一理论运用中产生的子系统的融贯。推行患者自主原则过程中产生的矛盾的系统融贯,指的是与其他理论、原则融贯,如义务论与功利论融贯、有利原则与不伤害原则的融贯、患者利益第一与维护医护人员利益的融贯、知情同意中对知情不同意的融贯等。这种关系融贯对于调节伦理冲突是至关重要的。以上融贯主义的内涵,即适用、包容、互补、注意新冲突,通过系统融贯和关系融贯等方式,实际构成了伦理冲突调节的核心要点。融贯主义作为一种伦理学的方法论,已经在当代伦理学的实践中得到了广泛的运用,最为突出的例证是生命伦理学的四原则:自主、不伤害、有利、公正。四原则构成了一个有机的融贯系统,相互支撑、相互充实,为生命伦理学中的道德冲突的解决提供了一个理论框架。

罗尔斯在论证调节自由、正义与平等之间种种矛盾,协调自由主义与平等主义两派间的冲突时,将反思的平衡作为重要的思维方法。"他直率地承认,他的正义论要通过一种反复比较、互相修正,达到与这一社会所流行的、人们所考虑的、推重的正义判断接近一致的状态,并且把这种'反思的平衡'(reflective equilibrium)作为证明他的正义论的方法论的一种方式。"①而在其进行反思的平衡中,罗尔斯借助了西季维克的审慎的合理性的概念。所谓审慎的合理性,就是"当事人借助于所有的有关事实,再次构想着实现这些计划是什么样子,并据此确定出会最好地实现他那些更为基本的欲望的行为方案"②。历史发展的逻辑指明,明智、融贯主义、反思的平衡和审慎的合理性,是调节冲突可行的原则。

　　根据以上原则和以往伦理冲突调节的实践以及伦理原则覆盖范围,可以就若干伦理冲突的调节建立优先级排序。伦理学的理论与原则的应用,在许多情况下是一个整体整合的过程,无论是义务论、功利主义,还是德性论、契约主义,都是这个整体不可缺少的。尽管如此,它们之间仍可排出主次、先后的顺序:①上(高)位伦理原则优先于下(低)位伦理原则。医学伦理学的根本理念,是维护人类生命的尊严和神圣性。人人有权享有生命、自由和人身安全。除非出现威胁自身生命的情况,否则医学的一切行为,都不能侵犯生命的尊严和生命的神圣性。维护生命的神圣和尊严,是医学伦理学的最高原则,与之相冲突的原则都应为之让路;其他有高低层次之分的伦理原则,也应按低位原则顺应高位原则的要求;伦理学原则的高低位,一般取决于其维护的对象的价值与意义。生命的存在,是人类各种伦理问题的起点,人失去了生命,其他如自主、公平、公正、保护个人隐私均无从谈起,因而维护生命的神圣与尊严应视为医学伦理学的最高原则。②人首先是以个体形式存在,因而个体价值优先于其他价值,即人的个体存在以及保障个体存在的东西位于优先地位。个体价值,即人的生命神圣不可侵犯、人的身心的完整性、人的尊严、人的基本权利,是人类文明社会最基本、最核心的价值,它属于人类行为规范的底线,具有在其他价值、利益面前的优先性和不可权衡性、不可交易性、不可妥协性、不可相对化性,在其他价值、利益与之发生冲突时,都应为之让路。只有当这些人权或基本权利得到保障时,人们在发生伦理冲突时才能在一种公平的妥协中平等地将利与害分配到所有当事人身上。③在义务论与功利主义发生冲突时,义务论应置于功利主义之上,因为义务论为功利主义后果的决断与适用范围划出了边界。义务论所论证的涉及个体的基本价值,只有在基本价值和基本权利优先得到保障的前提下,功利主义的原则才能发挥

①　罗尔斯.正义论[M].何怀宏,何包钢,廖申白,译.北京:中国社会科学出版社,2001;译者前言5.
②　罗尔斯.正义论[M].何怀宏,何包钢,廖申白,译.北京:中国社会科学出版社,2001;418.

效力。一个人的生命应被视为最高利益,它禁止与其他利益权衡,即便是其他人的生命。同样,人的健康完全优先于社会的经济和科学利益。④不同量级的生命之间的冲突,即单个或少数无辜者生命与多数人的生命之间发生冲突时,不能以侵害少数人,乃至一个人的生命以换取多数人的生命。每个人都拥有同样平等的价值,都是目的自身,绝不可作为达到其他目的的手段,即便是为了营救数量巨大的人的生命。人的尊严禁止将生命作为可计量的数量进行收支计算。鉴于此,德国宪法法院判决"德国航空法"第14条,即"当恐怖分子劫持民航班机并以之作为武器来攻击城市时,德国国防军可以将该班机击落",必须废除。法院如此判决的理由如下:尽管击落班机可以使城市中数量众多的生命免遭伤亡,但这一行为显然是对班机中的乘客生命的侵犯,把班机中的无辜乘客的生命当作拯救其他人性命的工具了。⑤在不同责任主体尊严之间发生冲突时,违背原则的行为本身不能成为改变这一原则的理由,而必须在这一原则前提下为自己辩护。当一个嫌犯劫持人质后,在取赎金时被抓,而刑供可能是令其交代人质所在地的唯一途径,此时警察有无权利在这种特殊情况下实施刑供? 如果警察为了挽救人质的生命而对嫌犯动刑,则触犯了第一级的个体价值原则,侵害了劫持人的尊严,从而应承担违规的后果,不能因为其目的是救人而将其行为正确化,并由此可能导致对刑讯逼供禁令的严重挑战;但警方动刑是为了避免无辜人质的尊严乃至生命受损而不得已的行动。鉴此,法庭可能给警方一个温和的判决。医生是否应当帮助患者自杀的问题,涉及医生的职责——救死扶伤。医生可以不去阻止这类患者自杀,但帮助这类患者自杀是违背医生的道德义务的,否则可能对医生伦理造成严重影响。⑥当出现两个完全平等、毫无差异的生命与尊严之间发生冲突时,如一只即将沉没的小船挤满了人,如何判定谁应跳船牺牲自己的生命以挽救其他人的生命? 对此,德国17世纪的自然权利理论家普芬多夫认为,可以通过抽签决定,从而使所有人都避免陷于死亡危险。抽签或掷硬币办法的优点在于,它公平地顾及所有当事人的需求,且对牺牲者的选择不是基于人为,而是基于偶然。这种基于偶然性的决断的辅助手段,在决断层面反映了悖论的起源而特别适用。自然造成的东西,只能通过自然,也就是通过偶然性来解决。⑦当个人伦理与制度、机构的伦理发生冲突时,应首先理清两方的伦理性质,本着义务伦理高于功利伦理的原则处理两者的伦理冲突。如果个人坚持的是义务论伦理原则,制度和机构坚持的伦理是功利论原则,则制度、机构的功利主义应让位于义务伦的伦理原则;反之亦然。

七、尾声：对伦理冲突意义的思考

"理论是灰色的，生活之树常青。"伦理冲突使伦理学家看到了自身伦理学说的价值，同时也看到自身伦理学说的局限性。伦理原则和规范的确立只是伦理路程的开始，伦理的种种原则和规范必须走向实际，走向冲突，在实际面临的种种冲突中完善自身。只有在那个多元的、复杂的、意想不到的情境中找到适应自身生存的空间，才能发挥自身的作用，伦理原则、规范才能得以实现。

笔者拟借用史密兰斯基在《10 个道德悖论》一书就道德悖论反思（同样也适合伦理冲突反思）的话，作为本书讨论伦理冲突的结束语：

"道德悖论非常有助于我们从哲学层面理解道德和我们自己。悖论被嵌入我们道德的、社会的和个人的实际生活中，展现出生活的丰富性、复杂性、偶尔的逆境与非理性。悖论性的存在是持续的，我们需要从中学习并学会应对它。"[1]

"悖论不仅仅是智力谜题，而是我们接触潜在的哲学结构、开辟可能性并提供洞见的切入点。它们提示了现实特有的复杂性、期待惊喜的必要性以及多样而深刻的普遍性。"[2]

"悖论如同我们道德和个人宇宙中的黑洞，那里发生着奇怪的事情。悖论展示了生活的不合理性，并与我们对抗……道德悖论带来的反常是一件好事。"[3]

"在任何情况下，开放、包容、慎重和理智的谦逊都是必要的。带着多样、复杂、深刻和反常，带着那些看得更深更远的人对悖论的惊奇期待，带着价值和关注的清晰的多样性，带着简单的口号、理论和期盼的失败——无论我们对此做怎样的言说，道德既不是简单的、教条的、滥醉的，也不是无聊的。"[4]

---

① 史密兰斯基.10 个道德悖论[M].王习胜，译.北京：中国人民大学出版社,2018：7.
② 史密兰斯基.10 个道德悖论[M].王习胜，译.北京：中国人民大学出版社,2018：104.
③ 史密兰斯基.10 个道德悖论[M].王习胜，译.北京：中国人民大学出版社,2018：104-105.
④ 史密兰斯基.10 个道德悖论[M].王习胜，译.北京：中国人民大学出版社,2018：105.

第十二章　让医学伦理遍布临床

一、医学伦理全面覆盖临床的重要意义

医学伦理学作为一门在我国已有几十年历史的学科,逐渐引起医学界的重视,这是可喜的事,但仍有不尽人意之处。临床医学领域的伦理研究虽然已取得了一些成绩,但仍有许多问题尚待探讨和解决,医学伦理全面覆盖临床的任务任重而道远,需要继续努力。

1. 医学伦理全面覆盖临床迫切而且重要

医学从其诞生伊始,就是以仁术的本真面世的。为帮助患者解除病痛而寻找各种技术手段,目的是为患者解除病痛。解除病痛的目的和手段是相伴而生、相依而存的,两者形影相随,始终是不可分割地连在一起的。失去解除病痛目的的技术和没有技术手段解除病痛的目的,都不是医学或都不能构成医学。过去如此,现今如此,将来也是如此。提倡医学伦理全面覆盖临床,让医学伦理在临床实践中生根开花,就是着眼于医学本真,是医学本性的使然,不是空穴来风,不是没事找事,更不是唱空调,而是医学本真面目的体现和要求。

应当肯定,对疾病的诊疗和健康的维护,起主要作用的还是医学技术。医学技术是医学的硬件,医学伦理学代替不了医学技术硬件,这是不言而喻的。但医学伦理及其他种种人文关怀,无疑对疾病康复和健康长寿是绝对必要的。由于临床医学与广大患者和整个社会人群关系极为密切,全国每年都有七八十亿人次到医院看病、向医生求助,临床医学的所有科室、部门和全体医护人员都与患者相关,因而提倡医学伦理全面覆盖临床,深入医院的每一个角落,让到医院求助的每一个人都能享受到医学的恩泽,是十分必要的且不容忽视。

医学伦理全面覆盖临床主要有以下的实际意义:

● 有利于医疗干预切实地沿着维护生命和健康的方向前进,防止伤害生命尊严和健康事件的发生。应当说,医学本来就是因诊治疾病和促进健康而存在

的,岂有反向而行的可能? 但是,利用医学以谋利或达到其他目的,甚至是作恶的事例在历史上并非罕见。特别是当今社会医学技术飞速发展,干预生命和健康的手段越来越多,医学的功能被无限放大,医学生命化、经济化、生活化、社会化、政治化等等接踵而来,其中可能出现良莠不齐、善恶难分的现象,因而迫切需要对医疗技术进行伦理审视,以护善防恶。

● 有利于促进医学技术的不断完善。医学技术一般都要经历不断完善的过程,而推动医学技术完善和进步的动因正是对患者的同情和关切。原北京军区总医院外科前主任华益慰罹患胃癌,在手术切除胃癌病灶及几次修补过程中遭受呕吐、返流、疼痛等。该院外科全体成员看到自己的主任在痛苦中煎熬,深感胃切除手术有改进的必要。华主任在病床上也多次向同事讲述了他的切身体验,认为胃切除手术及其他某些手术,都需围绕减轻患者痛苦的目的进一步完善。而几乎所有的医学技术也正是在这种意愿的推动下进步的。

● 任何医学技术的应用,都有过得去、较好、最优、极好的区别。而以伦理学为主,对医学诊治技术在伦理学、经济学、价值学、社会学、心理学等诸多方面进行综合审视,可以大大促进和提高医疗干预的效益,使医学技术更好地造福于人民大众的健康。

● 有利于提升医疗干预技术的价值及社会层面意义的认识,从而促进医务人员责任感和使命感的提升。知晓某项技术的直接目的,如切除病灶、消除结节,和认识到这项技术对于患者生命维护及其带来的社会意义,这两者在医护人员内心产生的影响和能量是不同的。

● 有利于提升医学的温度。早先的医学干预主要依赖医生与患者的密切接触,医生的望闻问切、嘘寒问暖,医患间的相互沟通,大大提升了患者的依从感、信任感和归属感,而这一切无疑能成就和提高医疗效果。而今的医学,医患关系逐渐由医生与技术的关系取代,原先那种医患同心协力的情结萎缩了,医生患者间的距离拉大了,怀疑代替了信任,不合作代替了依从。临床伦理体现了人道主义情感,有利于呼唤患者的依从感、信任感、归属感的复归。

● 有利于调动患者的积极性和促进医患间的合作,成就良好的、杰出的医疗。医疗成效,当然首先有赖于医学科学的成就和医生、护士的努力,但同时也不能没有患者的配合和支持。临床医学的精髓在于医生与患者的相遇。再好的循证医学,再好的治疗指南,只是反映了医学科学要求的一个方面;再先进的医学科学,还必须与患者的具体情况相结合。没有医患的结合,就不可能有医患双方都满意的医疗。这是无数临床实践证明了的真理,而医学伦理最为重要的使命,就是成就医患都认为完满的医疗结局。

● 满足医务人员内心道德价值的充实。医务人员在诊疗过程中,处处、时时按照医学伦理的要求,尽一切努力避免可能发生的医疗伤害,减轻了患者疼痛,降低了医疗费用。患者能够站立、能够吃饭,能够和正常人一样生活,面部表露出来的喜悦情绪,使医护人员常常感到无比欣慰,为自身内心价值的充实而高兴。这和那种漫不经心地对待诊疗、对待患者、不考虑患者的心情的不称职人员是完全不一样的,他们不可能有这种内在价值的收获。

2. 临床伦理存在广阔的空间

过去几十年,由于医护人员、医学伦理学工作者和各级卫生行政机关的共同努力,医学伦理在临床医学领域已经取得很多成绩,具体如下:

● 医学伦理的一些基本原则得以确立。如关注患者的生命和健康、自主与知情同意、有利、不伤害、公正、个人隐私的保密、诊治的最优化和个体化等,基本上得到广大医务人员认同,尽管某些原则在实践中遇到了新问题而有待解决。

● 传统的生死观有所突破。生命神圣与生命质量的统一,治疗与照料并重,避免早死和提供安详死亡的服务,放弃没有意义的治疗,辅助生殖技术等,为医学界和社会公众接受,表明新的生命观与死亡观正在逐步得以确立。

● 一些高新技术应用伦理规制的逐步建立。几十年来,特别是近二十年来,医学高新技术不断涌入临床,并不断得到完善。如辅助生殖技术、器官移植、人工心脏、基因检测、基因治疗、神经增强、深脑刺激、干细胞研究和应用、遗传咨询等。这些医学技术和传统医学技术不同,提出了许多伦理问题,需要制定而且先后已经制定了一批新技术应用伦理规约。新技术是当今社会进步的强大洪流,日新月异、永无止境,是医学和医学伦理学需要回答的课题。

● 临床医学科研的规制初步建立。科研项目的立项、受试者的选择及受试者权益维护、生物医学研究伦理委员会的组建与运行、动物实验中动物权益的保护、科研成果的伦理审查等规制,经过不断修订,日臻完善。

但是,医学技术每时每刻都处在发展进步的过程中,当今技术与传统技术的不同,在于它"是一个有计划的活动,而非一种占有;是一个过程,而非一个状态";现今技术的"困难在于:并非只有当技术恶意地滥用,即滥用于恶的意图时,即便当它被善意地用到它本来的和最合法的目的时,技术仍有其危险的"①。

① 约纳斯.技术、医学与伦理学[M].张荣,译.上海:上海世纪出版股份有限公司,2008:3-4.

这就是说,医学每进一步,甚至当它被善意地应用时,都可能出现相应的伦理问题。迄今为止我们在医学伦理学方面所获得的成绩,远未全面覆盖临床领域,还有大量伦理学问题有待发掘、研究、实践。我们不能放松、也不能停留在对基本原则、伦理两难问题的处理和高新技术的伦理规则的探索。临床医学需要伦理全面覆盖临床,落地生根。

但是,临床实践涉及伦理问题的内容是十分丰富的。归纳起来有如下几方面:①临床医学伦理的基本原则;②诊疗历程各环节的伦理;③临床医学各专门问题的伦理;④临床医学管理制度的伦理;⑤医院和医院诊疗科室的伦理;⑥医疗实践和管理中的若干难题处理的伦理;⑦人际关系伦理;⑧医生的德性伦理。

二、诊疗历程各环节的伦理要求

1. 病史采集

这是为患者进行诊疗活动的开始,它虽然不是复杂的诊疗活动,但其中也有充实的、必要的伦理要求。病史采集包括患者主诉和医生询问两者的互动,内容一般要求涉及现病史、既往病史和生活史、体格检查,以及随后的初步诊断和下一步的处置。如果有家属陪同,还应听取家属反映的情况。病史采集的伦理要求如下:

● 尊重患者的人格。不能将患者仅视为有求于医生的人,不能将他(她)视为低医生一等的人,特别是对某些文化不高、穿戴不整的患者更需注意。医生对患者的尊重和必要的礼貌,有助于使患者的情绪放松,有助于拉近双方的距离,有助于消除彼此的陌生感,为下一步创造良好的医患关系提供基础。如果第一次接触留下的印象是彼此厌恶,以后可能麻烦不少。

● 患者的首次主诉不应被打断,医生不应随意插话,不论患者说话有无逻辑,都应让患者一口气说完。即便时间受限,医生也要耐着性子听完。一般说,患者首次与医生相遇,少有没有由头的纠缠。

● 提问时注意对患者生活情况、工作情况、精神状态、家庭情况、经济情况等的大致了解,特别是对患者的某些重大生活遭遇更应注意。这些有助于对患者疾病的判断,而患者的首次主诉,常忽略不谈。疾病是生物、心理、社会等多种因素所致,这些是不可忽视的。

● 目前门诊接诊的时间很短,如果有特别异常的发现,要引起注意,切不可轻易放过,要多花一点时间。一些轻病的患者,可以满足于大致的了解,只要不发生重要的遗漏即可；但对拟收治入院的患者，首次对病史采集必须细致而全面，不可马虎大意、敷衍了事。

病史采集很重要，张孝骞等一些老教授认为，"大约有 50% 的病例应当从病史得出初步诊断，或诊断线索"，即使今天现代化的诊断设备很多，病史仍是不可忽视的。

2. 理化检查

理化检查的完备与更新，是当代医学的重要标志，对疾病的诊治十分重要，但理化检查中有着太多的伦理问题需要察觉和辨析。理化检查一般是从患者疾病诊断需要出发考虑的，但由于人体复杂性的特点，更因为医疗市场化的推动，理化检查已经泛滥到相当严重的程度。一些医院检验科为了追求商业利益，将检查项目进行捆绑或分解，如将大生化检查、肝功化验分解为多个项目。如生化检查，医生开的检查项目不是从患者具体情况出发，而是采用套餐打包的办法，将 80 岁的男性老人梅毒检查、80 岁女性患者月经检查也列入其中；糖尿病患者的血糖检测，一天要查 20 多次，这显然是将医学检查作为市场交易看待的；关于影像检查，也存在严重脱离病情需要的情况，有的医院 CT 的阴性率为 80%～90%。理化影像检查需要觉察和辨析的主要伦理问题如下：①坚持从病情需要出发，而不是按市场经营需要安排检查项目，克服理化影像检查商业化倾向。②严格核对标本的真实性，在传送、镜检各环节防止差错，保证标本采取的质量，这些涉及工作责任心，但责任的背后是对患者生命和健康的伦理承担。③探索与患者直接沟通的方式。检验工作的特点是以标本为对象的，一般不与患者直接对话，但任何标本都是人身体上的标本，对患者的整体了解，有利于校正检验结果，提高检验质量。检验中出现不符合临床或者与历次检查差距过大的阳性结果，要设法与患者沟通。④加强与临床医师的联系和合作。对某些影响重大诊断结论的检验报告，要与临床医生共同分析和评估，检验师可根据检验积累的经验，主动向临床医师提出建议；发现检验结果与临床不符时，要主动了解临床的情况，校正标本的采取或者提醒临床医师核实临床实际，与临床医师协同减少错误。⑤优化检验组合，可就了解某一器官不同功能或从不同角度了解某一疾病的信息进行组合检验。组合检验节省时间、减少耗费、方便患者，体现了对患者的人文关怀。⑥坚持诚实、严格的科学精神。检验结果关系患者的生命安危，容不得半点粗糙马虎，稍有不慎，都可能给患者带来不可想象的后果。⑦注重保护患者隐私。检验科人员要保护患者的信息，不主动打探患者的个人隐私，也不对外泄露患者的个人隐私。涉及患者隐私的项目,如阴道细胞标本、精液标本等,应提供适当的采集场所。⑧建立危急病例报告制度,危急值结果要在第一时间以电子报告单方式发送患者。缩短排队时间,减少患者等候的麻烦,这些均属于对患者伦理责任的必要要求。

3. 诊疗方案

诊疗方案的制定与修正贯穿临床实践始终。18 世纪被称为荷兰临床医学大师的赫尔曼·布尔哈夫(Herman Boerhaave)关于"医学的基本目的是治愈患者,一切理论上的争论在患者床旁都必须停止""把医学注意中心重新放在患者身上来"①的论述,以及现代临床医学之父奥斯勒始终坚持的"一个医生绝不只是治疗一种疾病,而是在治疗一个独立的人,一个活生生、有情感、正为疾病所苦的人"②观念,是我们考虑临床方案的基本出发点和伦理学基础。从当前的情况看,诊疗方案的制定涉及的伦理问题有如下几点:①以平等的态度与患者对话。细心的医生都会心平气和地与患者交谈,耐心听取患者的疾病故事,既避免先入为主的选择性提问,也不跟着患者的主诉走。以居高临下的态度向患者不时提问,随意打断患者的倾诉,对病史采集的准确性和深刻性可能产生严重影响。患者的主诉是其找医生的动因,重视主诉是重要的,但患者的主诉并不一定反映患者的主要病变。②要关心疾病以外的情节。诸如生活和婚姻家庭情况、工作环境和人事关系、心理素质和病中的心理状态等,力争将理化检查的医学世界与患者的生活世界和情感世界综合思考。科学的诊疗方案要力争全面反映患者的真实世界③,而不是仅着眼于理化检查提供的资料,对疾病的判断不能只限于生物医学模式。③避免过度的医疗干预,力争干预是适度的、有节制的。其中包括辨明早期病变的虚与实,充分发挥机体自然力的作用,切忌无必要的联合用药和长期用药,严格掌控手术的适应证等。以对早期病变的判断而言,由于诊断技术的发展,很多疾病的早期征兆捕捉并不是太难,肺部的微小结节,无症状轻微的颅内未破裂动脉瘤(unruptured intracranial aneurysms, UIAs)≤3 mm,疾病种种早期症状经常摆在医生的面前,但这些微小的生理变化,是否可以诊断为癌症或什么疾病则是需要慎重辨析的。需知,癌前期病变并不等于癌,且癌前病变是可逆的,目前已知有口腔、消化道、阴道白斑等 8 种癌前期病变是可逆的④。④切实

① 卡斯蒂廖尼.医学史:上册[M].程之范,主译.桂林:广西师范大学出版社,2003:540.
② STONE M J. The Wisdom of Sir William Osler[J]. Am J Cardiol, 1995, 75:269-276.
③ 杜治政.临床判断:基于患者真实世界[J].医学与哲学,2017,38(8A):1-5.
④ 黎蘅.别慌 癌前期病变可逆[N].广州日报,2014-01-03(8).

落实诊治最优化与个体化。为患者提供最好的医疗服务,既是医学的目标,也是伦理学的重要原则。由于医学技术的进步,目前不少疾病存在多种可供选择的方案。1993—2010 年,中国就有 256 个指南制定小组在 115 种期刊上发布了269 部指南。此外还有更多的专家共识,如心血管领域的共识数量是指南的 13倍。指南和共识并不是都有充分根据的[①],有的还相互矛盾,同为某种癌症,但不同指南的治疗意见却不相同。如胃癌手术、辅助治疗及病理评价,日本指南与美国国立综合癌症网(National Comprehensive Cancer Network,NCCN)指南就存在很多不同。日本指南的手术指征是 D2 或 D2 + 主动脉旁淋巴结清扫,不推荐术前放化疗;NCCN 指南则认可 D1 期可接受手术,推荐术前放化疗[②]。除指南外,还有顺应性也对诊疗最优化产生影响。顺应性的因素包括经济的承受性、医疗政策、患者的文化和宗教背景等,也包括医生自身的顺应性。这些都涉及为患者确定诊疗方案的医学和伦理学的问题。⑤患者及其家属参与治疗全程管理的安排。全程管理是实现早诊断早治疗、提高生存率、降低复发率、促进康复的必要举措,诊疗方案对此必须有所考虑。

诊治方案常常不是一次完成的,即使是初次诊断正确的疾病,在随后的治疗中也可能有新的修正和补充,如对病程分期的判断、同一种疾病不同类型的区分、疾病地区特征的认定、治疗中未曾料到的情况等;初诊和以后发现的情况大不相同的病例也并非罕见;至于病情发生变化需要重新思考与判断的情况也常有发生,这些都是诊疗个体化的要求,诊疗方案的制定和完善是一个过程,而非一次性的行动。近些年得到医学界认可的医患共同决策(Shared Decision-making,SDM),是指医生在告知患者初步形成诊治方案时,同时需要听取患者的意愿,包括对方案的意见及主观诉求,对诊疗中可能出现的问题交换意见,达成一致。SDM 既是一种诊疗技术,同时也是一种医学理念,它需要医生能够理解和尊重不同阶层、不同种族、不同职业的患者,对医生的知识结构和人文素养有一定的要求。

4. 会诊

最早提及会诊的是《胡弗兰德医德十二箴》,其中第十一条说:"一次会诊不要请多人,最多不超过三人,要选合适的人参加,讨论中应该考虑患者的安全,不必作其他的争论。"[③]对会诊提出具体而又比较全面规约的是 1848 年公布的《美国医学

① 王辰.临床实践指南寻觅"中国道路"[N].健康报,2018-02-26(5).
② 顾普.癌症治疗指南你选哪一个[N].健康报,2013-07-04(8).
③ 杜治政,许志伟.医学伦理学辞典[M].郑州:郑州大学出版社,2003:605.

会医德守则》，在其第二章第四款中，列出了多条会诊医生的义务，包括"会诊的唯一目标是患者利益""会诊医生应当是正规的开业医生，造诣较深、有才有智，并获得执照""会诊时，切忌不服气和嫉妒；对于经治医生，必率直诚恳。予以一切必要的尊重""经治医生必须首先提出患者的迫切问题，会诊医生应有机会对患者的情况进一步询问""一律不得在患者及其亲友方面前，作任何陈述或讨论""经治医生应首先发表意见，如果邀请的有几位。按邀请次序发表意见""应邀请的医生，必须极其遵守时间""会诊时要避免理论性讨论以免纠缠不清或错过时机""一切会诊都应秘密而信任地进行""几个医生会诊，分歧的意见不可调和时，服从多数；双方均等时，由经治医生作决定""要尽可能地分清是非，从头到尾都要衷心地服从真理，不能冷嘲热讽，也不能巴结奉承""应邀会诊的医生对于出席的开业医生的品德和立场，应该予以最光荣而又是最彻底的尊重""会诊医生要小心防止任何特殊的照顾和殷勤"，等等。这可以说是比较具体的会诊规约，现今仍有一定的参考意义。

由于医学分科越来越细，医生一般只关注本专业内的医疗，但患者的病往往是全身性的，即或只是局部性的病变，其发展和治疗也需考虑全身整体情况，会诊比以往更加重要而迫切。可以说，现今所有重大疑难重症，一般均提倡多学科合作诊治；同时由于医学技术的进步，许多治疗常常是由多学科合作才能完成，目前临床医生普遍认可的多学科合作团队，实际上就是一种较为稳定的会诊形式。而任何多学科合作团队作用的形成，均需要一定伦理规则维系。如坚持以有利于患者身心健康为中心，彼此尊重，不计较主次与地位，不谋求突出自己，不贬低合作方，不因不担任主要任务而敷衍应付合作，等等。

尽管现代医学有了很大的进步，诊断和治疗的仪器设备日益精细完美，但由于人体生命的复杂性，疾病转归仍有许多未解之谜。一个患者前日还是好好的，次日突然死亡；另一病例按科学轨迹和经验预判本该如此，但其发展却是另样；特别是某些重危病例的救治和原因不明的死亡病例，常常使医生一头雾水。一些大型医院就此形成的定期的、有众多青老专家参加的大型病例讨论会，实际上是会诊制度的延展和扩大，它对于总结医疗经验、提高医疗质量，甚或对于促进医学发现，都有重要意义，值得普遍推广和长期坚持。

5. 查房

查房是临床活动中的重要一环，其目的在于检查诊疗方案的执行情况，及时发现和解决诊治进程中的问题。查房是临床医生以患者为中心的重要环节，常是科主任或主任医师带领治疗组所属团队的成员，逐一听取住院医师对其所管辖的患者的情况介绍,并检查患者的转归状况,及时发现并纠正某些不当之处。同时,查房也是培养年轻医师的一种重要形式。一次查房,往往就是一次生动的边教边学的课堂。成功的查房,既要求技术水平到位,同时也有伦理、责任的要求。如责任医师如实报告患者的接受诊疗情况后,从生物、心理、社会等全方位估量患者的病情,负责指导的医师一丝不苟、严格认真的精神,及时发现新的情况和纠正欠缺是查房到位的关键。

2003 年上海中医药大学曙光医院提出伦理查房,查房的伦理内涵主要是就患者的知情同意权、隐私保护权,医务人员的敬业守职、钻研求新、平等待患、廉洁守纪等进行综合评议①。曙光医院将伦理查房延伸到心脏病、肿瘤、生殖等领域;同济医院拓展临床思维,倡导医生不仅要关注患者的疾病,同时要关注他们的心理问题,从心身医学角度全面评估来诊者的心理状况。上海的伦理查房已经超出了单纯的医学伦理的范畴,进而关注医学、生命科技进步所带来的社会体制转变及全球性的影响。文化多元、个体权利、人与环境的关系等,成为医学伦理新的关注热点。2018 年,上海 24 家全国文明单位推出十大率先服务举措倡议,其中之一,就是伦理学会开展的叙事医学、伦理查房实践探索活动②。伦理查房不一定要求单独组织伦理查房,可以考虑将之纳入常规查房中,增加伦理项目,使伦理与医疗实践紧密结合起来,有利于伦理查房的持续性和常态化。2014 年以来,美国佐治亚州亚特兰大默里大学的贾森·斯坦(Jason Stein)在原有医护合作研究的基础上提出了多学科结构性查房(Structured Interdisciplinary Bedside Rounds,SIBR),这种查房有三个特点,一是多学科合作,二是使用结构性清单,三是床旁查房。多学科合作的团队成员不仅包括护士,还要有患者及其家属参与共享信息,以患者为中心共同决策③。如果在 SIBR 的结构性清单中加进伦理项目,如治疗后效果和后遗症的评估、患者在接受治疗后的体验和满意度、费用的合理性评估和患者的可承受度、医患互动和团队协作的情况评估等,是十分有利于全面提升医疗质量的。

6. 转诊

转诊是诊疗过程中一个重要环节,不是每个患者都需要转诊,但转诊却是诊

---

① 奚益群,朱抗美,许蓓华. 开展医学伦理查房的体会[J]. 中国医学伦理学,2015,28(6):7.
② 左妍,陈德芝. 从关注患者病痛到疾苦:伦理查房伦理叙事打开医疗服务的另一面[EB/OL]. (2018-11-15)[2020-10-13]. https://baijahao.baidu.com/s? id = 1617201986573531194 & wfr = spider & for = pc.
③ 周利娟,张岚. 国外多学科结构化查房对我国查房改革的启示[J]. 医学与哲学,2019,40(22):27-28.

治中不可回避的环节之一。转诊包括院内转诊和院外转诊。院内因病床、病情、病种等情况而需要转诊,发生在院内的这种转诊,只是科室和病房之间的变换,产生的伦理社会问题不多,需要引起关注的是医院之间的转诊。因疾病治疗的需要,常有将患者转入更适宜的他院(专科、水平、设备)治疗,这种情况有时引发种种伦理社会问题。某院因病床紧张,某患者在走廊床位住院一周,仍腾不出床位,医生建议转院治疗,但在转院途中因保护性措施未能到位,患者在转院途中死亡,引发一场医疗纠纷;另一转院患者因病情介绍不周,在另院接受治疗中发生了医疗差错,引发两个医院与患者三方的纠葛。这些都是转院可能发生的问题。院外转诊需要关注的伦理要求如下:

● 充分估量患者的病情。如果没有特别需要或者患者的执意要求,一般不宜转诊。

● 向接受转诊医院详细介绍病情,除必要的医疗资料外,最好有转出医院医生的陪同并直接向接收医院的医生介绍病情,实事求是,不夸大其词,也不缩小、隐瞒,并提醒关注患者的特征。

● 重危病患转院途中,不论路途远近,都必须做好应急准备,以应对病情突变事件。

● 区分转院是患者要求还是医院要求。对患者转院要求要做具体分析,耐心说服不合理的转院,对执意转院又可能发生危险的患者要采取保护措施;医院提出转院,应征得患者同意,要充分估量接收医院的情况,以防各种意外事件的发生。

7. 出院与回访

出院是住院的最后环节。不论病情轻重的患者,出院小结的书写,除总结住院经历及诊断治疗小结外,对出院后进一步康复的建议切不可忽视,除服药叮嘱外,最好就患者患病、康复的情况,提出比较具体长远的建议,将患者从预防疾病出发引向终身保健,同时借此探索医院从治疗向促进健康逐步转型之路。其次,是做好回访,特别是危重病患者,医院应建立回访制度。早年的协和医院,安排社会服务部专事回访,关注出院后患者面临的生活社会问题,这是对患者负责的表现。回访制度当今的意义,更多的是关注危重患者长期健康状况,特别是治疗的长远效果观察。类似癌症之类的患者,重要的是长远疗效。比如肿瘤的随访,不是一两个月的随访,而是以年计的随访,将它视为一项科学研究,如肺癌的早期、中期、晚期存活时间的比较,化疗与不化疗的效果比较,服与不服某种药物的疗效比较,借此评议肿瘤各种疗法的优劣。这是当前慢性病治疗的迫切需要,具有重要的伦理社会价值,值得下功夫。

三、临床医学各专门问题的伦理

1. 生与死的伦理

这是医学的大课题,自然也是医学伦理的大课题。以往我们已经解决了诸如试管婴儿、人工授精、活体器官移植之类的问题,但随着医学技术的不断进步,一系列新的生与死的问题,如代孕、安乐死、脑死亡标准、医助自杀、人造生命、三亲婴儿、人兽混合胚胎等生与死的新问题,陆续摆在我们面前,这些都是临床医学和生命科学需要不断回答的问题。

2. 医疗干预伦理

这是临床伦理的主要场域。医疗干预可区分为常规医疗技术干预、高新技术医疗干预、非医学技术干预三类;常规医疗干预又可区分为一般的常规医疗干预(如服药、注射、手术等)与非常规的医疗干预,如放弃治疗、拒绝治疗(医患两方均有)、不予复苏、过度医疗、生活医学化、无效医疗、无益治疗、终止治疗、持续治疗、防御性医疗、保护性医疗等。高新技术伦理可区分为一般高新技术伦理(如消融、体外膜肺氧合)和医学新质技术伦理(如神经增强、机脑对接、异种移植、ChatGPT 等)。医学新质技术的特点是对人类身心深层次的干预,包括对人体的组织、器官、神经系统的再造与重建或以人工制品代替原先的自然生成体。至于非医学技术的干预,不仅存在于传统医疗中,也出现在现今的医疗实践中,如音乐疗法、叙事医学、信仰疗法、艺术疗法等。这些疗法的价值与伦理密切相关。它们的伦理可辩护性是什么,也是伦理学要回答的问题。所有这些技术干预,都有好、更好和不好的差别,都存在特定的伦理要求,尤其是医学新质高新技术,伦理问题更为尖锐。而揭示这些技术的善与恶的性质,明确这些技术干预的伦理界限,杜绝伤天害理技术的应用,使那些真正有益于人类生命和健康的技术造福于人类,都是我们在运用这些技术时不能不考虑的。

当今医药科技发展迅猛犹如潮涌。对包括药物在内的新技术在临床应用之前进行评估,就是否推广应用"约法三章",防止新技术应用"信马由缰"现象的出现,是既重要又迫切的任务。有人说,不把好准入技术应用的关口,犹如将枪交给六岁的孩子。高新技术应用最低的一般性标准如下:①投入临床应用的新技术,应该是经过完整的科研程序证明对生命和健康是有效和有益的,并获得主管机构批文。无益或益处无几的技术、没有被批准的技术，禁止投入应用。②投入应用的新技术应是现有技术不可代替的。对患者决定采用某种新技术前，必须弄清楚此项技术与传统的或其他技术相比，能够带来哪些更好的效益，是不是不可替代的。例如，前些年在美国一度受到吹捧的通过口腔等管道切除阑尾手术，虽然患者的喉咙稍有疼痛，腹部只留一个小口，但做这种手术时医生要在患者体内插入腹腔镜摄像头，整个手术需要 3 个小时（传统阑尾手术只需 20 分钟）。为防止感染，在切除阑尾前必须将它包起来，然而术后仍有可能发生感染。类似这种和传统的腹部开一小口切除阑尾的方法相比并无多少益处的技术，就不应当推荐给患者①。再如，外伤所致的骨折，普通 X 光片就可满足诊断的要求，既简单又实惠，没有必要使用 CT、磁共振。但如果骨折发生在小块状的扁骨、不规则骨（如眼眶）上时，X 光就不能满足诊断要求，CT 就成为优先选择了。③投入使用的技术是安全的。新技术即或有效，但存在安全缺陷，其风险大于受益，都不应当推荐给患者。④投入应用的新技术、新药物，应尽可能是患者经济上可承受的。技术先进，疗效再好，但不适合某患者的个体情况，也不应向患者推荐，否则就是背离了医生应当遵守的伦理规范。磁共振一般适合软组织检查，一般性的骨折就没有必要向患者推荐磁共振了；又如，高血压患者的心脏和大血管的变化，很难通过 CT、磁共振发现，应有别的选择，如彩超。影像检查必须考虑人体组织的特点，不能随意决定。

医疗干预还有一个面对患者痛苦的问题。患者的痛苦，包括病痛与疼痛。病痛是由疾病带给机体的痛苦，如跌倒、枪击、锐器刺痛、癌症晚期的病痛等；疼痛也即人们常说的心痛。由于患病，尤其是癌症这类重病，给个人生存、父母赡养、婚姻、个人事业前途、家庭经济来源等诸方面带来心痛和悲伤。不论是病痛还是疼痛，都有一个医学要不要关心患者的问题，有的医生说，得了病，哪有不痛的，没有关心和处置的必要。这种观点当然不对，消除和减轻疼痛，始终是医学的重要任务。技术对痛苦如何处理，如何帮助患者减轻或消除痛苦，都有符合伦理与否的问题。

3. 急诊救治伦理

急诊患者往往处于生命危急的关口，救治急诊患者需要高超精湛的技术，同时更需要对患者生命高度负责的责任心。急诊伦理在救治急诊患者中有着十分重要的意义。美国急诊医师协会于 2011 年 4 月修订并批准发布《美国急诊医师

---

① 佚名.自然腔道手术悄然出现［N］.参考消息，2008-04-14(7).

的道德规范》,随后的 2020 年、2023 年版本,为我们审视急诊救治伦理提供了一个概略的全貌。这个规范涉及急诊医师的伦理原则、急诊医学伦理、急诊医师与其他专业人士的关系、急诊医师与社会的关系等。在急诊医师的伦理原则中,列出了 10 条原则,进而就急诊医师的伦理基础、急诊医师的特殊职责、急诊医学的美德、急诊医患关系作了深入详细的分析,其中特别强调了医师美德在处理急诊中的意义,并列出了急诊医师需要具备的勇敢、正义、机警、公正、诚信、坚毅 6 种美德;规范的结论认为:"当急诊科医师在临床实践中面对越来越复杂的道德问题情况下,急诊科的技术强化必须同相应的品质和细心的道德推理强化相结合""在面对未来的不确定性和挑战性时,伦理学仍将是急诊医学质量标准的临床实践的中心。"①

我国急诊救治需要引起关注的伦理问题涉及以下 7 个方面:①尽最大努力争取和维护患者的最佳健康利益,既要处理好眼前危及生命的种种危象,也要为下一步治疗提供较好的条件,切不可只考虑眼前的处置而不顾下一步的治疗。②正确地履行不伤害原则,在急诊救治中,眼前显著的受益,往往不可避免地与潜在的并发症、副作用或其他危险相关联,急诊医师必须谨慎地评估可能带来的伤害,并尽可能将伤害降低到最低程度,努力提高抢救成功率,降低并发症和致残率,同时又不能因为某种可能的伤害而延误生命的救治。③适应急诊的特殊情况,正确而适当地处理尊重患者知情同意权。急诊医师因为常处于紧急情况,少有时间与患者进行沟通,患者也难以参加有关的医疗决策;急诊医师通常没有事先与患者建立医患关系,患者抵达急诊科也少有事先的告知,在处理病情时可能违背患者的自由意志。为防止患者死亡或造成严重损伤,急诊医师可在未获得知情同意的情况下进行救治,但急诊医师需尽可能周详地考虑患者的意愿,同时待病情允许时,向患者和他们的家属一一说明,获得患者或患者家属的同意,并在条件允许的情况下照顾他们的需求与愿望。④急诊医师应具备特殊的道德要求。如必须具备或努力培养果断、敢干、承担责任、机警、公正、诚信、镇静、坚毅的美德。惊恐、动作迟钝、犹豫不决、推诿、怕承担责任,是急诊医师的大敌。美德是急诊医师最可贵的不可缺少的品质。⑤急诊医师将患者转移到另外的医院,必须是另外的医院提供的治疗期望高于转院的风险,或者是有法律负责资质的人出于患者利益的考虑做出同意转院的决定。为推卸责任转院是不道德的。⑥急诊医师有促进公众健康的责任。在发生灾难、流行病或其他公共健康紧急

---

① 美国急诊医师协会.美国急诊医师道德规范[J].戴晓辉,编译.医学与哲学,2012,33(7A):80-84.

情况时,急诊医师有责任提供社会服务或参与服务,其中包括为没有基本医疗保险的患者提供服务。拒绝公共健康紧急情况下的服务是不道德的。⑦重视急诊救治环境下的医患关系的处理。急诊病症大多具有突发性,患者及家属均无思想准备,往往惊慌失措、情绪急躁,常对医务人员提出一些不合理要求,或进行无理指责。医务人员要富有同情心,体贴患者,多使用安慰、解释性语言,安抚患者及家属的情绪,力争避免冲突。

4. 手术伦理

由于手术立足的麻醉、控制感染、输血等几项基本技术的过关,手术已经成为挽救生命、清除病变的重要手段。但手术存在的问题也很多,且其中绝大部分问题与伦理相关。据世界卫生组织 2008 年 6 月 25 日推出的一份外科手术安全核对表称,全世界每年实施的大手术为 2.34 亿例,每年有近 100 万人接受一次手术后死亡。世界卫生组织的统计显示,在工业化国家中,在接受手术后导致严重并发症的患者比例最高可达 16%,而在发展中国家,大手术后死亡率约为10%,在撒哈拉沙漠以南非洲部分地区,每 150 名患者中就有一人因全身麻醉而死亡。而这种情况的发生,大多是由于开刀部位与患者病症部位不一、患者姓名发生差错、手术物件留置体内、麻醉粗心大意等缺乏责任心的原因造成的①。美国哈佛大学外科医生阿思尔·加万德主持的一项手术安全核对表在全球 8 个城市进行测试的结果表明,推行核对表前 8 个医院术后 30 天内死亡率为 1.5%,核对后死亡率降至 0.8%,降低了 47%,发展中国家则降低了 52%②。背离伦理的手术另一问题是不适当地扩大手术指征。一项由《柳叶刀》和 27 位国际专家共同开展的研究发现,美国各州不当的子宫切除比例在 16%~70%,不恰当的膝盖置换术在西班牙和美国的比例分别是 26% 和 34%,不恰当的子宫切除在我国台湾地区是 20%,在瑞士是 13%。参加此项研究的美国波士顿劳恩研究所所长维卡斯·萨伊尼(Vicars Saini)认为,导致医疗不当的因素有“贪婪、利益冲突和信息缺乏”③。

这些情况说明,手术的伦理觉察和辨析对于提高外科的质量和水平具有重要意义。必须坚守手术的基本道德准则:①准确把握手术的适应证。手术必须是治疗疾病确实需要而无法用其他方法替代的,保守治疗方法应优先于手术治

---

① 世界卫生组织. 全球将统一外科手术标准[N]. 参考消息,2008-06-27(6).

② 美联社. 使用核对表可大幅降低手术死亡率[N]. 参考消息,2009-01-16(7).

③ 萨伊尼. 全球医疗不当严重[N]. 参考消息,2017-01-10(7).

疗;手术必须是利大于弊,而弊大于利的手术不应做;任何非医学目的手术动机是不可取的。②手术方案应当是最优效、安全、个体化和经济的,没有经过严格试验并取得确实资料证明其有效性和安全性的新手术方法或方式,不能用于患者;手术方案的确定应当经过相关医师的会诊,涉及生命攸关的手术,在时间允许的条件下,应当提交科室集体讨论并报请医院领导批准,是在当时条件下效果最佳、损伤最小、耗费最少,严防手术扩大化(包括切口扩大、切除路径和范围的扩大等等);同时也是考虑患者耐受力、对术中可能发生的意外有充分应对措施的手术方案。③履行知情同意原则。主治医师或主刀医师要如实地向患者或患者家属说明手术的必要性、手术部位、术后愈后情况、手术中可能发生的意外或风险、经济耗费等。让其充分理解和自主做出手术与否的决定,并履行知情同意书书面签字手续,因某种原因难以履行签字手术的患者,可依法定程序由家属代签。④施术的医生,参与手术的麻醉师、副手、护士,以及各种设备、消毒程序等,都必须具备手术的条件,不具备条件者不能施行和参加手术。⑤重视术前患者的心理、情绪的稳定与支持,以及家属的配合。帮助患者愉快地走上手术台,有些手术条件不理想,也不宜手术或应择期手术。⑥患者上手术台后,应按照世界卫生组织的要求,认真进行麻醉前核对,包括患者身份、确诊疾病、手术部位(竭力避免膝关节左与右的差错)、手术方式,同时再检测患者的血压、心率等生命基本指征。⑦坚持安全第一的原则。手术中应随时观察患者,关注患者脉搏、血压、呼吸等生命体征的变化,并做好应急准备;特别是意识清醒的患者,要注意安抚其心态,温暖其心理。⑧手术团队要密切配合,团结协作、相互支持,所有参加手术的成员,都应全神贯注地关注患者,绝不能分心。⑨切口关闭前,要对器械、敷料等全面清点、核对,确实没有物件遗留于患者体内。⑩术后要密切观察患者,勤于护理,促成患者早日恢复健康。

5. 药物使用伦理

药物应用也是一种医疗干预,它同样涉及广大患者群体的生命安危,而且较为复杂,以往未曾引起重视。药物是否对症,药物剂量的大与小,是有时限的服用还是终身服用,合并用药与单独用药的选择,药剂师与临床医师用药中职责的划分等,均有一定的伦理要求,而是否履行各自的伦理责任,对患者的健康都有直接的关系。

6. 护理伦理

护士是医务人员中的最大群体,与患者有着更多、更广的接触,涉及所有患者在医院生活的各个方面,无疑更多地承担着帮助和安慰的任务。关注护理伦理,对于全面实践临床伦理,十分重要。

中华护理学会、中国生命关怀协会人文护理专业委员会发布的《中国护士伦理准则》提出的"护理对象、合作者、专业、社会、环境、护士自身"六要素和"尊重、关爱、不伤害、公正"四原则[①],基本上勾画出了护理伦理的轮廓。当前护理伦理首要任务仍是进一步转变护理观念,从疾病护理转到以人为本的全人护理。其次,最为重要的是严格履行不伤害原则,避免差错与风险。护理中许多技术操作,如输液、插管、穿刺、导尿、引流等,稍有不慎,都可能给患者带来伤害。静脉输液,能否又准又稳,一针见血,采血不多也不少,这不仅是一个技术问题,而且能少给患者带来疼痛,解除患者的紧张。所有这些护理操作,乃至患者的饮食管理、生活安排、家属接待等,都有过得去、好、更好等不同层次的要求。"好"和"更好"是落实所有护理工作的目标,同时也是护理伦理的重要要求。其他如医患沟通、吸纳患者参与护理、护理伦理冲突的处理、为患者提供心理支持、安宁疗护、生前预嘱、探视的引导与管理、护理人际关系,都有做不完的伦理课题,而这些课题如能伦理到位,将大大提高患者的满意度,为患者营造良好舒适的诊疗环境。关怀是护理伦理的核心理念,要在理论研究的深度和实践的广度两方面下足功夫。

7. 制度伦理

很长时间以来,我们以为只要人人履行伦理规则,伦理就到位了,而当今的现实是制度伦理、机构伦理制约个人伦理,没有机构伦理、制度伦理的支持,个人伦理寸步难行。制度伦理有宏观和微观两个层面的制度。宏观制度大多属于政策、体制方面的问题,一般由国家或卫生行政机关制定,其中大多数基本上是正确的,当前需要重视微观层面的制度,其中涉及的伦理问题主要有如下几点:

①医疗保健的所有制度必须体现患者利益第一的原则,不能将单位的经济收入放在首位,颠倒主次目标,这是缺乏伦理意识的重要表现。②医疗保健制度首先应体现以患者为中心的理念,不能以机构需要和方便为主旨,类似先看病还是先交钱再看病、拆分项目收费、打包收费等制度,需要从管理和伦理两方面进行全面审视,不能只考虑管理的需要。③单位的微观管理制度必须体现国家宏观政策、制度的主旨,不能为谋求机构利益而以种种理由改变微观制度或偷换国家相关政策的本真意旨。如医疗联合体的旨意在于提高基层卫生服务中心的水

---

① 中华护理学会,中国生命关怀协会.护士伦理准则[J].中国医学伦理学,2014,27(4):467.

平,不能将之改变为向大医院输送患者;降低患者负担提高医生劳务价格,降低特殊检查价格,但并不意味着给患者打水、扶患者上厕所、换一个床单,都要收费。④医疗保健的所有制度必须体现公平、正义。院士、高级专家出诊,挂号费应当高一点,但应有一定限度,1 000 元、1 200 元,乃至几千元的标准有违公正,实际上剥夺了中低收入人群的权利。制度伦理、机构伦理,特别是医院伦理,实乃当今医学伦理学建设不可忽视的重要课题。当今医院以创收为中心的管理,可以说是细致而周到,但伦理却少有过问。就制度伦理而言,现在医院、临床实践中有许多制度,是出于管理方便的需要制定的,是否违背伦理精神,却少有过问。

8. 医院与临床科室伦理

当今医院普遍推行科层制,医院由不同的科室组成,所有医务人员都分别归属不同的科室,按科室的指令完成自身的行医职责;特别是某些重危患者的救治、大型手术的实施、传染病的施治与管理等,都是群体性的医疗行为。一些由不同疾病、为特殊年龄患者服务的科室和担负特定任务的科室,均有自身的特点并由此被赋予特殊的伦理要求,很多医患纠纷往往集中发生于某些科室,故而科室伦理是当代医学伦理实践的重要环节。一些国家的医务界,十分重视科室伦理建设,如美国急诊室的规范就十分周密,并且每隔一段时间就根据医学急诊救治的需要进行修改。其他如老年病、妇产科、精神病、肿瘤等科室伦理的建设,都应有相应的伦理规范,并形成文字,张贴在诊室内,接受患者监督。我国急需填补医疗科室伦理的缺失。

9. 关系伦理

从哲学上讲,关系也是一种客观实在,制约人们的思想。"相对论和量子力学相对于近代的经典力学来讲,研究对象就是以关系实在取代物质实体,在自然科学领域开创了以简明实在之关系依赖性来消解'实体'的任何绝对化解释之先河。"①从伦理学角度来讲,关系也是伦理学的研究对象,而且也是重要的伦理资源。临床医学和专门从事生命科学研究与实践的生物科学不同,它始终是在各种人际关系中进行的,医疗实践始终伴随着医患关系、医护关系、医疗科室与医疗辅助科室间的关系、不同职别医务人员的关系中进行的,还有医务人员与医院的关系,与医学科研人员、医药开发公司之间的关系,等等。各种机构与各类不同医务人员之间的关系,犹如一条巨大的绳索,关系伦理理不清、不到位,工作就可能随时中断,甚或前功尽弃。

---

① 陈凡.技术与哲学研究[M].沈阳:辽宁人民出版社,2004:20.

10. 医生美德与良心伦理

"美德由各种感情为基础的各种欲望以及关于善或有益事物承认与接受的某种复杂结构所组成,任何人一生中,单独因素都不能构成美德。"所有医疗干预,都与德性伦理密切相连。为患者开具药物处方常有多种选择,在药效基本相同的情况下,一心替患者着想的医生常选择价格低的,而一心琢磨为自己增加收入的医生必然选用高价药,医生德性对医疗干预选择的作用就显现出来了。医生的德性多种多样。有学者列举了十条医学美德:关爱、尊重、忠诚、严谨、担当、刚毅、应变、公正、敏捷、团结互助①。这些美德的条目,每一条都有特定的指向,如关爱、尊重、忠诚、团结互助可视为每一个医务人员都应具备的品格;而刚毅、敏捷对于外科医生更为重要;关爱、严谨、敏捷、应变可谓是护士不可缺少的品格。研究和培育不同职务医务人员合适的美德,也是临床伦理不可缺失的。

良心是伦理学的重要范畴。医学良心是医师最重要的也是最基本的美德。许多伦理学家都对良心下过定义。"良心从根源上说是风俗或客观道德在个体意识中的表现,它本质上是作为一种对偏离常规的特殊意志冲动的阻止物而活的。"②"一些哲学家强调良心的认识成分,所以把良心称为道德判断的能力。""良心是一种心灵的能力,每个人依靠它来发现道德法则,以指导自己的行为。"③日本学者小仓志祥认为:"良心这个词或概念,是多意的,而且根据地区不同而不同,随着时代变迁而变迁。"④因而可以认为,良心就是人们在履行对他人和社会的义务过程中形成的道德责任感和自我道德评价力,是一定的道德观念、道德情感、道德意志、道德信念在个人意识中的统一。良心作为道德意识的特点在于它对行为具有的道德识别、道德判断、道德反省和道德自我控管的能力,是人类道德最后的护栏,有着极为重要的作用。

医学涉及人的生和死,是最能触及人类良心的职业。救助一个人的生命和听任某人死亡,都会触及人的良心。前者使人在良心上得到安慰,深感对得起自己的良心;后者必然会受到自己良心的谴责,深感内疚和悔恨。"在卫生保健中,尊重出于良心的拒绝是一项重要的价值观,除非存在相互冲突的压倒性的价值观,否则应当接受这些拒绝,在医疗保健中禁止或大力限制出于良心的拒绝,可

---

① 杜治政.医师美德:可能、德目及其他[J].医学与哲学,2021,43(13):1-7.
② 包尔生.伦理学体系[M].何怀宏,廖申白,译.北京:中国社会科学出版社,1988:315.
③ 梯利.伦理学概论[M].何意,译.北京:中国人民大学出版社,1987:56-57.
④ 小仓志祥.伦理学概论[M].吴潜涛,译.北京:中国社会科学出版社,1990:109.

能产生消极的后果。"①在医疗实践中,我们常看到某些医务人员出于自己的良心,冒着极大风险救助一个濒危患者;某些医生,出于本人良心,拒绝某些背离人道主义的行为。这些都是良心特有的魅力。面对当今一切向钱看的社会风气,在临床实践中倡导良心伦理,有着极为重要的现实意义。

临床医学还涉及医学科研和公共卫生两个领域,但这两个领域与上述一般临床实践有所不同,且国家相关部门颁发的文件已经涉及许多伦理问题的处理,并在这两个领域中逐步落实,故本书不作讨论。

四、临床实践中若干难题处理的伦理探索

1. 对治疗无希望的患者医生应当做些什么

早先的《胡弗兰德医德十二箴》中引道:"即使患者病入膏肓无药可救时,你应该维持他的生命,解除当时的痛苦来尽你的义务。如果放弃就意味着不人道。当你不能救治他时,也应该去安慰他,要争取延长他的生命,哪怕是很短的时间,是作为一个医生应有的表现。"1848年公布的《美国医学会医德守则》第一章第5条规定:"对身患不治之症的患者,医生不应放弃不理,因为医生到现场,对于患者是十分有用的。而且即使在患者病入膏肓的最后日子里,可以缓解慢性患者的疼痛症状,减轻患者精神上的痛苦,还可以安慰患者周围的亲属。"2002年修订的《世界医学会国际医学伦理准则》的第20条规定:"医生有道德义务尽量不中断对患者的医疗护理。只有在患者个体没受到伤害或歧视,且患者的健康没有受到威胁的情况下,医生才可以出于良心反对拒绝提供任何合法的医疗干预。"这段话,也认为不应终止对他们的医疗护理。

尽管医学现今已经有很大的进步,但真正能够治愈的病仍不多,对那些无法治愈的患者我们应当和能够做些什么? 一些医生对这类患者的家属常这样说,"目前医学对此无能为力,请患者、家属谅解"。这是当前医学的现实,但这样的谈话似乎过于理性而缺乏道德情感了,仅以"无能为力"了之是不够的。如何为他们悲痛欲绝的心理提供一些支持,帮助他们走出死亡所带来的种种阴影值得深思。如中国医学科学院肿瘤医院对肿瘤患者提供的全程服务,包括从发现、确诊、治疗,再到康复或死亡,以心理支持为主开展多方面服务,如医疗咨询指导、专家心理疏导、患友小组交流、患者相互陪伴、节目主持慰问癌友心灵②,如此种

① 比彻姆,邱卓思.生命伦理学原则[M].刘星,等译.8版.北京:科学出版社,2022:46.
② 李阳和,李琳.面对"无法治愈",医学还能做什么[J].健康报,2016-06-24(5).

种的伦理和人文关怀,当然不能改变患者病痛的事实,但能够体现用心鼓励,使患者家属减轻痛苦和悲哀。

对治疗无望的患者医生不能置之不理,拒绝为他们提供医疗服务是不应当的。从一些医院的医护人员实践经验看,可以做而且应当做的有以下几类努力:①在不给患者延长痛苦的前提下维持生命,满足患者及家属的心愿;②帮助患者减轻痛苦;③提供精神慰藉;④帮助患者家属处理患者遗世后的有关事宜;⑤根据具体情况开展适合人性的死亡教育,科学地看待死亡,安详地接受死亡;⑥安慰患者的亲人家属,等等。目前正在引起关注而且很多医院正在实施的安宁疗护(也称临终关怀),就是为这类患者提供理想的医疗服务。应当看到,随着老龄人口的增加和人类寿命的延长,需要医生和护士提供安宁疗护的患者将会越来越多,而且随着时间的推移必然会创造出形式多样的此类服务。为没有治疗希望的患者服务,将可能是医疗卫生服务面临的一项需求十分庞大的任务,患者和家属对此也非常期待。

有医生提出,对没有治疗希望的患者,为避免临终前的痛苦和节约资源,可否促使其早死?曾经有一位 80 多岁胃癌广泛转移的老年患者,全身衰竭,痛苦异常,靠每日输液 2 000 毫升维持生命,该患者的主治医生向家属建议,将输液减至 500 毫升,以缩短痛苦的生存期,患者家属没有接受。这表明,患者与医生,对这类患者服务的认识仍是略有不同的。作为患者的家属,虽然理解面前的亲人不可能康复,但仍是希望与他多共处些时日。如果说患者的意识清醒,这可能也是他本人的意愿。因此,在对待临终患者的服务上,仍是以尊重生命自身的规律,顺其自然发生,促进死亡的措施不可取。

为治疗无望的患者创造安详死亡的条件,像庄子所说的"鼓盆而歌"的死亡,是医疗卫生服务部门的最佳选择。

2. 面对有一线希望的患者如何处理抢救与医疗风险的关系

某些危急重病患者,特别是那些因车祸、火灾、水灾、地震等突发事件受伤的患者,病情特别严重,常常是多脏器损伤,大量失血,血压脉搏轻微,神志丧失,处于死亡边缘状态,但如能采取一切救治措施,又确有救治成功的一线希望。面对这类患者医生怎么办?救,存在很大的风险,可能是人财两空;不救,又于心不忍,良心上过不去。有的医生出于对生命的尊重和热爱,出于对患者的深切同情,如上海市第六人民医院外科主任黄新余成功抢救一名因摩托车碰撞电线杆造成严重多脏器损伤,生命处于无望状态的青年患者,就是在冒着极大的风险情况下实现的。交通、房屋桥梁、采矿、制造业、海上作业、高空作业、煤气中毒等各种灾难性的事故时有发生,在此类事故中受伤的患者群体常常是医疗救助的重要对象。他们大多年富力强,如被成功救治,还能为国家的建设继续做出贡献。医务人员常希望能尽力挽救,但救助过程又的确存在风险。在机遇与风险面前,如何选择,常常让医生难以做出决策。

一般来说,这样的患者受伤严重,在许多情况下医学是难有所为的。医生如以医学科学水平治疗无望为由向患者家属表明态度,家属也是可以接受的。但有的患者又确有可能治愈的希望,却也可能面临人财两空的结局。如何应对这种情况,从伦理学的视角看,可以考虑的方略如下:①树立关爱生命和珍惜生命的思想,立足于救治而不是轻易放弃。②十分慎重地评估患者伤害的严重程度,分析可能成功和不能成功的因素,对两种选择进行比较和权衡,采纳经过努力可能成功的希望,同时思考并创造救治成功需要的条件。③向患者说明两种可能的结局。告知患者,如果医患合作,仍有成功希望的可能,但不能排除失败的结局,供患者选择,最后以患者的意旨为准。④如患者表明同意与医生共同努力以挽救其生命,则随即履行必要的文书手续,以示共同承担风险、共同承担责任,同时向医院领导或医院伦理委员会报告并备案。⑤向患者家属告知需要配合的事项,责成护士或其他专人引导和帮助患者,促成落实而不致成为空谈。一般来说,在完成上述程序的条件下,不论抢救成功与否,患者都是能够接受的。

人世间的事物,很多是机遇与风险并存的,医疗救助更是如此。许多经验证明,愈有风险的事情做成功后给人往往带来更多的喜悦。"无限风光在险峰""跳一跳、摘果子",毛主席的这些名言,表明了一些出人意料的事件成功的秘诀。成功抢救那些死亡边缘的患者,往往能积累丰富的、先前没有的经验。医学的进步和突破,常常不是平凡的重复,而是异常的突破和提升。面对有一线希望的患者,正确处理抢救与医疗风险的关系,可能是医学进步和发展的重要通道之一。无论从人道主义的立场出发,还是从促进医学进步的角度考量,医生都不应当轻易放弃那些"无限风光在险峰"的机会,应当尽其才华造就医学的辉煌。

如何面对风险是众多医生在医疗实践中的难题,也是伦理学研究的难题。医疗实践不可能没有风险,没有风险的医疗是少有的,即使青霉素过敏试验这样很平常的医疗处置,也有严重医疗事故发生的可能。如何面对医疗风险?首先是应当尽可能地避开风险、减少风险,选择最小的风险;其次是防范风险,采取一些安全措施,防止风险的发生,降低风险的破坏力度。尽管如此,医疗实践的风险仍然是难以避免,这就需要分担风险,履行一定的文书手续,医患共同承担风险,减少医生的风险压力,让他们轻装上阵。患者为了争取生存的机会也会取舍有度,他们中的大多数人是能够接受共同承担风险的。

3. 对待病情一时难以判定的患者如何处置

对待病情一时难以判定的患者如何处置,既是医疗技术问题,也是哲学、伦理学方面的问题。一般说,不知道患者得的究竟是什么病,难以判断病情,抛开个人医学知识局限的情况外,就是那些教科书中没有答案、治疗指南中暂时没有的病。在现有大量已知的疾病中,当今医学绝大部分还不能解释和治疗。怎么办? 对患者说,你这个病,我不懂,不知是什么病,我没有办法。面对患者那副殷切求助的眼神,大多数医生是不会如此处理的。简单粗暴地拒治或无可奉告显然是难以被患者接受的,也与关心爱护患者的伦理精神不符。

怎么办? 有如下选择:①首先要分析这类患者的具体病情。如果病情紧急,处于危重状态,患者有生命危险,尽管病因不明,疾病的性质不清,也必须针对病情,采取措施,维持患者呼吸、脉搏等基本生命体征,阻止大量出血、呕吐、下泄不止等症状。因病因不清而不予处置,听任病情发展,听任血压、脉搏、心跳停止,是对患者不负责的表现,必须坚决杜绝,因此而导致患者死亡,医院负有责任。②组织全院有关科室会诊,集思广益,尽可能搞清楚所患疾病的性质和发展态势。这是许多医院经常采用的办法。自己不懂,并不意味着其他医生也陌生。③如果本院确实难以诊断或没有治疗的条件,则应向患者或其家属建议,转请医疗水平更高的医院诊治。本院认为此病难以诊治,其他较大的医院也许见过此种疾病,也许他们有经验应对此种疾病,转请其他医院是可以为患者接受的;但在转院路程中要安排护卫,防止在转院路途中出现意外。④也可能其他医院也缺少这种疾病诊治方略,但患者仍苦苦求助于医生,在此种情况下,还有试验性治疗的办法。所谓试验性治疗,是指"主要是基于医师个人判断,包括医师对疗效的主观期望、对疾病严重性的判断、对以往的治疗经验,而没有正式的临床试验研究结果或循证医学的证据。它的风险和受益,以及对健康的长期影响等方面尚不清楚,疗效也不明确"的治疗。"试验性治疗也不同于以科研为目的的临床试验:试验性治疗从根本上说是以促进个体患者健康为目的,而不是为了获得知识。"①目

---

① 杜治政,丛亚丽,王延光,等.中华医学百科全书:医学伦理学[M].北京:中国协和医科大学出版社,2020:395.

前医学界普遍赞同"试验性治疗",可以视为应对这类疾病的一种选择。但"试验性治疗"应当严格遵循除一般性的伦理原则如知情同意、医疗安全等外,还必须将之限定于那些当今医学科学没有现成诊疗方法可用的病例,是一种没有办法应对此类患者不得已而选用的方法,绝不可超出这一特定范围而普遍推行之。近些年来一些学者将"试验性治疗"更名为"创新性治疗",是很值得商榷的。顾名思义,创新性治疗意在创新,似乎符合当今科学创新时尚。但科学创新,特别是医学的科学创新,必须遵循严格的规则和程序,将此种无法可医的患者当作创新,可能导致许多难以预料的后果。比如,操作者很可能不实事求是地承认失败的结局;试验治疗偶尔成功,操作者在创新欲望推动下很可能将其视为成功范例推广,但此种没有经过大规模样本、多次临床试验的"试验",绝对不能称之为"医学创新疗法"。

中医传统中有几种不治的观点,如扁鹊的"六不治"中的"阴阳并,藏气不定""形羸不能服药"不能治。《黄帝内经》中的"素问·四气调神大论"说,"夫病已成而后药之,乱已成而后治之,譬犹渴而穿井,斗而铸兵,不亦晚乎",主张不治已病而治未病的观点。这些都需要重新评价,我们不能不加分析地延续这种传统观点。

4. 对病情危急的患者一再拒绝如何办

医学伦理学一般认可患者可以拒绝医生。如一位患者在一家医院就诊后,再到第二、第三家医院就诊;再如一位患者拒绝接受医生提出的诊治方案,而是提出本人的要求。国内外医学界对患者如此种种拒绝医生的行为,都是认可的。但面对某种病情十分紧急的患者,生命处于生死关头的患者,一而再、再而三地拒绝签署当时必须采取医疗干预以挽救其生命的知情同意书,怎么办?要求离院,或拒绝手术和其他治疗,是患者自己的主动行为,自己负责,甚至说与医院无关,医生和医院是否可以允许接受患者的这类拒绝呢?曾经发生于北京某医院的产妇李某,就是因患者家属再三拒绝剖宫而导致婴儿与产妇双亡。陕西榆林市某院一位产妇难产,也因拒绝剖宫手术而死亡。患者拒绝医生和医院引发严重后果的事例绝非个例,并非只是一两个医生遇到过。如何对待患者的再三拒绝,是临床实践中必须引起重视的课题。

2007年12月,《参考消息》指派驻美、德、日、韩的记者,就国内一产妇拒绝签署知情同意书而死亡的悲剧围绕手术知情同意书制度开展了调查,发现这些国家普遍坚持"生命权至高至上"的原则,但在具体操作上有些差别。美国的做法是对病危紧急必须立即处理的患者,只要有 2 名以上的主治医生商讨并签字,就决定患者是否手术,然后告知患者并通知家属。如果遭到家属反对,便由医院设立的道德办公室做出最后决定。此外,医院还可寻求法院的支持。当地法院设有专门负责处理此类事宜的工作人员,他们根据实际情况,从患者利益出发,签署同意委托书。医院拿到法院同意委托书即可实施手术。德国是分四种不同情况处理:第一种情况,成年人为有判断能力和签字能力的患者,医生一般尊重患者的意志;第二种情况,患者没有判断能力和签字能力,而患者不是处于生命危急情况,医生必须向患者家属说明情况,由家属决定是否手术,医生必须尊重家属的选择;第三种情况,患者没有判断能力和签字能力,但患者处于生命危急情况,不手术就会死亡,医生必须实施手术,无需家属签字;第四种情况,未成年人患者在手术前,由家长或监护人签字,如出现紧急情况,医生可在没有家属或监护人签字的情况下手术。在韩国,医生一般依据韩国的《应急治疗法》的规定处理。在问及类似中国某产妇出现的情况,韩国医生如何办时,回答是,韩国医生一般不会擅自做主给产妇手术,会寻求有关方面的帮助。在日本没有正式的不签字如何办的规定,但日本的医院一般是先治疗后交钱,而不是先交费后治疗,这样可以避免因费用困难不治疗导致恶性事件的发生①。

对待这类再三坚决拒绝的患者,首先要弄清楚患者再三拒绝的理由。一般来说,患者再三拒绝的主要原因是不了解病情的严重性,不了解不及时治疗可能导致不可挽回的严重后果,他们误认为病情不是医生所说的那么严重,还有一种可能是他们认为其他医院可能有更好的治疗方法。当然还可能是因为难以承担费用而拒绝,等等。总之,他们不是不珍惜生命而拒绝。

综合国外的经验和我国的情况,对待这类患者拒绝可采取以下措施:①首先反复耐心地采取多种形式,甚或动员患者的家属、亲朋好友,包括医院的相关领导,向患者说明病情的严重性和危险性,劝其接受医院的处置。②如果患者或家属仍然坚持己见,执意寻找其他医院,而病情虽然紧急,但不至于立即出现危险,则可参照某些医院的做法,派救护车紧随其行踪,以便在其行程中及时救治,直至脱离危险。大连市一名农村产妇难产,急需剖宫产,其丈夫坚决拒绝签字,并打车带孕妇离去,该院采取派车尾随"护驾",并带上产包,准备一旦出现险情立即抢救。尽管紧紧跟随有产妇的出租车,仍然在金州附近被出租车甩掉了。医院立即联系公安交通管理部门,找到了那辆出租车,知道该车已前往沈阳市,

---

① 佚名.家属没签字,国外医生怎么办[N].参考消息,2007-12-06(14).

又在沈阳市各大医院寻找,终于在沈阳某医院找到这对夫妻。患者的病情已发展到十分严重的程度,该院为产妇立即施行了剖宫产,一路跟随的医务人员看到母子平安,这才放心离开。这是以生命为重的处理这类患者的一个典型案例,表明医院和医生视维护生命为第一要务。③如果患者生命实属处于危急的紧要关头,医生可报告医院领导或医院伦理委员会,以生命高于一切、高于知情同意原则为由,在医院领导同意或医院伦理委员会批准的情况下,对患者实行强制治疗,事后补行知情同意手续。

5. 医院和医生可否拒绝患者的要求

2014年10月,某市一名产妇因难产被紧急送往医院救治,多家医院都以各种理由拒收。直到晚上11时,患者才通过熟人在一家医院入住并接受手术。产妇和婴儿的生命得到了挽救。医院拒收患者的情况并非十分罕见,时有发生。

医院拒收患者的理由多种多样,没有床位是最常见的原因;此外还有技术水平不高、设备不全、条件不够无法治疗这类患者,这种种情况也的确是真实的,但这并非主要原因。没有床位,可考虑临时加床,技术条件欠缺可邀请其他医院支持,如会诊或请专家来院手术。如果医院真有诚意收治患者,这些困难是可以克服的。其实,一些医院拒收患者的真实原因,是担心引起医患纠纷。如接收一位处于非正常临产状态的孕妇,一旦没有保住婴儿,或者产妇陷于生命危险,常使医院处于医患纠纷的漩涡中。为了避免这种情况的发生,一些医院常常选择拒收;此外,难以为医院带来收益的患者、压床的患者、身无分文的贫困患者、好吵闹且过往有不佳记录的患者,也易被医院拒绝。

医院能否拒收患者呢?就病情不紧急的一般患者而言,医院因条件不具备而拒收未尝不可。向患者说明情况,建议患者转向其他医院诊治,同时介绍转往相关医院的情况;对那些病情较重的患者,或者已经收住入院的患者,发现转往相关医院救治对患者较为有利,则应主动协助联系适合治疗该病患的医院,并在转诊路程中提供帮助,如派出救护车,安排医护人员随车护送,及时处置在转送过程中出现的病情变化,这是正常而无可非议的。问题在于那些病情处于紧急状态的患者,拒收可能使其在危急时刻没有得到及时处置而迅速恶化或死亡,这是违背救死扶伤伦理原则的。医院意欲避免医疗纠葛是可以理解的,从伦理学的视角思量,也是可以的,但避免医疗纠葛的意愿应置于维护患者生命安危之后,必须在保证患者生命安全的前提下。这是任何一个对患者负责的医院应当遵守的基本伦理原则。至于拒收不能为医院带来丰厚收入的患者,拒收贫困患者,拒收那些处于社会边缘的患者,都是极不道德的。这些患者的生命同样也是宝贵而神圣的,任何医院都没有理由拒绝对他们的救治。几年前,安徽省某地红十字会医院门前的一位老人摔倒,路人求救,医院却不予理睬,半小时后老人不治身亡。红十字会医院负责人称,"相比其他医院,我院在硬件设施上和技术水平上确实有差距,贸然施救,可能适得其反""出事地点在院外,我们的员工都有自己的岗位,我们不能让他们擅自离开"。这是一种对人道主义基本道义的背叛,是对红十字精神的羞辱。如此置患者安危而不顾的医院,应当接受道义的谴责。

人人都有避害趋利的倾向,医院也是如此,任何医院也不愿卷入无休无止的医疗纠葛中。曾发生的类似的医疗纠纷,引起了一些医院对此类案情的警惕并索性做出拒收的决定。社会、患者、医院对此需进行全面反思。医院因避免医疗纠纷拒收患者当然不对,但某些患者或家属不辨明实情,一味地谴责医院,向医院无限制地索赔,闹得医院难以安宁,也值得反思。这其实也是背离患者自身利益的,患者应当理性地看待当时的具体情境;就医院而言,不能因噎废食,不宜简单地采取拒收的办法,要考虑因拒收可能带来的危重后果,在病情危急情况下将患者收住入院,同时采取严密慎重的措施,如实地告知病情及可能的后果,同时在医疗过程中采取种种严密的防范措施,尽一切努力避免最坏的可能。事实上,已有不少医院在这方面获得了成功,最后的结局是医患双方皆大欢喜。

当然,医院在某些情况下,也是可以拒绝患者的。如对那些利用医学逃避惩罚的罪犯患者,对那些以医学为掩护实施犯罪的患者,对那些以医学为名谋求非法利益的患者,对那些患有烈性传染病借用医学名义掩藏的患者,对那些不惜损坏身体健康要求变性、变脸、美容的人,都是可以拒绝的,因为这种拒绝是符合伦理原则的。相反,如果对这类患者不拒绝,医生反而是违背医学伦理和国家相关法律的。

6. 发生医疗差错应否及时告知患者

由于医学的复杂性,人们对生命和疾病现象的认识必然经历一个漫长的积累过程,任何时期的医学都具有一定局限性,在诊疗过程中出现医疗差错是不可避免的。医学发展进程中出现差错是常态而非特殊的偶然,过去是这样,今后也是这样。如何对待医疗差错,是医生必须面对的课题,同时也是患者和社会公众必须正视的事实。

（1）历史回顾

从现有的史料看,医学界自身是关心对医疗差错的认识和对医疗差错的处理的,路程也是曲折和复杂的,并且经历了一个既要面对差错的现实同时又要维护医师信誉的长期徘徊的过程。最早提及医疗差错的文献,要推至约公元前1900年的《汉谟拉比法典》,这部法典是法国学者在苏萨发现的,为现存最全面、完整的巴比伦法典。这部法典对医疗差错的刑事和民事责任作了规定:"医生若用青铜刀给患者手术,切开脓肿,保存了患者的目力,寻常收费十银币。若患者是奴隶,主人酬劳医生两银币;若医生用手术刀行大手术,将患者治死,或者手术切脓肿而损坏了眼,则罚以断手之罪。若医生用青铜刀给奴隶做大手术,将他治死,应赔偿主人另一个奴隶;若用青铜刀切开脓肿,毁坏了眼,应赔偿奴隶的半价。"[1]公元前6世纪~公元1世纪的《希波克拉底誓词》没有提及医生如何对待医疗差错,但其中有"在我行医过程中,或者是在行医以外看到和听到的有关人们生活的事情,决不张扬出去,我一定把讲这样的事情看作是耻辱"的论述[2]。这里提及"所看到和听到的"也许包括医生的差错在内;公元3世纪~7世纪的《阿萨福誓词》中说:"要注意你不能让任何人生病,你不能催促人用铁器把肌肉割出血,或打上烙印造成任何人的伤害。"[3]这也许是指医疗中可能发生伤害患者的事,但未提及如果发生差错如何处置。公元10世纪的《阿巴斯:医生须知》明确告知医生:"对于伤人的药物和堕胎药,医生绝不能开处方和使用。"[4]这也许与医疗差错沾一点边,但没有正面触及医疗差错。波斯伊斯兰时代(1770年),医生阿格希里发表的《医师的道德责任》中有"任何错误的做法永远不能继续"的记载[5],这实际是暗示医疗可能出差错,但不能重复出现,这是对待医疗差错态度的最早表述。这一时期前后的《迈蒙尼德祷词》(1793年)、《胡弗兰德医德十二箴》(19世纪)对此均未有涉及;1847年美国医学会发布的《美国医学会守则》,在其第二章第五款第二项中说:"不能有任何直接或间接有损医生威信的行动",这表明,医生应将保持医生的信誉放在第一位。1918年《委内瑞拉医德守则》第七十条说:"医学职业禁止透露由于职业特权获悉的信息,除非属于医德允许的病例,透露是一种把秘而不宣的事变成众所周知的行动,没有必要把事情当作可以让单独一个人知道的事。"[6]这种保护同行信誉的意旨是最明白不过的了。

---

① 卡斯蒂廖尼.医学史:上册[M].程之范,主译.桂林:广西师范大学出版社,2003:30.
② 张鸿铸,何兆雄,迟连生.中外医德规范通览[M].天津:天津古籍出版社,2000:762.
③ 张鸿铸,何兆雄,迟连生.中外医德规范通览[M].天津:天津古籍出版社,2000:751-752.
④ 张鸿铸,何兆雄,迟连生.中外医德规范通览[M].天津:天津古籍出版社,2000:753.
⑤ 张鸿铸,何兆雄,迟连生.中外医德规范通览[M].天津:天津古籍出版社,2000:753.
⑥ 张鸿铸,何兆雄,迟连生.中外医德规范通览[M].天津:天津古籍出版社,2000:751-789.

对这一问题的认识,在 2006 年出现了重大变化。2006 年由几个组织联合倡议的《新世纪的医师职业精神——医师宣言》(简称《医师宣言》),在其三项职业责任中的"对患者诚实的责任"说:"医师必须保证在患者同意治疗之前及治疗之后将病情完整而诚实地告知他们。""同时,医师也应该承认由于医疗受到损伤时,应该立即将情况告知患者,因为不这样做将严重危害患者和社会对医师的信任。"而且《医师宣言》还认为报告和分析医疗差错的理由如下:①有利于增强社会和患者对医师的信任。②有利于制定改进预防措施,维护患者的生命和健康。③为受到伤害的患者补偿提供基础。看来,必须告知的理由是充分的,而且在维护患者和社会对医师信任的看法正好与传统的观点相反,《医师宣言》认为告知有利于增强患者和社会对医师的信任,而传统的观点认为告知会损坏患者和社会对医师的信任。但是,2022 年 10 月在德国柏林举行的 73 届世界医学会上,对《世界医学会国际医学伦理准则》进行的修订却唱出了不协调的音调。修订后的第 37 条说:"医生应该避免任何削弱公众对医学界信任的行为。为了维护这种信任,医生自己和同行必须持有最高的专业行为标准,并准备向当局报告与本准则的原则相冲突的行为。"这一段话没有一个字提及医生发生的医疗差错,但从字里行间可以看出,实际上就是表述了该组织对待医疗差错的态度。这一段玄奥的文字,直白解析如下:①什么是任何削弱公众对医疗信任的行为? 那就是医疗差错。"任何"中当然包括医疗差错。对此,医生应当避免,不提及,不讨论。②为何要避免? 是为了维护公众对医师的信任,而且这种维护是医师最高行为标准。在这里,认为维护医师的信誉是医师行为的最高标准,患者最高利益的标准消失了。③"向当局报告与本准则的原则相冲突的行为"这句话,实际上是说,应该避免向外界,包括向患者透露有损医师信誉的行为,但可以向当局,亦即当地卫生主管机关报告。这是一段构建如何对待医疗差错的巧妙文字,也向世人表述了维护医师信誉的良苦用心。这个修订本是 2022 年发表的,迟于 2006 年发表的《医师宣言》16 年。也就是说,在全世界许多国家的医师普遍接受《医师宣言》的情况下,世界医学会没有接受《医师宣言》对待医疗差错的观点。在此需要提及中国医学界的观点。中国历代医家,在他们谈及医师的医德时,都未有涉及如何对待医疗差错这一问题,即使 2011 年发表的《中国医师宣言》及其随后公布的细则,也未曾提及此事,对医疗差错避而不谈。但中国医疗卫生机关在近几十年处理医患纠纷的实践中,却几乎都是在与医疗差错打交道,并且始终围绕着医疗差错如何补偿患者进行谈判,与患者讨价还价。各级法院也不断接受和处理因医疗差错造成的大批案件。医师道德规约的文件对此只字不提,效仿鸵鸟的行为,似乎承认医疗差错就损害医师的信誉,但实际上却不得不忙于应对医疗差错。

(2) 医疗差错的现实

医疗差错是医学当前面临的现实,它是与医学发展同步而行的,不同时期的医学有不同时期医疗差错的特点。医学随着整个科学技术的进步,不断将自身对疾病的诊治推向新的水平,同时又在新的情况下出现新的医疗差错。人体生命和疾病的内质是复杂的,处于动态发展过程中,且始终存在于与环境、社会、生态的互动过程中,医学干预的结果在很多情况下难以完全预测。同时,医疗保健服务是由医护人员提供的,医护人员的思维水平、责任心及个人作风、习惯,对医学科学接受和掌握的水平,对实践经验的领悟,都是不同的,这一切可能导致在医疗实践中出现差错。

医疗差错有多种不同情况。某医院在上报中心静脉导管用于胸腔腹腔积液引流时,报告了管道与引流袋接口滑脱事件,原因是导管接口需要与各种类型的注射器、输液器匹配,而与普通引流袋引流接口不能有效衔接;一位护士为患者采血,听到一患者回答便为他采血,当采血进行到一半时,旁边的患者向护士发问,似乎刚刚呼唤提了他的姓名,护士立即停止操作,重新核对姓名,发现应当采血的是提问者,而不是先前那位应答的患者,出现了差错;在重症监护室,为患者固定气管插管的寸带由于受力后变细,加上对皮肤长时间的压迫,常对患者后颈部皮肤造成损伤。2013 年 5 月 22 日,香港医院管理局公布了一宗罕见的医疗差错,著名的玛丽医院在对一位女患者实施紧急心脏移植后,发现被移植到患者身上的心脏与患者血型不符,患者因此生命垂危。用药的差错也是医疗差错的重要表现之一,如处方差错,包括错用药物、误用药物等。如医方于术前对血栓患者使用蝮蛇血凝酶(巴曲亭)经静脉注射,按巴曲亭使用说明书记载:“虽无关于血栓的报道,为安全计,有血栓病史者禁用。”医方存在药物使用不当。给药也可发生差错,包括剂量差错、时间差错、配置差错、未经处方用药差错等,如根据相关医学文献及教科书,惊厥持续状态下苯巴比妥的负荷剂量可按 15 ～ 20 mg/kg 剂量计算,而竟有用量达 225 mg 之多,故而造成医疗伤害。医疗过错较为典型的一个病例:患者,男,1 岁,一天前呕吐数次,即食即吐,无腹泻,于某三甲医院就诊,现发热,体温不详,精神欠佳;查体,心肺未见异常,脐软,肠鸣音混浊,初诊为急性胃肠炎,留观,禁食水 4 小时,稀淀粉饮食,口服补液、醒脾养儿颗粒、补液补钾治疗。次日清晨仍呕吐少量胃内容物,高热 39.1℃,无寒战、抽搐,查体患儿面色苍白、口唇发绀、烦躁,呼吸急促,血氧饱和度测不出,4 小时后心跳停止。法医司法鉴定,未进行相关检查确诊间质性肺炎,诊断急性胃肠炎缺乏足够证据,静脉补液方案缺乏合理性,医方过错与患儿死亡的不良后果存在因果关系。医疗过错如此等等。

世界卫生组织称,每年超过 1.38 亿患者因医疗失误而受到伤害,其中 260 万人因此而死亡①,中国红十字会公布中国每年非正常死亡的患者也有 40 多万②。第五届中美医师职业精神研讨会一位卫生官员提供的资料说,1999 年,*The error Is Human* 显示,在美国每年至少有 4 400～98 000 人死于可避免的医疗差错,其数目超过交通事故、乳腺癌和艾滋病等严重疾病造成死亡的人数,在全美范围内带来的总损失,估计在 17 亿～29 亿美元;*Healthcare in Canada*,2004:*Error Canada as To Error in Human* 提供的资料表明:加拿大官方数据显示,因为医疗不良事件导致 4 000～10 000 人死亡,鉴于有些省份相关数据没有上报,事实上,在加拿大的医院,经历过医疗不良事件的人是上述数据的两倍;2000 年,英国卫生部估计,医学不良事件对住院患者造成的伤害达 10%,相当于每年有 85 万件不良事件发生,造成的经济损失高达 32 亿英镑,医疗差错发生率接近 18%,51%～63% 的医疗差错极其严重③。在我国,据一份资料分析,其中 40% 的医疗不良事件可以通过强化管理得到预防和避免。按此推算,每年可以避免 65 万～310 万例不良事件发生④。

医疗差错的情况还可以从医疗纠纷的判案窥见一斑。以广西壮族自治区为例,2017—2021 年各级法院共判处医疗损害纠纷 549 件,赔偿金额共 1 043.1 万元;549 例案件中,排在前三位的分别是综合医院 360 件(65.6%)、妇幼保健院 53 件(9.7%)和中医院 43 件(7.8%)。从医院等级上分析,二级医院在医疗纠纷中占比最高,共 247 件(48.5%);其次为三级医院,共 213 件(41.8%);第三是一级医院(乡镇卫生院或社区卫生服务中心),共 49 件(9.6%)。从发生纠纷的

① 世界卫生组织.每年因医生诊治错误导致 260 万人死亡[N].参考消息,2019-09-15(6).
② 刘易斯.中国过度医疗所致后果惊人[N].参考消息,2014-09-11(15).
③ 张宗久.医疗机构不良事件上报的激励与约束机制研究[C]//北京大学医学部中美医师职业精神研究中心.第五届中美职业精神研讨会论文集.北京:北京大学医学部中美医师职业精神研究中心,2010.
④ 张宗久.医疗机构不良事件上报的激励与约束机制研究[C]//北京大学医学部中美医师职业精神研究中心.第五届中美职业精神研讨会论文集.北京:北京大学医学部中美医师职业精神研究中心,2010.

科室角度分析,排在首位的是妇产科,共 159 件(29.0%);第二为急诊科,共 72 件(13.1%);第三为骨科,共 65 件(11.8%)。2017—2019 年医疗损害纠纷案例数总体上呈增长趋势,由 2017 年 92 件上升至 2019 年 162 件;2019—2021 年医疗损害纠纷案例数总体上呈下降趋势,由 2019 年 162 件下降至 2021 年 60 件[①]。医疗差错不仅涉及赔偿,其中特别严重的还涉及刑事处罚。1997 年 1 月 1 日—2015 年 11 月 26 日,在中国裁判文书网进行检索,检索出 8 件医疗事故罪的刑事判案。8 件判例共同点是,构成医疗事故罪,主观存在严重过失,即因主观严重不负责任导致患者重伤或者死亡的结果。判决结果多样化,包括有期徒刑、有期徒刑缓刑、医疗事故罪免于刑事处罚,其中有期徒刑案件 8 件,医疗事故罪判例的占 37.5%、有期徒刑缓刑占 37.5%、医疗事故罪免于刑事处罚占 25.0%。其中最重者为医生刘某,患者在诊疗过程中出现异常症状,刘某违反诊疗规范,存在医疗过错,导致患者死亡,判处有期徒刑两年[②]。

(3) 医患双方的认识和态度

如何面对医疗差错,国内外对医疗差错的界定和处置未有一致的认识。"对于医学来说,错误率、死亡率或许只代表统计学的意义,但一个人生命的存在或逝去,对患者本人以及他的亲人都是极为重要的。从这个角度看,医生的职业是对差错和失误'零容忍'的职业。"[③]患者、社会公众、医疗管理部门和国家司法机构、仲裁机构必须认真对待这一问题。

关于患者对待医疗差错的态度,北京大学医学部中美医师职业精神研究中心资助的研究项目《患者视角医师专业精神问卷调查研究》做了回答,这个 2011 年发表的基于对中国东、中、西部 10 个城市 4 000 名住院患者的报告称:患者认为应当坦诚相告的占 44.0%,认为必须坦诚相告的占 50.6%,无所谓的占 5.4%;而患者认为医生实际上尽量隐瞒的占 42.1%,向上级报告的占 47.7%,谁也不讲的占 10.2%[④]。这与英国 Mazor 等对 990 名患者的调查结果一致,该调查中几乎所有患者(99%)认为,无论差错大小,一旦发现差错,都应及时揭露,大部分患者表示,他们需要知道医疗服务中出现的任何失误,乃至那些可造成伤害

① 蒙珊珊,刘梦青.医疗损害责任纠纷判例分析及防范策略[J].现代医院,2023,23(12):1809-1811.
② 李淼,王蓉,宁超,等.完善我国医疗事故罪的相关探讨:基于中国裁判文书网判例和李建雪案分析[J].医学与哲学,2016,37(12A):3-16.
③ 健康报编辑.出了医疗差错,你能否坦诚面对[N].健康报,2013-05-31(5).
④ 杜治政,赵明杰,孔祥金,等.中国医师专业精神的患者一般观点:全国 10 城市 4 000 名住院患者问卷调查研究报告之一[J].医学与哲学:人文社会医学版,2011,32(3):2-9.

但由于偶然或及时干预未造成损失的差错。美国加州一所教学医院对门诊149名内科患者的另一项调查显示,98%的患者希望向他们告知差错,不管伤害造成与否及伤害程度的轻重①。

在如何对待医疗差错的问题上,医生的态度与患者有很大的不同。学者邱仁宗教授认为:"尽管医疗差错不可避免,但在我国,任何一家医院或医生都不会主动向患者及家属告知差错的发生。往往在医疗差错发生后,医院和医生都会设法隐瞒,希望大事化小、小事化了。实际上,为了维护医院的声誉和保护医生,掩盖医疗差错已经是很多医院的政策。"②英国一项关于眼科医生和眼科患者的调查显示,92%的患者认为应该向患者告知差错,而只有62%的医生认为应当将白内障手术中的并发症——后囊破裂告知患者③。对医疗差错医生坦诚相告后患者的态度如何?前面提及的4 000名患者的问卷调查结果如下:一定能够原谅医生的占19.1%,可能原谅医生的占65.3%,不能原谅医生占15.6%。这与访谈中收集的情况基本一致。一位65岁的胆结石男性住院患者表示,原谅医生的原因是:"医生也是人,人谁能不出错呢?出了错能承认,说明这个医生还行,还有良心,这样的医生不多了,要是医生能主动告诉我,别人咋样我不知道,反正我是能原谅的。"另一位女患者患胃癌,住院行经皮肝穿刺胆道引流术,术后出现十二指肠端瘘,最终因胃癌术后吻合口梗阻,腹腔广泛转移,于术后1年去世。家属认为是手术中吻合没有做好导致的转移,而直到患者去世,主治医师也没有承认是手术的差错造成的。在问及家属为何没有要求做医学鉴定时,家属表示:"我们当时也去过其他地方、其他医院,了解情况后,没有一个医生站出来说话,也没有一个医院敢接收。当时想让母亲少痛苦一些,也顾不上那么多了。"④类似这位患者家属的态度,绝非极个别,实际上反映了相当一部分患者的心态。一位不到60岁的女会计,因头部有点不适,自己独自步行至某市一个三甲医院看病,医生建议做脑动脉造影,结果因注射造影剂引起强烈反应,在抢救中因X光室离急救中心太远,要经过两个长走廊,而走廊挤满了患者,通行慢,

---

① 杨阳,杜治政,赵明杰,等.患者视角:医生应该告知医疗差错吗? 全国10城市4 000名住院患者问卷调查研究报告之三[J].医学与哲学:人文社会医学版,2011,32(3):16-21.

② 杨阳,杜治政,赵明杰,等.患者视角:医生应该告知医疗差错吗? 全国10城市4 000名住院患者问卷调查研究报告之三[J].医学与哲学:人文社会医学版,2011,32(3):16-21.

③ 余运西.出了医疗差错,你会主动告知吗[N].健康报,2010-11-12(5).

④ 杨阳,杜治政,赵明杰,等.患者视角:医生应该告知医疗差错吗? 全国10城市4 000名住院患者问卷调查研究报告之三[J].医学与哲学:人文社会医学版,2011,32(3):16-21.

延误了时间,抢救不成功死亡。有人说这是典型的医疗事故,建议其儿子向医院索赔。儿子说,医疗官司打不起,时间长,耗费大,几年也难有结果。妈妈已经死了,不能复生,打赢了也不过几万元,也就放弃了。另一位男性患者,因胸部不适去某市三甲医院就诊,医生认为心脏不适,为其开具止痛药。患者回家服用后,疼痛未止,再次就诊,医生说可能是剂量不够,要患者加大剂量服用。患者回家服药后,病情急剧恶化,急救车将患者送至急救中心,经抢救无效而死亡。几位邻居一致认为是医院的过错,应当向医院讨个说法,其子女经再三思量,考虑这将是一个时日漫长的官司,医院不会轻易认账,自己耗不起,算了吧。

（4）对待医疗差错的正确选项

如何对待医疗差错,许多国家政府的态度是明确的,即要认真对待。早在1986年12月,美国马萨诸塞州就为赔礼道歉开辟了一个安全通道,通过禁止民事诉讼以道歉的言行作为证据来证明负有责任的法律;随后,一些国家将道歉引入医疗差错处理。澳大利亚由于医疗诉讼索要巨额保险费,导致医疗保险费用有增无减,澳大利亚卫生部咨询委员会建议采取道歉方式,减少医疗诉讼,目前该国有6个州和两个领地通过了道歉法。据约翰·霍普金斯儿童中心的律师估算,从2001年制定的鼓励医生公开披露错误和公开道歉政策开始执行,诉讼费已降低了30%,因为受害者及其家属"欣赏（该机构的)坦诚和豪爽"[1]。道歉之所以能发挥如此巨大的作用,是因为道歉满足了医疗纠纷解决中感情慰藉的需要,满足了医疗纠纷解决中将医疗过错视为系统性问题的需要,满足了医疗纠纷解决中达成和解的需要。既然医疗差错难以避免,就要给犯错的人改正错误的机会,而赔礼道歉就满足了这一要求,它比起问责文化可能导致越来越多的人隐瞒差错、施害者和受害者之间的对立、难以总结差错的经验教训来说要好得多。其实,只要我们注意一下,很大一部分患者对医疗差错的态度并非都是为了索赔,而是要讨一个说法[2]。而道歉则正是对患者的一种精神慰藉。如我国,早在2002年,原卫生部就颁发了《重大医疗过失行为和医疗事故报告制度的规定》。2005年,国务院又颁布了《医疗事故处理条例》,其中第十三条规定在医疗活动中发生了医疗事故,应立即组织调查、核实,并将核实的情况逐级上报,并同时向患者通报。但这种报告制度落实得并不好,特别是向患者通报方面。2007年,原卫生部医政司委托中国医院协会建立了《医疗不良事件报告系统》;2008年,

---

① 晏英.域外道歉制度在医疗纠纷解决中的功能及立法启示[J].医学与哲学,2017,38(8A):66-68.
② 晏英.域外道歉制度在医疗纠纷解决中的功能及立法启示[J].医学与哲学,2017,38(8A):66-68.

原卫生部发布了《医院管理评价指南》，将医疗不良事件纳入医院管理范围。如此等等表明，卫生管理机关对医疗不良事件是重视的。不仅是向上级报告，而且要求纠正。2000年修订的《医疗事故处理条例》第十五条还明确要求：发生或者发现医疗过失行为，医疗机构及其医务人员应当立即采取措施，避免或者减轻对患者身体的损伤，防止损伤扩大。应当说，国家对待医疗过失的态度是鲜明而且正确的。

　　综合现有的实践，在如何看待和处置医疗差错的问题上，也可以说是在医疗差错伦理学问题上，不外乎是医方应不应该承认医疗差错、辨明医疗差错的性质及不同情况、如何从医疗差错中吸取教训、对犯有医疗差错的人和科室如何处置、正确引导患者如何看待医疗差错等五个问题。医疗差错是不可避免的，一旦发生了医疗差错，正确的态度显然是应当承认医疗差错确实是客观事实，目前一些医院不辨事实的真伪，一律否认医疗差错的态度是不可取的，原因如下：①对于经过科学方法和程序鉴定确认的医疗差错，采取承认和认真处理的态度，是对患者生命和健康负责的做法。医疗差错一旦发生，必然给患者带来程度不同的伤害，有的医疗差错甚至是直接导致患者死亡。只有在承认差错的前提下，才有可能采取补救措施，纠正差错、挽回损失。不承认差错，拒不采取措施挽救差错而给患者带来灾难，是对患者极不负责的表现，也是极不人道的表现，也是背离了医学宗旨的表现。医生和医院在处理医疗差错的问题上，必须摆正维护自身的名誉、形象与患者生命和健康利益两者的关系，不能将自身名誉和形象置于患者生命和健康利益之上，不能本末倒置。实际上，承认医疗差错，对患者负责，改正医疗差错，只会增强医院和医生的名声与信誉，在患者的心中树立对生命和健康负责的良好形象。相反，那些从不承认医疗差错、拒不改正医疗差错的医院和医生，一次两次还可以混过去，但久而久之，广大患者心中是透明的、有数的。某金融人士认为自己的优势在于"认错的勇气"，他说："对于他人，犯错误是耻辱之源，对我而言，认识到我的错误是我感到自豪的事。一旦我意识到不完美的理解是人的常情，那么就不会因犯错误感到羞耻，而只是因未能及时纠正错误而感到羞耻。"①②有利于营造和谐的医患关系。健康正常的医疗服务，必须有和谐的医患关系而不是医患对立的关系，甚至可以说这是医疗服务必要的、不可缺少的条件。为此，需要多方面的工作，其中正确处理医疗差错是极为重要的一项，因为患者来医院的目的，就是想把病治好，而疾病诊疗是一个不确定的因素。尽管

① 健康报编辑.出了医疗差错，你能否坦诚面对[N].健康报，2013-05-31(5).

绝大多数医生想把病治好,不出差错,但往往难以如愿,事与愿违的结果时有发生。如果医疗差错发生到某某身上,却及时被告知并被纠正,尽管有点不快,但能及时得到纠正,心情还是宽慰和庆幸的。如果医生拒不承认,更不改正,患者则必然是大为不满、怒气冲天,进而与医生、医院闹得不可开交。曾经发生的一些伤医、杀医案,大多是因此产生的。这是对待医疗差错正确与否留给我们的深刻教训。③有利于维护医疗公正。医疗公正不仅体现在医疗资源的分配与享有方面,而且在医疗差错如何处理的问题上也很明显。给患者造成了伤害,要不要对患者说声对不起,要不要给予适当的赔偿,同样是检验医疗公正的重要尺码。给患者治伤了、治死了,有的落得人财两空,要患者忍气吞声,一走了之,公平吗?总得让患者能通过心理这道坎。革命战争时期军队的纪律是买卖要公平、损坏了东西要赔、借东西要还;在商业领域,汽车有问题要召回,不管是百万或千万辆;现在给患者生命和健康造成的损失,总得给患者以公平的交代吧。④有利于促进医学技术进步。尽管医学在科学的道路上不断进步,但医学永远也离不开经验,永远要从经验中学习。从经验中学习,不仅是就成功的经验而言,更为重要的是还要从失败的教训中学习。其中失败的教训,除科学实验失败的教训外,剩下的就是医疗差错的教训。一些名声显耀的医院,从来是不轻易放过医疗差错的,总是引导医务人员认真总结。

医疗差错是各种各样的,包括医疗疏忽、医疗过失、医疗差错、医疗事故、医疗伤害等,性质也大不相同,相同性质的医疗差错大小、轻重也各不相同,必须辨别清楚才能正确处置。有学者认为,"应该将医疗差错分成两类:技术性过错和非技术性过错。对技术性过错,应弱化行政处罚……对非技术过错,即国外学者所称的伦理过错,如滥用药物导致患者伤残死亡、随意扩大适应证手术、严重不负责任……则应建立起终身禁业的机制。"①事实上,许多法官在处理医疗事故的案件中,首先一般都做这种区别。因为医学始终都充满着不确定性,即使科学技术再进步,一些患者的病情,特别是重危患者的病情,发展变化是难以完全预测的,诊治中出现与原先预想相异的情况是不可避免的,因而在处理上应当严加区别,有的甚或可以不对当事医生做任何处分,而以共同吸取教训了结。其次,即使性质相同的医疗差错,也有情况的不同,甚或有很大的区别。如以责任事故而言,大小轻重不同是常见的。护士给患者注射前未核对患者姓名但尚未给患者造成损伤,输液时液体输完未能及时拔针,医生为患者体检时未对患者隐私处

---

① 健康报编辑.出了医疗差错,你能否坦诚面对[N].健康报,2013-05-31(5).

遮蔽引发患者不满等,是一般性的差错。曾经一时引发全国轰动的衡阳医闹案,因值班医生全神贯注打扑克,对值班护士几次告知患儿因服药出现严重反应病危迹象听而不顾,继续打扑克,最终导致患者死亡。这是极为严重的责任事故,当然应当给予严厉的处罚。就技术性医疗差错而言,情况也大不一样。对疾病的诊断,经常出现反复,与最后的诊断不同,是常有的现象。即或是已经确诊的患者,在尸体解剖时发现与原先的诊断不符,也非极个别的现象。至于手术中出现某些差错,如因技术不熟练缝合出现纰漏,癌症手术中对癌变切除过多或过少,手术时伤及组织、器官,等等,都属于技术性的,只要未给患者造成严重伤害,均可不做惩罚性的处置,当作吸取教训即可。再次就医疗差错的责任而言,必须区别个人责任与团队责任。特别是当今的医疗,和古代那样完全依赖个人经验与技巧大不相同。现代的医疗,如心血管病、癌症等手术治疗,基本上是由众多医护人员组成团队完成的,发生的医疗差错,具有团队责任的特点。当然,即使是团队承担责任,也有团队成员责任大小轻重的不同,但道德责任是不能平均分担的。

　　关于对医疗差错的处置,各个国家都有相应的规定。如 2002 年 4 月 4 日中国国务院第 55 次常务会议通过的《医疗事故处理条例》,将医疗事故分为四级,分别予以不同处理,此处不再赘述。当然,医疗事故与医疗差错有所不同,并非所有医疗差错都能构成医疗事故。只有构成医疗事故的医疗差错才能对其行使行政处分或刑事处分。应当提及的是,对待医疗差错的态度,重点应该是如何吸取教训,预防医疗差错的发生,而不是重在处罚。一些患者或医务界的某些传统,过分强调对医生的处罚,是不利于患者和医学进步的。"传统医疗差错处理的'责备文化',会导致越来越多的人隐瞒差错,不利于人们及时识别和纠正医疗安全系统中的薄弱环节,不利于医学的发展。"从伦理学的角度和法学角度讲,对任何医疗差错都是不可置之不理的。但由于医疗风险的不可避免性,要求杜绝医疗差错是不可能的,因此在对待医疗差错的处理上,"既要最大限度地保护患者的利益,又应避免当事医生受到过分的指责和诉讼"①。

　　究竟应当如何从医疗差错中吸取教训,预防和减少医疗差错发生,是对待医疗差错的重要课题。不仅社会公众应当予以关心、支持,更是医务部门要始终为之努力的。要知道,医学的发展与进步,不仅有赖于科学研究,而且也有赖于医疗实践自身经验的总结,而从医疗差错中总结和学习,是最为切实和有效的途

---

① 　健康报编辑.出了医疗差错,你能否坦诚面对[N].健康报,2013-05-31(5).

径。因为这是用患者的生命换来的,是自己的失败、过错甚或受到惩罚中得到的,它不仅难得,也十分珍贵。一些医院为此做了各种各样的尝试。美剧《周一清晨》向我们展示了甚为精彩的一幕。这个节目是以每周一清晨召开的反思医疗差错为核心的死亡病例讨论。在一次《周一清晨》的会上,神经外科主任一针见血地指出当事人的错误以及某些操作可能给患者带来的风险。这样的事后反思,在我国一些医院也有实践。如大连市某院每月安排重危病例救治总结会,由资深的教授科主任主持,就当月发生于医疗实践中的教训进行闭门反思。之所以是闭门反思,一是为反思创造敢说敢分析的环境,同时也为避免不必要的纠纷。美国迈阿密医院对有关重大手术和重危病例的诊治方案,在时间允许的前提下,都要提交周末会商审视会讨论,全院各科退休、未退休的资深专家坐在前两排,主治或主刀医生分别报告有待会议批准的病例,一一听取、回答这些专家的质疑。这种专家集中审视重危病例会议,大大减少了医疗差错的发生,维护了患者的利益,同时也保护了医生。世界卫生组织倡导建立外科手术清单制度,即外科手术在术前实行手术核对,以防手术差错发生。如此种种事后总结经验教训和事先防范差错的定期会议和措施,所有大型医院都应将之确立为一种制度,长期坚持。

患者如何正确对待医疗差错,也是处理医疗差错链条中不可缺少的环节。患者的观点主要有二:一是要求告知,不要对他们隐瞒;二是重处当事人。前项要求是正当的,不告知、隐瞒是不对的,医院应当转变观点。《医疗事故处理条例》第十一条规定:在医疗活动中,医疗机构及其医务人员应当将患者的病情、医疗措施、医疗风险如实告知患者,及时解答其咨询;但是,应当避免对患者产生不利后果。《医疗事故处理条例》第十三条还专门就医疗事故进行了说明,明确指出,对发生的医疗事故进行了调查核实之后,应将有关情况如实报告医疗机构的负责人,并向患者通报、解释。当前医生和医疗部门隐瞒医疗差错是违法的。关于处置当事人的要求,可能是一些因治疗不当受损的患者或他们家属的激情反应,可能理解,但不区分具体情况重处当事人,不仅不公平,同时也是对广大患者不利的。医疗是一门充满风险的职业,医疗差错难以避免,对医务人员重处只会造成医务人员畏首畏尾,促成他们放弃许多有风险但仍有希望的治疗,而这类患者并不只是少数个别。这对患者的治疗和医学的进步是很不利的。因此,应当引导他们正确看待医疗差错,不要走极端,要宽容对待医生。

7. 发现同行的医疗差错应否告知对方

医疗差错难以避免，这就会产生医生如何对待同行差错的问题。从医学发展的历史上看，不论希波克拉底、孙思邈，或者是近代有关医学伦理学的文献，大多以维护医生的声誉和同行的团结为由，主张不要议论同行的医疗差错，劝告医生不要当面揭示同行的医疗差错。说得更明白一点，那就是不闻不问、默不作声，即使发声，也要尽可能地不伤团结。"夫为医之法，不得多语调笑，谈谑喧哗，道说是非，议论人物，炫耀声名，訾毁诸医，自矜己德；偶然治瘥一病，则昂头戴面。"《大医精诚》这段议论，告诫医生不要议论同事，訾毁诸医，但未提及同事出现差错应否告知对方。《胡弗兰德医德十二箴》中的第十条："尊重和爱护你的同行。如不可能，最低限度也应该容忍，不要议论别人，宣扬别人的不足是聪明人的耻辱。要'考虑只言片语地谈论别人的缺点和小小的过失可能使别人的名誉造成永久损害'的后果。"最好还是不谈论为好，这似乎是胡弗兰德的本意。《阿格希里：医生的道德责任》的态度似很有可取之处：首先是"绝不能诽谤其他医生，别人有错，正是反省自己的机会，绝不是自我吹嘘的机会"。其次，"如果有人说了一些废话或错话，不要直接驳斥，只能有礼貌地说一声：在这种情况下可能会是对的，但照我看来，在这种情况下不可能会是那样的"。这位医生对待同行出现的废话或错话，还是主张应该有所表示，但应当委婉诚挚，不伤害同行的情感。值得一提的是，《新世纪医师职业精神——医师宣言》对此未有明确要求。在"对职业负有责任"这一段文字中有这样的表述："作为医师的职业的成员，医师应当最大限度地提高医疗水平而通力合作、互相尊重并参与自律，这包括对没有达到职业标准的成员给予纠正并为此制定标准。"这可能是指对年轻医生的帮助而非指医生发生的差错而言的。但2022年修订的《世界医学会国际医学伦理准则》，其中第31条明确指出："医生应尊重同事的医患关系。除非应相关方要求或需要保护患者免受伤害，否则不能干扰这种关系。这不应阻止医生为患者的最佳利益推荐替代方案。"这就是说，①医师不应轻易干预同事对自己管理的患者的处置，这是每个医生本职范围的事情，不了解该患者具体情况其他医生不宜发表意见；②但有两种情况可以除外，一是应有关方，如参与会诊或重危病例讨论、多学科团队合作，二是为了保护患者免受伤害；③这种场景还可以通过推荐最佳方案实现纠正差错的目的。应当说，这是如何处理同事发生医疗差错较为精细的设计。

纵观古代和现代医家及医生职业组织关于如何对待同事发生医疗差错的态

度,可归纳为以下几点:①为了患者生命和健康的利益,应当重视同事发生或可能发生的医疗差错,不闻不问的态度不是正确的选项;②应当通过适当的方式帮助出现差错的医生了解已经发生或者可能发生有损患者的医疗干预,尽可能地团结,不伤害同事间的情感;③严格谴责那些不负责任的随意议论同行长短的行为,这不仅有损于医疗队伍的团结,而且有损整个医生队伍和医院的名声,伤害患者对医生的信任;④医院、医疗科室应创造多种医疗病例讨论的形式(如术前审查、死亡讨论、重危病例诊治方案讨论等),便于医生对各种诊疗方案发表意见,预防可能发生的医疗差错,同时为医生提供对各种诊疗方案发表意见的机会;⑤大力倡导兼听则明、海纳百川、闻过则喜、一日三省吾身的个人修养和百家争鸣、"弟子不必不如师、师不必贤于弟子"的学术风尚,养成"君子之过也,如日月之食焉;过也,人皆见之;更也,人该仰之"的胸怀。

8. 如何保护医生的善良

《三字经》的第一句就是"人之初,性本善",尽管人性善还是恶的争论不休,但人性善还是恶的事实仍是大量存在的。人们相当普遍地认为当今趋利倾向遍及一切领域,医疗保健服务在许多情况下也是"利"字当头,但在千千万万的医务人员心中,善良的医生、医疗实践中善良的事,仍是大量存在的。医疗职业是一种良心职业,甚至可以说在很多情况下是凭良心干活。面对复杂的病情和危在旦夕的生命,可供治疗的方案很多。如何选择? 很多情况不是哪条法律、哪条规则可以决定的。在可选用的方案中,有最好、较好、不大好的区别,好的可能不赚钱,不好或不大好的可能为医生和医院带来丰厚的收入,选择何者是靠医生的善良决定的。一个重危而且确定难以挽回生命的患者,一位医生急匆匆地赶到住院处,恳求正在结账回家的家属与他共同再搏一回,共同尝试挽救这位年轻患者的生命;一位女医生跪在奄奄一息的患者身旁为患者施行人工呼吸,尽管患者大口大口的污秽喷满她的脸面,她仍一心一意施救患者;一位医生从上午 7 时半开始,一直忙于对她主管的患者进行查房,应急参加抢救重危患者,为一位疼痛不已呼唤不断的患者设法减轻疼痛,劝阻一位有望治愈但要求出院回家的患者……直到晚上 7 点半她才回到家,疲倦地躺到床上,想起这一天的所作所为:自己参与抢救的那位患者终于获得了生命,疼痛难忍的患者终于平静了下来,被劝阻的患者听从了劝告。她感到十分快慰和欢欣,不知不觉地睡了一大觉,醒来后一边哼起喜爱的小曲,一边做晚餐。这是什么? 这就是医生的良心。

善与恶是伦理学的基本观念。"善具有其独自性:无论何时何地都必须是有益的价值；是无制约的自身的价值；是与我们主体应有样态有直接关系的自由精神活动相适应的价值。"①善与正当(应当)不同。英国伦理学家亨利·西季威克(Henry Sidgwick)说："正当或应当意含着能够，而善则不包含有这样的含义。""正当或应当包含着命令，善则不包含有这种命令。""正当与善的概念还有定义性质上的区别。正当或应当是一个基本的、不可分析的概念，对它无法作出形式的定义。善的情况则不同。善是可以分析的。由于善一般地表现为我们欲求的目的，我们可以借助欲望来规定善。""正当概念和善的概念还包含着自身内在的差别。正当可以用来指称行为本身的性质。""善的概念区分为目的善和手段善。手段善的概念似乎是自明的。""目的善是与快乐相联系的，我们能从对行为的或德性的领悟中更清楚地看出这一点。""但是这种善性的提高并不相应地提高快乐，而且我们观察到：从善事物中得到最大快乐的并不总是有爱好的人。"②以上引证两位伦理家对善的论述表明，善无论何时何地都是有益的价值；善是种种价值理念中最高级的价值；医学的善，关系人类身体的安康，是种种善中最珍贵的善。善与正当不同，善不包含命令，是发自内心的；善总是与快乐相关联的，但善性的提高并不相应地提高快乐，表明善不以寻求最大快乐为目标。善与利往往相关联，因为善的总是有利的，但有利的、利好的，并不一定都是善，有善的利，也有恶的利。从伦理学视角看，正确的选择是避恶利取善利。我们应当舍恶利而取善利。孟子说："言人之不善，当如后患何。"善是人们十分重要而且十分宝贵的价值理念。我们应当爱惜、张扬、培植医生这种善的品质。

如今，如上所列举的医生的种种善行，表明医生、护士的善，并非凤毛麟角。我们首先应当保护，同时继而张扬、培植医生的善良。"医院是政府和社会善良的面目。""我们特别希望全社会都能够保护好医生的善良，千万不能让医生牺牲善良才能获得正当的权利。我们的政策设计，来自政府、社会的支持都是要让医生变得越善良越好。"③为此，我们应当首先保护现有的，同时尽力建立能够维护并张扬医生善良的制度和举措。如大力表扬医生们的善言善行，对那些在行善方面做出突出贡献和成绩的医生、护士，给予物质奖励。医院绩效工资，不能单以做多少手术、引进多少新技术、给医院带来多少经济收入为标准，而更要考虑

①　小仓志祥.伦理学概论[M].吴潜涛，译.北京：中国社会科学出版社，1990：3.
②　西季威克.伦理学方法[M].廖申白，译.北京：中国社会科学出版社，1993：9-11.
③　孟小捷，穆薪宇.社会都要保护好医生的善良[N].健康报，2013-06-14(人文视线版).

那些从死亡边缘抢救患者成功的医护人员,将降低死亡率、提升存活率、延长生存期、降低并发症等作为评定医护人员业绩的重要依据;对经常受到患者表扬和称赞的医护人员,为医院带来好名声的医护人员,在医疗社会工作有所作为的医务工作者,都要给予精神鼓励和物质奖励,并通过这些向社会展示医生和医院的善良面目,大力纠正和扭转当今社会将医院视为赚钱机器的形象;同时,要鼓励医护人员为患者做好事、做善事,鼓励他们行善积德,如为患者过生日(美国得州医疗中心一些病房甚至建立为患者过生日的制度)、扶助肢体不方便的患者上下楼梯、帮助失去家庭亲人的患者找到亲人等。其次,要在认真清理的前提下,废除那些阻碍医护人员行善甚或是抑善助恶的规章制度。如目前在医院普遍推行的医院科室二级核算制度,就是值得研究的课题,这种制度在伦理学的善与恶的定位中究竟属于哪方? 伦理学不仅要讲究利与害,而且更要讲究善与恶。利不等于善,无利不等于恶。要以利、害、善、恶并重的观点,全面衡量和评价医院和医护人员的行为。

五、努力促进医学伦理遍布临床

1. 探索医学伦理进入临床的路径

当代临床医学中的伦理来自两条进路:一是社会外加于临床的,是从外部渗入的,具有特殊性和相对性的特点。鉴于当代医学技术的强势发展有可能对生命和健康带来伤害,人们认识到必须对医疗新技术的运用施以某种限制,如必须尊重患者的自主权,为临床实践中两难问题处理提供伦理章法,为医疗新技术的应用制定伦理规范,为临床科研制定伦理规则。这些来自外部的干预大多已成为伦理规范或法律规定,具有一定的强制性,并引起了重视,初步得到落实。一些新问题又被提上了议事日程。另一进路是与医学善的规定性俱生的,不是从外部渗入的。"一个医生在行使他或她作为医生的职责时,有义务促进任何患者的健康",因而"医学实践有它固有的道德方面"①。"医乃仁术"就是对医学的双重属性最完美的表达。就此而言,临床伦理是十分广阔的,关涉面远远超出外部渗入的范围,从接诊到患者出院,乃至病程的全程观察与管理等,无不涉及伦理观念与实践的选择,几乎关涉所有患者,且具有普遍性和绝对性的特点。但这些常规的一般性质的医疗在几十年或者更长时间里,医护人员都习以为常,很少考虑它有什么伦理问题,并且认为难有具体的规范和法律约束,远未引起重视。然而如仔

---

① MUNSON R. 为什么医学不可能是一门科学? [J]. 中外医学哲学,1998,1(1):3-31.

细观察,就会发现这些医疗服务的确存在不好、好和更好的差别,的确存在符合伦理与不大符合伦理的不同,甚或由于种种原因出现背离其初衷之事例。如静脉输液,是再普通不过的医疗干预,有什么伦理可言? 但这些输液是否确实需要而非多余的? 据有关统计,中国每年输液超 100 亿瓶,平均每人输液 8 瓶[①],这难道不是伦理学的问题吗? 此外,稳、准、轻、快是小儿输液的特殊要求,那为老年人输液又有什么特殊要求? 如此等等。这些伦理要求不仅可使患者减少痛苦,更舒适一些,而且的确有益于医疗质量提高,甚或关系患者的生命安危,这也正是有学者断然认为医学不是服务(service)而是关照(care)的原因[②]。医学和其他行业有很大的不同,一个人只要从事医疗服务,他的行为都直接关乎患者的生与死的一切方面,其行为就必然会涉及伦理要求。

但是,这种习以为常的诊疗,不像那些重大医疗干预的伦理是非界限十分清楚。在一些医护人员看来,这些都是区区小事,无须小题大做。实现临床伦理全面落地,在平常普通的医疗干预中找出它的伦理问题,主要有赖于医生对患者的深切关爱,有赖于他们主动对医疗全部过程的觉察、辨析、体验和升华,才能发现各种临床实践伦理问题之所在。所谓察觉,就是观察各种医疗干预的细节,不放过种种意外的情况和蛛丝马迹。所谓辨析,就是对观察到的种种情况进行辨析,辨明它是技术没有到位,还是责任心不强或伦理界限不清所造成的。任何医学干预都必须体现最大的善,消除任何可能微小的恶,如为没有临床指征的患者放置没有必要的支架,在一定意义上说就是恶。随之而来的是体验。对发现的伦理问题还应当有一个体验过程。体验就是实际体会,就是再重复这一医疗干预,证实对伦理问题的真假虚实。体验是指医生对实施在患者身上伦理关爱反应的体验,是指伦理效应引起医生情感的变化,是指在实践中体验伦理实践产生的医疗效果和患者的情绪反应。行为的自觉性与持续性,很大程度上取决于行为是否得到预期的效果。没有效果的行为,很难有第二、第三次的重复。医生如果体验到伦理实践产生的效应,就会增加伦理实践的自觉性,产生对伦理的兴趣,就不会认为是多余的。没有对伦理效应的体验,医生们的伦理自觉性是难以持续的。升华是指对观察、体验的结果进行提高,指出伦理问题的实质,确定应当采用伦理选项,如给药、CT 摄片、手术等伦理原则。给药应当遵循哪些伦理原则,

① 文聪玲.过度医疗才是病! 每年输液超百亿瓶,全国多地叫停门诊输液[EB/OL]. (2019-01-10)
　　[2024-02-12]. https://www.thepaper.cn/newsDetail_forward_2837683.
② 王辰.要成良医,必修人文[N].健康报,2016-09-18(5).

审察是否存在过度或不足、对药物反应的观察和能否及时处理等,这些既是直接关乎医疗干预是否落实,同时也是伦理问题之所在。我们应当从觉察、辨析、体验、升华诸多环节着手,实现医学伦理遍布临床的目标。

2. 坚守患者床旁,不脱离临床

要实现医学伦理遍布临床的目标,首先必须坚守临床。"守在患者的床边,随时观察患者疾病变化,了解患者比了解疾病更重要",这是希波克拉底确定的最重要的医学思想。17 世纪实验医学兴起之时,英国医师托马斯·西登哈姆(Thomas Sydenham)提出:"医学必须坚持与患者接触,必须返回临床观察患者"①。北京协和医院妇产科专家郎景和说:"临床医生要永远临床,离床医生不是好医生。"②这句话道出了临床医学的精髓。治疗指南再好,循证医学的证据再充分,精准医学再精准,当它用于具体的患者时,都要和患者的具体情况相结合,否则就难以收到期望的效果。对于临床伦理而言,能否觉察到伦理问题的所在,能否辨别伦理的是与非,以及体验实践伦理的反应等,都首先取决于医生对临床情况的了解。对本人管理患者的情况"两眼一抹黑",是难以做到恰如其分的伦理和关怀的。如晚期癌症患者,帮助他们缓解疼痛,是最重要的医疗干预和人文关怀。但开什么止痛药? 药量应当多大? 服用间隔多长时间为好? 止痛效果不佳时如何办? 要准确解答这些问题,必须对患者疼痛发作时间、疼痛部位、疼痛程度及疼痛的分级等有清楚的了解,才能对症下药。只是随便开点止痛药,是难以收到好的止痛效果的。临床伦理的要义是对患者的关爱,只有与患者共情,才能自觉地感知和体会到患者的病痛,而这则有赖于听取患者的倾诉,并加以观察、辨析。不临床或少临床的医生,很难有深切的伦理关怀。尽管现时的大数据、智能医疗提供了很多方便,但它代替不了临床,代替不了医患间的接触与情感交流,而没有接触与情感的医学,不是完美的医学。令人遗憾的是,现在医生们临床时间太少了。不少医生除上班后到病房看一下患者外,其他很少有时间"光顾"患者。一个癌症患者疼痛加剧,须加大止痛药的剂量和频次,多次呼唤护士,但护士说需要医生的处方,可四处找不到主管医生,护士也因此急得满头大汗。这就是当今医院的一种现实。医生坚守临床,是医学伦理能否遍布临床的先决条件。

3. 努力促进医患间的权力平衡

"说什么你照着做就好了""如果不信任我就不要来找我,我没有工夫和你解

① 卡斯蒂廖尼.医学史:上册[M].程之范,主译.桂林:广西师范大学出版社,2003:473.
② 郎景和.临床医生要永远临床[J].健康报,2019-06-17(5).

释这些",这些话也许是一位正处于忙碌中的医生随意说的,但它却反映了医患之间的权力不平衡。自从培根的"知识就是力量"的名言广泛传播以来,知识就名副其实地成为一种力量了;法国著名的哲学家、后现代主义的主要代表人物福柯接过培根的话,将"知识就是力量"延伸为"知识就是权力"。上面那几句医生不经意道出的真言,反映了医生作为医学知识权力掌握者对患者发出的指令。在这种权力不对等的情势下,医患之间不可能有真正的平等。而没有平等,就不可能有彼此间的共情,当然很难谈到真切的伦理关怀。福柯通过对精神病的研究,发现精神病院不仅是一个医疗机构,它同时因为掌握了精神病学知识而成为半司法机构,拥有合法的权力,能够在法庭之外裁决。医生由于拥有专业知识而拥有绝对权威,这种权威最终被转化成为一种微观的、隐形的权力,对患者及其身体进行控制、管理和规训。一个知识渊博、被学生视为偶像的中学老师,在诊室面对医生时,竟然成为一个既无知、又无能,时刻受制于医生规训的对象①。在如此权力不平衡的状态下,医生是很难容纳以平等、关爱为核心的伦理情怀的,当然是难以觉察到临床干预中无处不在的伦理原则的。要实现临床伦理处处开花结果的愿景,必须突破医患权力不平衡的这种局面。

其实,医患间因知识掌握的差异而形成的权力不平衡,只是原先那种错误临床理念造成的结果。近些年临床医学的实践表明,一个好的临床结局,不仅取决于医生掌握的知识、治疗指南和循证医学提供的证据,同时也取决于患者的主动参与,取决于医患的主体间提供的更为全面的认知。患者的感受和体验及其生活的经历,同样是判断患者有没有病、患的是什么病、是否康复的重要依据。仅仅将理化检查的结果作为临床判断的唯一依据是源于勒内·笛卡尔(René Descartes)主客二分的哲学思维。现代医学将临床表现区分为体征和症状,体征是可以由理化检查得到证明,症状是患者的主观感受。只有理化检查提供的报告,难以成为临床判断的完整证据。正是这种认识造成了医患间的知识不平等及由此而来的权力不平衡。要消除这种医患间权力不平衡带来的医患间的隔阂与疏远,实现临床伦理的全覆盖,必须有医疗观念的根本转变,赋予患者参与临床活动的权力,同时也承认患者有参与临床活动的能力。通过患者赋权,可以很好地激发患者的潜藏意识,鼓励患者参与医疗保健服务活动,并为实现医患双方的共同价值铺平道路。②

---

① 刘燕.医生,你眼中的患者是否"真实平等"[N].健康报,2020-06-05(5).
② 焦剑,TIMOTHY L.患者赋权问题及其解决思路:国外患者赋权理论文献综述[J].医学与哲学,2019,40(6):1-7.

4. 充分估量非技术因素在临床实践中的作用

这也是关涉伦理学能否全面覆盖、深入临床的重要因素。众所周知,疾病、健康不仅与人体的生理因素相连,而且与人的心理状态、生活方式、饮食习惯、社会适应性和环境等因素相关。在医学中长期占统治地位的医学模型是生物医学,这种模型的"框架内没有给疾病的社会、心理和行为方面留下余地"①。俗话说,红花要有绿叶扶。再好的红花,没有绿叶扶衬,红花是难以长久的。技术在紧要关头挽救了生命,但维系生命的长久和生命的健康发育,还有赖于生命周围的社会、心理、环境、生态等诸多绿叶。提倡伦理学全面覆盖临床,也正是基于充分重视社会、心理等非技术因素在临床中作用的认识。伦理学的任务不仅是区分医疗干预的善与恶,同时也是为医疗干预创设良好的条件,其中包括排除单纯技术观点的影响,为发挥心理、行为、社会等方面因素诊治疾病创设环境条件。伦理,特别是临床伦理,与技术决定一切的思想是不相容的;倡导伦理学全面覆盖临床,也正是从这种认识出发的。

5. 探索促进临床医生关注伦理的动力机制

这是落实伦理遍布临床必不可缺的环节。美国哲学家麦金太尔认为,人们在实践中所获得的利益有外在利益与内在利益的区分。"德性与外在利益和内在利益有一种不同的关系。拥有德性就必然可获得内在利益。"②所谓外在利益,就是人们通过实践而获得的权势、地位或金钱;内在利益是某种实践本身内在具有的,它既是这一实践的成果,又能是内心的充实,是作为人而言的好生活③。麦金太尔以画家为例,画家可因画而得到外在名声、地位和权势,但同时也获得在追求卓越过程中享受生活的意义。而这种内在利益始终是与美德相连的。"践行美德的基本方式有两种:无私奉献和自我牺牲。""美德所追求的利益和自由,体现的是从舍弃到创造,即舍弃物质利益而创造心灵、感怀、精神利益。"美德的原动力是自律,而所谓自律,就是自我勉励、自我鼓励、自我奖励④。医疗是一种特殊的职业。医务人员在长期救死扶伤的实践中,不仅获得应有的报酬和因为成功救治患者生命被社会赋予赞扬和声名,同时也因为看到那些因他救治过来的人重新走进生活而感到无限的精神快慰和满足。历史上和现时的许多医生,因此而热爱医疗职业并自觉自愿为此奉献终身。这是一种并非外界力量

---

① 恩格尔,黎风.需要新的医学模型:对生物医学的挑战[J].医学与哲学,1980(3):88.

② 麦金太尔.德性之后[M].龚群,等译.北京:中国社会科学出版社,1995:248.

③ 龚群.译者前言[M]//麦金太尔.德性之后.龚群,等译.北京:中国社会科学出版社,1995:18.

④ 唐代兴,唐梵凌.卓越道德的美德的基本问题[J].阴山学刊,2015,28(4):16-26.

驱使,而是出自内心动力机制的追求。只有在医生的这种内在美德启动的情况下才能有对患者时时、事事的关爱,才能有医学伦理遍布临床的可能。

动力机制有物质激励与精神激励之分。在促进医生关注临床伦理方面主要依靠的不是物质激励而是精神激励。医学美德是医务人员在长期实践中积累起来的智慧、情感和行为习惯,是医疗行业稳定的文化品质,对从事医疗职业的所有医生有极大的凝聚力和感召力。它是激励医务人员不断前进、永不衰竭的力量。医学美德也是医学和医务人员应对当前诸多复杂情况和各种问题的智慧源泉。面对医疗服务的多元性和复杂性,医学在其发展和服务过程中,经常发生这样或那样的矛盾和冲突,而医学美德常常可以为处理这些矛盾和冲突提供支持。为此,我们应当大力启动美德的动力机制。在医院,在整个医疗卫生场域,大力弘扬尽心尽力为患者的美德实践,为这些不计个人利益为患者造福的医生建立"功勋簿"和"立牌匾",让正气万世流芳。这绝不是天方夜谭,而是对现实生活中始终存在的这种宝藏的挖掘,这种美德由于"金钱就是一切"的社会氛围的掩蔽而被忘记。为了让医学伦理遍布临床,为了营造医疗正气,张扬医务人员的高贵品德,需要大力启动美德的激励机制。

6. 建议医院伦理委员会统筹医学伦理遍布临床的一切事宜

医学伦理覆盖临床,是一项长期而且工作量庞大的伦理建设,且确实能够促进医疗技术质量和医疗服务质量的提高,成就高水平医院的品格,造福于广大患者。谁是承担这一任务最为理想的先行者? 非医院伦理委员会莫属。因而值得医院伦理委员会下足功夫、用尽心思。目前我国的三甲医院,几乎普遍建立了伦理委员会,成立了办公室,安置了专门人员,在科研项目审理等方面开展了工作,但他们的工作还未能全面进入医院伦理的场域。医学伦理全面覆盖临床,是医院伦理委员会拓展局面、开阔疆域、为医学伦理和精神文明贡献力量的极好机遇。医院伦理委员会可根据医院和自身的情况,制订长期计划,将临床实践中各类伦理问题列入议程,和临床科室及医务人员共同努力,逐一将各类伦理问题一一辨明,确立正确的伦理规则,并将之付诸实践。我们期盼医院伦理委员会大展宏图,创造辉煌。

附录1　医学伦理学再启程倡议书

当今我国医学伦理学和二十世纪七八十年代相比,处于大不相同的境况。医学伦理学需要思考在新境况下如何完成自身的历史使命。为此,部分医学伦理学工作者聚集于哈尔滨医科大学,对此进行了认真的讨论。现就会议达成的共识,向全国医学伦理学工作者发出如下倡议:

一、明确新情况下医学伦理学的责任

医学伦理学正处于一个崭新的阶段,资本、技术、权力以及全民健康目标已经成为当代医学伦理学需要关注和应对的主要课题。

要重视当代技术发展的自主特性以及与资本结合而引发技术主体化的后果,警惕身与心的双重非自然化,让人的体能更好和制造更好的人是根本不同的。要守卫人的心与身的自然本真,维护人类的神圣与尊严。

要研究资本对医学和医疗卫生保健服务的影响。资本的效应是双重的。要超越资本的逻辑,探索确有成效的、可行的管控措施,消解资本对医学的消极影响。任何理由、任何情况都不应将资本利益置于患者的生命和健康利益之上,患者利益摆在首位的原则不能动摇。

技术本身就是一种权力。权力对当今的医学是重要的。研究技术与权力的关系,警惕权力的异化,是医学科学繁荣和完善医疗保健服务的重要条件。

要从医学伦理学视角出发,探索和促进以大医院、高技术、亚专科制为特征的医疗体制逐步转向适应全民健康需求的健康促进,并为其提供切实有效的支持。

二、适应新情况,充实、提高和创新医学伦理学的理念

利益概念与善恶概念有所不同,要重视利益伦理的研究,掌握利益分析的方法,是处理医患关系及其他利益关系不可缺少的理论武器。

要大力促进规范伦理与美德伦理的结合。在重视制定伦理规范的同时,应大力提倡医学美德,为伦理规范、原则的落实提供坚实的基础。

要从医学伦理学与生命伦理学既有相同之处但又是不同学科的情况出发,确定医学伦理学的基本原则,同时总结患者行使自主权实践的经验,将知情同意引向医患共同决策,逐步实现医患同心合力的医疗。

要在继续探索不同文化背景下医学伦理特点的同时,更加重视医学伦理学基本价值理念的建设,同时适应全球化的趋势,推进全球医学伦理学的建设,为实现人类命运共同体贡献力量。

医学伦理学的实践有赖于医生们的行动。要重视医师专业精神的研究和实践,探索医师专业精神与社会公德的关系;探索和总结医师专业精神起始、发展与完善过程的特点和规律;深入地了解医师专业精神与医师行业组织、医院的关系;重视医师专业精神面临的困难,这是当前医师专业精神建设的关键问题,促进医师专业精神"知"与"行"的统一、医疗机构伦理与医师专业精神的统一。

三、促进医学伦理学在医学领域的全面覆盖、落地生根

医学伦理学是一门实践性的学科,它不应当停留在教研室、课堂和文本上。促进医学伦理学在医学领域的全面覆盖和落地生根,是医学伦理学的重要使命。

要提高医学伦理原则、规范应用于医疗实践的决策能力和水平,正确处理境遇、情感与伦理决策的关系,克服原则主义"失根性"及其他的缺陷,在道德原则、规范与医学、生命科学之间构筑"情境"这座桥梁。

要适应伦理实践由群体到个体范式转变的客观趋势,重视制度伦理、机构伦理的建设,克服制度伦理、机构伦理与个人伦理相互脱节的现象。制度伦理而不是个人伦理促进整体社会伦理道德水平的提高,是当代伦理实践范式的重大转变。

要重视伦理效应的研究。没有效应或效应不好的伦理学是没有意义的。伦理效应是与伦理责任或责任伦理紧密相连的,伦理责任或责任伦理可作多种理解,伦理学关注的责任伦理首先是伦理原则、规约实施后的实际效果应承担的责任。要结合伦理原则实施后的伦理效应来检查伦理责任,包括伦理责任的不同性质和类型、伦理责任主体的确定、如何构建提高伦理效应的完整秩序等。

要重视伦理冲突的研究和处理。伦理冲突是伦理实践中的必然,是常态而非偶然现象。伦理冲突有多种类型,且具有若干共同特点;医学伦理冲突的实质

是价值冲突；根据明智、融贯主义、反思平衡和审慎原则，从不同冲突的具体情况出发，排列出一个可操作调节伦理冲突先后顺序的规程，以适应处理伦理冲突的需要。

要和广大医务人员一起，通过觉察、辨析、体验、总结等方法，了解临床全程各环节的伦理问题，提出正确的伦理选项，让医学伦理学落地生根，遍布临床，遍布医学全领域。

"医学伦理学再启程"学术研讨会
2023 年 11 月 26 日　哈尔滨
（原载《医学与哲学》2024 年第 1 期）

新形势下"医学伦理学再启程"
学术研讨会纪实

邹明明

2023 年 11 月 25—26 日,由《医学与哲学》杂志与哈尔滨医科大学人文社会科学学院共同倡议、有国内 15 所医科院校和 3 所三甲医院的 30 多位资深专家参加的"医学伦理学再启程"学术研讨会,在哈尔滨医科大学举行。这是一次回顾医学伦理学以往四十多年历程、解析当前医学伦理学面临的新情况、策划下一步医学伦理学行程的会议,是一次具有里程碑意义的会议。

研讨会开始前举行了简短的开幕式。哈尔滨医科大学人文社会科学学院院长、图书馆馆长尹梅教授主持会议并简要介绍召开这次会议的缘由。哈尔滨医科大学党委副书记东梅到会致辞,"这么多专家齐集一堂,以医学伦理学再启程为主题,广泛深入地开展理论和实践探讨,以学科智慧回答时代之问,必将是一次影响深远的会议"。中华医学会医学伦理学分会主任委员、北京大学医学部丛亚丽教授认为,经过四十多年的发展,医学伦理学需要好好地总结与反思,此次会议意义重大。《医学与哲学》杂志主编赵明杰教授在致辞中称,"《医学与哲学》杂志始终是伴随着医学伦理学的发展前进的,但当前面临一些困惑,包括四十多年前提出的医德原则是否过时? 什么是医学伦理学的元原则或基本原则? 等等,这些讨论都具有现实意义"。

1. 问题的提出

研讨开始前,中华医学会医学伦理学分会首任主任委员、《医学与哲学》杂志名誉主编杜治政教授做了主旨发言,介绍了他近年来的反思。他认为,医学伦理学四十多年来取得了知情同意与伦理审查入法等诸多重要成果,但同时也面临许多在继续前进中需要探索和解决的问题。其中最为重要的:一是当前医学伦理学面临的新形势。与 20 世纪 80 年代不同,资本、技术、权力是当前医学伦理学面临的紧迫问题。资本渗入医学已成为常态,其效应是双重的,正负效应相比,其负面效应,特别是其长远后果,更需要关注,迫切需要探索破解之道;医疗技术的发展日新月异,但技术主体化,特别是技术对人体身心自然本真的进军,日益引起人们的忧虑。医学技术对人体的干预有无边界?应否设置不可逾越的红线?这些都是医学家和伦理学家必须面对的问题。马克思认为,技术是一种权力,当代技术的权力尤为突出,当技术、资本、权力相互组合时,其力量更是无比巨大。权力很重要,对医学也是如此,但权力特别是医疗机构拥有的权力,对医学产生的作用及其引发的问题,需要深入研究、慎重对待。杜教授认为,技术、资本、权力及其相互组合,标志着医学伦理学已经进入一个崭新阶段。二是医学伦理学的理念需要充实和更新。(1)利益伦理。法国哲学家爱尔维修认为,利益是伦理学的核心,善与恶是利益的引申,利益分析方法是处理伦理问题的重要武器。(2)德性伦理与规范伦理的结合问题。美德伦理与规范伦理不仅应该并存,而且更需要互补,要研究在医疗实践中的结合。(3)医学伦理学与生命伦理学既有相同也有区别,不能以生命伦理学四原则取代医学伦理学原则,医学伦理学首要原则应该是将患者利益摆在首位,吸纳自主、不伤害和公正原则,增加团结或友善原则,似可作为医学伦理学的基本原则。(4)需要探索基本价值理念与民族文化传统的结合,重视伦理学基本价值理念的研究,促进伦理学全球化的建设,为人类命运共同体的实现努力。(5)医学伦理学在临床的落实有赖于拥有良好医师专业精神的临床医生,应该把医师专业精神纳入医学伦理学的教学与研究范围,推进医学伦理学与医师专业精神的结合。三是实现医学伦理在临床领域的全覆盖与"落地生根"。医学伦理学对于临床的意义,不仅限于医学两难问题的处理和高新技术的应用,还应该囊括临床的所有科室(包括护理)和临床全程(包括出院后的随访)。为此,需要探讨伦理实践范式由个人到人群反转为人群到个人的转变、伦理原则的选择与境遇和情感的关系、伦理效应与伦理责任、伦理冲突的处理等问题,为医学伦理学扎根于临床夯实基础。

针对杜教授提出的三个问题,与会专家以圆桌讨论和专题发言的形式开展了深入的交流与讨论。

2. 当前医学伦理学面临的新形势与新任务

与会专家一致认同当今与 20 世纪 80 年代及其随后的情况大不相同,社会进步、医学发展突飞猛进等,对医学伦理学提出了新的挑战,并且认为来自技术、资本、权力,以及三者结合产生的整体效应对医学伦理学产生了更深的挑战。昆明医科大学张瑞宏教授指出,资本、技术对医学的介入已经是不争的事实,当它作为一种手段时,有其先进性,但当它异化为一种目的时,就会产生很大的问题。对于医学伦理学面临的新境遇,他认为应将全民健康列入医学伦理学思考的课题,为全民健康贡献力量。北京大学医学人文学院谢广宽非常认可杜治政教授对于当前医学伦理学面临技术、资本、权力挑战的结论,认为这与美国学者伯顿·克拉克(Burton R. Clark)对于支配高等教育发展变迁的三大因素——专家、市场和学术权威的三角模型有异曲同工之妙。当今技术、资本、权力对医学的影响也非常深远,包括资本对医学的双重效应,负面效应已不能消除,只能限制或消减。要警惕技术对人的非自然化影响,权力对医学的作用已经显而易见,权力需要规范化,同时要强调医生的道德自觉。南方医科大学陈化教授认为资本、权力对医学发展与进步必不可少,但要辩证地看待它们的作用,限制资本、权力对医学的负面影响。关于技术的问题,广州医科大学刘俊荣教授强调,人的个体存在显然应当包括生命在内的身体的存在,而"保障这种个体存在的东西"无疑就是人的人格和尊严。因此,技术对人的干预,无论如何不能损害人的生命尊严和自我存在,否则就失去了技术的价值和意义。厦门大学马永慧教授特别提到技术,尤其是新兴的生命科学技术对医学的冲击特别强烈,甚至试图冲击一些原来固有的边界,如研究与临床、主体与客体的边界。我们是否要维护原有的边界,因为它们各自对应着一套伦理规范和普遍约束。生命科学技术、人工智能、脑机接口等正在挑战这些边界或让这些边界变得模糊,我们需要警惕技术的自主性和主体化,这是医学面临的新情况。同时,医学研究的深度与广度也在延伸。南方医科大学陈化教授提到,我们要站在历史进程的视角审视医学伦理学的发展,从1803年托马斯·珀斯瓦尔出版《医学伦理学》(这是从古代医德学到近代医学伦理学的突破,源于集体医疗实践取代个人医疗实践的转变)到现在医学伦理学的再启程,医学伦理学要应对临床医学向公共卫生、临床研究的延伸,医学伦理学研究与实践要能跟上医学发展的脚步。

医学伦理学在新形势下承担的新任务,主要集中在三个方面:一是医学伦理学自身的学科定位与学科建设。河北医科大学边林教授谈到,医学伦理学再启程应该是这门学科的再启程,但需要注意不是重新开始,而是面对新境遇的理念充实与更新,是一个连续的过程。他强调医学伦理学界自身也需要持续地坚持下去,因为医学伦理学对医学的影响是一个持久的漫长过程,需要逐步获得医疗界的认可。天津中医药大学的刘月树教授在谈到医学伦理学再启程时提到,首先要解决的是这门学科的发展问题,在一些院校,医学人文被边缘化,甚至被排斥已经是一个非常严重的问题。他认为未来医学伦理学发展要解决两个问题：首先要"上着天"，要注重对医学伦理学元理论的研究，要秉持开放包容的态度，允许不同观点的碰撞；其次要"下着地"，临床伦理研究进展缓慢，对医生面临的临床伦理困境，更偏重理论层面的解析，而不是明确给出临床医生伦理建议，这是短板。哈尔滨医科大学孙福川教授也建议，医学伦理学再启程的定位首先应该是医学伦理学这门学科自身建设问题，然后再去考虑这门学科对医学实际的影响。他同时也强调，医学伦理学不能脱离实际，要研究临床中的真问题。中南大学的刘星教授认为这次会议是一个顶层设计，我们需要建构它的价值基础，就是理论内核，同时面对新境遇，需要研究它的实践范式。北京大学医学人文学院尹秀云教授也赞同医学伦理学再启程需要先加强学科自身的理论建设。

二是医学伦理学要走出文本、走出课堂，要直面医学中的现实问题。赵明杰教授指出，医学伦理学的重要特点在于它的实践性，不能坐而论道，要关注现实。一些现实性的问题，如临终关怀、脑死亡等，医学技术回答不了，医学科学回答不了，它不是"是与不是"的问题，而是"应该不应该"的问题，这是医学伦理学任重道远的责任，体现了其生命力。丛亚丽教授谈到，针对医疗领域的许多问题，如医疗保健政策的制定、如何走出医院科室的二级核算等，医学伦理学都应该发挥作用。南京医科大学郭玉宇教授在谈到医学伦理学的使命时提到，医学伦理学的发展不能脱离国家医疗卫生健康政策，要结合国家相关政策与战略趋势，在健康中国的建设中发挥一定的作用。尹梅教授提到，我们在研究医学伦理学再启程之前，需要梳理清楚过去的四十多年，医学伦理学从无到有、从小到大，到底解决了哪些问题，梳理医学伦理学的基本理论与实践路径；面对当前的新境遇，医学伦理学从浅水区步入深水区，我们也需要理清楚瓶颈、热点、难点问题是什么。刘俊荣教授提到，再启程，需要先明确医学伦理学的学科定位，建议医学伦理学定位于应用伦理学，学科定位清晰了，未来的发展方向就会明确，同时也避免了招生就业、培养方案制定等方面的混乱。如果医学伦理学定位于应用伦理学，我们未来就需要向应用、实践方面转向。哈尔滨医科大学贺苗教授也认为，医学伦理学要回归医疗实践，这是医学伦理学再启程的重要转向。

三是在健康中国建设和全民健康目标实现方面提出的新挑战。从医学伦理学视角出发，为探索和促进现有的以治病为中心的医疗体制逐步转向适应全民健康需求的医疗体制，医学伦理学能够提供理论与实践支持。张瑞宏教授提到，在健康中国建设中，医生已不再是维护健康的唯一力量，要统筹社会、行业和个人三个方面,使传统局限在医患关系层面的伦理向更广泛的层面扩展。中国医科大学的董圆圆副教授也提到,医学伦理学要走进现实,参与医疗卫生政策的制定,在医疗卫生政策的公平与正义方面给出伦理学建议。

3. 医学伦理学理念的充实与创新

发展了四十多年的医学伦理学相对来说,已经是一门比较成熟的学科。医学伦理学有特定的研究对象、有区别于其他学科的核心理论与知识体系、已经有独立的学术建制,但面对医学及社会的快速发展,医学伦理学也需要与时俱进,进行理念的充实与创新,与会专家也对此进行了充分的交流。

一是医学伦理学的基本原则需要明确。杜治政教授提到,1981 年在全国第一届医德学术研讨会上提出,并于 80 年代中期不断完善的"防病治病,救死扶伤,实行社会主义人道主义,全心全意为人民服务"的表述,现在看起来可能有些不被医务人员接受。他建议,从现实情况出发,医学伦理学的首位原则应该是将患者利益放在首位,此原则明确地回答了面对利益冲突时,谁的利益应该摆在首位。利益主要指健康利益和生命利益,除此之外,吸收生命伦理学的有利、不伤害、公正原则,补充友善原则,作为医学伦理学的原则。丛亚丽教授非常赞同将医学伦理学原则与生命伦理学原则进行区分,将患者利益置于首位是基本原则。孙福川教授针对医学伦理学的基本原则问题时提到,现在的原则有些过多了,在实践中就会存在原则太多反而等于没原则的问题,医学伦理学应该有核心原则,就是 1981 年提出的医德基本原则,当然在当前的语境之下如何表述还需要进一步研究。马永慧教授也认为,医学伦理学不是一个大伦理理论原则放在医疗情境中的应用,医学伦理学作为一门独立的学科有自己的一些特点,包括医生的责任、医疗职业的特性,需要内在生发出一些伦理要求或规范,医学伦理学与生命伦理学有所不同。刘俊荣教授也认为医学伦理学的原则比较混乱,再启程需要把医学伦理学的基本原则明确下来。协和医学院张新庆教授提到,医学伦理学理念的充实与更新非常有必要,医学伦理学还包括一些子系统,包括临床伦理、公共卫生伦理、护理伦理等等。医学伦理学基本原则的确定可以自下而上,从各个子系统中归纳出共性的内容,经过几轮上下反复,最终确定基本原则或者元原则。

二是医学伦理学要针对现实问题进行理论研究与创新。(1)有关利益伦理的研究。郭玉宇教授认为,利益伦理是对医学伦理学本质问题的揭示,医学伦理学需要解决个人利益与整体利益的矛盾,而这些矛盾又是通过一定的经济关系表现出来的。这是由利益决定的,利益伦理是医学伦理学的基本问题,医学伦理学要注重对利益关系的研究。(2)有关美德伦理与规范伦理的研究。山西医科大学邓蕊教授提到,需要关注美德伦理的研究,在医学领域,可以具体研究美德伦理有哪些具体的德目,美德伦理的内涵,以及美德伦理的实践进路。刘俊荣教授认为,规范伦理与德性伦理的关系应该是制度伦理作用于个人的美德,最后达到社会整体道德水平的提高。(3)关于伦理效应的研究。刘俊荣教授认为,伦理效应也是一个重要的概念,但伦理效应如何评估,需要研究。邓蕊教授认为,当前的现实是伦理学者对伦理规约究竟有没有效应、有什么效应、是好效应还是不大好的效应关注不够,医学伦理学是一门实践性的学科,不应该停留在教研室、课堂和文本上,其价值在于对医学产生的良好效应。(4)医学伦理学与医师专业精神的研究。丛亚丽教授分析了医学伦理学与医师专业精神的共性与差异,医师专业精神要比医学伦理学有更悠久的历史,它属于社群特殊道德,医师专业精神是由维护患者的利益高于医生自身利益的态度和行为组成的。二者的共性在于目标相同,都是为使医师成为好医生。不同在于医师专业精神的内容是医学职业确立自治自律过程,职业群体并不必然就是道德的,而医学伦理学作为一个反思性的批判性学科,应该研究什么是医学职业的行为指南。几位专家都认为,医学伦理学与医师专业精神是言与行的关系,医学伦理学需要与医师专业精神并行,医学伦理学的落实有赖于具有高尚医师专业精神的医务人员。(5)医学伦理学的全球化与本体化问题。几位专家都提到,医学是一门普遍性的科学,医学伦理学是解决医学中的现实问题。虽然当代医学伦理学根植于多元文化背景,但是它的核心价值理念应该是全球性的,是具有普遍共识的,同时,也需要兼顾本土化的特色。海军军医大学常运立教授提到要在国家层面发出中国医学伦理学的话语。郭玉宇教授也认为,要重视汲取中国传统优秀伦理道德资源与传统医学道德资源,最终还是要聚焦基本价值理念,关注多元理念。

4. 医学伦理学在临床领域的"落地生根"

医学伦理学的落脚点是临床,是用来调节医务人员与患者关系应遵循的规范,它是否能在临床领域"落地生根",就需要看它的理论是否对实践有指导意义,是否能帮助医务人员解决伦理困境。对于医学伦理学如何落地,与会专家认为需要关注以下几点:一是医学伦理学在实践中落地需要考虑医疗系统现实的状况。专家们一致认为,医学需要资本,当今医学也离不开资本,但不能把资本作为主体与目标,医学领域不能按照市场经济的理论设计、按照企业的方式经营。中南大学湘雅医院张欣教授强调,即使目前医学伦理学在实践中遇到困难,还是需要医学伦理学专家向前推进,去呼吁,去影响。南通大学附属医院张涛教授认为,医学伦理学落地需要考虑大型医院目前的营运方式挤占了医学伦理学落地生根的"土壤",这是医学伦理学落地面临的现实挑战。山东大学曹永福教授提到,医学伦理学要真正在临床中发挥作用,也取决于公立医院公益性的回归,公立医院坚持公益性是医学伦理学落地生根的基础保障。二是要做一些质性研究,需要我们真正地走进临床,了解临床医生的真实想法,以及他们对医学伦理学的真正需求是什么,这样才能找到医学伦理学的落脚点。三是,医学伦理学给出的伦理建议要更接地气,这些建议要能被医务人员接受、认可,并且在现实中具有可操作性。北京大学肿瘤医院唐丽丽教授提到,作为临床医生,希望医学人文能真正以临床医生能接受的方式走进临床,不是喊口号,而是要真正地先扎根临床,具体去研究临床中面临的实际问题,以及以何种方式去扎根、去遍布临床。邓蕊教授也认为,医学伦理学在实践中确实存在学术研究热、临床实践冷的问题,包括近几年不断有国家级的伦理审查管理办法的出台,未来医学伦理学要落地,需要关注到科研伦理落地(开展质性研究)、医学教育落地(拉长教育节点)、临床伦理落地(建立临床医学人文教研室)。

5.《医学伦理学再启程倡议书》发布

经过一天半的深入交流与认真讨论,专家一致认为,经过四十多年发展的医学伦理学确实取得了一定的成绩,但需要回顾、总结、反思,面对新情况、新形势,需要医学伦理学界从顶层进行规划与引领。对此,与会专家达成了共识,并以《医学伦理学再启程倡议书》的形式向全国医学伦理学工作者发出倡议,尹梅教授宣读了倡议书,与会专家报以热烈的掌声通过。尹梅教授向与会学者说明,拟将"倡议书"的文本发给参会专家,如有意见请及时提出,以便再修改完善,最后在《医学与哲学》杂志公开发表。

会议最后,杜治政教授做了总结发言。他说,此次会议是一次非常成功的会议,具有里程碑的意义。与会专家很多都是业内著名的老专家,一些年轻学者也在会议上发表了有意义的见解,表明医学伦理学的事业是兴旺发达、后继有人的;作为一名有实践精神的医学伦理学者,要有勇气直面现实问题,要积极建言献策,全心全意为患者着想,同时也尽力为医生着想,不要给自己背上过多的枷锁;医学伦理学学者要走出讲堂、走出课本,要到医疗实践中去,理论要联系实际,主攻方向是实践,不要王顾左右而言他。同时医学伦理学不宜被理解为某种一般伦理原则在医疗情境中的应用,医学伦理学一开始就是以医疗实践为起点的,医学实践中出现了新问题,医学伦理学紧跟做出问答,医学伦理学就是这样一步一步地积累与完善起来的。后来一些伦理学者做学问、写文章、发表著作,也许吸收了一般伦理学的某些成果,但医学伦理学绝不是一般伦理学套用的结果。综合大学哲学系的学者习惯于从他们的思维出发,视医学伦理学为应用伦理学,也许未尝不可;但作为在医学院校工作的伦理学工作者,是立足于医学看待医学伦理学的,认为医学伦理是与医学同时产生的,它是医学的组成部分,医学伦理内源于医学,它绝不是外面引进来的,它的历史远比一般伦理学更古老。未来,针对医学伦理学的再启程,要有具体的系列研究,真正落实倡议书的内容。他还说,这次会议的成功,要感谢尹梅教授和她团队的努力。他们精心的安排、温馨的接待,温暖了与会学者们的心,使会议获得圆满成功,学者们的心情也很愉快。哈尔滨的皑皑白雪,似乎为此次会议增添了几分春意。

(原载《医学与哲学》2024 年第 1 期)

附录 2　促进我国医学高新技术
发展方略的深圳倡议

为促进医学高新技术的健康发展,来自北京、上海、广州、南京、深圳、成都、大连、合肥等城市的科学技术和伦理方面的专家,以"医学高新技术发展方略的科学、哲学、伦理学的审视"为题,于 2024 年 10 月 12 日在我国技术创新重镇深圳分别听取了相关报告,进行了深入讨论,初步达成若干共识,并就发展我国医学高新技术发展方略发出如下倡议。

一、所有医学高新技术,均应以惠及和增进广大人群的生命和健康质量为终极目标,任何其他需要都不应背离维护生命和健康的医学根本宗旨。

二、当前医学高新技术发展日新月异,且对人类生命和健康的影响大不相同,可能导致的负面影响的不确定性也日益凸显,亟需从科学、哲学、伦理学、经济学、社会学、管理学等多视角进行评估,以求对其有一个全面概略性的正确认识,最大限度降低发展过程中可能导致的负面效应,减少不必要的人力、物力、财力和其他可能的损失。

三、当前呈现在人们面前的是两类不同性质的医学高新技术:一类是原质高新技术,即在人类原质生命的基础上对身体的不适和缺陷进行治理和调节的高新技术,一般引发的副作用、风险较小,后果大多可以预见,因而一般能为大众所接受。另一类是新质高新技术,是从分子、亚分子层次或其他新视角着眼认识和诊治疾病,利用新技术革命提供的种种技术手段,改造人体细胞和组织、制造人工脏器;或者抛弃人体原质生命,人造人类生命,定制婴儿,人工合成人类基因组,以芯片代替大脑等,其风险更高,后果难料,容易引起人们的忧虑和恐慌,因而应当给予高度关注和警惕。这类医学新质高新技术,从现今进展的情况看,存在三种不同情况:一是有损人类生命的神圣与尊严,二是仅满足少数人群的需求但对人类生命和健康影响有限,三是有益于攻克危及人类生命和健康的危重疾患但同时存在重大风险,需要分别对待和处置。

四、当前医学高新技术发展呈现相互交融、相互影响、学科交叉的融合特征,影响和作用于生命和健康的各个层面,造就了技术与人类身体双向构建的大趋势,与常规医学技术相比呈现了诸多不同特点:技术的发展具有极大的自主性;很多技术不是为了实现某种目的而寻找手段,而是为了适应技术手段的需要而寻找目的,依从技术自身潜能能够实现的目标,技术被主体化,并呈现独立发展的趋势;技术是一个过程,而非一种凝固不变的状态,它不断迭代和分化,发展永无止境;技术的成功与失败不可分割地联系在一起,成功处常常也是它的失败或失败的开始;技术发展前景具有极大的不确定性,呈现技术漂流的特点;技术十分关注市场的推动力,鼓励全新的生活方式和消费方式,呈现明显的商业化特征,生命体和生命过程也可能甚至正在被纳入市场和资本运作范畴。医学新质高新技术的这些特点,提醒我们在技术构想和设计阶段,就应当充分估计这些新技术的直接后果和各种伦理社会问题出现的可能,采取十分谨慎和负责任的态度,切不可任意而行。为此,需要呼吁社会各界予以高度关注,开展协同治理。

五、医学高新技术的发展方向,应逐渐转移到以促进实现全民健康的目标上来。目前展现出的一些生命前沿的高新技术,对于诊治重、危、难的疾病仍有重要的现实意义,应予坚持,但同时更需重视探索医学高新技术为全民健康服务的路径,开发这方面的项目,为实现全民健康的目标助力。

六、当前涌现的医学新质高新技术,发展迅速的有医学人工智能、脑机接口、异种移植和体细胞基因组编辑等,这几种技术的健康发展有利于破解某些疾病诊治的难题,挽救相当数量的濒危患者,完善和增强人类的体能,改善和提高医疗质量;但这些技术也可能导致伤害人类身心自然本真和人类生命的神圣与尊严的风险。可考虑将这些技术对人体生命的干预按性质和程度,区分为强干预和弱干预,以及非侵入式、半侵入式和侵入式的干预,针对不同性质和不同程度的干预,采取相应的技术措施、伦理规约和法律规制,以人为本、避恶趋善,挖掘其有益于生命和健康的潜能,为广大社会公众带来福音。

七、必须认清和理顺高新技术的发展机制。目前的医学高新技术一般是在技术、资本和权力三个因素影响和相互制约下进行的。其中技术是主体,资本是重要动力,权力是助推剂,厘清三者关系,划定资本和权力对技术作用的范围,把握尺度,避免资本和权力绑架医学高新技术从而导致高新技术为资本和权力服务的不良后果,应当成为人类社会的基本共识。

八、一切创新和发展医学高新技术的努力,都应维护和不伤害人类生命的神圣和尊严,遵循不破坏和否定人类生命本体、在维护人类生命的原质的前提下进行。医学高新技术对生命和健康的干预应当是有边界同时又是有节制和谨慎的,应以让更多人获益为基本前提。

九、医学高新技术发展对人类社会提出的根本问题,当为如何看待和处理人与自然的关系。尽管当今技术具有极为强大的力量,但人类绝不可以滥用手中的技术手段摧毁自然,废弃自然,粗暴地干预和扰乱自然,从根基上改造自然。完善、增强人类的某些体能和再造人是完全不同的,生物种与群之间的界限不应模糊和人为地被打破,人与自然的和谐发展是时代的呼吁,是人类文明的呼吁。有理智的科学技术专家都应在尊重自然法则的前提下开展科技创新。

十、医学高新技术的发展离不开科学技术专家的好奇心与创造力,他们的好奇心和创造力是医学高新技术发展的内源动力。但追求创新和实现这些好奇心,应遵循理性和坚守德行。所谓理性,就是尊重人类生命的神圣和尊严,尊重自然法则,尊重技术应有的边界,而不能盲目冒险。科学技术专家理性的创造力,是繁荣发展医学高新技术的重要条件。

倡议人(按姓氏笔画顺序排列):

付　娜　中国信息通信研究院科技伦理研究中心

丛亚丽　北京大学医学人文学院

叶岸滔　广州医科大学马克思主义学院

吉　萍　深圳北京大学香港科技大学医学中心

刘俊荣　广州医学伦理学重点研究基地

许卫卫　北京大学深圳医院

苏夜阳　独立学者

杜治政　《医学与哲学》杂志

李光林　中国科学院深圳先进技术研究院

李建会　北京师范大学哲学学院

肖　平　深圳北京大学香港科技大学医学中心

余小舫　深圳市人民医院

陈广仁　《科技导报》编辑部

陈义峰　南方科技大学生物医学工程系

范　勇　广州医科大学附属第三医院

周伟莉　华大科技伦理办公室

赵明杰　《医学与哲学》杂志

胡大平　南京大学马克思主义学院

钟　林　深圳第三人民医院器官移植中心

徐　飞　中国科学技术大学科技哲学系

黄军就　中山大学生命科学学院

雷瑞鹏　电子科技大学马克思主义学院

蔚鹏飞　中国科学院深圳先进技术研究院

2024 年 12 月　深圳

（原载《医学与哲学》2025 年第 1 期）

参考文献

［1］康德.实践理性批判［M］.韩水法,译.北京：商务印书馆,1999.

［2］霍尔巴赫.自然的体系：上册［M］.管士滨,译.北京：商务印书馆,1964.

［3］格沃斯.伦理学要义［M］.戴杨毅,译.北京：中国社会科学出版社,1991.

［4］西季威克.伦理学方法［M］.廖申白,译.北京：中国社会科学出版社,1993.

［5］包尔生.伦理学体系［M］.何怀宏,廖申白,译.北京：中国社会科学出版社,1988.

［6］希波克拉底.希波克拉底文集［M］.赵洪钧,武鹏,译.北京：中国中医药出版社,2007.

［7］麦金太尔.德性之后［M］.龚群,等译.北京：中国社会科学出版社,1995.

［8］约纳斯.技术、医学与伦理学［M］.张荣,译.上海：上海世纪出版股份有限公司,2008.

［9］梯利.伦理学概论［M］.何意,译.北京：中国人民大学出版社,1987.

［10］小仓志祥.伦理学概论［M］.吴潜涛,译.富尔良,校.北京：中国社会科学出版社,1990.

［11］罗尔斯.正义论［M］.何怀宏,廖申白,译.北京：中国社会科学出版社,1988.

［12］哈特.法律的概念［M］.张文显,等译.北京：中国大百科全书出版社,1996.

［13］斯密.左手《国富论》 右手《道德情操论》［M］.焦亮,编译.北京：中央编译出版社,2009.

［14］福柯.临床医学的诞生［M］.刘北成,译.南京：译林出版社,2001.

［15］福柯.权力的眼睛［M］.严锋,译.上海：上海人民出版社,2021.

［16］福柯.规训与惩罚［M］.刘北成,杨远婴,译.北京：生活·读书·新知三联书店,2003.

［17］弗莱彻.境遇伦理学：新道德论［M］.程立显,译.北京：中国社会科学出版社,1989.

［18］卡斯蒂廖尼.医学史：上册［M］.程之范,主译.桂林：广西师范大学出版社,2003.

［19］波特.剑桥医学史［M］.张大庆,译.长春：吉林人民出版社,2000.

［20］比彻姆,邱卓思.生命医学伦理原则［M］.刘星,等译.8版.北京：科学出版社,2022.

［21］史密兰斯基.10个道德悖论［M］.王习胜,译.北京：中国人民大学出版社,2018.

［22］科克汉姆.医学社会学［M］.杨辉,张拓红,译.7版.北京：华夏出版社,2000.

［23］COCKERHAM W C. Medical sociology［M］. 11th ed. London：Pearson Education,2008 .

［24］CALDIN E F. The power and limit of science［M］. London：Chapma-Hall LTD, 1949.

［25］沃林斯基.健康社会学［M］.孙牧虹,译.2版.北京：社会科学文献出版社,1999.

［26］CHARON R.叙事医学：尊重疾病的故事［M］.郭莉萍，主译.北京：北京大学医学出版社，2015.

［27］帕里罗，史汀森.当代社会问题［M］.周兵，译.北京：华夏出版社，2002.

［28］马克思，恩格斯.马克思恩格斯选集：第一卷［M］.中共中央马克思恩格斯列宁斯大林著作编译局，编译.北京：人民出版社，1972.

［29］马克思，恩格斯.马克思恩格斯选集：第二卷［M］.中共中央马克思恩格斯列宁斯大林著作编译局，编译.北京：人民出版社，1972.

［30］列宁.列宁全集：第55卷［M］.中共中央马克思恩格斯列宁斯大林著作编译局，编译.2版.北京：人民出版社，2017.

［31］毛泽东.毛泽东选集：第一卷［M］.2版.北京：人民出版社，1951.

［32］邓小平.邓小平文选：第二卷［M］.2版.北京：人民出版社，1994.

［33］习近平主持中共中央政治局第三十八次集体学习并发表重要讲话［EB/OL］.（2022-04-30）［2024-02-12］.http://www.gov.cn/xinwen/2022/2022-04/30/content.5688268.htm.

［34］唐代兴.利益伦理［M］.北京：北京大学出版社，2002.

［35］王伟光.利益论［M］.北京：人民出版社，2001.

［36］程东峰.责任伦理导论［M］.北京：人民出版社，2010.

［37］周宪.读图，身体，意识形态［M］//汪民安.身体的文化政治学.郑州：河南大学出版社，2004.

［38］陈真.当代西方规范伦理学［M］.南京：南京师范大学出版社，2006.

［39］罗国杰，宋希仁.西方伦理思想史：上卷［M］.北京：中国人民大学出版社，1985.

［40］夏皮罗.下一轮全球趋势［M］.刘纯毅，译.北京：中信出版社，2009.

［41］施密特.全球化与道德重建［M］.柴方国，译.北京：社会科学文献出版社，2001.

［42］程光泉.全球化与价值冲突［M］.长沙：湖南人民出版社，2003.

［43］俞世伟，白燕.规范·德性·德行：动态伦理道德体系的实践性研究［M］.北京：商务印书馆，2009.

［44］布雷希.发明疾病的人［M］.张志成，译.台北：左岸文化事业有限公司，2009.

［45］张鸿铸，何兆雄，迟连生.中外医德规范通览［M］.天津：天津古籍出版社，2000.

［46］杜治政.医学伦理学探新［M］.郑州：河南医科大学出版社，2000.

［47］杜治政，丛亚丽，王延光，等.中华医学百科全书：医学伦理学［M］.北京：中国协和医科大学出版社，2020.

［48］杜治政.守住医学的疆界［M］.修订版.南京：东南大学出版社，2022.

［49］康.伦理学辞典［M］.王荫庭，等译.兰州：甘肃人民出版社，1983.

［50］程永福，吴可，岳长龄.东西方哲学大辞典［M］.南昌：江西人民出版社，2000.

［51］陆学艺.当代中国社会阶层研究报告［M］.北京：社会科学文献出版社，2002.

［52］戴正德,李明滨.医学伦理学导论［M］.台北：正中书局,2001.

［53］孙慕义.后现代生命伦理学［M］.北京：中国社会科学出版社,2015.

［54］刘虹,姜柏生.人文医学新论［M］.南京：东南大学出版社,2020.

［55］刘虹.医学身体哲学［M］.南京：东南大学出版社,2023.

［56］余秋雨.何谓文化［M］.武汉：长江文艺出版社,2012.

［57］陈化.知情同意的伦理阐释与法制建构［M］.北京：人民出版社,2019.

［58］彭斯.医学伦理学经典案例［M］.聂精保,胡林英,译.长沙：湖南科学技术出版社,2010.

［59］韩寿根,石振挑,张美生.学科大全［M］.沈阳：沈阳出版社,1988.

［60］曼森,奥尼尔.重新思考生命伦理中的知情同意［M］.胡位钧,译.北京：商务印书馆,2023.

［61］李,戈德伯格,科恩.超越想象的 GPT 医疗［M］.芦义,译.杭州：浙江科学技术出版社,2023.

［62］邱仁宗.医学的思维和方法：国外医学哲学论文选［M］.北京：人民卫生出版社,1985.

［63］何颖.行政哲学研究［M］.北京：学习出版社,2011.

［64］陈凡.技术与哲学研究［M］.沈阳：辽宁人民出版社,2004.

［65］恩格尔,黎风.需要新的医学模型：对生物医学的挑战［J］.医学与哲学,1980(3).

［66］陈忠.走向资本批判的深层发展伦理学［J］.自然辩证法研究,2006,22(7).

［67］World Health Organization. Global spending on health rising to the pandemic's challenges［EB/OL］.［2023-07-27］.https：//apps. who. int/nha/database/DocumentationCentre/Index/zh.

［68］BLUMENTHAL D. Doctors and drug companies［J］. The New England Journal of Medicine, 2004, 351(18).

［69］张忠鲁,徐立新.医生与药业的关系：利益冲突重要根源［J］.医学与哲学：人文社会医学版,2007,28(7).

［70］麦克唐纳.同礼物进行斗争［N］.美国时代周刊,2005-11-14.

［71］龚天平.资本的伦理效应［J］.北京大学学报：哲学社会科学版,2014,51(1).

［72］舒圣祥."资本道德"来自何方？［J］.管理与财富,2007(2).

［73］葛剑雄.市场经济不会自发产生人文精神［N］.报刊文摘,2007-10-22(2).

［74］孙莉颖.发展伦理学的哲学基础［J］.自然辩证法研究,2005,21(3).

［75］路甬祥.科学需要控制和引导［J］.自然辩证法研究,2006,6(22).

［76］杜治政.关于医学是什么的再思考［J］.自然辩证法研究,2008,24(6).

［77］鲍曼.技术哲学思想研究［J］.自然辩证法研究,2009,25(11).

［78］刘郦.技术与权力：对马克思技术观的两种解读［J］.自然辩证法研究,2008,24(2).

［79］刘电光,王前.埃吕尔的技术环境观探析［J］.自然辩证法研究,2009,25(9).

[80] HANNAN M T, FREEMAN J. The population ecology of organizations[J]. American Journal of Sociology, 1977, 82(5).

[81] 吴彤.技术生态学的若干问题[J].科学管理研究,1994,12(4).

[82] 毛荐其,刘娜.基于技术生态的技术协同演化机制研究[J].自然辩证法研究,2010,26(11).

[83] 王豪,王伯鲁.技术的自主性何以可能? 论拉普的"技术活动悖论"思想[J].自然辩证法研究,2013,29(12).

[84] 芦文龙,HOLBROOK J B,BRIGGLE A,等.技术行为的自主性原则:在预防在先原则和行动在先原则之间[J].科学技术哲学研究,2014,31(5).

[85] 梅其君.温纳是技术自主论者吗:兼论温纳对埃吕尔的技术自主性思想的发展[J].自然辩证法研究,2007,23(5).

[86] 曲用心,高剑平.现代技术的伦理困境与重建[J].自然辩证法研究,2010,26(8).

[87] 比尔顿."疯狂"马斯克[N].参考消息,2021-01-12(7).

[88] 杨大春.反思的现代性与技术理性的解构:海德格尔和福柯论现代技术问题[J].自然辩证法研究,2003,19(2).

[89] 别尔嘉耶夫,张百春.人和机器:技术的社会学和形而上学问题[J].世界哲学,2002(6).

[90] 王伯鲁.技术权力问题解析[J].科学技术哲学研究,2013,30(6).

[91] 夏天成,武元婧,汤先萍.身体及医学在福柯权力分析中的作用[J].医学与哲学,2016,37(1A).

[92] ANDERSON I. Bodies, disease and the problem of Foucault[J]. Social Analysis, 1995, 37(37).

[93] 赵旭,陈天.身体哲学视角下现代医学异化现象及意义[J].医学与哲学,2021,42(17).

[94] 邹大鹏,王健,何山.揭秘美国与731部队罪恶交易[N].参考消息,2020-08-14(11).

[95] 美联社.实验室生成的前胚胎结构可能推动相关研究,同时引发伦理争议[N].参考消息,2021-03-19(11).

[96] 《新科学家》周刊.全球首名"三亲婴儿"诞生[N].参考消息,2020-09-29(7).

[97] 刘虹.守卫身体:论医学干预的限度[J].医学与哲学,2019,40(22).

[98] 基辛格.最后的神圣战争:阻止危险的人工智能[N].参考消息,2021-11-09(7).

[99] 中国电子信息产业发展研究院,人工智能产业创新联盟.《人工智能创新发展道德伦理宣言》全文[J].人工智能,2019,6(4).

[100] 胡翌霖.海德格尔是技术悲观论者吗?[J].自然辩证法研究,2014,30(1).

[101] 齐默.改写生命密码:CRISPR技术10岁了[N].参考消息,2022-07-20(10).

[102] 佚名.美合成人类基因组计划引发担忧[N].科学周刊,2016-03-02.

[103] 北京大学科学与社会研究中心.马克思恩格斯论"人与自然":(三)[J].自然辩证法研究,1996,12(6).

[104] 孙周兴.技术统治与类人文明[J].开放时代,2018(6).

[105] 尹洁.弱道德人工智能可行吗:从精神医学用途到道德增强[J].医学与哲学,2020,41(13).

[106] 张大庆.健康主义及其悖论[J].医学与哲学,2019,40(1).

[107] 邱仁宗.利益冲突[J].医学与哲学,2001,22(12).

[108] 邱仁宗.基因编辑技术的研究和应用:伦理学的视角[J].医学与哲学,2016,37(7A).

[109] 邱仁宗,翟晓梅,雷瑞鹏.可遗传基因组编辑引起的伦理和治理挑战[J].医学与哲学,2019,40(2).

[110] 阿肯巴克.专家呼吁暂停婴儿基因编辑实验[N].参考消息,2019-03-15(7).

[111] 美国内科学基金,美国医师学院基金,欧洲内科医学联盟.新世纪的医师职业精神:医师宣言[J].中华心血管病杂志,2006,34(4).

[112] 布勒希.非必要手术的生意[N].参考消息,2023-01-13(9).

[113] KAHN J,吴朝霞.临床试验中的利益冲突:伦理和政策问题[J].医学与哲学,2001,22(12).

[114] VAN DER FELTZ-CORNELIS C M,VAN OPPEN P,VAN MARWIJK H W J,et al. A patient-doctor relationship questionnaire (PDRQ-9) in primary care:Development and psychometric evaluation[J]. General Hospital Psychiatry,2004,26(2).

[115] 姜错明,赵敏.国外暴力伤医现象及防控对策研究[J].医学与哲学,2018,39(11A).

[116] 张艳君,白继庚,程景明,等.我国恶性伤医事件的现状、原因及对策分析[J].中国社会医学杂志,2015,32(1).

[117] 赵敏,姜错明,杨灵灵,等.暴力伤医事件大数据研究:基于 2000 年～2015 年媒体报道[J].医学与哲学,2017,38(1A).

[118] 付洋,张雪,李中华,等.美国精神科职场暴力的防范及对我国的启示[J].医学与哲学,2015,36(7A).

[119] 潘嫦宝,花菊香.以伤医事件的网络舆情观社会心态[J].医学与哲学,2016,37(4A).

[120] 陈化,黄钰桃.医患利益冲突及其平衡[J].医学与哲学,2019,40(9).

[121] 于梦根,魏景明,任苒.患者对过度医疗的认知与行为调查分析[J].医学与哲学,2018,39(9A).

[122] 唐金陵,韩启德.对现代医学的几点反思[J].医学与哲学,2019,40(1):1-6.

[123] 冀志罡.医改的死穴在哪?[N].南方周末,2005-08-15(A8).

[124] 曹海东,傅剑锋.中国医改 20 年[N].南方周末,2005-08-04(A8).

[125] 曹勇.鄂渝两起杀医案调查[N].南方周末,2002-01-10(10).

[126] ANON. Ending violence against doctors in China[J]. Lancet，2012，379(9828)：1764.

[127] ANON. Violence against doctors：Why China? why now? what next? ［J］. Lancet，2014，383(9922).

[128] 马刚波.医疗保险实施中的新课题：构建合理的利益格局[J].医学与哲学,2001,22(7).

[129] 王敏,兰迎春,赵敏.患者预设性不信任与医患信任危机[J].医学与哲学,2015,36(3A).

[130] 张其连,谢汉春.医务人员对医患冲突的感知性调查：广东省《关于依法惩处涉医违法犯罪维护正常医疗秩序的意见》实施效果评价[J].医学与哲学,2017,38(5A)：27-30.

[131] 冯珊珊,刘俊荣.矛盾论视角下医患关系紧张的成因及对策探析[J].医学与哲学,2016,37(3A).

[132] 郑大喜.医患诚信缺失的原因及其重构策略[J].中国医学伦理学,2006,19(6).

[133] 强威,简红江,蒋位哲,等.当代医学技术特征下的医患关系[J].医学与哲学,2015,36(3A).

[134] 张秋菊.伤医事件的表现、成因及防范对策[J].中国医学伦理学,2015,28(2).

[135] 王亮,李梅君,张新庆,等.暴力侮辱伤医状况的调查分析[J].医学与哲学,2014,35(9A).

[136] 谭创,胡颖,冯磊.暴力阴影下医患关系断裂的风险及其弥合：基于重庆医科大学附属儿童医院伤医事件之网络评论的分析[J].医学与哲学,2017,38(1A).

[137] 夏明月,华梦莲.哈贝马斯的商谈伦理对社会秩序整合的意义及其限度[J].伦理学研究,2020(6).

[138] 魏则胜.在德性与规范之间[J].哲学研究,2011(1).

[139] 万俊人.美德伦理如何复兴? ［J］.求是学刊,2011,38(1).

[140] 张军宝,詹世友.论美德的情、理相融之特质[J].上饶师范学院学报,2012,32(4).

[141] 卢风.现代人为什么不重视美德[J].道德与文明,2010(2).

[142] 江畅.论德性的项目及其类型[J].哲学研究,2011(5).

[143] 唐代兴,唐梵凌.卓越道德的美德的基本问题[J].阴山学刊,2015,28(4).

[144] 杜治政.美德：医学伦理学的重要基础[J].医学与哲学,2015,36(9A).

[145] 万俊人.传统美德伦理的当代境遇与意义[J].南京大学学报：哲学·人文科学·社会科学,2017,54(3).

[146] 施嘉奇,沈艳.一个"冒险抢救"而挽回生命的案例[N].报刊文摘,2010-11-15.

[147] 戴晓辉,边林,王洪奇.美国急诊医师的道德规范：上[J].医学与哲学,2012,33(7).

[148] Institute for International Medical Education Core Committee. Global minimum essential requirements in medical education[J]. Medical Teacher, 2002, 24(2).

［149］BLUMENTHAL D，HSIAO W. Lessons from the East：China's rapidly evolving health care system［J］. The New England Journal of Medicine，2015，372(14).

［150］万俊人.美德伦理的现代意义：以麦金太尔的美德理论为中心［J］.社会科学战线,2008(5).

［151］李建华,胡祎赟.德性伦理的现代困境［J］.哲学动态,2009(5).

［152］BARBARA P, AIENA B,邱仁宗.共济：对一个在生命伦理学正在兴起的概念的反思［J］.医学与哲学,2017,38(6A).

［153］程立涛,乔荣生.现代性与"陌生人伦理"［J］.伦理学研究,2010(1).

［154］丛亚丽.医学伦理学和生命伦理学学科定位再探析［J］.医学与哲学,2020,41(19).

［155］孙福川.历史的沉思：医学伦理学与生命伦理学学科特点及定位［J］.医学与哲学,2020,41(19).

［156］冯泽永.医学伦理学与生命伦理学的联系与区别［J］.医学与哲学,2020,41(19).

［157］马永慧.医学伦理学与生命伦理学关系类型辨析：基于国内外文献的考察［J］.医学与哲学,2020,41(19).

［158］陈化.医学伦理学和生命伦理学的学科使命之辨［J］.医学与哲学,2020,41(19).

［159］于盟.医学会公开反对医改计划［N］.健康报,2009-07-15(8).

［160］李凡.谁在阻碍新医改［N］.21世纪经济导报,2010-06-24(2).

［161］陆彤.拒签悲剧险被大连孕妇重演［N］.大连晚报,2007-12-20(B4).

［162］高原.美国：责任之外求助道德［N］.参考消息,2007-12-06(14).

［163］刘宇峰.知情不同意发生的境遇、类型与应对［J］.医学与哲学,2019,40(20).

［164］刘燕.医生,你眼中的患者是否"真实平等"［N］.健康报,2020-06-05(5).

［165］赵铁夫.面对坏消息,医生怎么做［N］.健康报,2016-01-22(5).

［166］晏英.医疗坏消息告知程序构建研究［J］.医学与哲学,2020,41(22).

［167］佚名.患者为何对医生说谎［N］.参考消息,2018-02-04(7).

［168］世界医学会.世界医学会国际医学伦理准则［J］.医学与哲学,2022,43(20).

［169］联合国.世界人权宣言［EB/OL］.［2023-03-23］.https：//www.un.org/zh/about-us/universal-declaration-of-human-rights.

［170］珀尔.ChatGPT将永远改变医疗保健的五种方式［N］.参考消息,2023-03-17(7).

［171］强美英.医疗知情同意的法伦理思考［J］.医学与哲学：人文社会医学版,2010,31(5).

［172］BEAUCHAMP T L，FADEN R R. History of informed content［M］//POST S G. Encyclopedia of Bioethics. 3rd ed. New York：Macmillan Reference USA,2004.

［173］VOLLMANN J，WINAU R. Informed consent in human experimentation before the Nuremberg code［J］. British Medical Journal,1996,313(7070).

［174］刘月树.知情同意原则的起源与发展［J］.医学与哲学,2012,33(5A).

[175] 李亚明.从医患关系模式的角度分析中国医疗领域中的"自主性原则"[J].中国医学伦理学,2014,27(4).

[176] 王德顺,杜治政,赵明杰,等.知情同意若干问题的患者观点研究:全国 10 城市 4000 名住院患者问卷调查研究之八[J].医学与哲学:人文社会医学版,2011,32(5).

[177] 赵银仁,陈国芳.权益冲突:医疗中知情同意权行使的困境与出路[J].医学与哲学,2019,40(8).

[178] 苏皮,加米力.论患者知情同意权[J].医学与哲学,2015,36(7A).

[179] 胡旭晟.论法律源于道德[J].法制与社会发展,1997,3(4).

[180] 医学与哲学杂志社.履行知情同意原则的指导意见:2008 年 6 月修订本[J].医学与哲学:临床决策论坛版,2008,29(10).

[181] 如何应对知情不同意[J].医学与哲学:临床决策论坛版,2008,29(10):8-9.

[182] 杜治政.共同决策:弥合分歧,营建医患同心的医疗[J].医学与哲学,2018,39(4A):1-6.

[183] 姜兰姝,杜治政,赵明杰,等.知情不同意社会心理因素分析:全国 10 城市 4000 名住院患者问卷调查研究报告之九[J].医学与哲学:人文社会医学版,2011(5).

[184] 陈化,张文承.医务人员视角下知情同意临床实践之实证研究:以广州地区为例[J].医学与哲学,2015,36(7A).

[185] 杜治政,赵明杰,孔祥金,等.中国医师专业精神的患者一般观点:全国 10 城市 4 000 名住院患者问卷调查研究报告之一[J].医学与哲学:人文社会医学版,2011,32(3).

[186] 詹启敏."北大医学"在融合中求创新[N].健康报,2017-03-24(7).

[187] VEATCH R M. Abandoning informed consent[J]. Hasting Center Report, 1995, 25(2).

[188] 彭小兵,胡馨婷.情境理论视角下儿童临终关怀服务的社会工作探索[J].医学与哲学,2019,40(7):32-36.

[189] 邵永生.放弃治疗的境遇伦理分析[J].医学与哲学:人文社会医学版,2011,32(11).

[190] 张小飞,马菊华,方志成,等.3 例 ICU 患者放弃治疗医患抉择异议的伦理思考[J].医学与哲学,2020,41(12).

[191] 赵嘉林,刘俊荣.医师人格特征对伦理困境下医疗决策的影响研究[J].医学与哲学,2021,42(6).

[192] 李岚,周洪柱.急危患者对诊疗方案知情不同意的个案分析[J].医学与哲学,2019,40(23).

[193] 焦国成.伦理学学科定位的时代反思[J].江海学刊,2020(4):39-43.

[194] 甘绍平.当代社会道德形态的基本特征:从个体德性走向整体伦理[J].伦理学研究,2015(4).

[195] 朱辉宇.国家治理的伦理逻辑：道德作为国家治理体系的构成性要素[J].北京行政学院学报,2015(4).

[196] 唐代兴.制度创新的伦理思考[J].阴山学刊,2014,27(4).

[197] 鲁鹏.制度合理性的根据：道德根据论批评[J].东岳论丛,2010,31(3).

[198] 陈伟功.论"制度伦理"的四种思维方式[J].齐鲁学刊,2016(6).

[199] 周帼.论司法制度伦理与法官品性的德性伦理[J].河海大学学报：哲学社会科学版,2012,14(2).

[200] 何颖.论制度伦理的功能与局限[J].中国行政管理,2007(8)：66-70.

[201] 李志强,戴艳军.道德利他现象的制度伦理研究：基于不同状态制度的分析[J].大连理工大学学报：社会科学版,2014,35(3).

[202] 宣杰,李淑颖.论道德的制度影响机制：基于制度伦理的分析[J].重庆社会科学,2021(8).

[203] 龚天平."伦理经营"诠释[J].伦理学研究,2006(1).

[204] 马露,谢乐静,桂冰.国内外经济毒性研究现状综述[J].医学与哲学,2023,44(14).

[205] 鲁鹏.制度的伦理效应[J].哲学研究,1998(9).

[206] 陈高华.基因编辑技术的现实道德困境及其消解路径[J].医学与哲学,2021,42(2).

[207] 丁惠,徐飞.国际竞争下中国合成生物学研究的安全、伦理及政策探讨[J].医学与哲学,2020,41(12).

[208] 赵可金.新冠疫情凸显全球治理困境[N].参考消息,2020-07-02(11).

[209] 格鲁普曼.防疫之道在于善举与科学[N].参考消息,2021-04-12(9).

[210] 科伊尔.新冠肺炎疫情个人主义的终结[N].参考消息,2020-05-07(10).

[211] 王飞.伦克的技术伦理思想评介[J].自然辩证法研究,2008,24(3).

[212] 邵芳强,杨阳.现代医学的责任伦理诉求：在可能中寻求确定[J].医学与哲学,2016,37(9A).

[213] 王婧,张辉,李立,等.某三甲医院五年科研项目伦理审查情况分析[J].医学与哲学,2020,41(4).

[214] 彭定光.论责任、道德责任与政府道德责任[J].湖南师范大学社会科学学报,2016,45(6).

[215] 王玉静.重建一种责任伦理：约纳斯和列维纳斯之间对话的可能性[J].哲学动态,2022(10).

[216] 王艳."悖理""悖境"与"悖情"：道德悖论的情境理论解读[J].江海学刊,2015(1).

[217] 中华医学会医学伦理学分会.中华医学会医学伦理学分会关于"基因编辑婴儿"事件的呼吁和建议[J].医学与哲学,2019,40(2).

[218] 阿肯巴克.专家呼吁暂停婴儿基因编辑试验[N].参考消息,2019-03-15(7).

[219] 佚名.欧洲多地发生反防疫游行[N].参考消息,2020-08-31(2).

[220] 孙福川."胡卫民现象":职业梦博弈潜规则[N].健康报,2013-07-05(5).

[221] 苑广阔.对医院拒收危重产妇莫止于道德批判[N].健康报,2014-10-16(5).

[222] 孙金铭,邓腊梅,吴文君,等.我国高校艾滋病防控中面临的伦理争议[J].中国医学伦理学,2017,30(7).

[223] 李华俊,黄强,金舟.护士面临的道德困境及其干预的研究进展[J].医学与哲学,2020,41(16).

[224] 龚群.论道德价值与功利价值[J].哲学动态,2014(8).

[225] 杜治政.临床判断:基于患者的真实世界[J].医学与哲学,2017,38(8A).

[226] 王辰.临床实践指南寻觅"中国道路"[N].健康报,2018-02-26(5).

[227] 顾普.癌症治疗指南你选哪一个[N].健康报,2013-07-04(8).

[228] 奚益群,朱抗美,许蓓华,等.开展医学伦理查房的体会[J].中国医学伦理学,2002,15(6).

[229] 周利娟,张岚.国外多学科结构化查房对我国查房改革的启示[J].医学与哲学,2019,40(22).

[230] 世界卫生组织.全球将统一外科手术标准[N].参考消息,2008-06-27(6).

[231] 美联社.使用核对表可大幅降低手术死亡率[N].参考消息,2009-01-16(7).

[232] 中华医学会医学伦理学分会全国护理伦理学专业委员会,中国生命关怀协会.护士伦理准则[J].中国医学伦理学,2014,27(4).

[233] 杜治政.医师美德:可能、德目及其他[J].医学与哲学,2021,42(13).

[234] 佚名.家属没签字,国外医生怎么办[N].参考消息,2007-12-06(14).

[235] 张宗久.医疗机构不良事件上报的激励与约束机制研究[C]//北京大学医学部中美医师职业精神研究中心.第五届中美职业精神研讨会论文集.北京:北京大学医学部中美医师职业精神研究中心,2010.

[236] 蒙珊珊,刘梦青.医疗损害责任纠纷判例分析及防范策略[J].现代医院,2023,23(12).

[237] 李淼,王蓉,宁超,等.完善我国医疗事故罪的相关探讨:基于中国裁判文书网判例和李建雪案分析[J].医学与哲学,2016,37(12A).

[238] 健康报编辑.出了医疗差错,你能否坦诚面对[N].健康报,2013-05-31(5).

[239] 杨阳,杜治政,赵明杰,等.患者视角:医生应该告知医疗差错吗?全国10城市4000名住院患者问卷调查研究报告之三[J].医学与哲学:人文社会医学版,2011,32(3).

[240] 余运西.出了医疗差错,你会主动告知吗[N].健康报,2010-11-12(5).

[241] 晏英.域外道歉制度在医疗纠纷解决中的功能及立法启示[J].医学与哲学,2017,38(8A).

[242] 孟小捷,穆薪宇.社会都要保护好医生的善良[N].健康报,2013-06-14(人文视线版).

［243］MUNSON R.为什么医学不可能是一门科学？［J］.中外医学哲学,1998,1(1).

［244］王辰.要成良医,必修人文［N］.健康报,2016-09-18(5).

［245］焦剑,TIMOTHY L.患者赋权问题及其解决思路：国外患者赋权理论文献综述［J］.医学与哲学,2019,40(6).